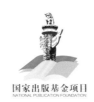

# Operative Wrist Surgery
## From Basic Principles to Advanced Techniques

# 腕关节手术学
## ——从基本原理到高级手术技术

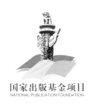

国家出版基金项目
NATIONAL PUBLICATION FOUNDATION

# Operative Wrist Surgery
## From Basic Principles to Advanced Techniques

# 腕关节手术学
## ——从基本原理到高级手术技术

主编　陈山林　刘　波

何百昌　Charles S. Day

北京大学医学出版社

WANGUANJIE SHOUSHUXUE —— CONG JIBEN YUANLI DAO GAOJI SHOUSHU JISHU

图书在版编目（CIP）数据

腕关节手术学：从基本原理到高级手术技术 / 陈山林等主编 .
– 北京：北京大学医学出版社，2021.5
　ISBN 978-7-5659-2396-8

　Ⅰ . ①腕… 　Ⅱ . ①陈… 　Ⅲ . ①腕关节—关节疾病—外科
手术 　Ⅳ . ① R687.4

　中国版本图书馆 CIP 数据核字 (2021) 第 059700 号

**腕关节手术学——从基本原理到高级手术技术**

主　　　编：陈山林　刘　波　何百昌　Charles S. Day
出版发行：北京大学医学出版社
地　　　址：（100191）北京市海淀区学院路 38 号　北京大学医学部院内
电　　　话：发行部 010-82802230 ；图书邮购 010-82802495
网　　　址：http ://www.pumpress.com.cn
E － mail：booksale@bjmu.edu.cn
印　　　刷：北京信彩瑞禾印刷厂
经　　　销：新华书店
责任编辑：刘　燕　　责任校对：靳新强　　责任印制：李　啸
开　　　本：889 mm×1194 mm　1/16　印张：28.25　字数：895 千字
版　　　次：2021 年 5 月第 1 版　2021 年 5 月第 1 次印刷
书　　　号：ISBN 978-7-5659-2396-8
定　　　价：260.00 元

本书由

北京大学医学出版基金资助出版

# 编者名单
（按姓氏拼音为序）

Alex WH Ng（伍永鴻） 香港中文大学威尔斯亲王医院

James F Griffith（高士進） 香港中文大学威尔斯亲王医院

Ryan KL Lee（李嘉樂） 香港中文大学医院

Esther HY Hung（洪曉義） 香港中文大学威尔斯亲王医院

Cina SL Tong（唐倩儂） 香港中文大学威尔斯亲王医院

白　帆　北京积水潭医院

陈平德　香港屯门医院

陈山林　北京积水潭医院

陈威仁　彰化秀传医院

陈昭宇　林口长庚医院

郜永斌　北京积水潭医院

郭　阳　北京积水潭医院

何百昌　香港中文大学威尔斯亲王医院

黄意超　台北荣民总医院

黄詠仪　香港私人执业

黄惠鑛　嘉义基督教医院

霍奂雯　香港大学玛丽医院

李　峰　北京积水潭医院

李文军　北京积水潭医院

李忠哲　北京积水潭医院

栗鹏程　北京积水潭医院

刘　波　北京积水潭医院

刘　畅　北京积水潭医院

刘　坤　北京积水潭医院

刘　路　北京积水潭医院

史瑞田　桃园总医院

王　聪　北京积水潭医院

王榮礴　台北荣民总医院

王玉琨　北京积水潭医院

王志新　北京积水潭医院

翁浚睿　林口长庚医院

吳金獻　高雄义大医院

武竞衡　北京积水潭医院

肖济阳　北京积水潭医院

徐　刚　北京积水潭医院

薛云皓　北京积水潭医院

杨　辰　北京积水潭医院

杨　勇　北京积水潭医院

姚漢華　香港北区医院

易传军　北京积水潭医院

殷耀斌　北京积水潭医院

尹少豪　香港私人执业

周靜珊　香港基督教联合医院

朱　瑾　北京积水潭医院

### 外籍作者

Kai-Nan An

Professor

Mayo Clinic College of Medicine

Rochester, USA

Charles S. Day, MD, MBA

Executive Vice Chair

Chief, Hand & Upper Extremity Surgery

Department of Orthopaedic Surgery

Henry Ford Health Systems

Detroit, USA

Joseph E. Moran-Guiati, MD

Rhode Island Hospital/Alpert Medical School of Brown University

Rhode Island, USA

Eric Q. Pang, MD

Orthopedic Physician Associates

Seattle, USA

Gordon Wong, MD, MBA

Department of Internal Medicine

University of California Davis Medical Center

Sacramento, California, USA

Jeffrey Yao, MD

Professor of Orthopaedic Surgery

Hand Surgery Fellowship Director

Robert A. Chase Hand and Upper Limb Center

Department of Orthopaedic Surgery

Stanford University Medical Center, USA

Chunfeng Zhao

Professor of Orthopedics and Biomedical Engineering

Orthopedic Biomechanics Laboratory

Department of Orthopedic Surgery

Mayo Clinic, Rochester, USA

绘　　图：刘国华　裴　萍
编写秘书：沈　杰

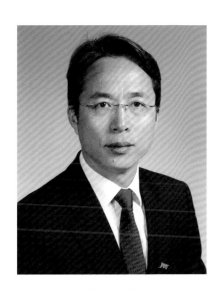

陈山林

陈山林，医学博士，1993 年毕业于北京医科大学（今北京大学医学部），现任北京积水潭医院手外科主任。主任医师，北京大学教授，博士生导师。

学术任职（现任）：亚太腕关节医学会（APWA）副主席；国际矫形与创伤外科学会（SICOT）手外科专家委员会国际委员；中华医学会手外科学分会副主任委员、显微外科学分会常委、骨科学分会骨显微修复学组副组长、手外科学分会周围神经学组副组长；中国医师协会显微外科学分会副会长、肢体畸形修复专委会主任委员、手外科医师分会常委、运动医学医师分会委员、手和腕关节学组组长、骨科医师分会骨显微学组副组长；中国研究型医院学会神经再生与修复专业委员会常委及青年委员会副主任委员；中国医药生物技术协会计算机辅助外科技术分会常委；国家骨科手术机器人应用中心技术指导委员会委员；中国医促会冬季运动委员会委员；中国神经科学学会周围神经发育与再生分会副主任委员；中国非公立医疗机构协会骨科分会常委；北京医学会手外科学分会副主任委员；北京医学会显微外科学分会副主任委员；《中华手外科杂志》编委；《中华显微外科杂志》编委；《中华整形外科杂志》编委；《中华创伤杂志》编委；《中国修复重建外科杂志》编委。

陈山林教授是国家重点专科（手外科项目）负责人；承担北京市自然科学基金、首发基金及首都临床特色等科研经费资助；获得北京市委组织部优秀人才、"十百千人才工程""215 工程"学科骨干称号及专项资金资助；获得发明专利 2 项，实用新型专利 17 项；发表论文 100 余篇，其中 SCI 论文 25 篇；主编、主译专著 12 部；陈山林教授先后获得北京市科技进步二等奖 1 项（1997 年）和北京医学奖三等奖 1 项（2015 年）。

# 主编简介

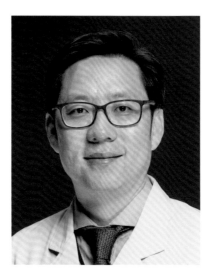

## 刘 波

　　刘波，北京积水潭医院手外科主任医师，行政主任助理，北京大学副教授；师从我国手外科创始人、中国工程院王澍寰院士，从事手外科临床工作多年。

　　刘波医生目前为英国爱丁堡皇家外科学院骨科院士（FRCS）、香港骨科学院（FHKCOS）院士及高级骨科培训教官、亚太腕关节医学会（APWA）创始成员和教育委员会主席、世界腕关节镜学会（IWAS）委员和中国课程负责人、香港外科学院（CSHK）院员考试考官、国际矫形与创伤外科协会（SICOT）手外科委员会国际委员、国际关节镜、膝关节外科和骨科运动医学会（国际 ISAKOS）手腕肘委员会委员及国际讲师、国际腕关节研究会（IWIW）会员、中国医师协会运动医学医师分会手与腕关节学组副组长、中国整形美容学会手整形委员会副主任委员、中国医师协会显微外科医师分会肢体畸形修复委员会秘书长。*Journal of Hand Surgery*: *European Volume*、*Journal of Orthopaedic Surgrey*、*Journal of Wrist Surgery*、*Orthopaedic Surgery*、*PRS Global Open* 和 *Journal of ISAKOS* 等国际杂志的审稿专家，《中华手外科杂志》编委，《中华骨科杂志》及《骨科临床与研究杂志》通信编委。刘波医生曾多次受邀在美国和欧洲等地的国际学术会议进行学术讲座和大会主持。

　　刘波医生曾获中华医学会骨科学分会全国骨科 COA 大会中青年优秀论文一等奖，两次获中华医学会全国手外科学术会议优秀中青年论文一等奖。主编、主译《腕和肘关节镜：临床技巧操作指南》《骨科手术要点精编》《近指间关节骨折与脱位临床实用手册》等专著，参与撰写和编译 *Kienbock's Disease*、*Muscle and Tendon Injuries*、《骨折》（第 2 版）、《积水潭实用骨科学》《实用腕关节镜学》《手和腕关节手术技术》《格林手外科手术学》《腕关节外科学——从高级理论与手术技巧》《腕关节：诊断与手术治疗》《美国特种外科医院骨科手册》《手外科手术并发症及其对策》等 10 余部中英文专著。

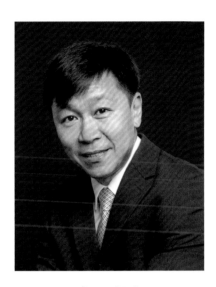

何百昌

何百昌医生于 1987 年毕业于香港大学医学院，1991 年考获英国皇家外科学院院士，并在 1996 年取得香港骨科医学院和香港医学专科学院院士资格。现为香港威尔斯亲王医院骨科部门主管及顾问医生，并任香港中文大学医学院名誉临床教授。

何百昌医生致力于腕关节镜及上肢微创手术的研究及发展，1999 年加入具权威性之国际腕关节研究会 (IWIW)，为首位华人成员。2006 年担任欧洲腕关节镜学会 (EWAS) 委员，2011 年获委任为国际腕关节手术期刊 *Journal of Wrist Surgery* 副主编辑，2012 年获欧洲腕关节镜学会颁授腕关节镜手术界之最高荣誉 "Terry Whipple" 大奖，同年获任国际手外科医学联会 (IFSSH) 微创手术委员会主委。2015 年 4 月，何百昌医生与多位亚太地区腕关节专家倡议组成亚太腕关节医学会 (APWA)，并获推举为创会会长。同年 6 月又获委任为欧洲腕关节镜学会会长。

何百昌医生及团队先后发表及刊编医学论文近 130 篇。1995-1998 年期间，三度获颁香港骨科医学会之最佳论文奖，代表香港骨科学会出席澳洲、加拿大和英国之骨科年会，发表演说，及后又十五度以联编作者身份获取香港手外科医学会最佳论文奖。自 1996 年起，他服务于香港手外科医学会，致力推广手外科医学发展，2008 年至 2010 年获任为会长，经常应邀于国内外作手术示范，专家讨论及学术报告愈八百多次，足迹遍及全球 37 个国家之 98 个城市，包括美国、加拿大、意大利、罗马尼亚、英国、丹麦和法国等。

多年来何医生之学术荣誉众多，包括 2011 年为新加坡作海外骨科学者专访，2012 年为北欧手外科医学协会作 "Moberg Lecture" 演说，2014 年获邀作美国斯坦福大学客席教授，2015 年又为印度手外科学会作 "Joshi Oration" 演说及于日本骨科医学会年会授教，2017 年为亚太手外科医学组织演说及被委任为美国费城手外科复康中心荣誉教授，2021 年获邀于美国匹兹堡大学手外科大师班及澳洲手外科学会年度会议授教。何百昌医生于 2002 年获选为香港十大杰出青年，2007 年获香港特别行政区政府颁授行政长官社区服务奖状。

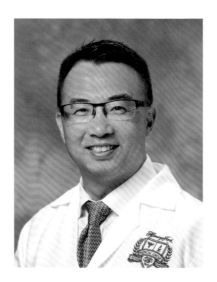

Charles S. Day

Charles S. Day，医学博士，工商管理学硕士，毕业于美国斯坦福大学、加州大学旧金山分校医学院和匹兹堡大学卡茨商学院。他在匹兹堡大学医学中心完成了骨科住院医师的培训，在华盛顿大学圣路易斯校区完成了手外科医师专科培训，在哈佛大学医学院完成了医学教育学培训。

他曾担任美国哈佛医学院骨科课程主任、骨科副教授及哈佛大学贝斯以色列女执事医院（BIDMC）手与上肢外科主任，是 BIDMC/ 哈佛骨科手外科培训课程的创始人。

Charles S. Day 医生目前移居美国汽车发源地——密歇根州的底特律，是美国亨利福特医疗集团东南密歇根地区骨科医学总监、教授兼执行副主席，底特律亨利福特医院的手与上肢外科主任，并在韦恩州立大学医学院担任骨科教授。

因为获得 2011 年美国手外科学会 Sterling Bunnell 旅行访学奖，Charles S. Day 医生有机会与本书其他几位主编（北京的陈山林医生、刘波医生和香港的何百昌医生）相识与合作。他曾担任 2015 年美国手外科年会的联合主席、哈佛大学医学院教务委员会成员，曾获哈佛大学医学院优秀导师奖和美国骨科协会（AOA）授予的美国 - 英国 - 加拿大（ABC）巡回旅行访学奖。目前他是美国骨科协会在美国医学院协会 - 学院和学术团体理事会（American Association of Medical College - Council of Faculty and Academic Societies）的联络代表。

Charles S. Day 医生是美籍华裔移民。他很幸运地得到了家人的大力支持，包括他的父母、妻子（Michelle，一名儿科医生）和 3 个孩子（Russell、Madeline 和 Joshua）。

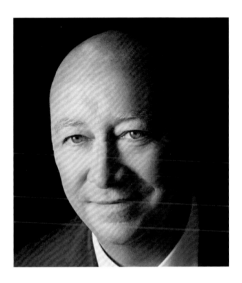

## Christophe Mathoulin

　　腕关节是一个复杂的关节，之前我们对其病理学知之甚少。直到欧洲腕关节镜学会 (European Wrist Arthroscopy Society, EWAS)，即现在的国际腕关节镜学会（International Wrist Arthroscopy Society, IWAS）创立，致力于研究腕关节的科学学会才首次出现。

　　随着腕关节镜的出现，亚太腕关节医学会（Asian Pacific Wrist Association, APWA）和 IWAS 使人们能更好地了解腕部的解剖学和病理学，尤其为治疗方面带来了巨大的转变!

　　1985 年朱利奥·塔莱尼斯尼克（Julio Taleisnik）撰写了《腕关节》( The Wrist ) 这部里程碑式的腕关节专业著作，但其距今已长达 35 年，书中大部分内容已显陈旧。因此，非常顺理成章的，在 2021 年，中国的同事们出版了这部优秀的著作——《腕关节手术学——从基本原理到高级手术技术》( Operative Wrist Surgery: From Basic Principles to Advanced Techniques )，我有幸得以见证。

　　这部具有里程碑意义的著作，体现了中国及其外科医生的活力和开放性。毋庸置疑，本书需要出版英文版本。

Christophe Mathoulin 教授
世界腕关节镜学会（IWAS）和国际腕关节中心（IWC）创立主席
亚太腕关节医学会（APWA）特别顾问

# Foreword

The wrist has always been a complex joint and its pathologies poorly understood. Until the creation of EWAS, now IWAS, scientific societies dedicated to the wrist did not exist.

APWA and IWAS, with the advent of wrist arthroscopy, have enabled a better understanding of anatomy and pathologies and above all, the upheaval in therapeutic management!

It is interesting, and logical, to witness the publication of this magnificent work by Chinese colleagues, in 2021, more than 35 years (a large generation) after the marvelous book by Julio Taleisnik in 1985, which has mostly become obsolete.

China and its surgeons show such dynamism and openness that this landmark work will undoubtedly require an English version.

Prof. Christophe Mathoulin
Fonder and Honor President of IWAS (International Wrist Arthroscopy Society) and IWC
(International Wrist Centers)
Special Advisor of APWA

# 前　言

人类进化过程中有三个里程碑事件：直立行走、拇指外展动作和掷飞镖（Dart-throwing）动作，后两者都源于腕关节解剖结构的进化。腕关节功能的特殊性和重要性由此可见一斑。腕关节是人体活动范围最大、活动方式最多样的关节，也因此易受损伤。同时，由于组成腕关节的解剖结构众多，间隙狭小，诊断和治疗不易，因此腕关节手术一直是临床热点和挑战。过去 20 年，归功于很多医生的杰出智慧和不断的探索，对腕关节的解剖结构和生物力学特点的了解日臻完善，新的治疗方法也逐渐显示出优势，特别是腕关节镜技术已经成为重要"武器"，腕关节诊治水平取得了长足进步。但国内腕关节领域的专著还不多，介绍腕关节镜等新技术的图书就更少。这些因素是我们编撰本书的初衷。为了保证内容的全面性和权威性，在组织了 20 余位北京积水潭医院手外科、小儿骨科医生，以及 16 位香港和台湾专家的基础上，我们还约请了 7 位美国专家参与编写，耗时 5 年，才编撰完成！

本书分为三篇：上篇为基本原理，包括腕关节的解剖、生物力学、影像学检查和物理康复等。这些都是临床医生在手术治疗前后需要熟悉的重要知识点。中篇介绍了切开手术，涉及了除全腕关节置换手术之外绝大部分腕关节损伤和疾病的治疗。下篇围绕腕关节镜技术的基础知识和临床应用进行了讲解。每一章都提供了大量解剖和手术照片及必要的示意图。部分章节还提供了手术视频，以供不同层级的医生根据各自的需求研习应用。

每一位医生在成长过程中都需要读一些好书。记得 25 年前，我还是在做住院医生的时候，有一次到创伤骨科姜春岩医生（现为北京积水潭医院运动医学科主任）家里做客，看到他影印的《洛克伍德 - 格林成人骨折》（*Rockwood and Green's Fracture in Adults*）一书，立刻爱不释手，遂将手和腕关节部分"抢"到手中，反复读了 8 遍，从此走进了腕关节的大门。从书中学到的知识，打下的基础，至今都让我受益无穷。不敢奢望此书第一版就是达到了这种水平的"好"书，但如果能为您提供偶尔的帮助，即是我们莫大的荣幸。因作者众多，临床经验、文献阅读能力和数量、写作习惯等都有不同，章节质量恐难以保证一致，部分内容粗浅偏颇，观点错误之处在所难免，敬请读者给予批评指正，我们在再版时会及时予以纠正。

在此书即将付梓之际，请允许我在此感谢为了编撰各自章节付出了大量业余时间的北京积水潭医院的同事们，以及来自世界各地的专家们。在编写过程中，此书还荣幸获得了"国家出版基金项目"的立项支持，在此诚谢各位评审专家对这部专著的厚爱！我还要感谢沈杰秘书和我的学生们对本书的编写工作做出的贡献；感谢刘国华先生为本书绘制的精美示意图；感谢北京大学医学出版社的老师们不厌其烦地反复沟通、校对。

王澍寰院士生前一直非常关注并督促中国手外科医生在腕关节领域的发展，最后请允许我将此书献给中国手外科之父——王澍寰院士！

陈山林

2021 年 5 月

# 手术视频二维码资源使用说明及索引

在观看本书手术视频之前，请您先刮开下方二维码，再使用微信扫码激活。

温馨提示：每个激活二维码只能绑定一个微信号。

# 目　录

Operative Wrist Surgery

From Basic Principles to Advanced Techniques

## 下篇　腕关节镜或内镜手术技术

上·篇
# 基本原理

# 腕关节的解剖

李文军　陈山林　著

如果没有解剖学的发展，就不会有手术学，有的只是猜测和臆断，更别说精准治疗。一个医生如果不懂解剖，那么对患者来讲不仅无益，而且是非常有害的。

——Allegedly Gubarev（19 世纪俄国著名解剖学家）

作为临床医生，我们应该时刻铭记上述理念。同时我们也应该明白，即使腕关节的组成结构如何复杂，我们也需要努力地去理解它，认识它，熟知它。只有全面地了解了腕关节不同构件间的空间关系，才能更好地理解腕关节损伤后的病理机制及其精准治疗。

本章不再对腕关节的大体解剖学做赘述，因为这些内容可以参照阅读其他同类的很多文献和参考书来获得[1-22]。本章将着重就腕关节手术相关的实用解剖，包括表面解剖、断面解剖和腕关节韧带解剖等内容做全面介绍，以方便读者能一目了然、从外及里地了解复杂的腕关节解剖组成，从而从容地应对腕关节疾病的诊断，制订合理的手术方案并完成手术操作。

## 一、表面解剖

临床医生最基本的技能是体格检查，对于骨科医生来讲就是望、触、动、量、叩、听，其中首要的望和触的本质就是衡量医生对表面解剖的熟知程度，这也是腕关节疾病部位以及临床鉴别诊断的关键所在。众所周知，广义的腕关节是由第一到第五掌骨基底和八块腕骨，包括近排的舟骨（scaphoid bone，S）、月骨（lunar bone，L）、三角骨（triquetral bone，T）、豌豆骨（pisiform bone，P），以及远排的大多角骨（trapezium bone，Tm）、小多角骨（trapezoid bone，Td）、头状骨（capitate bone，C）、钩骨（hamate bone，H）、尺骨（ulna）远端、

桡骨远端（distal radius）以及三角纤维软骨复合体（triangular fibrocartilage complex，TFCC）组成的包含腕掌关节、腕中关节、桡腕关节、下尺桡关节和尺腕关节的复合关节，功能及结构复杂（图 1-1、图 1-2）。如何能够精确地触及这些结构是准确地诊断和定位的必备技能。

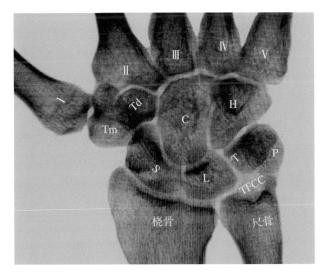

图 1-1　腕关节组成的 X 线图像

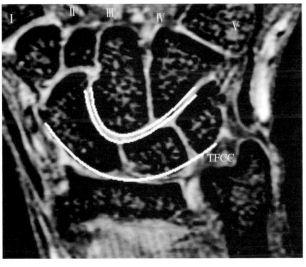

图 1-2　腕关节组成的 MRI 扫描图像

3

为了方便记忆和查体不遗漏，一般把腕关节的表面解剖和体表标志分为几个部分，包括背侧、桡侧、掌侧、尺侧和远排及掌骨基底。本章将以数字标明先后顺序，以方便读者记忆，并理解表面解剖与体表标志之间的关系。通常体检时医生要坐在患者的对面，用右手来检查患者的左腕，反之亦然。

## （一）背侧

腕关节背侧的体表标志有很多，包括 Lister 结节、舟月间隙、桡骨茎突、尺骨头、尺骨茎突及三角骨等（图 1-3、图 1-4）。

第一个体表标志就是 Lister 结节，位于桡骨远端背侧表面、示指和中指指蹼的延长线上（图 1-5）。通常检查者用拇指的指腹能很好地触及此结节。如果不能很好地摸到，可以让患者背伸腕关节，Lister 结节一般会位于腕背侧最近端横纹上（图 1-6）。此结节在前臂的纵轴方向上类似纵向的山脊。也可以沿着拇长伸肌手背的隆起向近端 2 cm 左右，此结节恰好位于此肌腱的桡侧。

查找第二个标志时需要将检查 Lister 结节的拇指向患者的手指方向移动 1~2 cm。此时拇指正好处于一个软组织凹陷内，位于桡骨背侧边缘的远

端，称为十字小凹（crucifixion fossa）。此小凹的定位也可以采用逆行方法，即沿着示指和中指指蹼向近端直至滑落到桡骨远端的软组织凹陷就是。此凹陷下面正对的是舟月骨间间隙。指尖在此施加压力可以引出临床意义明显的舟月分离症状。由于近排腕骨远端位于桡骨远端边缘，所以此时的拇指尖应该位于腕中关节水平。如果将患者的腕关节逐渐屈曲，拇指依然在小凹的位置，会逐渐触到一个硬骨块从小凹顶出，这就是近排腕骨。此时拇指

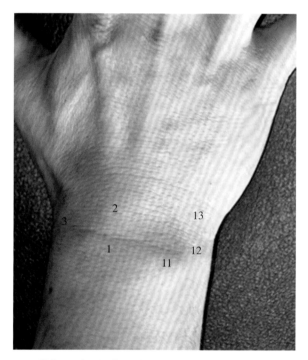

1. Lister 结节；2. 舟月间隙；3. 桡骨茎突；11. 尺骨头；12. 尺骨茎突；13. 三角骨

**图 1-4　腕关节背侧观**

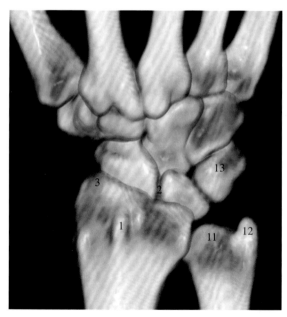

1. Lister 结节；2. 舟月间隙；3. 桡骨茎突；11. 尺骨头；12. 尺骨茎突；13. 三角骨

**图 1-3　腕关节三维重建影像**

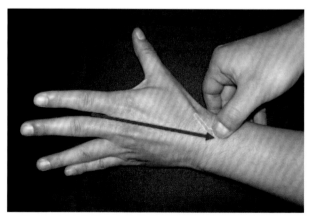

**图 1-5　Lister 结节的位置。** 红色箭头示第二指蹼延长线，浅蓝色箭头示拇长伸肌腱延长线

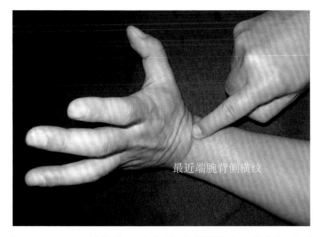

图 1-6　Lister 结节位于腕背侧最近端横纹。蓝色箭头示桡骨茎突部位

的位置是舟月间隙（图 1-7 至图 1-10）。依据不同的位置，将腕关节向尺侧偏可以触及月骨桡侧缘，桡偏可以触及舟骨近端。

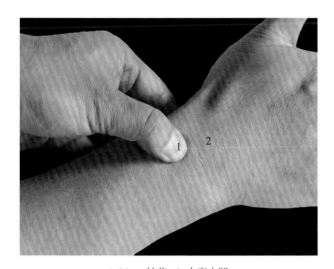

1. Lister 结节；2. 十字小凹

图 1-7　腕关节中立位

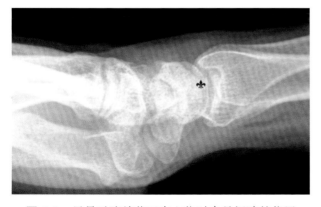

图 1-8　星号示腕关节于中立位时舟月间隙的位置

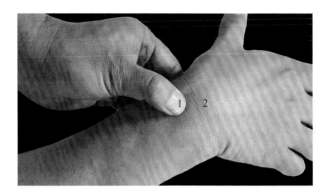

1. Lister 结节；2. 十字小凹

图 1-9　腕关节屈曲位

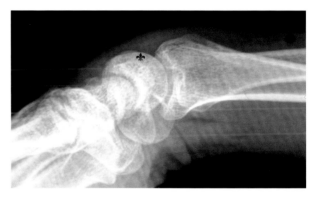

图 1-10　星号示腕关节屈曲位时舟月间隙的位置

## （二）桡侧

桡侧的体表标志有桡骨茎突和鼻烟窝等（图 1-11）。检查者的拇指沿着桡骨的背侧缘向桡侧移动，经过拇长伸肌腱，最终可以摸到桡骨茎突。需要注意的是，此体表标志位于桡骨长轴的掌侧。这就意味着，如果是从茎突尖部进入的克氏针，极有可能从桡骨的背侧穿出。此时向远端移动拇指就可以触及一柔软的小凹，即解剖学鼻烟窝，呈三角形。其桡侧边缘（前外侧）由拇长展肌腱和拇短伸肌腱构成，其尺侧边缘（后内侧）是拇长伸肌腱（图 1-12、图 1-13）。其底由以下几个由近及远的结构组成——桡骨茎突、舟骨腰部、大多角骨和第一掌骨基底。在腕关节处于中立位时很难触及舟骨及大多角骨。如果将拇指尖放在鼻烟窝的位置，并尺偏腕关节，此时拇指尖会感觉到鼻烟窝被骨块填充。这个骨面就是舟骨腰部及非关节面的背脊，以及部分大多角骨（图 1-14、图 1-15）。

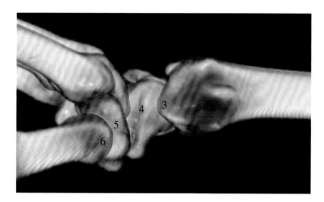

3.桡骨茎突；4.舟骨腰部；5.大多角骨；6.第一掌骨基底

**图 1-11**　腕关节桡侧三维影像

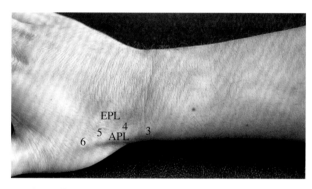

EPL.拇长伸肌腱（extensor pollicis longus）；APL.拇长展肌腱（abductor pollicis longus）；3.桡骨茎突；4.舟骨腰部；5.大多角骨；6.第一掌骨基底

**图 1-12**　腕关节桡侧大体观

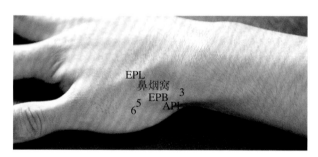

3.桡骨茎突；5.大多角骨；6.第一掌骨基底；EPL.拇长伸肌腱；EPB.拇短伸肌腱；APL.拇长展肌腱

**图 1-13**　解剖学鼻烟窝结构组成的大体外观

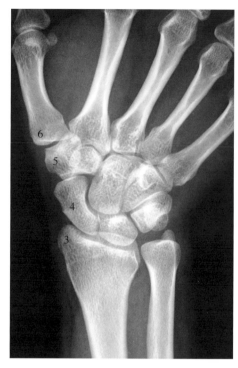

3.桡骨茎突；4.舟骨腰部；5.大多角骨；6.第一掌骨基底

**图 1-14**　腕关节尺偏位 X 线图

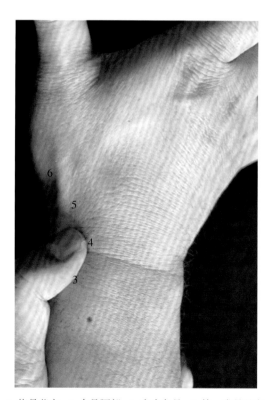

3.桡骨茎突；4.舟骨腰部；5.大多角骨；6.第一掌骨基底

**图 1-15**　将腕关节尺偏，用拇指按压鼻烟窝的部位即是舟骨腰部

### （三）掌侧

使拇指滑过第一伸肌鞘管向桡骨远端掌侧，直至触及桡动脉搏动。此时拇指向远端移动时就触及一软组织凹陷，其尺侧边缘就是桡侧腕屈肌。再向远端移动，在远端腕横纹部位可以触及一骨性结节，这就是舟骨结节（图1-16、图1-17，标记7）。在腕关节处于背伸位时，更容易触及此结节。如果检查者同一手的示指和拇指尖分别放在舟骨结节和十字小凹舟骨近极的位置，就可以把持住整个舟骨了。此时读者就可以理解舟骨在腕掌屈和尺偏时是处于腕关节长轴45°位置的准确涵义了。如果拇指和示指仍处于这个位置，而腕关节逐渐桡偏，检查者就能感觉到舟骨在屈曲。同样，此时尺偏腕关节，就会感到舟骨的背伸。使拇指继续向远端移动，在大鱼际肌的下面可以触及大多角骨结节及其脊（图1-16、图1-17，标记8），在腕关节尺偏时更易触及。

继续保持拇指在腕关节掌侧，滑过腕管到其尺侧就可以触及豌豆骨（图1-16、图1-17，标记9）。豌豆骨会形成一个隆起，在小鱼际肌基底部分可以看到并能触及，一般恰好位于尺侧远端腕横纹部位。

将触摸豌豆骨上方的拇指向远端滑动约2 cm，然后向中线移动1 cm，此时拇指就处于环指的轴线上。在小鱼际肌的深面可以触及一个大而实性的骨块，这就是钩骨钩（图1-16、图1-17，标记10）。临床上并不是很容易就能触及，需要深部按压。

### （四）尺侧

继续向腕关节背侧移动，但此时检查的是腕关节的尺侧，最好用示指来检查。在腕关节旋前位时，腕关节尺背侧的突起就是尺骨头（图1-18、图1-19，标记11）。继续保持腕关节旋前位，使示指尖滑过尺骨头向尺侧移动。此时可以感觉到在尺侧腕伸肌下方的骨突——尺骨茎突（图1-18、图1-19，标记12）。保持指腹的位置，然后将腕关节旋后和旋前，可以感觉到肌腱在尺骨头上的滑动。这样我们就可以很好地理解腕关节旋后时尺骨茎突更处于腕关节背侧，而旋前时更处于掌侧的解剖学变化。将手指端从尺骨茎突向远端滑动，就可以触及一个软组织小凹，即尺侧鼻烟窝（ulnar snuffbox）。与解剖学鼻烟窝相比，此小凹比较难触及，但在腕关节尺偏位时有助于检查。其背侧是尺侧腕伸肌（图1-18、图1-19，标记14），掌侧是

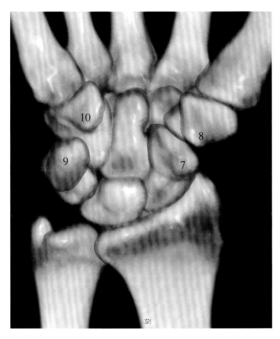

7.舟骨结节；8.大多角骨；9.豌豆骨；10.钩骨钩

**图1-16**　腕关节掌侧三维重建影像

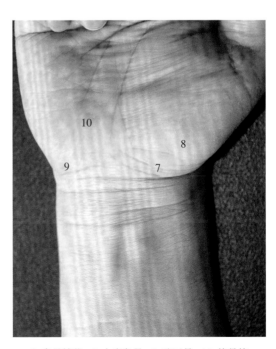

7.舟骨结节；8.大多角骨；9.豌豆骨；10.钩骨钩

**图1-17**　腕关节掌侧大体图

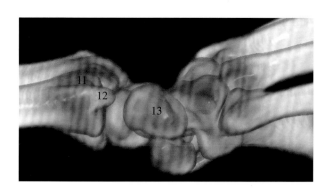

11.尺骨头；12.尺骨茎突；13.三角骨

图 1-18　腕关节尺侧三维影像

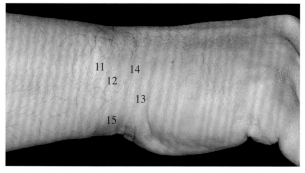

11.尺骨头；12.尺骨茎突；13.三角骨；14.尺侧腕伸肌；15.尺侧腕屈肌

图 1-19　腕关节尺侧大体观

尺侧腕屈肌（图 1-18、图 1-19，标记 15）。小凹的基底是三角骨（图 1-18、图 1-19，标记 16），位于尺骨茎突远端。触摸三角骨（图 1-20、图 1-21）的技巧是在腕关节尺偏时将示指指腹放置在尺侧鼻烟窝的部位，然后桡偏腕关节。在这个过程中就会感觉到移动的三角骨，将手指向背侧移动就能触及三角骨的背侧。由于豌豆骨的遮挡，很难触及掌侧的三角骨，但可以通过豌豆骨的力量传递来检查是否有三角骨的触痛。推移豌豆骨可以确认此骨是否有触痛。

上述部分包括了除月骨外的所有近排腕骨的触诊。对于月骨，由于包绕于桡骨远端边缘及伸肌腱的遮挡，很难触到。

## （五）远排及掌骨基底

除了大多角骨结节和钩骨钩需要从掌侧触诊外，其余结构都在背侧。虽然临床上很难准确触及并区分每一块远排腕骨，但通过掌骨干向近端触摸，可以先精确地定位掌骨基底，从而可以大致确认所在的远排腕骨。腕关节和手指处于屈曲位时有助于减少掌骨基底的遮挡。这个体位有助于远

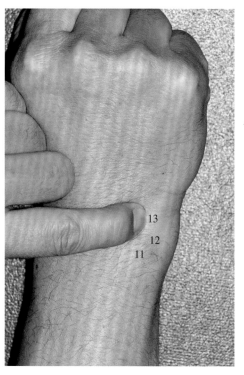

11.尺骨头；12.尺骨茎突；13.三角骨

图 1-20　腕关节中立位三角骨触诊

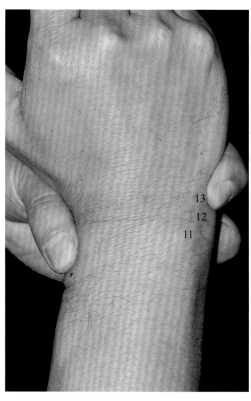

图 1-21　腕关节桡偏位三角骨触诊。数字标记同前图

排腕骨的触诊。第一掌骨基底近端就是大多角骨，头状骨位于第三掌骨基底的近端。钩骨与第四和第五掌骨基底相关节（图1-22、图1-23）。

## 二、断面解剖[1]

腕关节是全身最复杂和最重要的关节之一，最常见的疾病多依靠症状、体征和X线平片检查来确认。随着磁共振成像（magnetic resonance imaging，MRI）和计算机断层扫描术（computer tomography，CT）等影像学技术的发展，腕关节的二维断面影像及三维重建图像为腕关节的可视化诊断提供了非常直观而有力的武器。这些技术对于腕关节疾病的早期准确诊断和精准治疗提供了非常大的帮助，但如何准确地识别腕关节的断面影像，以充分利用最先进的诊断技术为患者和临床服务，一直以来都是临床医生和影像学技术人员面临的困惑和难题。

本章利用冰鲜尸体切片并结合临床MRI扫描图像，将就腕关节横断面、矢状面及冠状面解剖逐一做介绍。为了使读者更好地理解图片，本章所有图片都用缩写，缩写代表如下。R：桡骨（radius）；U：尺骨（ulna）；APL：拇长展肌（abductor pollicis longus）；EPB：拇短伸肌（extensor pollicis brevis）；ECRL：桡侧腕长伸肌（extensor carpi radialis longus）；ECRB：桡侧腕短伸肌（extensor carpi radialis brevis）；EPL：拇长伸肌（extensor pollicis longus）；EDC：伸指总肌腱（extensor digitorum communis）；EDM（extensor digiti minimi）：小指固有伸肌腱；ECU：尺侧腕伸肌（extensor carpi ulnaris）；FCR：桡侧腕屈肌（flexor carpi radialis）；FDS：指浅屈肌（flexor digitorum superficialis）；FDP：指深屈肌（flexor digitorum profundus）；FCU：尺侧腕屈肌（flexor carpi ulnaris）；Ra：桡动脉（radial artery）；RaD：桡动脉深支（radial artery deep branch）；RaS：桡动脉浅支（radial artery superior branch）；Ua：尺动脉（ulnar artery）；UaS：尺动脉浅支（ulnar artery superior branch）；MN：正中神经（median nerve）；UN：尺神经（ulnar nerve）；Pq：旋前方肌（pronator quadratus）；IM：骨间膜（interosseous membrane）；LT：Lister结节（Lister tubercle）；Us：尺骨茎突（styloid process of ulna）；Uh：尺骨头（head of ulna）；L：月骨（lunate）；TFCC：三角纤维软骨复合体（triangular fibrocartilage complex）；UaD：尺动脉深支（ulnar artery

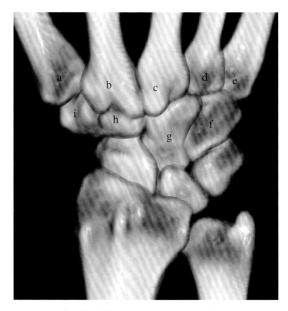

a、b、c、d、e分别代表第一、二、三、四、五掌骨基底；f、g、h、i分别代表钩骨、头状骨、小多角骨、大多角骨

**图1-22 腕掌关节三维图像**

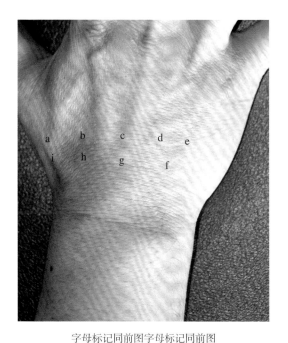

字母标记同前图字母标记同前图

**图1-23 腕掌关节大体图**

deep branch ）；Rs：桡骨茎突（styloid process of radius ）；HyM：小鱼际肌（hypothenar muscle ）；APB：拇短展肌（abductor pollicis brevis ）；1M：第一掌骨（the first metacarpal bone ）；2M：第二掌骨（the second metacarpal bone ）；3M：第三掌骨（the third metacarpal bone ）；4M：第四掌骨（the fourth metacarpal bone ）；5M：第五掌骨（the fifth metacarpal bone ）；AP：拇收肌（adductor pollicis ）；FPB：拇短屈肌（flexor hallucis brevis ）；FDI：第一骨间背侧肌（first dorsal interossei ）；RSCL：桡舟头韧带（radioscaphocapitate ligament ）；STT：舟骨－大多角骨－小多角骨（scaphoid-trapezium-trapezoid ）。

## （一）横断面解剖

以腕关节 MRI 横断面扫描线为基准做新鲜标本横断面，并识别其相对应的解剖结构（图 1-24 至图 1-45 ）。

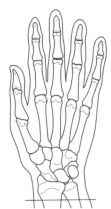
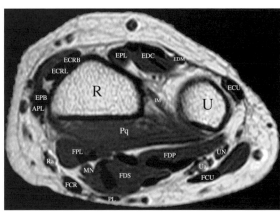
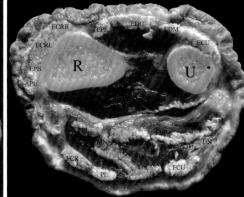

**图 1-24　经桡骨远端横断面 MRI 扫描图像**

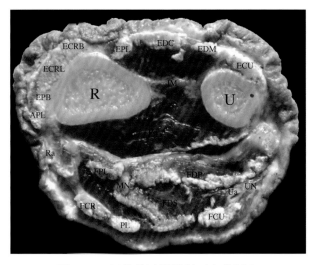

**图 1-25　经桡骨远端横断面大体标本**

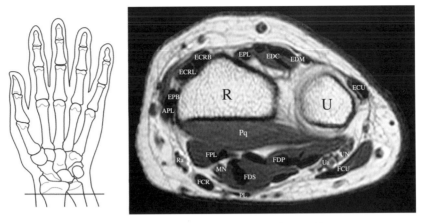

图 1-26 经下尺桡关节近端 MRI 扫描图像

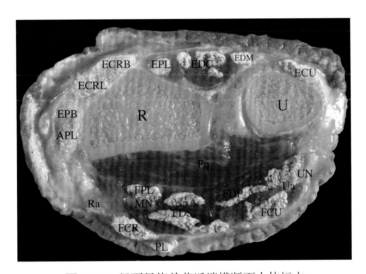

图 1-27 经下尺桡关节近端横断面大体标本

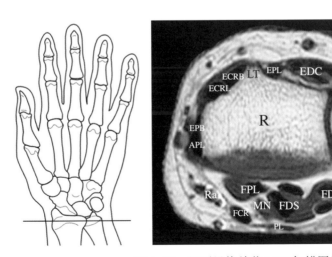

图 1-28 经下尺桡关节 MRI 扫描图像

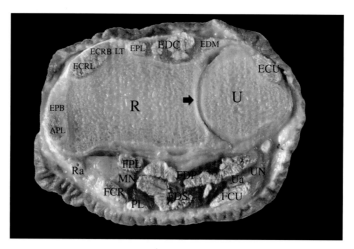

图 1-29 经下尺桡关节横断面大体图像。黑色箭头所指为下尺桡关节

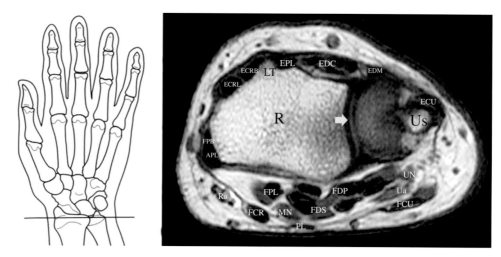

图 1-30 经下尺桡关节远端 MRI 扫描图像。黄色箭头为乙状切迹关节面

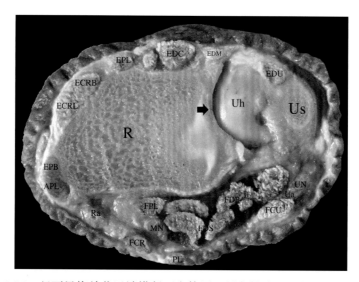

图 1-31 经下尺桡关节远端横断面大体图。黑色箭头示乙状切迹关节面

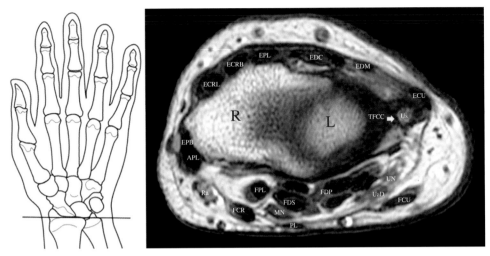

图 1-32　经桡月关节面的 MRI 扫描图像。黄色箭头示尺骨茎突隐窝

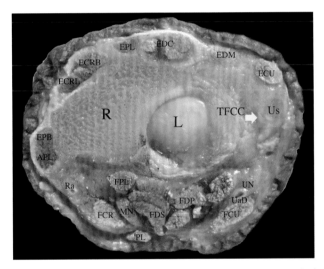

图 1-33　经桡月关节面横断面大体标本图。黄色箭头示尺骨茎突隐窝的部位

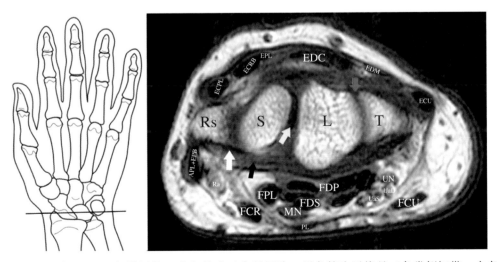

图 1-34　经近排腕骨横断面 MRI 扫描图像。黄色箭头示舟月间隙，黑色箭头示桡月三角掌侧韧带，白色箭头示桡舟头韧带，蓝色箭头示月三角背侧韧带

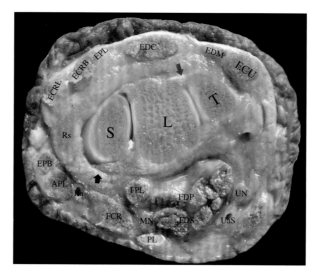

**图 1-35** 经近排腕骨横断面大体标本图。黄色箭头示舟月间隙，黑色箭头示桡月三角掌侧韧带，蓝色箭头示月三角背侧韧带

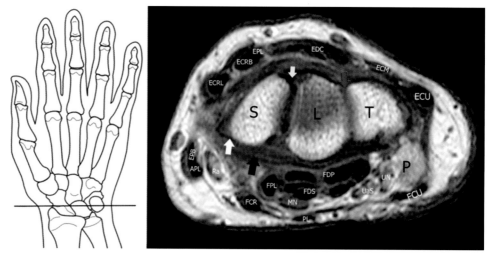

**图 1-36** 经近排腕骨远端 MRI 扫描图像。黄色箭头示舟月背侧韧带，蓝色箭头示月三角背侧韧带，白色箭头示桡舟头韧带，黑色箭头示桡月三角韧带

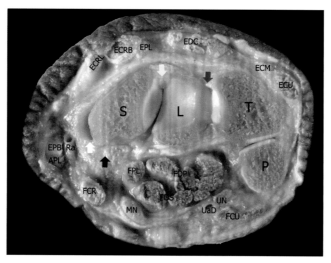

**图 1-37** 经近排腕骨远端横断面大体标本图。黄色箭头示舟月骨间背侧韧带，白色箭头示桡舟头韧带，黑色箭头示桡月三角韧带，蓝色箭头示月三角背侧韧带

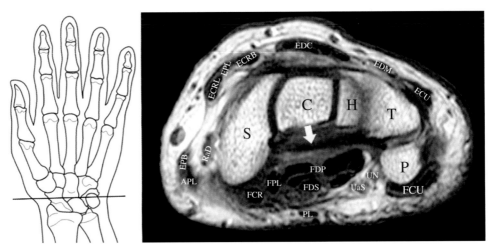

图 1-38　经腕中关节 MRI 扫描图像。黄色箭头示舟三角掌侧韧带

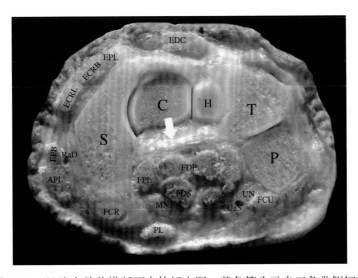

图 1-39　经腕中关节横断面大体标本图。黄色箭头示舟三角掌侧韧带

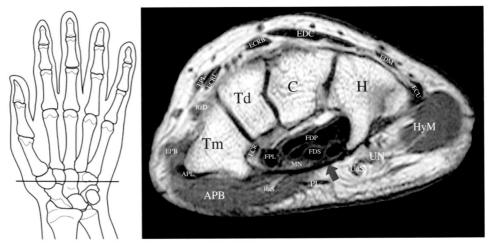

图 1-40　经远排腕骨 MRI 扫描图像。蓝色箭头示腕横韧带

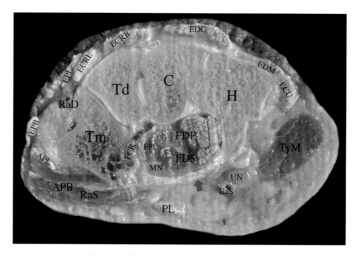

图 1-41    经远排腕骨横断面大体标本图。蓝色箭头示腕横韧带

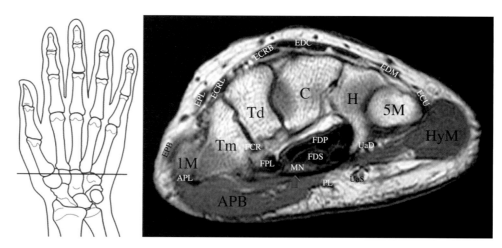

图 1-42    经远排腕骨远端 MRI 扫描图像。蓝色箭头示腕横韧带

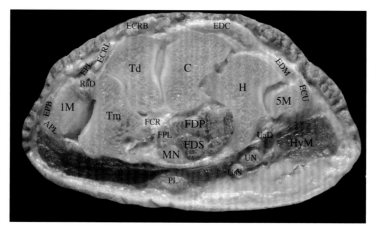

图 1-43    经远排腕骨远端横断面大体标本图。蓝色箭头示腕横韧带

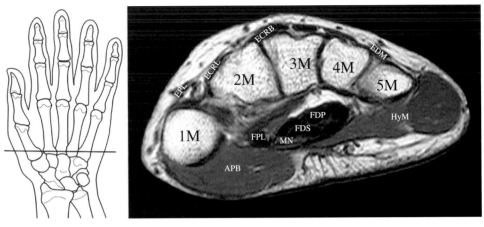

图 1-44 经掌骨基底 MRI 扫描图像

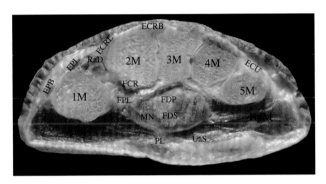

图 1-45 经掌骨基底横断面大体标本图

## （二）矢状面解剖

以腕关节 MRI 矢状面扫描线为基准，做新鲜标本矢状面，并识别其相对应的解剖结构（图 1-46至图 1-55 ）。

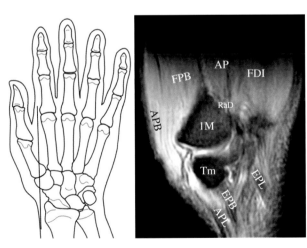

图 1-46 经第一腕掌关节 MRI 扫描图像

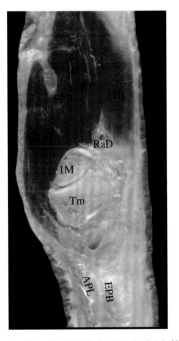

图 1-47 经第一腕掌关节矢状面解剖大体标本图

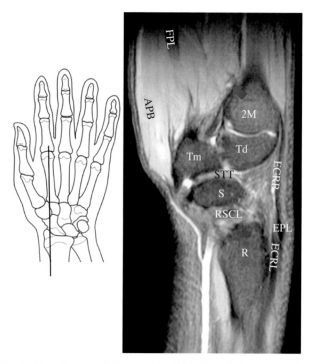

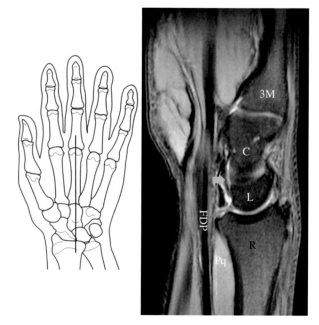

图 1-50　经头月关节 MRI 扫描图像。绿色箭头示桡舟头韧带

图 1-48　经 STT 关节 MRI 扫描图像。蓝色箭头为掌深弓

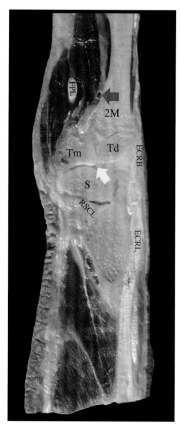

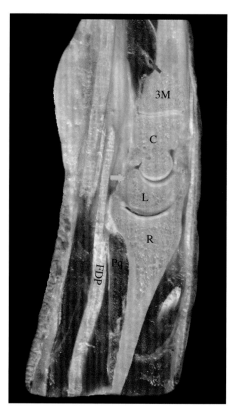

图 1-49　经 STT 关节矢状面解剖大体标本图。蓝色箭头示掌深弓，黄色箭头示 STT 关节

图 1-51　经头月关节矢状面大体解剖图。蓝色箭头示掌深弓，绿色箭头示桡舟头韧带

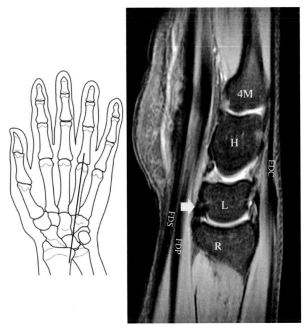

图 1-52　经月钩关节 MRI 扫描图像。黄色箭头示短桡月韧带

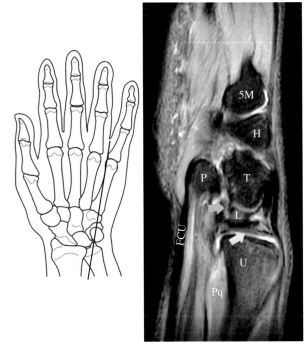

图 1-54　经三角钩关节 MRI 扫描图像。黄色箭头示三角纤维软骨复合体，绿色箭头示月三角韧带

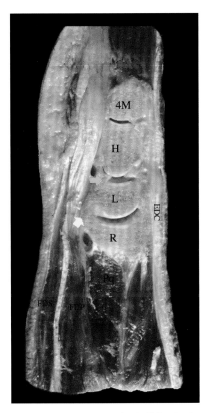

图 1-53　经月钩关节矢状面解剖大体标本图。蓝色箭头示掌深弓，黄色箭头示短桡月韧带，绿色箭头示舟三角韧带

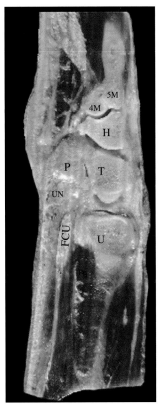

图 1-55　经三角钩关节 MRI 扫描图像。黄色箭头示三角纤维软骨复合体，绿色箭头示月三角韧带

## （三）冠状面解剖

以腕关节 MRI 冠状面扫描线为基准，做新鲜标本冠状面，并识别其相对应的解剖结构（图1-56、图1-57）。

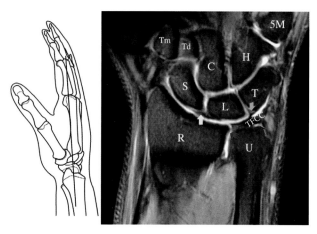

图 1-56　腕关节冠状面 MRI 扫描图像。黄色箭头示舟月骨间韧带，蓝色箭头示桡骨乙状切迹关节面，绿色箭头示尺三角韧带，红色箭头示尺骨茎突隐窝

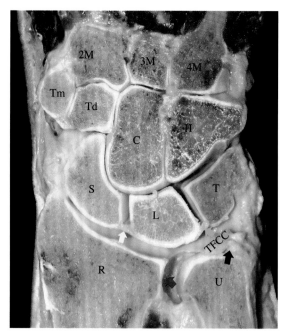

图 1-57　腕关节冠状面解剖大体图。黄色箭头示舟月骨间韧带，蓝色箭头示桡骨乙状切迹关节面，黑色箭头示尺骨茎突隐窝，绿色箭头示月三角韧带

# 三、韧带解剖

腕骨虽有八块，但在腕关节的复合运动中这几块腕骨并不是分散独立的各自无序活动，而是整体、有序、互相协同的统一整体，这样才能有助于最大程度地发挥手部功能。腕骨的整体协调运动完全取决于高度发达的腕关节韧带系统。大多数关节韧带的功能仅限于限制和支撑作用，但腕关节韧带截然不同。除了起到对腕骨以及掌骨基底、尺桡骨之间相互的限制作用外，更重要的是腕关节韧带构成了一个极为复杂的空间立体式纤维组织网络系统。其不仅能够诱导产生适合的腕骨间相互位移运动，同时还能够精确地传导来自外部和内部的应力载荷，以至于可以合理地分散来自前臂或手部的应力，从而维持腕关节运动时的动态平衡，最终产生无损伤的腕关节活动。一旦腕关节韧带网络系统的某一部分出现问题，则腕骨间的相互位移不再是动态平衡的状态。腕关节构成骨之间随着应力的不断积累，平衡会失代偿，最终将导致序贯性的病理改变，从而出现不同的临床症状和体征。因此，对于腕关节韧带系统解剖的充分理解和认识，是临床上解释腕关节不稳定等病理状态的关键所在。

腕关节部位的韧带除了腕横韧带、腕背伸肌支持带、豆钩韧带以及起到稳定下尺桡关节的骨间膜之外，其余的所有韧带都是关节囊内的韧带。几乎所有的腕关节韧带都被包含在疏松结缔组织形成的关节囊内。因此，在腕关节开放入路中很难区分各自的韧带结构。不同的是，在腕关节镜下，通过特定结构作为定位标志，可以很清晰地观察到腕关节的韧带结构。一般来讲，腕关节掌侧的韧带要比背侧的韧带厚而坚强，这主要是由于灵长类动物在进化初始是从跖行开始的。背侧的韧带纤细且数量少，但伸肌鞘管结构的形成，从功能和结构上来说是对背侧腕关节纤弱韧带结构的加强和补充。临床上通常将腕关节的韧带分为两类——外在韧带和内在韧带。

## （一）外在韧带 [2-11]

腕关节的外在韧带分为位于尺桡骨和尺、桡骨与腕骨间的近侧外在韧带以及位于腕骨与掌骨基底间的远侧外在韧带。近侧外在韧带几乎占据了腕关节的各个方向，包括桡侧、掌侧、尺侧和背侧。

**1. 桡侧韧带** 桡舟头韧带（radioscaphocapitate ligament, RSCL）是桡腕关节最桡侧的韧带（图1-58、图1-59），但更偏向掌侧附着。其起点位于桡骨茎突桡掌侧的粗糙面，斜向远端、尺侧，止点位于舟骨腰部桡侧面、舟骨结节近侧及头状骨掌侧皮质，其长度约为29.8 mm，宽度约为5.1 mm，厚度约为1.4 mm。其作用很多，主要包括限制桡腕关节被动旋前，限制桡腕关节向背侧移位，限制桡腕关节向尺侧移位，稳定舟骨结节。此外，其还可以作为舟骨旋转的支点。生物力学的研究结果表明，该韧带舟骨部分的断裂需施加100 N的应力，头状骨部分的断裂需施加150 N的应力。在桡骨茎突切除术、舟骨切除术以及近排腕骨切除术时需要注意保护此韧带，以防止损伤后出现桡腕关节不稳定。

**2. 掌侧韧带**

（1）长桡月韧带（long radiolunate ligament, LRL）：其附着起点位于桡骨舟骨窝掌侧缘（图1-58至图1-60），在桡舟头尺侧，走行斜向远端、尺侧，跨越舟月骨间韧带，止于月骨掌侧极部分的桡侧缘。其长约16 mm，宽约5.8 mm，厚约1.2 mm。其作用包括限制桡月骨尺侧移位，并参与形成抗旋前吊带，控制腕骨间的旋前。其断裂所需要施加的应力约为110 N。

（2）短桡月韧带（short radiolunate ligament, SRL）：其起点位于桡骨远端尺侧缘（图1-58、图1-60），方向垂直，穿过关节囊，止点位于月骨近端关节面与掌侧极非关节面的结合部，长7.5 mm，宽10.6 mm，厚1.2 mm。月骨掌屈时呈扇形，背伸时呈长方形。其功能并不确切，可限制月骨（近排腕骨）向背侧、掌侧和尺侧的滑移。桡骨月骨窝掌侧缘骨折会导致月骨掌侧移位不稳定，月骨周围或月骨脱位可以不造成长桡月韧带和短桡月韧带

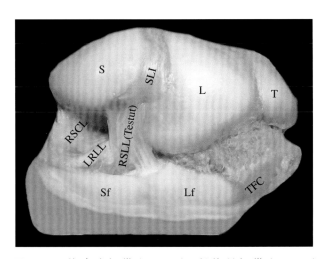

图1-58 桡舟头韧带（RSCL）、长桡月韧带（LRLL）及桡舟月韧带（RSLL）背面观。Sf为桡骨舟骨窝关节面，Lf为桡骨月骨窝关节面，TFC为三角纤维软骨

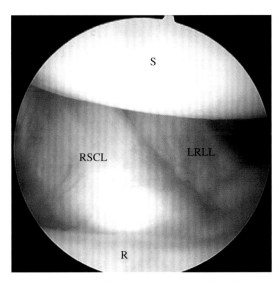

图1-59 关节镜下桡舟头韧带和长桡月韧带背面观

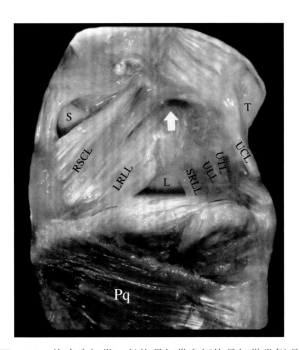

图1-60 桡舟头韧带、长桡月韧带和短桡月韧带掌侧观解剖图。黄色箭头示Poirier间隙，蓝色箭头示桡骨远端分水岭界

的损伤，除非整个月骨完全从月骨窝中脱出。

（3）桡舟月韧带（radioscapholunate ligament，RSL）：是位于长桡月韧带与短桡月韧带之间的韧带（图1-58），其起点附着在桡骨舟月关节面之间的骨嵴，垂直穿过关节囊，止于舟月骨间韧带的近端和掌侧，长 8.3~9 mm，宽 2.5~4.8 mm，厚 0.7~1.2 mm。在关节镜下看到的是关节内的脂肪垫结构，即 Testut 或者 Testut Kuenz 韧带。此韧带的特殊性在于它是由富含血运的疏松胶原纤维构成的，是包含桡腕弓、骨间前动脉和骨间前神经的具有一定力学特性的特化的神经血管束结构。40 N 载荷可以使其断裂，抗疲劳强度为 175%。由于其组成结构的特殊性，其在功能上也具有一定的特殊性。桡月韧带通过骨间前神经的传入，作为感受舟月关系的机械性刺激感受器，还有滑膜滤过、生成滑液及吸收代谢废物的作用。

**3. 尺侧韧带**

（1）三角纤维软骨复合体（TFCC）：完整的 TFCC 是三维软骨韧带结构的复合体，是稳定下尺桡远侧关节和尺腕关节的主要结构。作为尺骨远端与月骨、三角骨之间的衬垫，其传递大约 20% 的腕关节轴向应力载荷，延伸了腕关节活动时桡骨的滑动表面。TFCC 以类似吊床样三维立体结构方式将相互分离的尺桡骨远端连接，对腕关节具有重要的机械力学约束、控制和载荷传递的作用。

TFCC 起始于桡骨，附着于尺骨远端和尺侧腕骨，由六个部分构成：

① 三角纤维软骨（triangular fibrocartilage，TFC，图1-58、图1-61）：与桡骨的关节面连接，呈水平位、双凹盘状。中间部分较薄，是血运最薄弱的地方。越靠近周缘，关节盘的血运越好。

②掌、背侧远尺桡远韧带：分别起始于桡骨乙状切迹的掌、背侧边缘，在关节盘边缘部分增厚，并逐渐分为浅深两层，分别附着于尺骨茎突和尺骨茎突基底隐窝。在两层之间有疏松结缔组织填充。此组织在 MRI 扫描 T2 加权像上呈中等信号。这就要引起临床医生的注意，以区别是此组织的折叠还是真正损伤后的信号。虽然此韧带是一个连续跨越的结构，但深浅部分对下尺桡关节的稳定作用大不相同。

③ 尺月韧带（ulnolunate ligament，ULL，图1-60）：与短桡月韧带相邻，形态相仿，起于尺桡

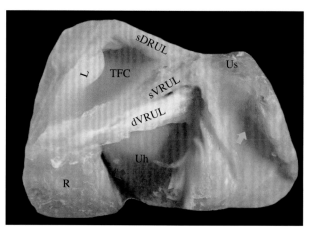

sDRUL.浅层背侧远尺桡韧带；sVRUL.浅层掌侧远尺桡韧带；dVRUL.深层掌侧远尺桡韧带

图 1-61　TFCC 结构。蓝色箭头示下尺桡关节，绿色箭头示尺侧腕伸肌腱鞘底

关节韧带掌侧，向远侧和桡侧走行，止于月骨掌侧缘。其确切的功能不明确，可能与短桡月韧带相仿。长 18 mm，宽 2.3 mm，厚 0.7 mm。175 N 载荷可以使其断裂。

④尺三角韧带（ulno-triquetral ligament，UTL，图1-60）：与尺月韧带相邻，起于尺桡关节韧带掌侧，向远侧止于三角骨近端和掌侧缘。在腕关节镜下可以清晰地看到两个孔隙（在正常人出现率为 70%）。三角豆裂隙（pisotriquetral-orifice）与月三角关节相通，以及茎突前隐窝（prestyloid recess）与尺骨茎突相通，是尺三角韧带的薄弱之处。

⑤半月板同系物：此结构起始于桡骨乙状切迹背侧远端以及关节盘背侧缘，斜向掌侧和远端走行，附着于月骨、三角骨和月三角韧带。此结构是由富含血运的疏松结缔组织构成，并不是平行排列且具有伸缩特性的胶原纤维构成的韧带样结构，其功能目前还不是很清楚，可能起到悬吊尺侧腕骨的作用。

⑥尺侧腕伸肌腱鞘下结构（图1-61）：其与接触的背侧远尺桡韧带融合，是宽 1.5~2.0 cm 的骨纤维结构通道。与伸肌支持带结构不同，该结构是下尺桡关节重要的静力稳定结构。

（2）尺头韧带（ulna carpal ligament，UCL）（图1-60）：起于尺骨头小凹区，斜向桡远侧，跨过尺三角韧带和尺月韧带，附着于月三角（luno-triquetral ligament，LTL）韧带（也称月三角骨间韧带）、月骨掌侧极及头状骨，在关节内看不到，与

桡舟头韧带形成十字或三角韧带。三角韧带顶点的近端是 Poirier 间隙，可稳定月三角和尺腕关节。尺头韧带断裂预示下尺桡关节不稳定。

**4. 背侧韧带（图 1-62）** 随着对腕关节韧带解剖结构及功能状态理解的深入，近来腕关节背侧韧带的解剖越来越受到学者们的重视。但腕关节韧带在背侧并不发达，在桡腕关节背侧仅尺侧半关节囊有韧带加强，而桡侧没有，导致舟骨近端和舟月关节裸露。背侧的外在韧带只有背侧桡腕（dorsal radiocarpal，DRC）韧带，起点位于桡骨远端的尺侧和背侧以及 Lister 结节的尺侧和背侧，斜向远端和尺侧，止于三角骨背侧结节，并附着于月骨背尺侧及月三角骨间韧带背侧，形成第四、第五、第六伸肌间室底部。研究表明，背侧桡腕韧带可能有以下功能：由于其方向斜向，因而有限制腕骨尺侧移位的作用，并具有稳定腕关节和旋前的作用。在前臂旋前时，背侧桡腕韧带牵拉腕骨和手部被动旋前，抵御桡腕关节被动旋后，是抗旋后的力量之一。背侧桡腕韧带断裂可以导致掌屈中间链节不稳定（volar intercalated segment instability，VISI）和非分离型腕关节不稳定（carpal instability non-dissociative，CIND）。如果合并月三角骨间韧带断裂，会合并分离型腕关节不稳定（carpal instability

dissociative，CID）和非分离型腕关节不稳定。

**（二）内在韧带** [12-21]

腕关节的内在韧带是指关节囊内韧带或腕骨间韧带。它们构成了腕关节组分中独立腕骨间相互稳定的重要结构，分为近排腕骨间韧带，远、近排腕骨间韧带，以及远排腕骨间韧带。

**1. 近排腕骨间韧带**

（1）舟月骨间韧带（scapholunate interosseous ligament，SLIL）：舟月骨间韧带呈"C"形（图 1-58、图 1-63），跨越关节的背侧、近端和掌侧。该韧带对腕关节正常生物力学的稳定起着至关重要的作用，SLIL 最强的部分在背侧。其分为三个区域。①背侧（关节囊成分，最厚，呈梯形，横向走行的胶原束包被结缔组织，其内走行神经血管束）：长 5~6 mm，厚 2~4 mm，宽 3~5 mm。②近端（软骨夹杂稀疏的胶原纤维）：长 4 mm，厚 1 mm，宽 11 mm。③掌侧（关节囊成分）：掌侧和近端被短桡月韧带隔开，长 3~5 mm，厚 1~2 mm，宽 4~7 mm，分别附着于月骨掌侧极和舟骨近端掌侧边缘。此韧带坚强，背侧载荷 300N 断裂，掌侧载荷 150 N 断裂，近端 25~50 N 断裂。背侧部分是对抗掌背侧分离和牵拉的力量，近端部分适应压力和剪切载荷，掌侧部分是旋转分离的对抗力量。舟月关节有小于 20° 的活动度。舟月骨间韧带是舟骨与月骨之间最重要的稳定结构，断裂后可以出现舟骨屈曲、旋转以及月骨背伸等力学功能的改变。

（2）月三角骨间韧带（lunotriquetral

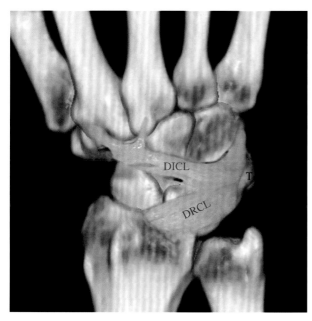

DICL. 背侧腕骨间韧带（dorsal intercarpal ligament）；DRCL. 背侧桡腕韧带

**图 1-62 腕关节背侧韧带示意图**

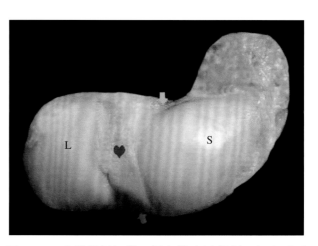

**图 1-63 舟月骨间韧带。绿色箭头示背侧，红心示近端，蓝色箭头示掌侧**

interosseous ligament, LTIL）（图 1-64）：与舟月骨间韧带类似，月三角骨间韧带也分为三个部分。①背侧：厚 1.4 mm，载荷 121 N 断裂。②掌侧：最厚，为 2.3 mm，最坚强，与尺腕韧带纤维交叉，载荷 301 N 断裂，是限制月三角移位最重要的部分。③近端：是没有血运的纤维软骨成分，最薄，为 1.0 mm，载荷 64 N 断裂。研究表明，仅单独切断月三角骨间韧带改变的仅是月三角之间的稳定性能，并没有导致 VISI 畸形，除非合并背侧的桡腕韧带和舟三角韧带损伤。

**2. 远、近排腕骨间韧带**

（1）STT 韧带（图 1-65）：STT 韧带的起点位于舟骨结节近端掌侧面，桡舟头远侧，斜行向远端走行，呈扇形，分为两束。其中桡侧束止于大多角骨掌侧和桡侧，呈 V 形。尺侧束附着于小多角骨，是 STT 关节稳定的主要结构。研究表明，舟月骨间韧带的强度是 STT 复合体的一半，STT 韧带的完整是舟骨与月骨分离不发生舟骨旋转不稳定的解剖学基础。舟骨结节的骨折等同于 STT 韧带的损伤。舟月骨间韧带完整时，STT 可辅助维持舟骨处于掌屈位而不是水平位，是使舟骨稳定的第二因素。其载荷 150 N 断裂。

（2）舟骨头状骨韧带（scapho capitate ligament, SCL）：起于舟骨远端掌尺侧面，斜行止于头状骨桡掌侧，起到稳定舟骨结节以及限制腕中关节旋前的作用。舟头韧带与舟大多角骨起点的连线与舟骨远端相互垂直，为单轴关节的侧副韧带，是扔标枪运动的导向韧带，厚约 2.2 mm，长

14 mm，宽 6.7 mm。该韧带是舟骨附着的最厚、附着面最多的韧带，载荷 100 N 断裂（图 1-65）。

（3）三角骨头状骨韧带（triquetral capitate ligament, TCL）：起于三角骨桡掌侧近端，斜行走行，止于头状骨近端和尺侧。韧带松弛会导致尺侧或前内腕中关节不稳定（CIND），限制腕中关节的外旋，载荷 110 N 断裂（图 1-66）。

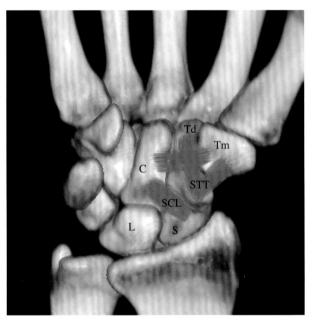

图 1-65　STT 韧带示意图

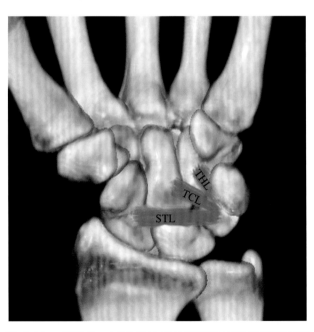

图 1-66　舟三角、三角骨头状骨韧带及三角钩韧带示意图

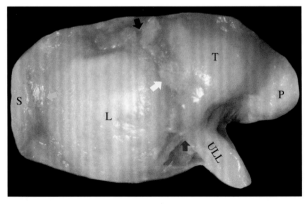

图 1-64　月三角韧带。黑色箭头示月三角韧带背侧，黄色箭头示月三角韧带近端，蓝色箭头示月三角韧带掌侧，浅蓝色箭头示舟月骨间韧带

（4）三角钩韧带（triquetral hamate ligament, THL）：起于三角骨掌侧最远端，位于三角骨头状骨韧带尺侧，方向斜向远侧，止于钩骨体的掌侧，钩骨钩基底的桡侧。三角骨头状骨韧带和三角钩韧带与尺腕韧带有交叉，形成弓形韧带的尺侧臂（图1-66）。

（5）背侧腕骨间韧带（dorsal intercarpal ligament, DICL）：起于三角骨背侧，与背侧桡腕韧带交叉，斜向桡侧走行，止于粗大束，附着于舟骨背侧。细小束附着于大小多角骨。粗大束（背侧舟三角韧带）加强了月三角和舟月韧带，对近排腕骨的横向稳定有很好的作用，厚1.2 mm，长32.6 mm，宽6.3 mm，载荷115 N断裂（图1-62）。

**3. 远排腕骨间韧带（图1-67）**　远排腕骨间韧带共有三条韧带——大小多角骨骨间韧带、小多角骨头状骨骨间韧带和头钩骨间韧带。它们对腕关节的横向稳定很重要，尤其是掌侧部分。大小多角骨骨间韧带的背侧和掌侧分别横跨大小多角骨关节间隙，附着于骨的边缘，厚1~2 mm，宽5 mm。其背侧形成桡侧腕长伸肌的底。掌侧载荷125 N断裂，背侧载荷150 N断裂。

小多角骨头状骨骨间韧带分为掌侧和背侧（为真正的关节囊韧带，厚1~2 mm，宽3~5 mm，横跨两个骨，载荷125 N断裂）以及位于关节间隙内的深层部分。

头钩骨间韧带分为：①掌侧韧带。与深层韧带几乎平行走向，位于头钩骨的掌侧面。②背侧韧带。背侧厚1~2 mm，横跨两骨，是头状骨相对于钩骨的掌侧旋转、移位以及远近端移位的稳定结构。③深层韧带。短、强壮，位于关节中间，是头钩骨旋转的基点。深层韧带载荷289 N断裂，掌侧韧带载荷171 N断裂，背侧韧带载荷133 N断裂。

总之，充分了解腕关节的解剖学是诊断腕关节疾病、制订手术方案以及确保手术技术安全实施的重要保证。

## 参考文献

[1] Zanetti M, Saupe N, Nagy, et al. Role of MR imaging in chronic wrist pain. Eur Radiol, 2007, 17(4): 927-1138.

[2] Viegas SF, Yamagichi S, Boyd NI, et al. The dorsal ligaments of the wrist: anatomy, mechanical properties, and function. J Hand Surg, 1999, 24A: 456-468.

[3] Mayfield JK, Johnson RP, Kilcoyne RF. The ligaments of the wrist and their functional significance. Anat Rec, 1976, 186: 417-428.

[4] Berger RA, Imeada T, Berglund L, et al. Constraint and material properties of the subregions of the scapholunate interosseous ligament. J Hand Surg, 1999, 24A: 953-962.

[5] Kijima Y, Viegas SF. Wrist anatomy and biomechanics. J Hand Surg, 2009, 34A: 1555-1563.

[6] Berger RA. A method of defining palpable landmarks for the ligament splitting dorsal wrist capsulotomy. J Hand Surg (Am), 2007, 32A: 1291-1295.

[7] Berger RA. The anatomy and basic biomechanics of the wrist joint. J Hand Therapy, 1996, 9(2): 84-93.

[8] Berger RA. The gross and histologic anatomy of the scapholunate interosseous ligament. J Hand Surg (Am), 1996, 21A: 170-178.

[9] Berger RA, Blair WF. The radioscapholunate ligament: a gross and histologic description. Anat Rec, 1984, 210: 393-405.

[10] Berger RA. Kauer JMG, Landsmeer JMF. The radioscapholunate ligament: a gross and histologic study of fetal and adult wrists, J Hand Surg (Am), 1991, 16: 350-355.

[11] Berger RA, Landsmeer JMF. The palmar radiocarpal ligaments: a study of adult and fetal human wrist joints. J Hand Surg (Am), 1990, 15: 847-854 .

[12] Watts AC, Mclean JM, Fogg Q, et al. Scaphoid anatomy. //Slutsky DJ, Slade JF Ⅲ (eds). The scaphoid. New York: Thieme, 2011: 3-10.

[13] Nowak MD. Material properties of ligaments. //An KN, Berger RA, Cooney WP, (eds). Biomechanics of the wrist Joint. New York: Springer, 1991: 139-156.

[14] Kirchberger MC1, Unglaub F, Mühldorfer-Fodor M, et al. Update TFCC: histology and pathology, classification, examination and diagnostics. Arch Orthop Trauma Surg, 2015, 135(3): 427-437.

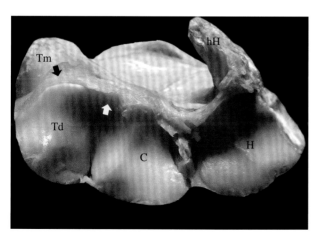

图1-67　远排腕骨间韧带。蓝色箭头示头钩韧带，黄色箭头示小多角骨头状骨骨间韧带，黑色箭头示大小多角骨骨间韧带，hH为钩骨钩

[15] Altman E. The ulnar side of the wrist: clinically relevant anatomy and biomechanics. J Hand Ther, 2016, 29(2): 111-22.

[16] Garcia-Elias M, An KN, Cooney WPⅢ, et al. Stability of the transverse carpal arch: an experimental study. J Hand Surg (Am), 1989, 14: 277-282.

[17] Nagao S, Patterson RM, Buford WL, et al. Three-dimensional description of ligamentous attachments around the lunate. J Hand Surg (Am), 2005, 30: 685-692.

[18] Boabighi A, Kuhlmann JN, Kenesi C. The distal ligamentous complex of the scaphoid and the scapholunate ligament. An anatomic, histological and biomechanical study. J Hand Surg (Br), 1993, 18: 65-69.

[19] Sokolow C, Saffar P. Anatomy and histology of the scapholunate ligament. Hand Clin, 2001, 17: 77-81.

[20] Berger RA. The ligaments of the wrist: a current overview of anatomy with considerations of their potential functions. Hand Clin, 1997, 13: 63-82.

[21] Ritt MJPF, Berger RA, Bishop AT, et al. The capitohamate ligaments. J Hand Surg (Br), 1996, 21(4): 451-454.

# 腕关节的生物力学

Kai-Nan An　Chunfeng Zhao 著　刘　路 译

**第 2 章**

## 一、引言

手，包括手腕，其解剖、结构及功能都很复杂。手是大多数日常活动中不可或缺的一部分。因此，与骨骼肌肉系统的其他部分相比手更容易受伤。由于手和腕的复杂性及易损伤性，因此手外科属于一级外科专科领域。腕关节的生物力学涵盖了相关的解剖、结构与功能之间的关系，是理解现代手外科手术的基础。

手工操作物体、外周环境感应以及手势语交流是人类手部的重要功能。手的生物力学结构是连动装置系统，是由以下结构共同形成的：对手指和手腕间嵌合的骨性结构以韧带维持稳定，以肌肉收缩力达到平衡，以肌腱平移获得移动，以骨性几何结构构成相互约束。在本章中，我们将简要地讨论腕关节的活动、力量传导以及关节约束力及稳定性。

## 二、腕关节的活动及腕关节运动学

腕关节作为手的基座，将手与前臂相连接，因此，腕关节的功能对于手部功能的发挥是十分重要的。腕关节可做屈 - 伸以及尺偏 - 桡偏两个方向的运动。尺桡骨的互相旋转形成手部的轴向旋转或旋前、旋后运动。在上尺桡关节（proximal radioulnar joint, PRUJ）部位，尺骨围绕桡骨头旋转。在下尺桡关节（distal radioulnar joint, DRUJ）部位，桡骨围绕尺骨头旋转，来获得使手部旋前和旋后运动。因此，肘关节部位的上尺桡关节及腕关节部位的下尺桡关节可直接影响手部轴向旋转功能的发挥。腕关节的平均活动范围为背伸 70°、屈曲 60°、桡偏 30°、尺偏 50°、旋前 70° 及旋后 75°[1]。但是，就像玩魔方游戏一样，由于腕骨本身形状及大小极不规则，关节面狭小，以及腕部活动时复杂的受力方向，使得腕关节骨间的腕运动学十分复杂。腕关

节运动学的高度复杂性使关节运动动态不稳定性的测量及诊断较为困难。现有几种成熟的理论可以对腕骨运动学进行描述解释。一个是"柱理论"，是将腕骨分为尺侧柱、桡侧柱和中间柱。其中舟骨属于桡侧柱，头 - 月关节属于中间柱，三角骨 - 钩骨属于尺侧柱[2]。另一个更为普遍接受的理论——"排理论"是将腕骨分为两个独立的排。近排即所谓的"嵌合体"。嵌合体本身不稳定，并处于相对固定的远排及稳定的尺骨和桡骨远端关节面之间。但是，近排的舟骨在两排之间起联结作用[3,4,5]。

目前有许多技术，如双平面放射成像术、电磁追踪以及电视录像系统等技术对尸体的三维腕关节运动学进行了研究[6]。然而，由于这些技术很难模拟出正常的腕关节载荷环境、植入的不透射线标记物为有创性操作以及使用标记针时腕部活动受阻而导致其使用受到了限制。最近，先进的成像技术，如螺旋 CT 扫描或 MRI 技术被用于在体腕关节运动学的研究。这些研究使用了无创及无标记配准技术，使对在体腕关节的运动学研究成为可能，从而研究者可对健康个体以及有腕关节不稳定和韧带损伤的患者进行比较。最近出现了四维（三维 + 时间）CT 成像技术，使研究者可以对运动状态下的在体腕关节运动学进行分析。利用无创性方式的研究方法将拓宽可以供临床诊断及研究的病理学内容。

在正常腕关节内，在腕关节完成屈、伸、桡偏、尺偏运动一周时，腕骨在三个方向上进行了旋转[7-9]。根据旋转轴的方向，可以分辨每一块腕骨的耦合旋转（表 2-1）[10]。比如，在腕屈曲时，所有腕骨在屈曲轴线上进行旋转（$-y$），但也伴随一定角度的尺偏（$-z$）。在腕背伸时，所有远侧腕骨在轴转背伸的同时（$+y$）有轻微桡偏（$+z$）的趋势（图 2-1）[11]。通常在远排腕骨之间不存在活动。不能将远排腕骨看作是一个刚体结构，但仍可将其看作是一个单一的功能单位。近排腕骨间的联结

表 2-1　正常腕骨相对桡骨在图 2-1 定义的坐标轴中的运动 [7]

| Ⅰ：从中立位至背伸位 | | | |
| --- | --- | --- | --- |
| | 旋转轴 | | 旋转角度（°） |
| 移动骨 | x | y | z | （平均值 ±SD） |
| 舟骨 | 0.10 | 0.98 | 0.05 | 56.1±9.2 |
| 月骨 | -0.09 | 0.98 | 0.15 | 31.2±4.9 |
| 三角骨 | -0.12 | 0.98 | 0.05 | 41.6±5.1 |
| 头状骨 | 0.00 | 0.99 | 0.03 | 64.2±6.8 |
| 钩骨 | -0.01 | 0.99 | 0.00 | 65.0±5.7 |

| Ⅱ：从中立位至屈曲位 | | | |
| --- | --- | --- | --- |
| | 旋转轴 | | 旋转角度（°） |
| 移动骨 | x | y | z | （平均值 ±SD） |
| 舟骨 | -0.04 | -0.96 | -0.23 | 55.4±16.9 |
| 月骨 | 0.01 | -0.90 | -0.35 | 45.1±19.8 |
| 三角骨 | -0.01 | -0.92 | -0.30 | 47.7±21.2 |
| 头状骨 | 0.02 | -0.99 | -0.10 | 77.0±18.7 |
| 钩骨 | 0.04 | -0.99 | -0.10 | 72.2±17.0 |

| Ⅲ：从中立位至桡偏位 | | | |
| --- | --- | --- | --- |
| | 旋转轴 | | 旋转角度（°） |
| 移动骨 | x | y | z | （平均值 ±SD） |
| 舟骨 | 0.24 | -0.72 | -0.62 | 12.8±6.9 |
| 月骨 | 0.14 | -0.78 | 0.63 | 13.0±6.9 |
| 三角骨 | 0.16 | -0.49 | 0.83 | 11.8±6.9 |
| 头状骨 | 0.10 | 0.06 | 0.97 | 24.2±8.3 |
| 钩骨 | 0.15 | 0.15 | 0.97 | 23.9±7.3 |

| Ⅳ：从中立位至尺偏位 | | | |
| --- | --- | --- | --- |
| | 旋转轴 | | 旋转角度（°） |
| 移动骨 | x | y | z | （平均值 ±SD） |
| 舟骨 | -0.24 | 0.74 | -0.55 | 22.7±6.0 |
| 月骨 | -0.13 | 0.80 | -0.54 | 25.4±7.3 |
| 三角骨 | 0.01 | 0.64 | -0.84 | 23.3±7.3 |
| 头状骨 | -0.21 | -0.15 | -0.95 | 28.7±8.8 |
| 钩骨 | -0.16 | -0.08 | -0.96 | 28.0±9.7 |

注：x 轴：+ 旋后，- 旋前；y 轴：+ 背伸，- 屈曲；z 轴：+ 桡偏，- 尺偏

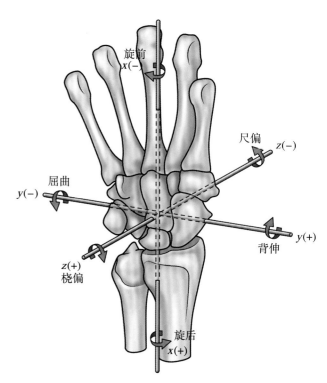

图 2-1　用于定义基于旋转轴腕运动学建立的从前侧位观察的坐标轴系统 [1]

相对松弛。所有近排腕骨以协同方式共同参与腕关节的活动。从腕关节完全屈曲至完全背伸，舟骨相对桡骨平均旋转 110°，而月骨仅旋转 76°，三角骨旋转 88°。这些腕骨近侧面不同的曲率半径也许可以解释旋转角度的不同。舟月之间的相对活动多于月三角关节。尽管旋转角度不同，旋转方式却十分一致。腕屈时近排腕骨屈曲尺偏，腕背伸时近排腕骨背伸桡偏。在腕关节正常的屈伸运动中，桡腕关节参与其中 1/3 的运动，头月关节参与剩下的 2/3 的运动。然而，在桡侧柱中，腕关节运动一周时，2/3 的运动发生在桡舟关节处，1/3 的运动发生在舟大多角关节。近排的三块腕骨自桡偏屈曲位协同运动至尺偏背伸位。这一屈曲 - 背伸顺应机制允许远排腕骨及桡骨不考虑腕的具体位置而保持空间结构的协调稳定。

最近，研究者发现在所谓的"掷飞镖"运动中，即由腕背伸桡偏至腕屈曲尺偏的腕部弧形运动中，腕骨间相对运动极小 [12-14]。

手部的大部分活动及运动靠腕部最大活动范围的 70% 以及手部运动就可以完成。但是，有些活动可能超过腕部的最大活动范围，比如腕部掷飞镖运动的尺偏动作可能会导致腕韧带损伤，而出现腕关节不稳定等临床问题。

## 三、腕部的应力传导以及腕关节运动学

因为手经常被用来在物理环境中操作物体，因而应力的传导是十分重要的功能。当手需要完成一项强力动作时，腕部会承受巨大力量。施加于腕及手指关节的部位分散力极易造成相关的骨与软组织损伤。

一个基于刚体弹簧模型的分析性研究可用来测试通过腕骨每个关节表面的力量传导（图2-2）[15, 16]。在所有桡-尺-腕受力中，经过桡骨传导的力，有61%经由舟桡关节，39%经由桡月关节（图2-3）[16]。三角纤维软骨复合体（TFCC）传导平均10%的力（83%经月骨，17%经三角骨）。在腕中关节传导的力量分布中，31%经由舟骨-大-小多角骨（STT）关节，32%经由舟头关节，27%经由三角钩关节。舟月关节、月三角关节以及头三角关节传递了大量负荷（表2-2）[16]。

使用压力传感器测量可发现，通过腕关节的力量传导受腕屈-伸及尺桡偏位置的影响很大。尺偏位时，经过月骨窝的力量增加至50%，经过三角纤维软骨（TFC）的力量下降至8%。背伸位时，经由月骨窝传导的力量增加至52%[17]。

通过手术改变正常的解剖结构会导致腕骨间应力传导和压力分布的改变。利用降低月骨载荷来治疗月骨缺血性坏死可以考虑选择很多不同的术式（图2-4）[15]。STT关节融合可使月骨窝总负荷减少5%，最大压力减少3%。舟头（scapho-capitate, SC）关节融合可使桡月关节负荷减少12%，月头关节负荷减少11%，而舟桡关节负荷增加9%。头钩关节（capito-hamate joint, CH）融合对于桡腕关节或尺桡关节的负荷或最大压力无明显改变。头状骨短缩加头钩关节融合术可显著增加经尺三角、桡舟、三角钩及舟大多角关节的总压力。尺骨延长术或桡骨短缩术不仅减少了压力总量，还减少了经过桡月关节的最大压力。

## 四、腕关节的约束力及稳定性

手部需要健康而稳定的关节来发挥正常功能。关节的稳定性及约束力由关节面、关节囊、关节周围韧带以及自主活动的肌肉韧带单元共同维持。

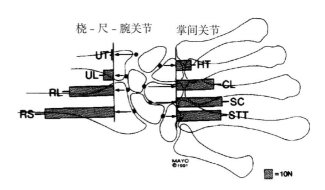

图2-3 腕关节中立位抓握时总传导的力在桡-尺-腕关节以及掌中关节的分布[16]。版权为 Mayo Foundation

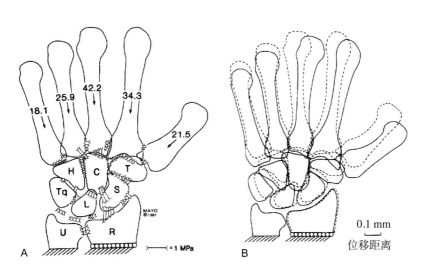

图2-2 电脑输出图像分析结果。A.关节接触力（压力）分布。相对的箭头代表根据右下角的值预先设定好的关节接触压力；B.最后的位移距离代表解除压力后的外形（由点图表示，尺骨维持不动，桡骨移位）[16]

表 2-2　正常腕关节腕中立位抓握时的总传导力及峰值压力的分布情况 [16]

| 关节列 | 总传导力（N）（平均值 ±SD） | 峰值压力（Nmm–1）（平均值 ±SD） | 分布百分比（每列） |
|---|---|---|---|
| 桡 - 尺 - 腕关节 | | | |
| 舟桡关节 | 88.2 ± 13.3 | 0.90 ± 0.27 | 55.1% |
| 桡月关节 | 56.5 ± 10.1 | 0.56 ± 0.23 | 35.3% |
| 尺月关节 | 12.9 ± 5.2 | 0.14 ± 0.06 | 8.0% |
| 尺三角关节 | 2.6 ± 1.2 | 0.04 ± 0.02 | 1.6% |
| 掌间关节（近侧列） | | | |
| 舟月关节 | 28.0 ± 8.6 | 0.49 ± 0.16 | 51.5% |
| 月三角关节 | 26.4 ± 6.0 | 0.52 ± 0.21 | 48.5% |
| 腕中关节 | | | |
| STT 关节 | 56.9 ± 7.2 | 0.61 ± 0.23 | 30.7% |
| 舟头关节 | 59.1 ± 9.1 | 0.68 ± 0.21 | 32.0% |
| 头月关节 | 49.5 ± 9.9 | 0.59 ± 0.17 | 26.8% |
| 三角钩关节 | 19.4 ± 7.5 | 0.41 ± 0.19 | 10.5% |
| 掌间关节（远侧列） | | | |
| 头三角关节 | 1.5 ± 2.6 | 0.08 ± 0.12 | 4.4% |
| 钩头关节 | 32.6 ± 8.9 | 0.66 ± 0.32 | 95.6% |

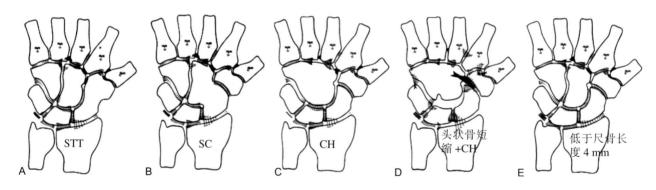

图 2-4　箭头的长度及密集程度代表正常腕关节与模拟手术后腕关节的掌中关节压力的再分布。A. STT 融合。B. 舟头（SC）关节融合。C. 头钩（CH）关节融合。D. 头状骨短缩加头钩关节融合。E. 尺骨延长术或桡骨短缩术 [9]

**1. 下尺桡关节（DRUJ）**　手腕部很多关节在三维方向有很大的运动角度，骨的几何结构对于保持关节的稳定性无太大作用。由于这些解剖结构特性，韧带的稳定约束作用尤为重要。完整韧带的张力以及关节面压力共同维持关节的稳定性。在腕关节中，内在韧带的稳定性主要依靠位于水平位的三角纤维软骨复合体（TFCC）以及下尺桡韧带共同构成。后者不仅在稳定下尺桡关节中起重要作用，同时也可调节桡腕关节和尺腕关节的正常功能。TFCC 韧带可分成两个区。中央区薄并且力学强度较低。外周区坚实，并可分成掌侧及背侧下尺桡韧带。提供机械性能的纵行胶原纤维在结构上与承担拉力负荷的作用相适应。TFCC 韧带的掌侧部及背侧部可在前臂旋前和旋后时对抗下尺桡关节的背侧和掌侧半脱位（图 2-5）[18, 19]。

**2. 舟月关节**　舟月关节是提供腕部运动的重要关节。与膝部的前交叉韧带相似，舟月骨间韧带（SLIL）被认为是稳定舟月关节的主要稳定装置。舟月骨间韧带损伤是引起腕部不稳定的最常见原因，并可导致很大程度的腕功能障碍 [20]。舟月骨

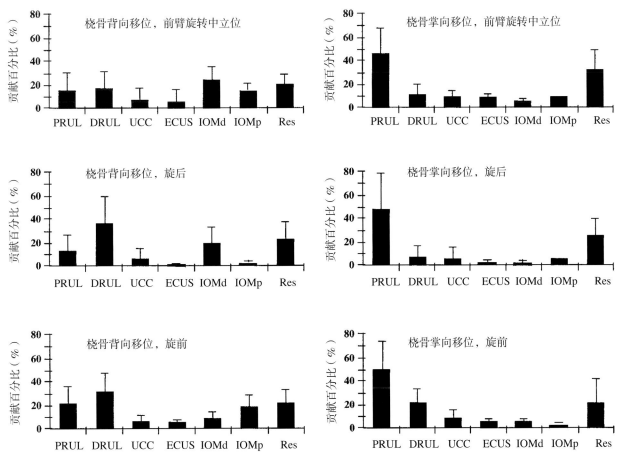

PRUL，上尺桡韧带；DRUL，下尺桡韧带；UCC，尺侧副韧带；ECUS，尺侧腕伸肌腱鞘深层；IOMd，骨间膜远侧束；IOMp，骨间膜近侧束；Res，软组织切除后的剩余部分

图 2-5　前臂旋转各个位置时紧张度贡献程度百分比直方图。腕关节位置改变时结果无明显变化，因此结果可用腕中立背伸位直方图代表。软组织切除后剩余部分皆提供紧张度，包括上尺桡关节以及尺骨头与乙状切迹关节面[19]

间韧带损伤的患者可在静止或应力位影像学上显示舟骨及月骨的位置关系无明显异常的情况下，会出现腕部疼痛或腕部运动时的弹响感。动力性舟月不稳定这一概念已被提出，用于描述腕部尚未诊断的可进展至不稳定的微小改变。这种改变先于不稳定状态。

　　舟月不稳定是最常见的腕部功能障碍，并且包含一系列难以诊断及治疗的疾病。通常情况下，在静止影像学未见明显异常时，急性腕关节损伤经常被称作"扭伤"。舟骨持续的旋转半脱位可导致慢性疼痛及腕部退行性改变。急性腕关节损伤相关的舟月韧带损伤的发病率约占5%。但是，该发病率应该更高。此外，舟月韧带损伤与桡骨远端关节内骨折之间的相关性估计约为85%。舟骨被认为是近排与远排腕骨之间的桥梁，通过舟月骨间韧带（SLIL）与月骨相连。一旦该韧带被中

断，就会出现异常的腕部运动，并可导致腕部进行性退行性变。Destot 最早在影像学表现上就认识到了舟月分离，但直到 Linschied 及 Dobyns[3, 4, 5] 详细描述了腕部创伤性不稳定之前，此损伤并未被真正地研究过。已有学者阐述了舟月不稳定性改变的病理生理学机制。舟骨在腕桡偏时的屈曲可使近排腕骨在此动作中屈曲。完成该动作所必要的力量经 SLIL 传导，并被通过三角骨经月三角骨间韧带（lunotriquetral interosseous ligament，LTIL）传导的致月骨背伸的力相抵消。当舟骨与月骨之间的连结中断后，舟骨无法再充当腕中运动的桥梁，导致背伸中间链节不稳定（dorsal interfragmental segment instability，DISI），从而出现异常活动，最终导致腕骨结构塌陷。

　　尽管 SLIL 是最主要的稳定结构，但单独切除该韧带在静止影像学上可能不会有异常表现。腕掌

侧韧带及背侧关节囊是二级稳定结构，对运动的稳定性起重要作用。腕掌侧韧带包括桡舟头韧带、长桡月韧带、舟大多角韧带以及舟头韧带。桡舟头韧带是舟月关节尤为重要的二级稳定结构。背侧稳定结构包括背侧腕骨间韧带和背侧桡腕韧带。即使二级稳定结构没有立刻损伤，舟月骨间韧带损伤所致的腕部运动异常可最终导致这些二级结构的慢性退行性变。随着时间的延长，腕关节病变将按照韧带损伤和不稳定的特定阶段进展。最初的阶段被称为"前 - 动力性不稳定"，在静止或应力状态下无放射学病理改变，但在此阶段舟月骨间韧带变薄，导致舟月骨间异常运动，出现腕部疼痛。在持续的异常运动后，患者就会过渡到动力不稳定阶段。对于舟月骨间韧带掌侧和（或）背侧进一步韧带损伤，可通过运动学检查（如应力下放射学检查）发现。之后可发生静止性不稳定，此时在 X 线平片上可看到舟月间隙增宽。静止性不稳定可能伴发 DISI，也有可能不伴有 DISI，这取决于月骨背侧旋转的程度。最终阶段可发展为关节炎改变，即舟月分离腕关节进展性塌陷（scapholunate advanced collapse, SLAC）。关节炎的改变顺序为先从桡骨茎突开始，之后向桡骨舟骨窝发展，然后发展至头月关节。一旦出现与关节炎改变符合的 SLAC 改变，二级韧带稳定结构可能已严重损伤。

3. **月三角关节**　为了研究月三角关节的约束力情况，周围韧带约束力的重要性可根据两个阶段韧带切断的模拟试验进行展示[10]，Ⅰ期：背侧及掌侧月三角韧带和近侧膜部被完整切断。Ⅱ期：在Ⅰ期的基础上再将背侧桡三角及舟三角韧带切断。在Ⅰ期虽然月三角关节间活动度变大，但未发现 Linscheid 和 Dobyns 描述的静态掌屈中间链节不稳定（VISI）。然而，在Ⅱ期中，额外切除韧带后月骨出现掌屈，与 VISI 型腕骨不稳定一致（图 2-6）。这些背侧韧带的完整性是月三角韧带缺失时保持腕部正常稳定性的重要约束力[10]。腕尺侧弹响是月三角分离患者众所周知的重要体征。在轴向压力下腕关节由中立位转至尺偏位时，月骨突然从掌屈位旋转至背伸位并引起弹响。

# 五、小结

　　手是日常活动、感觉反馈以及社交所需的最

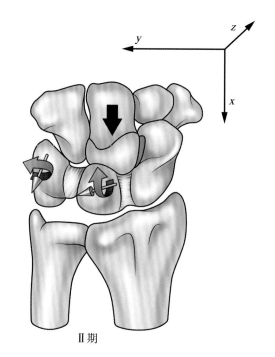

Ⅱ期

图 2-6　本图表示背侧位观察到的Ⅱ期后（切断所有月三角掌、背侧韧带以及近侧膜部、桡三角韧带、舟三角韧带）腕中立位时近排腕骨的异常旋转。月骨向掌屈旋转，三角骨旋后，可观察到月三角背侧间隙持续性增宽[10]

有用的器官，也是保护人体免于受伤的首要器官。因此，手部创伤以及劳损性损伤是临床上最常见的问题。理解腕关节的生物力学、解剖结构以及功能运动学十分重要。腕关节具有复杂的形状、结构以及韧带连结。为了获得更好的手术或保守治疗效果，仍需要充分了解内在和外在腕关节稳定性的机制。先进的动态成像技术可能会在此领域有所突破。手外科医生应该熟悉可用于不同情况下使用的诊断及治疗技术，并根据个体情况进行判断使用。手康复师需要对损伤状态、修复技术以及不同康复治疗方法的强度有充分的理解，以便平衡收益和风险，从而实现最佳结果。

## 参考文献

[1] Ryu J, Cooney WP, Askew LJ, et al. Functional ranges of motion of the wrist joint. J Hand Surg, 1991, 16(3): 409-419.

[2] Taleisnik J. The ligaments of the wrist. J Hand Surg(Am), 1976, 1: 110-118.

[3] Destot E. Injuries of the wrist: a radiological study. New York: FRB, 1926.

[4] Dobyns JH, Linscheid RL. A short history of the wrist joint. Hand Clin, 1997, 13: 1-12.

[5] Dobyns JH, Linscheid RL, Chao EY, et al. Traumatic instability of the wrist. Instruct Course Lect, 1975, 24: 189-199.

[6] An K-N, Berger RA, Cooney WP Ⅲ. Biomechanics of the Wrist. Berlin: Springer-Verlag, 1991.

[7] Garcia-Elias M, Smith DK, Ruby LK, et al. Normal and abnormal carpal kinematics. //Advances in the biomechanics of the hand and wrist. Cooney KNW Ⅲ, Garcia-Elias M, eds. New York: Plenum Press, 1994.

[8] Kobayashi M, Berger RA, Nagy L, et al. Normal kinematics of carpal bones: a three-dimensional analysis of carpal bone motion relative to the radius. J Biomech, 1997, 30: 787-793.

[9] Moritomo H, Murase T, Goto A, et al. In vivo three-dimensional kinematics of the midcarpal joint of the wrist. J Bone Joint Surg( Am), 2006, 88: 611-621.

[10] Horii E, Garcia-Elias M, An KN, et al. A kinematic study of luno-triquetral dissociations. J Hand Surg, 1991, 16(2): 355-362.

[11] Garcia-Elias, M, Cooney WP, An KN, et al. Wrist kinematics after limited intercarpal arthrodesis. J Hand Surg, 1989, 14A(5): 791-799.

[12] Crisco JJ, Coburn JC, Moore DC, et al. In vivo radiocarpal kinematics and the dart thrower's motion. J Bone Joint Surg(Am), 2005: 87: 2729-2740.

[13] Ishikawa J, Cooney WP 3rd, Niebur G, et al. The effects of wrist distraction on carpal kinematics. J Hand Surg(Am), 1999, 24: 113-120.

[14] Werner FW, Green JK, Short WH, et al. Scaphoid and lunate motion during a wrist dart throw motion. J Hand Surg (Am), 2004, 29: 418-422.

[15] Horii E, Garcia-Elias M, An KN, et al. Effect on force transmission across the carpus in procedures used to treat Kienböck's disease. J Hand Surg, 1990, 15A(3): 393-400.

[16] Schuind F, Cooney WP, Linscheid RL, et al. Force and pressure transmission through the normal wrist. A theoretical two-dimensional study in the posteroanterior plane. J Biomechanics, 1995, 28(5): 587-601.

[17] Hara T, Horii E, An KN, et al. Force distribution across wrist joint: application of pressure-sensitive conductive rubber. J Hand Surg, 1992, 17(2): 339-347.

[18] Schuind F, An KN, Berglund L, et al. The distal radioulnar ligaments: a biomechanical study. J Hand Surgery( Am), 1991, 16: 1106-1114.

[19] Stuart PR, Berger RA, Linscheid RL, et al. The dorsopalmar stability of the distal radioulnar joint. J Hand Surg, 2000, 25A: 689-699.

[20] Ruby LK, Cooney WP Ⅲ, An KN, et al. Relative motion of selected carpal bones: a kinematic analysis of the normal wrist. J Hand Surg(Am), 1988, 13: 1-10.

# 第 3 章

# 腕关节的影像学检查

Alex WH Ng（伍永鴻） James F. Griffith（高士進） Ryan KL Lee（李嘉樂）
Esther HY Hung（洪曉義） Cina SL Tong（唐倩儇）著 王志新 朱 瑾 译

## 一、影像学检查方法

**1. X 线平片** X 线平片是腕关节疼痛的主要检查手段。通过 X 线平片，腕骨的形态、排列及关节间隙可以得到评估。

相比于 CT，X 线平片具有便捷、廉价且放射剂量低等优势。但 X 线平片为二维图像，在诊断复杂骨折时要劣于三维的多平面 CT，且 X 线平片容易漏诊隐匿性骨折[1]。

标准的腕关节平片包括前后位及侧位[2]（图 3-1）。在冠状位上，Gilula 线应为一条平滑、无台阶的弧线，否则提示腕骨不稳定或骨折。桡骨高度及尺偏角应分别在 10~13 mm 及 21°~25°。异常的桡骨高度及尺偏角多由骨折畸形愈合导致。

尺骨变异是指桡骨与尺骨关节面之间的高度差异[3]，与月骨坏死和尺腕关节撞击综合征具有相关性。

在侧位 X 线片上，需要评估舟月角及头月角的大小，应分别小于 30°~60° 及 0°~30°。月骨过度背伸及掌屈提示背伸中间链节不稳定（DISI）或掌屈中间链节不稳定（VISI）。在侧位上桡骨的正常掌倾角为 2°~20°[4]，掌倾角过大同样多见于骨折的畸形愈合。

在其他体位上，如舟骨位或腕管位，可用于诊断舟骨、大多角骨结节以及钩骨钩的隐匿性骨折[5]。

**2. CT** 随着近几十年来多排 CT 扫描技术的发展，CT 图像的质量和空间分辨率得到了巨大提

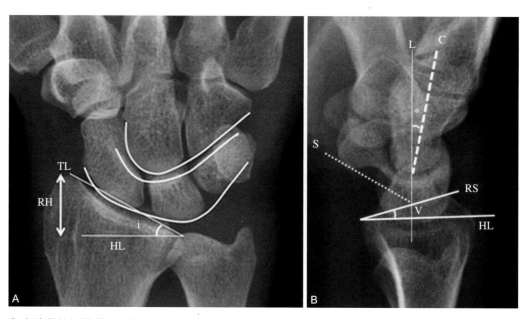

图 3-1　正常腕关节的冠状位 X 线平片和侧位片。A. 正常腕关节的冠状位平片，可见三条平滑、无台阶的弧线以及 Gulula 线。桡骨远端的尺偏角（i）为水平线（HL）和连接桡骨最远端关节面切线（TL）之间的夹角，为 21°~25°。正常腕高（RH）为 10~13 mm。B. 侧位片可显示桡骨远端的掌倾角（V），即桡骨远端关节面切线（RS）与水平线（HL）之间的夹角。为了评估腕骨的排列，需要画三条线：舟骨线，即连接舟骨掌侧远近缘的连线（虚线）；月骨线，即平分月骨的直线（L）；头状骨线，即平分头状骨的直线（C）。头月角（*）为 L 线和 C 线的夹角，正常范围为 0°~30°。舟月角即 L 线与 S 线之间的夹角，正常范围为 30°~60°

升。亚毫米级扫描层厚所得的图像可以重建为不同平面，如冠状面、矢状面及斜面[6]（图 3-2）。这对解读复杂骨折以及手术设计均有很大助益。此外，CT 还可以提高诊断隐匿性骨折的准确率，并且能够评估骨折愈合以及骨移植的长入情况。对于关节炎症性疾病，CT 可以极好地显示微小骨性侵蚀及软组织钙化，而 MRI 在显示软组织钙化方面准确率欠佳。在骨肿瘤成像方面，CT 能够更好地显示软骨钙化及磨玻璃影，并且呈现出某些特异性征象，为鉴别骨化性肌炎和肿瘤提供依据。CT 引导下的治疗，尤其是 CT 引导下骨活检对于某些腕关节疾病尤为重要。

然而，多排 CT 扫描放射剂量较大，并且无法像 MRI 那样评估骨髓水肿、软骨及软组织病变，如肌肉、韧带和肌腱等，在检测少量关节积液上 CT 也不具有优势。

对于大部分腕关节疼痛患者来说，常规 CT 检查往往就足够了，并不需要进行增强扫描（图 3-3）。为了避免躯干干扰所产生的伪影，CT 扫描时常采用上肢举过头顶的"超人"体位。在中立位、旋前位及旋后位分别进行 CT 扫描可以对下尺桡关节半脱位以及撞击综合征进行评估[7]。

**3. 超声** 超声检查在骨骼肌肉系统成像领域的应用越来越广泛（图 3-4）[8,9]。超声检查具有无放射性、快捷、简便且费用较低等优势。此外，超声合并多普勒技术具有同时检测肌腱和血管连续性的能力。超声的高分辨率使其在检查软组织病变时具有很大优势，如韧带、神经、血管以及环状滑车等[10,11]。超声还具备显示多种软组织肿块特殊性质的能力。同时，超声引导下的治疗或活检也已经得到了广泛应用。

但是，超声检查亦有其局限性。只有浅层组织可以被清楚地显示，但是对腕骨间韧带等深层结构则难以评估，关节内的结构也大多被骨性组织所遮挡。此外，超声检查的准确率有赖于检查者的经验和水平。

**4. MRI** 最早的腕关节 MRI 检查出现在 1986 年[9]。腕关节的 MRI 检查对图像质量要求极高，因为腕骨较小，软骨间多有重叠且菲薄，关节内韧带亦极为纤细（1~2 mm）[12-13]。高对比度、高空间分辨率、高信噪比以及较小的视野对获取高质量的 MRI 图像是必需的。同时，还需要具备高场强（1.5~3.0 T）及腕关节专业线圈[14]。

为了得到高质量图像，最好将腕关节置于磁体的中心。因此，患者的体位应为俯卧，同时将上肢举过头顶，呈"超人"体位。可以应用表面线圈进行成像，但为了获得高分辨率、高信噪比图像，使用腕关节专用线圈更佳（图 3-5）。长时间

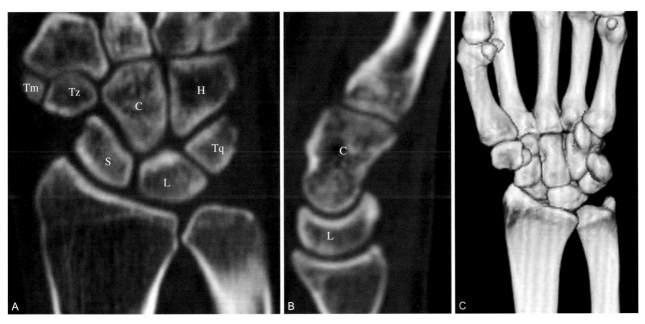

S. 舟骨；L. 月骨；Tq. 三角骨；Tm. 大多角骨；Tz. 小多角骨；C. 头状骨；H. 钩骨

**图 3-2** 重建的冠状位（A）、矢状位（B）及三维 CT（C）图像全面显示了腕骨的排列

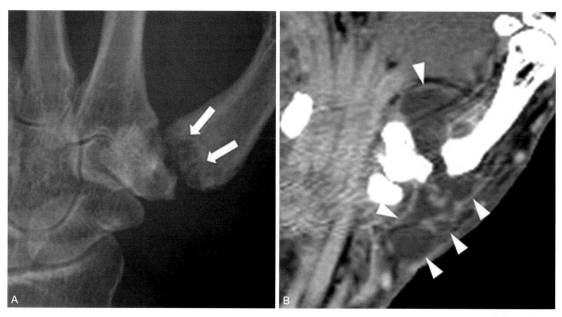

**图 3-3** 腕关节化脓性关节炎的影像学表现。A. 第一腕掌关节 X 线平片显示关节侵蚀（长箭头）及关节间隙增宽。B. 增强 CT 显示关节内及关节周围多处液体聚集，合并边缘强化（三角箭头），符合化脓性关节炎的表现。对比增强显影可以使病灶与周围软组织更好地区分开来

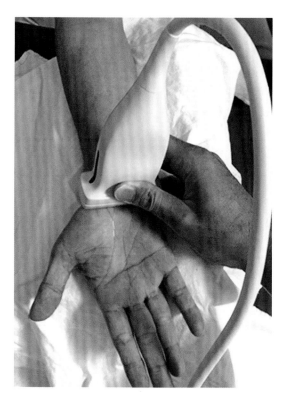

**图 3-4** 本图显示了检查时将腕关节旋后并置于平桌上，探头放在腕关节掌侧

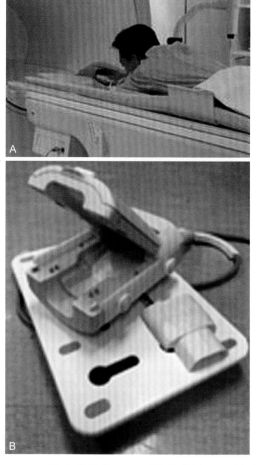

**图 3-5** MRI 检查的体位。A. 对腕关节行 MRI 检查时，患者俯卧，前臂旋前上举置于耳侧，手握拳，呈"超人"体位。B. 腕关节专用线圈

（20~30 min）维持这一体位会造成不适，从而增加了移动伪影的风险。相比于 CT 检查，MRI 需要的扫描时间更长（4~5 个序列需要 20~25 min），更容易出现移动伪影，且空间分辨率较低，同时有一些禁忌证，如幽闭恐惧症。体内有金属植入物或某些心脏起搏器的患者则禁止接受 MRI 检查。

显示腕关节结构时需要用到多种扫描序列（图 3-6）。传统 T1 图像可以用于评估骨髓信号以及探查隐匿性骨折和骨侵蚀。T2 压脂像则可显示骨和软组织水肿。囊性变、水肿及关节积液在该序列上均为高信号。质子像则用于评估软骨、韧带和肌腱的退行性变或裂伤。由于腕关节的软骨十分菲薄，因而在扫描时常常采用 0 间隙的高分辨率图像，但同时会降低信噪比。

读片时需注意在 T1 像及质子像中的魔角伪影。这是由于肌腱的走行方向与主磁场之间形成大约 54° 的角度所导致的肌腱内局部信号增高。这一现象经常出现，如检查拇长伸肌腱时。

在本中心，我们通常采取牵引下 MRI 检查（图 3-7）[15-16]。这样可以拉开关节间隙，使重叠的软骨面分离，从而更清晰地显示腕关节软骨及韧带[17]。

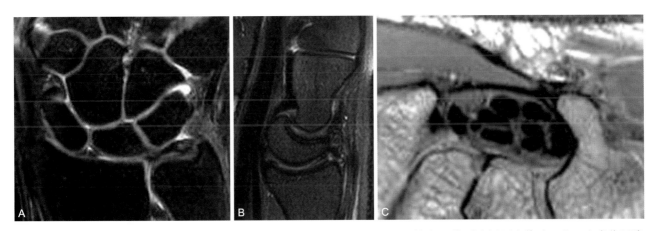

图 3-6 MRI 检查的冠状位（A）、矢状位（B）和轴位（C）。根据组织的特点，分别选择压脂像（A 和 B）或非压脂像（C）

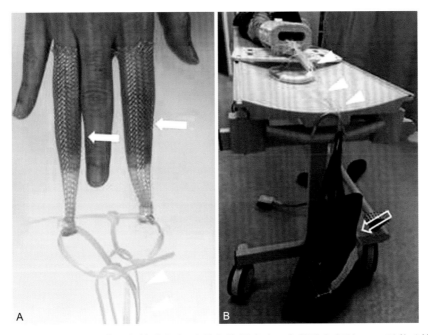

图 3-7 牵引下 MRI 检查。图 A 示指套（长箭头）与无弹力的绳索（三角箭头）相连。B. 重物（箭头所示）通过滑车系统与无弹力绳索（三角箭头）相连，通过指套起到牵引作用

**5. X 线关节造影、磁共振血管成像（magnetic resonance angiography, MRA）及计算机体层摄影血管造影（computed tomography angiography, CTA）**　目前已很少进行 X 线下的关节造影，仅仅在某些单纯评估关节内韧带和三角纤维软骨复合体关节盘损伤的情况下使用。通常情况下，无论是 MRA 或 CTA，都需要事先在关节内注射稀释后的造影剂，同时扩张关节间隙（图 3-8）[18,19]，这样可以使关节软骨及韧带得到更好的成像[20]。韧带全层裂伤或 TFCC 关节盘穿孔会导致造影剂在不同关节间室之间连通，从而在成像时得到清晰的显示。因此，MRA 及 CTA 可以更精确地诊断韧带裂伤以及交通性腱鞘囊肿[17,21]。但是，CTA 无法显示软组织病变的细节情况[22]。

**6. 增强 MRI 和动态增强 MRI**　常规腕关节 MRI 检查往往不需要应用静脉造影剂（钆）。应用静脉造影剂的适应证包括鉴别实性和囊性病变，以及在炎性关节病中评估骨和滑膜的血液灌注情况[23,24]。

动态增强 MRI 可以评估组织灌注水平（图 3-9A）。通过标记时间 - 浓度曲线，利用增强峰值及斜率，可以评估骨、滑膜组织及肿物的血运情况（图 3-9B）[25,26]。

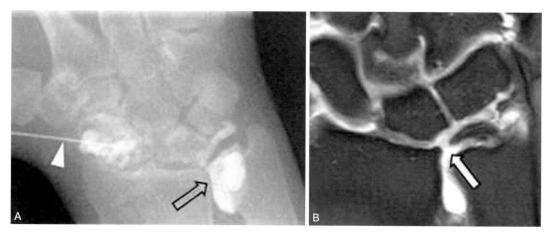

**图 3-8**　磁共振血管成像检查。A. 在透视引导下，利用 25 G 腰穿针（三角箭头）将 3~5 ml 稀释的钆和碘造影剂注入桡腕关节。由于 TFCC 的全层穿孔，造影剂进入下尺桡关节（空心长箭头）。B. 随后进行的磁共振血管成像清晰地显示了 TFCC 桡侧撕裂，造影剂填充在撕裂处（箭头）

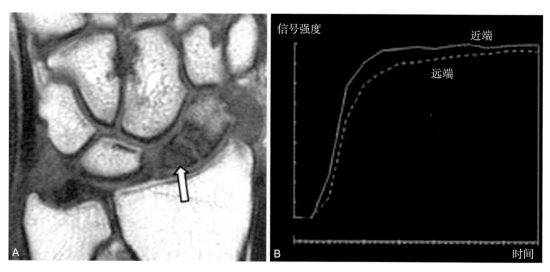

**图 3-9**　动态增强 MRI 检查。患者为 40 岁男性，受伤后 1 年，舟骨骨折不愈合。A. MRI T1 像冠状位显示近端骨折块（长箭头），正常骨髓的脂肪信号消失，而远端骨折块的脂肪信号仍然存在。这一特征高度符合缺血性坏死。B. 然而，动态增强曲线显示近端骨折块具有明显的增强特点，并且与存在血运的远端骨折块类似，随后的手术确认近端骨折块不存在缺血性坏死的问题

**7. 骨扫描** 如今骨扫描已很少应用于腕关节检查。过去曾利用骨扫描对舟骨骨折和缺血性坏死进行诊断，现在该功能已基本被 MRI 所代替。

各种不同的影像学手段对不同组织结构成像能力的对比见表 3-1。

# 二、腕关节介入治疗

在现代医学领域中，影像引导下的介入手段在疾病的诊断和治疗中扮演着越来越重要的角色[27]。这些介入手段包括抽吸、注射、活检、经皮松解以及异物取出等。

超声引导下的介入治疗在手及腕部尤为重要，因为超声可以清晰地识别浅层结构。更重要的是，超声提供的实时影像可以帮助进行精准定位。

**1. 抽吸** 关节积液抽吸可用来确诊，并进一步检查以排除感染（图 3-10）。通常使用 22 G 大小的穿刺针，大号穿刺针如腰穿针（15~21 G）可用于引出黏稠的脓液。需送检抽吸所得的标本，进行常规细菌筛查、结核分枝杆菌培养、革兰氏染色、细胞学检查以及晶体分析等。

腱鞘囊肿穿刺抽吸术较为常用，复发率为 15%~59%[28]。穿刺时常采用 19 G 的粗针，以便引出黏稠的胶状物。有的作者提倡在穿刺前注射利多卡因或透明质酸酶，或抽吸术后注射皮质类固醇，以降低复发风险[29]。

**2. 注射** 腕关节可以进行注射的结构很多，包括关节、腱鞘、支持带、滑囊以及神经周边。

在 MRI 或 CT 关节造影检查中，可将稀释的钆（1∶100）溶液注射到腕关节的三个间室，分别为下尺桡关节、桡腕关节和腕中关节[30,31]。

放射性滑膜切除术是将放射性核素钇注射到关节中。该方法常用于炎性关节病或血友病患者[32]。

**表 3-1 不同影像学手段对不同组织结构成像能力的对比**

| | 骨 | 软骨 | 渗出 | 韧带 /TFC | 肌腱 | 肌肉 | 软组织肿物 | 神经 |
|---|---|---|---|---|---|---|---|---|
| X 线 | ++ | n | n | n | n | n | n | n |
| CT | ++ | n | + | n | + | + | + | + |
| 超声 | + | + | + | + | ++ | + | ++ | ++ |
| MRI | ++ | + | ++ | + | ++ | ++ | ++ | ++ |

（n= 很差；+= 好；++= 极好）

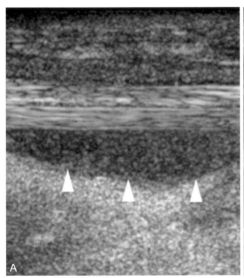
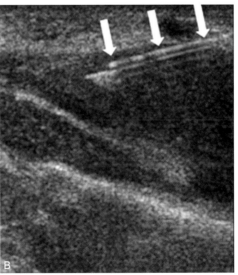

**图 3-10 腱鞘内积液穿刺。**A. 超声检查显示腱鞘内低回声的积液（三角箭头），考虑为沿着腱鞘蔓延的脓液。B. 在不损伤肌腱的前提下，利用 21 G 脊髓穿刺针穿刺入腱鞘内积液（长箭头），将脓液引出并留作标本，以进行革兰氏染色、培养以及药敏试验

放射性滑膜切除术在膝关节骨关节炎的治疗中占据重要地位，约83%的患者术后可获得疼痛缓解[33]。放射性滑膜切除术具有有效、安全、微创及耐受性好等优势，有经验的医生通过该方法可对血友病性滑膜炎进行长期治疗。

对于腱鞘炎或炎性关节病，可以将皮质类固醇注射入腱鞘内或关节间隙，以减轻炎性反应。超声介导下注射治疗桡骨茎突腱鞘炎可获得较好的临床效果（图3-11）[34]，疼痛缓解明显，有效率可高达94%[35]。注意不能将皮质类固醇直接注射入肌腱内部，因为这会带来肌腱断裂的风险。富血小板血浆（platelet rich plasma，PRP）常被用于直接注射至肌腱断裂处，为肌腱愈合提供了修复性生长因子和干细胞。超声介导下腱鞘内准确注射的成功率可达70%，而徒手注射的成功率仅有15%[36]。因此，超声介导下的治疗具有明显优势，可以获得较长的症状缓解期。在治疗桡骨茎突腱鞘炎时，有人提倡采用腱鞘切除术合并PRP注射，可以获得较好的疗效[37]。

皮质类固醇注射还可用于治疗腕管综合征。60%的患者可获得症状缓解，并推迟甚至避免手术[38]。

肉毒杆菌毒素注射可缓解肌肉痉挛（如骨间肌、鱼际肌和蚓状肌等），从而预防挛缩[39]。

**3. 经皮松解术**　超声介导下的经皮松解术属于较为前沿的手术，如A1滑车的松解[40,41]，成功率可高达95.7%。

**4. 经皮异物取出术**　超声可用于定位异物，尤其是当异物无法在X线平片上显影时。同时，超声还可以引导止血钳经皮将异物取出[42,43]。传统手术在取出异物时可导致严重的出血及感染，在超声介导下则可以在局部麻醉下采用较小的切口，从而形成较小的瘢痕，并获得更好的外观。此外，通过超声还可以辨别重要的结构，如神经和血管等，从而在取出异物时避免损伤这些结构。

**5. 活检**　超声介导下对软组织肿块或关节内滑膜组织进行活检对治疗方案的确定十分重要[44-47]。相对于切开活检，这种方法安全、精确且费用更低[48]。有了组织学结果，再结合影像学表现，可以明确肿瘤的类型，并除外转移和复发等对治疗策略有重大影响的情况。

目前较为提倡的是同轴穿刺针技术。该技术允许在一个穿刺点内对病灶或组织进行多重活检，同时可减少针道损伤、出血以及针道种植转移的概率（图3-12）[46-48]。

理论上，针道种植转移的风险很低，但仍是需要考虑的因素。理想情况下，在手术切除肿瘤时应将针道一并切除，但是这种做法不是必需的。

CT介导下的活检仅用于腕关节的骨活检或软组织病灶严重钙化（图3-13）。

## 三、骨病理学

**1. 骨折**

（1）骨折的诊断：腕关节骨折往往由于摔倒时伸腕支撑所致，且好发于年轻患者[49]。腕骨中舟

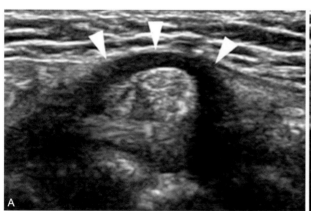
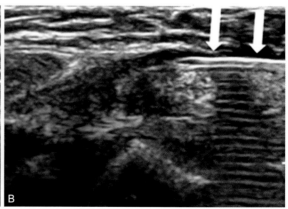

图3-11　皮质类固醇注射。A.横向超声检查显示拇长展肌腱（三角箭头）表面覆盖着严重增厚的伸肌支持带。B.使用23 G脊髓穿刺针（实心箭头）穿刺进入肌腱与增厚的支持带之间，注入皮质类固醇，以缓解炎症和疼痛

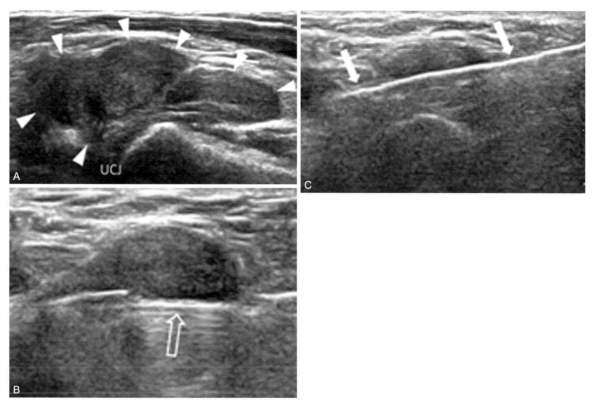

**图 3-12**　同轴向手术。（A）纵行超声检查显示在尺腕关节内的结节状软组织肿物（三角箭头）。（B）使用 16 G 活检针对肿瘤组织进行取样。（C）取出标本并送活检，以明确色素沉着绒毛结节性滑膜炎的诊断

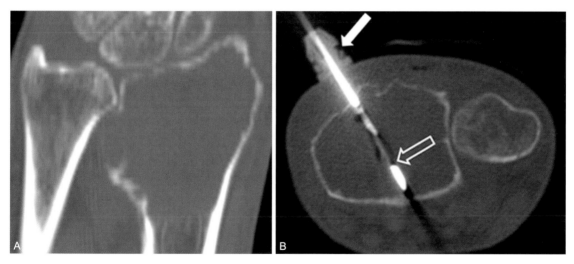

**图 3-13**　CT 引导下的活检。A. 重建后的冠状位 CT 显示桡骨远端关节面下较大的膨胀性溶骨性病变，无明显钙化灶，高度提示骨巨细胞瘤。B. 在 CT 引导下，利用穿刺活检针（实心箭头）对病变取样。套管针可轻易穿过变薄的骨皮质达到病变部位（空心箭头）。通过组织学检查明确了骨巨细胞瘤的诊断

骨骨折占到了 60%~70%[50,51]。其中 65% 发生于腰部，25% 发生于体部，15% 发生在近端[51,52]。其他腕骨的骨折相对少见，但亦可发生于大多角骨（4%）、月骨（4%）、小多角骨（0.5%）、头状骨（2%）和钩骨（1.7%）[6]，而桡骨远端骨折占急诊就诊病例的 17%[6]。

65% 的尺骨茎突骨折最终会发展为不愈合[53]。1 型不愈合指茎突尖部骨折且没有下尺桡关节不稳定。2 型不愈合则指骨折发生在基底部，为三角纤维软骨复合体（TFCC）的附着部，可能导致下尺桡关节不稳定[54]。

腕关节骨折通常是通过 X 线平片进行诊断，同时对骨折类型、关节累及情况和力线等情况进行评估。

然而，X 线平片诊断腕骨骨折的敏感性较低[55]，约 1/6 的腕骨骨折无法通过 X 线平片显示，主要原因为腕骨体积太小且多有重叠遮挡[56,57]。钩骨钩和豌豆骨在常规正、侧位上很难显示[1]。钩骨钩骨折可以通过斜位片进行显影。骨折漏诊所致的治疗失当可导致诸多并发症，如不愈合、畸形愈合、缺血性坏死甚至舟骨骨折不愈合腕骨进行性塌陷等（SNAC）[51]。

在过去，当怀疑 X 线未发现舟骨骨折时，通常给予患者石膏固定 1~2 周，然后复查 X 线平片。此时骨折端的骨溶解可使骨折线更加清晰[58]。现在则可通过 CT 或 MRI 对骨折进行确诊或排除，以尽早对骨折患者进行干预[59]，避免了对无骨折患者的固定。88% 延迟就诊的舟骨骨折患者可能会出现不愈合[60]。由于小多角骨、头状骨、钩骨及月骨骨折在 X 线平片上往往呈隐匿性（高达 40%），因此，对于临床怀疑腕骨骨折且 X 线平片正常的患者应进行 CT 检查（图 3-14）[1]。

CT 对于腕骨骨折有较高的阳性预测值和阴性预测值[61]。CT 不仅可以显示皮质断裂，还能评估

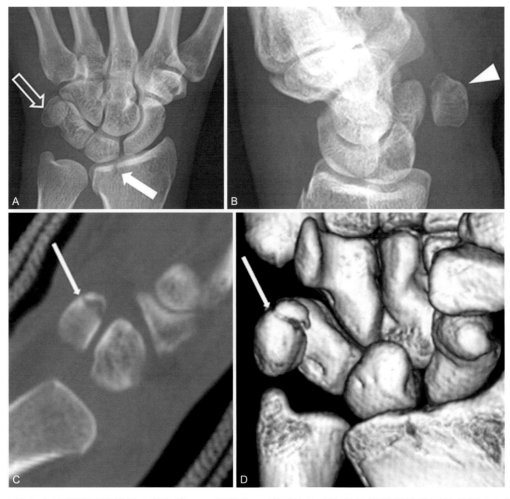

**图 3-14** CT 检查在诊断隐匿性骨折中的价值。A. 冠状位 X 线平片显示桡骨远端累及关节面的骨折（实心箭头），而豌豆骨（空心箭头）未见明确的骨折征象。B. 侧位 X 线平片提示豌豆骨可疑骨折（三角箭头）。矢状位 CT（C）和三维重建（D）清楚地显示出豌豆骨存在一轻度移位的骨折（长箭头）

关节累及情况、粉碎、移位以及力线[1]。矢状位、冠状位和三维重建可以帮助对骨折形成完整的认识并指导最终治疗（图3-15）。

在MRI的T1像中，骨折线为低信号，横跨骨髓腔并且伴有周围骨水肿。MRI在诊断隐匿性骨小梁骨折时极其敏感，主要是由于MRI对骨水肿的高度敏感性[9]。尽管MRI的敏感性比CT更高，但CT在大多数医疗机构中更为普遍[62-64]。在MRI图像上仅呈现单独的骨水肿而不伴有皮质断裂时称为骨挫伤或骨小梁骨折（图3-16）。此外，通过MRI还可以同时评估韧带损伤（图3-17）。

（2）骨折不愈合：最常见的骨折不愈合发生在舟骨。近12%的舟骨骨折最终会出现不愈合[61]，从而导致骨关节炎或SNAC（图3-18）。1级SNAC指舟骨周围退变仅累及桡舟关节面；2级SNAC指在1级的基础上关节退变累及舟头关节；3级SNAC则指头月关节亦受累。仅通过X线平片对SNAC进行检查可能会低估病情的严重性，从而导致诊断延迟[65]。

对于不稳定的舟骨骨折，远折端有向掌侧屈的趋势，导致背侧隆起，形成"驼峰样畸形"。一般可以通过X线平片对骨折愈合情况进行评估。若出现不愈合，可在X线平片中看到分离的骨折端（图3-19）。

然而，在多数情况下，CT对骨折愈合情况的评估较X线平片更准确。骨折端的间隙在X线平片上并不都能显示，CT则可较清晰地显示骨折是否愈合，以及骨折端的诸多细节，如骨折端旁囊肿形成、骨痂缺失以及骨吸收导致的间隙增宽等[66]。

骨折不愈合在MRI上可表现为骨折端无骨髓桥接形成，对侧骨面可出现软骨下囊肿。然而，骨折端修复组织在MRI上亦表现为低信号，这与不愈合形成的线性低信号难以鉴别[61]。因此，CT比MRI更适合对骨折愈合情况进行评估。

（3）畸形愈合：骨折畸形愈合会导致畸形，从而降低关节活动度并引起关节过早退变。尽管可以通过X线平片进行诊断，但必要时仍需通过CT对畸形愈合及关节重塑进行评估（图3-20）。

**2. 缺血性坏死（avascular necrosis, AVN）** 腕骨的缺血性坏死可继发于骨折，也可以是特发性的，如Preiser病及月骨缺血性坏死[67]。40%的舟骨骨折不愈合最终会导致缺血性坏死[52]。缺血性坏死发生于舟骨的近折端。这是由于近端的逆行血运特点决定的：舟骨的滋养动脉自腰部远端进入舟骨，逆行供应近端[68]。约30%发生在中1/3的舟骨骨折会导致缺血性坏死，而近90%的近1/3骨折会出现缺血性坏死[61]。

月骨缺血性坏死又称Keinböck病，好发于20~40岁的体力劳动者，常见于主利手，主要是由于反复的微小创伤导致[69]。约80%的月骨缺血性坏死合并尺骨负向变异[70-73]。

X线平片只能显示晚期舟骨缺血性坏死，最早的X线平片征象为近端细微骨硬化。后期X线平片表现包括弥漫性骨硬化及骨块塌陷等（图3-21、图3-22）。月骨缺血性坏死病合并尺骨负向变异。相较于X线平片，CT可发现更早期的细微骨硬化

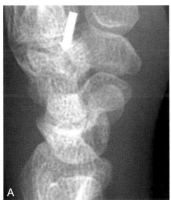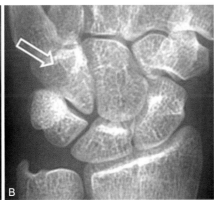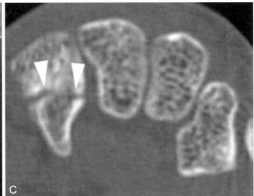

**图3-15** CT可以对骨折进行确诊，指导最终治疗。A.侧位X线平片显示出钩骨与其他腕骨相互重叠（长箭头）。B.冠状位X线平片未发现钩骨存在明确骨折，包括钩骨钩（长箭头）。C.轴位CT清晰地显示出腕骨钩基底部的骨折（三角箭头）

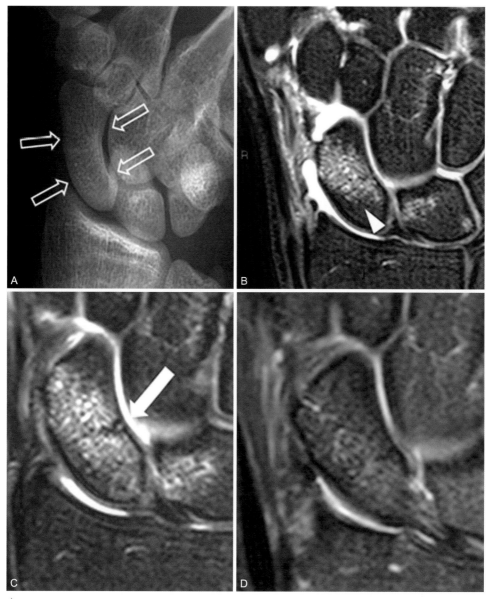

**图3-16**　MRI诊断隐匿性骨小梁骨折。A.舟骨位的X线平片没有发现明确骨折征象（空心箭头）。B.T2压脂像MRI显示出舟骨内轻度水肿（三角箭头）以及舟骨周围积液增多，但是没有明确的骨折线。C.1个月后，可见舟骨腰部延伸至骨皮质的低信号线（实心箭头），符合骨小梁骨折的表现。D.6个月后，舟骨水肿已经完全消退，骨折线也已闭合

及骨块塌陷[9]。只有MRI可以发现缺血性坏死最早期的异常，即骨髓水肿[9,75]，因此MRI在诊断缺血性坏死时也具有更高的敏感性和特异性。缺血性坏死在MRI图像上的典型表现为：T1W序列上的同质低信号，T2W序列上的混杂低或高信号[76]。T2W像的低信号源于坏死或纤维化组织，这是疾病晚期的表现。对于舟骨缺血性坏死而言，T1像低信号并不是可靠的诊断指标[26]。

　　月骨缺血性坏死可分为四期[74]。1期：月骨密度及高度维持正常；2期：轻度月骨硬化及塌陷；3期：中到重度的月骨塌陷，合并舟骨向近端移位；4期：形成继发性骨关节炎（图3-23、图3-24）。

　　静脉注射钆造影剂下的MRI检查可以用来评估骨的血运情况[77]。骨组织信号增强（如舟骨近折端）可提示骨的活性[25]。增强MRI诊断缺血性坏死的准确性较高，但由于骨折端造影剂弥散，亦可造成近折端增强的假象，使MRI在诊断缺血性坏死时易出现假阴性[5,78]。

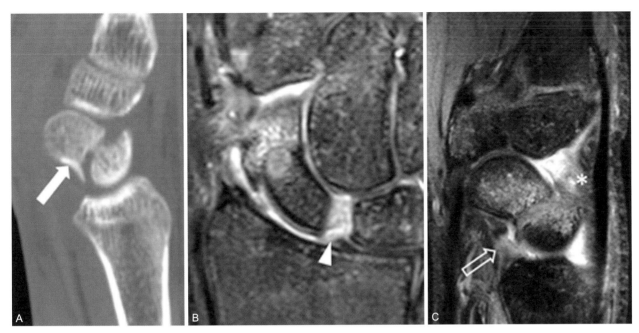

图 3-17 MRI 在诊断骨折的同时评估韧带损伤情况。A. 重建后的矢状位 CT 显示出舟骨腰部骨折，远端骨折块掌屈并向掌侧移位（长箭头）。B. 冠状位压脂像 MRI 显示出舟骨远端骨折块水肿，舟月韧带断裂（三角箭头）。C. 矢状位扫描亦显示了掌侧桡月三角韧带断裂（长箭头）以及背侧腕骨间韧带断裂（*）

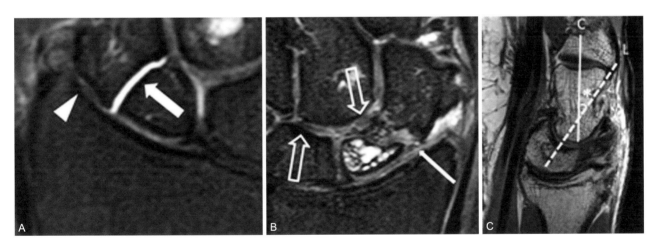

图 3-18 SNAC 不同分级的 MRI 表现。A. 冠状位 T2 压脂像 MRI 显示出舟骨腰部骨折不愈合（实心箭头），骨折间隙内充满液体。远端桡舟关节面变窄，软骨变薄（三角箭头），提示 SNAC 1 级。B. 这是另一个患者的冠状位 T2 压脂像。可见舟骨腰部骨折不愈合（细箭头），骨折间隙充满肉芽组织。除了桡舟关节外，舟头关节和头月关节亦出现了软骨变薄的表现（空心箭头），提示 SNAC 3 级。C. 矢状位的质子像 MRI 显示月骨背伸，头月角增大（大于 30°），符合 DISI 畸形的表现。月骨线（L 线）是指平分月骨的直线，头状骨线（C 线）则指平分头状骨的直线，两者之间的夹角即头月角（*）

动态增强 MRI 可以对骨组织的增强过程进行评估，尤其是最开始的 3 min，包括增强峰值及增强斜率。这些数据使其对近极缺血性坏死的诊断更加准确（图 3-25）。有些作者将这一检查作为诊断可疑舟骨缺血性坏死病例的标准方法[26]。

**3. 撞击综合征**

（1）尺桡撞击综合征：尺桡撞击综合征是指由于短缩的尺骨在前臂旋转动作中撞击桡骨远端导致的疼痛。X 线平片下的表现包括桡骨乙状切迹近端骨赘形成、骨硬化及软骨下囊肿等。MRI

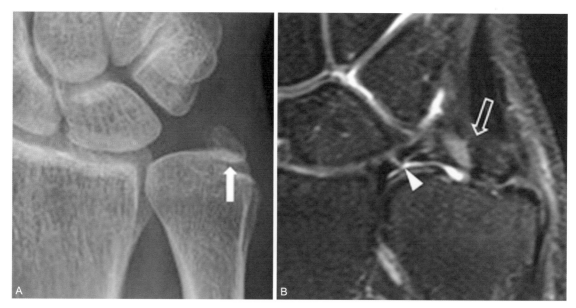

**图 3-19**　通过 X 线平片可以评估骨折愈合情况。A. 前后位 X 线平片显示尺骨茎突基底部骨折未愈合（箭头）。B. T2 压脂像 MRI 显示 TFCC 仍与尺骨茎突基底部相连（长箭头），而关节盘可见一全层裂伤（三角箭头）

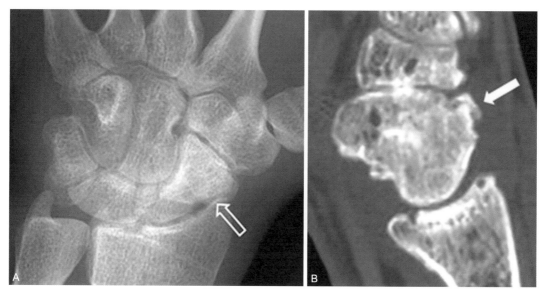

**图 3-20**　CT 可用来评估骨折畸形愈合及关节重塑。A. 前后位 X 线平片，可见陈旧舟骨骨折愈合后远折块密度增高（长箭头）。B. 同一个患者，重建后的矢状位 CT 显示了舟骨驼峰畸形，舟骨增宽且背侧可见骨性凸起（箭头）

在诊断早期退行性变如骨及软组织水肿方面更为敏感 [3,79]。

（2）尺腕关节撞击综合征：尺腕关节撞击综合征是指尺骨头反复撞击月骨导致的临床综合征。尽管尺骨正向变异是尺腕关节撞击综合征的重要原因之一 [3,80,81]，该综合征亦可发生于尺骨负向变异及

无变异者 [82]。

X 线平片及 CT 可发现尺骨正向变异、骨硬化、囊性变及尺腕关节软骨变薄等征象 [79]。MRI 则可发现早期退变征象，如月骨在尺骨侧的骨髓水肿、软骨下囊肿及软骨变薄等（图 3-26）[79]。与撞击综合征不同的是，月骨缺血性坏死造成的月骨水肿

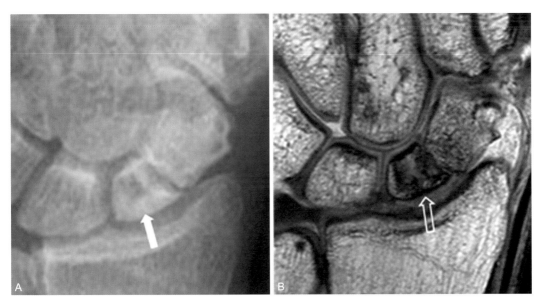

**图 3-21**　舟骨腰部骨折后近骨折端缺血性坏死的 X 线及 MRI 表现。A. 前后位 X 线平片，可见舟骨腰部骨折不愈合，近极骨坏死及溶骨性改变混合存在（长箭头）。B. 在 T1 像 MRI 下整个近极骨折块呈现出低信号，提示缺血性坏死（长箭头）。随后的术中表现证实了这一点

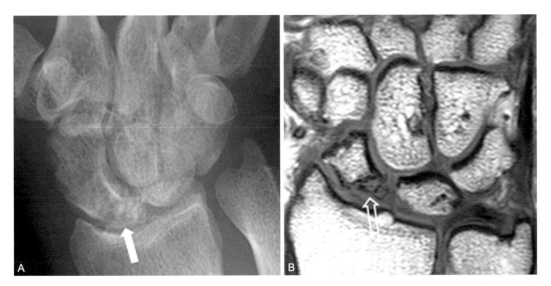

**图 3-22**　舟骨近极骨折后近骨折端缺血性坏死的 X 线及 MRI 表现。A. 前后位 X 线平片，可见舟骨近极粉碎性骨折未愈合（长箭头）。B. T1 像 MRI 显示异常低信号已完全充填了粉碎性骨折后的舟骨近端部分，提示缺血性坏死（长箭头）。动态增强 MRI 可证实这一点

更为弥散[9]。

（3）钩月撞击综合征：月骨在远端内侧有一个与钩骨相对的关节面，这类月骨称为 2 型月骨，约占 50%[83,84]。

X 线平片可显示 2 型月骨，并在极度尺偏时可看到钩骨与月骨的撞击现象[3]。MRI 可显示钩骨近端的骨水肿以及钩骨及月骨的软骨软化（图 3-27）[3]。

（4）尺骨茎突撞击综合征：这一综合征是由于尺骨茎突过长或弯曲，从而撞击到三角骨近端造成的（图 3-28）。尺骨茎突骨折不愈合亦可造成这一现象[85]。X 线平片可显示过长的尺骨茎突（大于

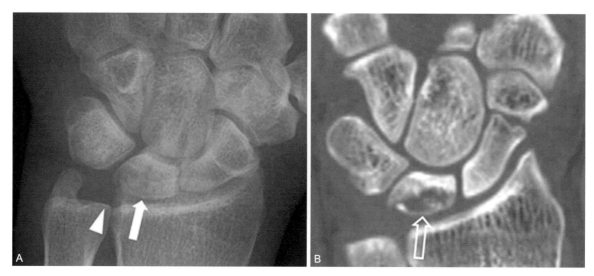

**图 3-23**　月骨缺血性坏死 2 期的 X 线平片及 MRI 表现。A. 前后位 X 线平片，可见月骨内存在混合性的硬化和溶骨性病变，以近极为主（长箭头）。尺骨无明显的正、负向变异（三角箭头）。B. 重建后的冠状位 CT 显示月骨硬化及囊性变，合并轻度塌陷（长箭头）。这一表现符合月骨缺血性坏死

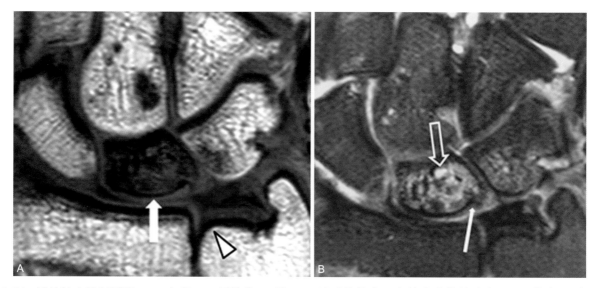

**图 3-24**　月骨缺血性坏死的 MRI 表现。A. 冠状位 T1 像 MRI 显示月骨内正常的脂肪信号丢失（空心箭头）。存在轻度的尺骨负向变异（三角箭头）。B. 冠状位 T2 像 MRI 显示月骨内混杂高信号（空心箭头），提示水肿。在靠近尺骨的近极侧可见骨皮质破损（细箭头），表现符合月骨缺血性坏死

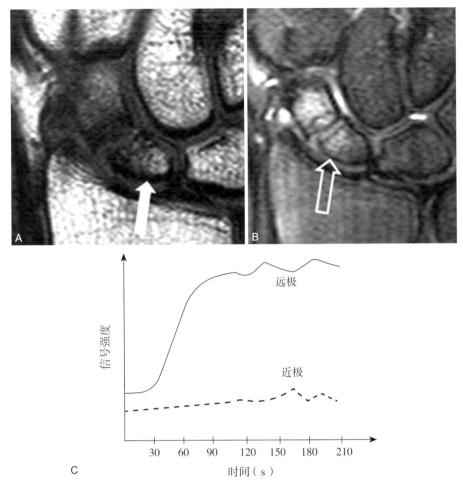

**图 3-25**　采用动态增强 MRI 评估骨组织缺血情况。A. 35 岁男性患者，伤后 9 个月舟骨骨折不愈合（箭头）。B. 冠状位 T2 压脂像 MRI 显示远骨折端及骨折线周围存在明显骨水肿（空心箭头），提示血运良好。C. 根据动态对比增强曲线，可以发现远极存在明显的增强斜率。相比之下，近极的增强期则趋于平缓，说明近极存在较为严重的缺血。这一点亦在随后的手术中得到了证实

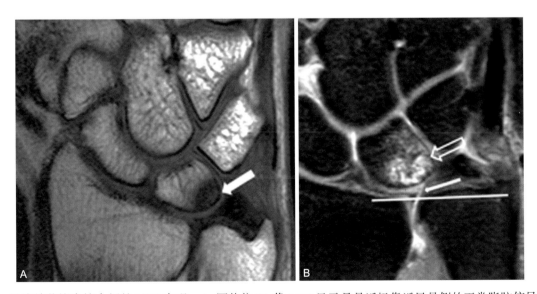

**图 3-26**　尺腕关节撞击综合征的 MRI 表现。A. 冠状位 T1 像 MRI 显示月骨近极靠近尺骨侧的正常脂肪信号消失（空心箭头）。B. 另一个患者的腕关节冠状位 T2 压脂像 MRI，可见月骨近极主要靠近尺骨侧的骨髓存在明显水肿（空心箭头），同时伴有严重的软骨剥脱，且 TFCC 软骨盘穿孔（细箭头）。尺骨有轻度的正向变异，可见尺骨远端软骨面略高于桡骨软骨面。这些表现符合尺腕关节撞击综合征的诊断

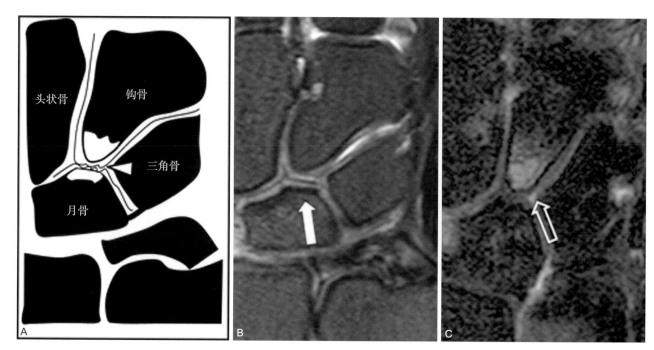

**图 3-27** 2 型月骨导致钩月撞击示意图及 MRI 表现。A. 2 型月骨的示意图，指月骨存在一关节面与钩骨形成关节。这种情况可以导致钩月撞击（两骨相对的白色部分），从而出现骨水肿及软骨退变。B.冠状位 T2 压脂像 MRI 显示该病例存在 2 型月骨，但是并没有明确的水肿等钩月撞击的表现（箭头）。C.冠状位 T2 压脂像 MRI，可见 2 型月骨下伴有钩骨近极骨水肿（空心箭头），提示钩月撞击综合征（箭头）

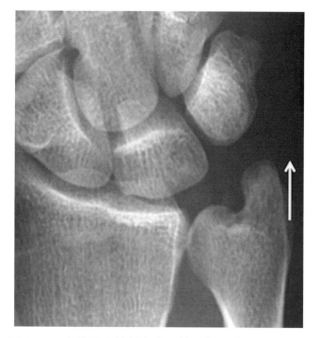

**图 3-28** 患者诉腕尺侧疼痛。前后位 X 线平片发现尺骨茎突过长，超过 7 mm。该表现符合尺骨茎突撞击综合征（箭头）

6 mm）或尺骨茎突骨折不愈合 [86]。MRI 可显示三角骨近极撞击处的骨水肿、囊性变以及软骨软化 [3]。

## 四、关节和软骨病理学

**1. 骨关节炎** 腕关节骨关节炎的发病率较指间关节略低。许多患有桡腕关节炎的患者存在腕关节不稳定，往往是骨折或韧带损伤所致 [87]。

腕关节骨关节炎最好发于桡腕关节、尺腕关节、STT 关节及第一腕掌关节。

X 线平片可显示骨关节炎的典型表现，包括关节间隙变窄、边缘骨赘形成、软骨下硬化以及软骨下囊肿（图 3-29A）。

对于不同关节的骨关节炎，目前存在不同的 X 线平片分级体系，如桡腕关节 [87] 以及第一腕掌关节 [88]。但是，对于重叠遮挡严重的 STT 关节，X 线平片所能提供的细节信息较为有限。

CT 的空间分辨率更高，因此，对于精确诊断骨关节炎来说更为有效 [89]。此外，CT 对于软组织中的钙化灶亦十分敏感，可以发现焦磷酸钙沉积病等，但是软骨在 CT 上不能清晰显影。

MRI 对于观察软骨缺失十分有效（图 3-29B、C），但是其在诊断软骨缺失的准确性上存在争议[90-93]。在一项尸体标本研究中，发现 3T MRI 诊断软骨缺失的敏感性和特异性分别仅为 50% 和 82%[94]，其他研究报告的特异性更低。MRI 还能发现骨髓水肿，这一征象与患者的疼痛密切相关。相比于 CT 甚至 X 线平片，MRI 在诊断小型钙化及游离体时并不具备优势（图 3-30）。

由于腕关节间隙较窄，且软骨面屈曲菲薄，标准 MRI 往往不能清楚地显示软骨情况。相比之下，磁共振关节造影（magnetic resonance arthrography，MRA）的准确率更高[17]。通过纵向牵引，增加关节间隙，并在此基础上行 MRA 检查的方法越来越受到推崇[16]。在牵引下，所有关节隙明显增宽，软骨的可视性也随之明显提高（图 3-31）。

**2. 炎性关节病**　炎性关节病中最常见的为类风湿性关节炎，其次为痛风性关节炎和钙沉积病等，如假性痛风或其他代谢性疾病。

X 线平片上的典型特点为关节周围的小型侵蚀病灶，桡腕关节和腕中关节往往是最先受累的部位（图 3-32）。在慢性病例中亦可看到继发性退变的表现。此外，畸形、半脱位及关节强直亦较为多见。

超声检查常被用来观察滑膜增生的情况。若增生达中到重度，则高度提示炎性关节病而非骨关节炎（图 3-33A）[95]。彩色多普勒超声还可以评估滑膜的血运情况，从而判断疾病是否处于活动期（图 3-33B）[96]。滑膜增生的鉴别诊断应包

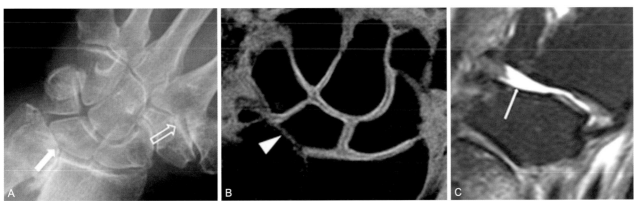
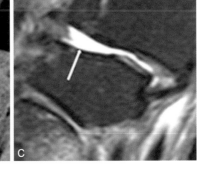

**图 3-29**　腕关节骨关节炎的影像学表现。A. 腕关节前后位 X 线平片显示尺腕关节及下尺桡关节存在严重的退行性变，可见骨赘形成及广泛的关节间隙变窄（实心箭头）。第一腕掌关节亦存在中度退行性改变（空心箭头）。B. 同一个患者的梯度回声 MRI 证实了尺腕关节严重的软骨缺失以及 TFCC 的全层裂伤（箭头）。C. 冠状位 T2 压脂像 MRI 显示第一腕掌关节尺侧软骨全层剥脱，而这一点在 X 线平片上并不明显（箭头）

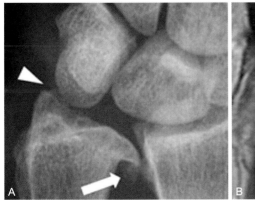
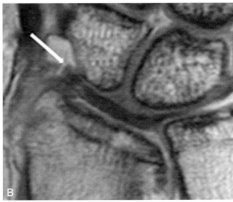
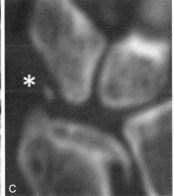

**图 3-30**　腕关节游离体的影像学表现。A. 腕关节前后位 X 线平片，可见下尺桡关节严重退行性变，有骨赘形成（实心箭头）。尺腕关节未见游离体（三角箭头）。B. 相同位置的冠状位质子像 MRI 同样没有发现游离体（箭头）。C. 重建后的冠状位 CT 清楚地显示了茎突窝处的游离体（星号）

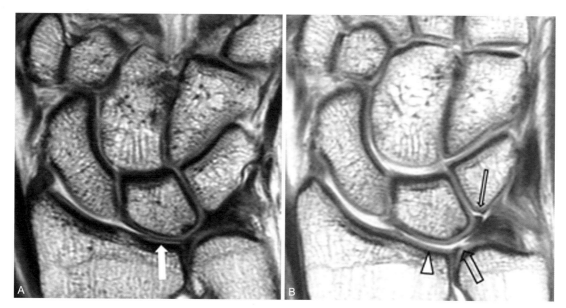

**图 3-31**  关节牵引状态的 MRI 表现。A. 在没有牵引的情况下，冠状位质子像 MRI 可显示桡舟关节，但无法显示桡月关节和尺腕关节（箭头）。B. 给予牵引后，可见关节间隙明显增宽，桡月关节的软骨成像更为清晰（三角箭头）。注意 TFCC 的穿孔（空心箭头）以及月三角韧带的裂伤（空心细箭头）。这两个表现在无牵引下是无法显示的

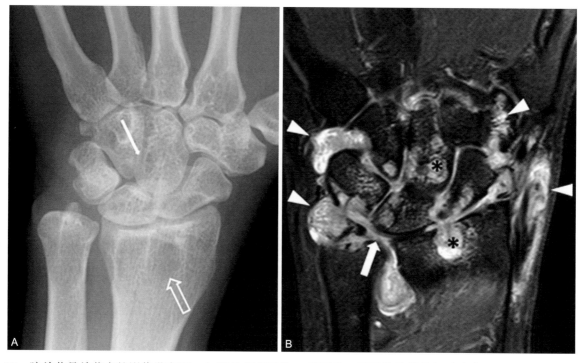

**图 3-32**  腕关节骨关节炎的影像学表现。A. 腕关节前后位 X 线平片，可见桡腕关节间隙变窄，且在桡骨远端（空心箭头）和头状骨内（细箭头）可见局限性透明区域。B. 冠状位 T2 压脂像显示出严重的滑膜增生（三角箭头）和骨侵蚀（星号），而这些在 X 线平片上是无法发现的。骨水肿亦出现在多个腕骨上，TFCC 亦被滑膜炎侵蚀

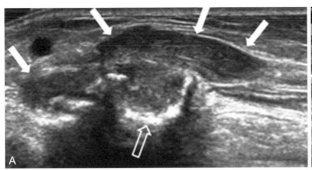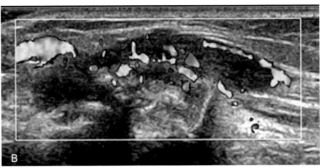

**图 3-33**　炎症性病变的超声表现。A. 尺腕关节处的纵行超声显示一较大的椭圆形低回声肿物（实心箭头），提示炎性滑膜肿块。尺骨头处可见较严重的侵蚀性改变（空心箭头）。该表现符合类风湿性关节炎的诊断。B. 彩色多普勒超声显示炎性病变处的富血液性，提示活动性病变

括结核和色素沉着绒毛结节性滑膜炎（pigmented villonodular synovitis，PVNS）。当怀疑感染或特殊滑膜疾病时，可利用超声引导进行穿刺活检。此外，超声还可用于诊断腱鞘滑膜炎，而腱鞘滑膜炎是类风湿和痛风等炎性关节病常见的关节外表现。

CT 检查可以发现 X 线平片易忽视的微小骨侵蚀。MRI 可以发现滑膜增生及骨水肿。这些均是在骨侵蚀及其他 X 线平片上可见的类风湿性关节炎表现之前便出现的早期特征[97-99]（图 3-34、图 3-35）。同样，MRI 亦可显示微小骨侵蚀及腱鞘滑膜炎。骨侵蚀最常出现于三角骨、头状骨、舟骨及第二、三掌指关节的桡侧面[100]。在疾病晚期，MRI 也可以发现合并的韧带损伤。

此外，增强 MRI 还可以鉴别滑膜增生及关节积液[101]。动态增强 MRI 还能评估滑膜病变的活跃性，从而对治疗效果进行判断，同时也可以作为炎性关节病活动的生物学指标[23,24]。

## 五、肌腱病理学

**1. 肌腱变性**　肌腱变性是指由于过度使用及

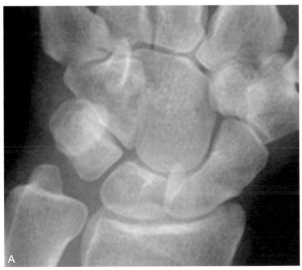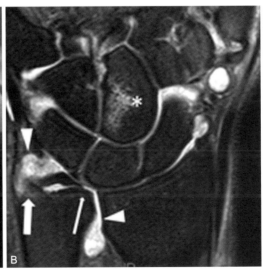

**图 3-34**　MRI 可发现炎症性关节炎的早期病变特征。A. 腕关节前后位 X 线平片，可见桡腕关节间隙正常，也没有明确的骨侵蚀表现。B. 冠状位 T2 压脂像 MRI 显示茎突窝和下尺桡关节处的中度滑膜增生（三角箭头）以及尺骨茎突的轻度骨侵蚀（粗实心箭头），而这些表现通过 X 线平片是无法看到的。此外，头状骨可见轻度骨水肿（星号），TFCC 亦被滑膜炎侵蚀（细箭头）。患者被诊断为类风湿性关节炎，且类风湿因子阳性。可见 MRI 在诊断滑膜炎、骨侵蚀及骨水肿方面要明显优于 X 线平片

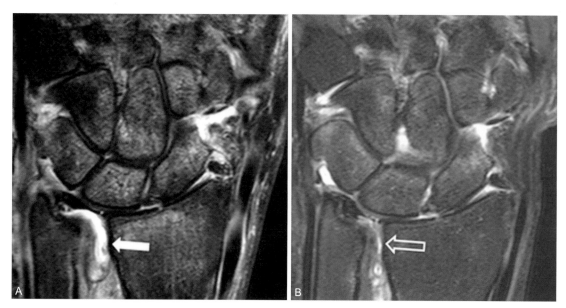

图 3-35　MRI 可用于监测炎症性关节炎的病情变化。A. 冠状位 T2 压脂像 MRI 在桡骨远端和各腕骨间均可见由炎症导致的滑膜增生以及中度骨水肿（实心箭头）。B. 复查 MRI 后可见滑膜增生的程度及关节渗出均有所缓解（实心箭头），腕骨的骨水肿亦有所减轻。这是用药后的表现，与患者疼痛减轻的临床表现一致。说明 MRI 可以很好地监测疾病的变化

反复微小创伤引起的肌腱退行性改变，包括糖蛋白沉积、微小裂伤、肌腱增厚及腱周组织炎症等。超声检查对于评估肌腱病变十分有效，因为肌腱具有高分辨率、实时成像及彩色多普勒成像的能力。在超声成像下，肌腱变性表现为低回声影像，失去正常的纤维结构，肌腱增厚合并微小裂伤，钙化以及肌腱内血流丰富等（图 3-36）[102,103]。腱鞘少量积液及腱周血流信号丰富是肌腱变性的常见表现，并且这些表现提示腱周存在炎症，只不过相比于腱鞘炎来说其严重程度较低[104]。当肌腱变性发生在止点处时，可出现止点骨变性及止点骨赘。

MRI 对评估肌腱病变亦十分有效。但是，由于 MRI 较为昂贵、不够便捷且存在一定禁忌证，因而其在肌腱病变检查中应用较少。在肌腱变性中，由于黏蛋白变性，故在 T1 及 T2 像的 MRI 中表现为异常的信号增强（图 3-37）。有时也能显示微小裂伤。通常能够看到合并的少量腱鞘积液、反应性骨水肿及出现于病变肌腱的止点的骨赘。

DeQuervain 病是一种狭窄性肌腱病变或狭窄性腱鞘炎（图 3-38）[105]，通常发病于 30~50 岁女

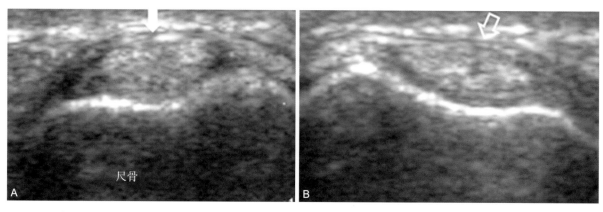

图 3-36　肌腱变性的超声影像表现。A. 横行超声成像显示尺侧腕伸肌腱中度增厚（空心箭头），比正常情况下的回声信号更强，符合轻度到中度肌腱变性的表现。B. 对侧正常结构的显影（空心箭头），作为对比

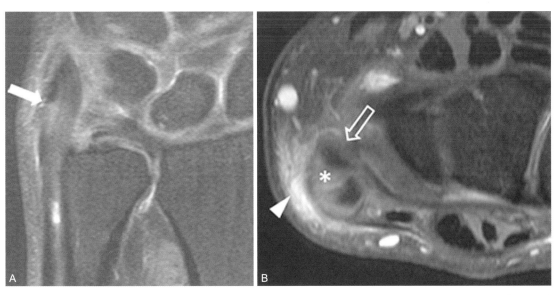

**图 3-37** 肌腱病变的 MRI 影像表现。A.冠状位质子压脂像 MRI 显示尺侧腕伸肌腱明显增厚，肌腱信号异常且腱周存在软组织水肿（箭头）。B.同一部位的轴位质子压脂像 MRI 显示尺侧腕伸肌腱裂伤（图示高信号处，星号），腱周可见水肿（长箭头及三角箭头），与肌腱变性及腱周炎症的表现相符

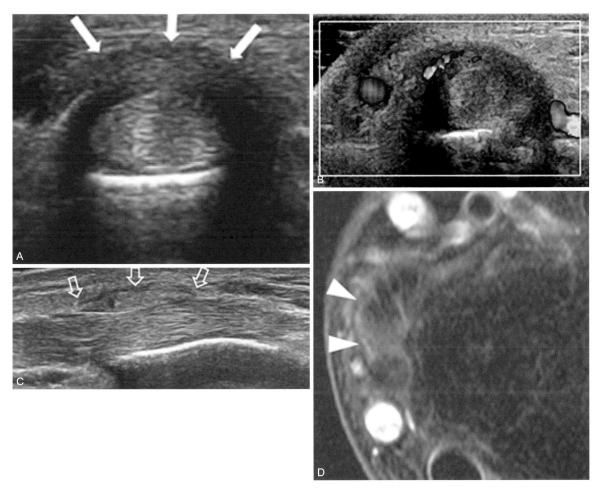

**图 3-38** DeQuervain 病的超声及 MRI 表现。A.拇长展肌腱横断超声显示明显增厚的伸肌支持带（长箭头）。B.彩色多普勒可见增厚的支持带血流丰富。C.拇长展肌腱纵行超声显示增厚的伸肌支持带如何压迫肌腱造成活动受限（箭头）。其表现符合桡骨茎突腱鞘炎的特点。D.同一患者的 MRI 显示第一间室支持带增厚（三角箭头），与桡骨茎突腱鞘炎的特点一致

性，尤其是孕期或产后，同时亦好发于糖尿病患者。超声检查可显示肌腱变性的特征性表现以及第一伸肌支持带的局部增厚[105]。其特征性表现为肌腱滑动受限，合并肌腱内的微小裂伤或纵行劈裂伤。有时超声亦可探查肌腱内部的血运情况，偶尔还可发现第一间室内的分隔形成[106]。肌腱周围软组织及支持带内可以出现显著的血运丰富现象。

当伸肌支持带损伤，导致尺侧腕伸肌腱不能维持在骨性纤维通道内时，可发生尺侧腕伸肌腱半脱位（图3-39）。这种支持带损伤可由创伤、过度使用以及炎症导致。超声检查对于肌腱半脱位的诊断也很有帮助，如探查尺侧腕伸肌腱在通过第六间室时的情况[107,108]。在动态观察下，将腕关节旋后、掌屈并尺偏，可观察到尺侧腕伸肌腱自通道内半脱位[109,110]。

**2. 腱鞘炎** 腱鞘炎可见于炎症、代谢性疾病及感染。炎性因素常见于类风湿性关节炎，感染因素则需要考虑结核的可能。

腱鞘炎在超声检查中表现为腱鞘增厚、渗出或滑膜增生（图3-40）[104]，同时伴有腱鞘内血运

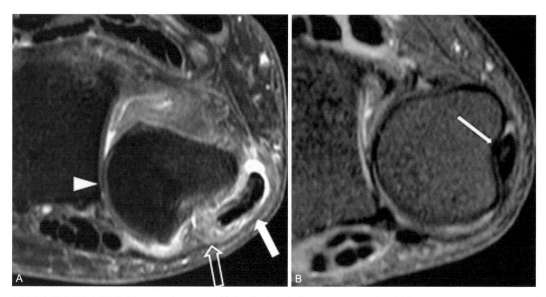

**图3-39** 尺侧腕伸肌腱半脱位的MRI表现。A.轴位质子压脂像MRI显示尺侧腕伸肌腱从尺骨切迹处半脱位（空心长箭头），且支持带断裂（空心长箭头）。也可以看到尺骨头从乙状切迹处向背侧半脱位（三角箭头）。B.尺侧腕伸肌腱在尺骨切迹处与支持带的正常关系（细箭头）

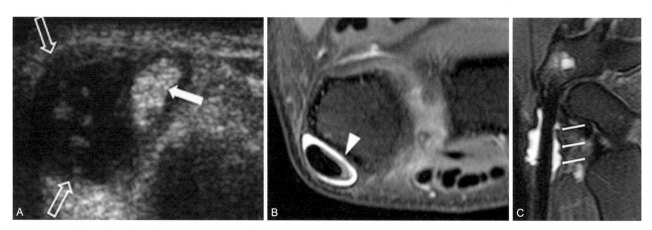

**图3-40** 腱鞘炎渗出性病变的超声及MRI表现。A.尺侧腕伸肌腱横断超声显示肌腱周围的渗出和增生组织（空心长箭头）。肌腱边缘被压迫（实心长箭头），提示狭窄性腱鞘炎。B.另一患者的轴位质子压脂像MRI显示尺侧腕伸肌腱轴位水样高信号（三角箭头），提示腱鞘内渗出。C.腕关节冠状位质子压脂像MRI显示桡侧腕屈肌腱周围渗出（细箭头），符合狭窄性腱鞘炎的表现

增强。在炎性腱鞘炎中，渗出液表现为无回声且含有少量杂质[104]。当滑膜增厚较为显著时，则需要考虑类风湿性关节炎或其他慢性炎性疾病的可能（图 3-41 ）[111]。

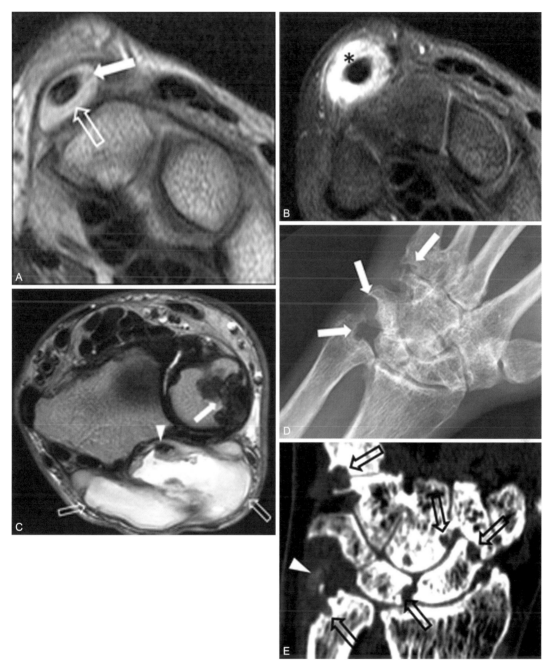

**图 3-41**　慢性炎症性腱鞘炎及骨破坏的影像学表现。A. 轴向腕关节 MRI 质子密度压脂像显示尺侧腕伸肌腱（空心长箭头）周围的腱周高信号影。肌腱本身并未特别增厚，所示为正常信号强度（实心长箭头）。B. 同一患者的轴向 MRI 钆后 T1 加权压脂像显示对比明显增强（星号）。这表示存在正在活动的炎症性腱鞘滑膜炎。这可能是系统性炎症疾病（如类风湿性关节炎和痛风沉积）或感染所致。C. 另一患有痛风性关节炎患者的轴向腕关节质子密度 MRI 图像显示尺骨头被大量侵蚀（实心长箭头）。指总伸肌（EDC，空心长箭头，尺侧部分）处可见大量弥散信号。只有一根伸肌腱可见（三角箭头）。其余指总伸肌腱全都存在磨损和撕裂。D. 腕关节正位 X 线片可见有数个存在边界清晰的硬化缘的侵蚀区。其中一部分可见尺骨远端及腕骨周围突出的边缘（实心长箭头）。这些表现与痛风性关节炎的特点相符。E. 重建的 CT 冠状位可以更清晰地观察到侵蚀区的边界（空心长箭头）。此外，还可看到 X 线片上无法发现的痛风石内的细小软组织钙化（三角箭头）

然而，当存在感染时，腱鞘内的液体呈低回声的表现，说明其脓性特点[48]。肌腱变性和腱鞘炎的特点有所重叠。腱鞘炎的表现以腱鞘渗出为主，同时伴有腱周组织的血运增强。肌腱变性则以腱鞘增厚为主，伴有肌腱内部的血运增强。

如果腱鞘内存在钙化灶，则需要考虑痛风石以及结核性腱鞘炎的可能（图 3-42）[48]。

若怀疑存在感染，则需要留意是否存在感染沿滑囊向手指播散的可能（图 3-43）。在 81% 的人群中，尺侧滑囊与小指屈肌腱鞘相互交通，桡侧滑囊则恒定地与拇指屈肌腱鞘相交通[112]。50% 的人其尺侧与桡侧的滑囊亦存在交通。桡尺侧滑囊的变异广泛存在，因此对每一个手指都应分别进行

评估[112]。

MRI 亦可用于腱鞘炎的诊断，但与肌腱变性一样，MRI 的应用没有超声那样广泛。MRI 可用于腱鞘炎的难治性病例，可对腱鞘外的延伸病变进行评估。

**3. 肌腱断裂**　肌腱断裂可来源于直接创伤，亦可源于高龄或炎性关节病导致的慢性退变[86]。

肌腱部分断裂的超声特点为肌腱内不完全的无回声裂隙，完全断裂则表现为肌腱纤维的完全中断，并且在动态活动中失去肌腱滑动[104]。在急性断裂中，间隙内往往被血液充填（图 3-44）。在超声检查过程中应对肌腱的两个断端进行定位，以协助手术设计。

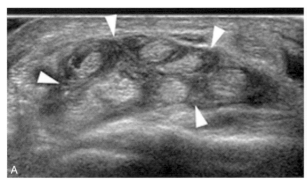
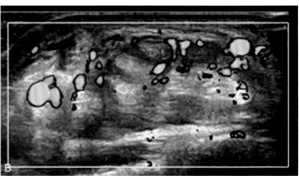

**图 3-42**　增生性腱鞘滑膜炎的超声表现。A. 腕管横断超声显示指总屈肌腱鞘周围有严重的滑膜增生（三角箭头）。腱鞘内未见液体。B. 能量多普勒超声显示存在严重的血管增生。整体表现提示亚急性腱鞘滑膜炎。最后诊断是非典型的细菌感染

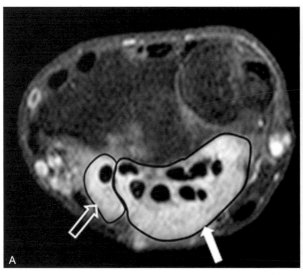
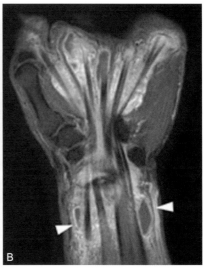

**图 3-43**　亚急性腱鞘滑膜炎的 MRI 表现。A. 同一患者的轴向 T2 加权压脂像 MRI 显示屈肌间室内严重的滑膜增生，桡侧囊（空心长箭头）及尺侧囊（实心长箭头）均受累。B. 钆增强后冠状位 T1 加权压脂序列显示感染是怎样从腕关节沿着滑膜囊一直蔓延到手指的。在前臂远端掌侧可见数个小脓肿（三角箭头）

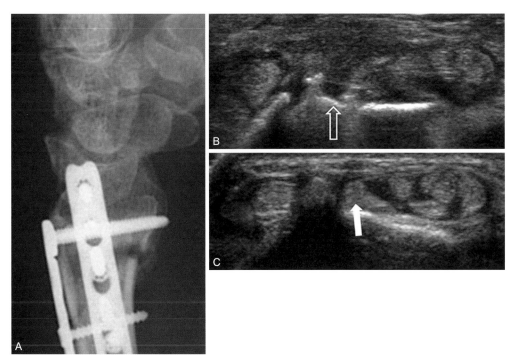

**图 3-44**　桡骨远端骨折内固定术后拇长伸肌腱断裂超声影像。A. 腕关节 X 线侧位片显示桡骨远端钢板螺钉内固定。B. 腕关节横断面超声显示 Lister 结节（空心长箭头）旁拇长伸肌腱缺失。C. 作为对比，可以看到对侧拇长伸肌腱的正常位置以及形态（实心长箭头）

肌腱也会出现纵行劈裂，并影响正常功能。纵行劈裂多出现于第一和第六间室内的伸肌腱。95% 的正常人会出现拇长展肌腱的分裂现象[106]，容易与纵行劈裂混淆。

MRI 亦可诊断肌腱断裂，但存在昂贵、不便及空间分辨率低等劣势。如 MRI 显示肌腱内单个或多发纵行线性水信号，则提示存在劈裂。若肌腱完全断裂，则表现为纤维的连续性中断，间隙内充满液体或血肿，并伴有肌腱断端回缩（图 3-45）[113]。部分断裂时可显示肌腱变性及部分肌腱纤维中断。

**4. 交叉综合征**　近端交叉综合征是由于第一间室和第二间室内的伸肌腱在交叉部位过度磨损导致的，远端交叉综合征则是发生于第三间室和第一间室的肌腱交叉点[114,115]。

超声检查可显示腱周的炎性表现，如局部腱鞘炎、充血及肌腱局部增厚。MRI 较超声更为准确，可以发现交叉点及其周围的软组织水肿（图 3-46）[114,115]。

# 六、韧带病变的影像学表现

**1. 影响桡腕关节和腕中关节稳定性的韧带**　关节外韧带的全层裂伤较为少见，通常是部分断裂或扭伤。多数关节外韧带裂伤可以通过超声来显示，但最好还是利用 MRI 进行诊断。

MRI 可以显示单根韧带的情况并且对腕关节力线进行评估，这在腕关节不稳定病例的诊断中非常重要[116,117]。MRI 下的 1 级裂伤为韧带周围水肿，2 级为部分纤维断裂或局部增厚，3 级则为全层断裂（图 3-47）[113]。

在桡腕关节掌侧，最重要的关节外韧带包括桡舟头韧带、桡月三角韧带（长桡月韧带）、尺月韧带及尺三角韧带。其次，掌侧韧带还包括桡侧副韧带、桡舟月韧带（Testut 韧带）以及桡月韧带（短桡月韧带）。

在腕中关节有一组强韧的韧带，称为三角韧带、V 字韧带或弓状韧带，对于维持腕中关节的

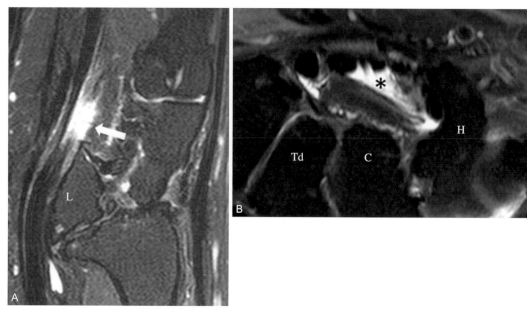

Td. 小多角骨；C. 头状骨；H. 钩骨

**图 3-45**　肌腱断裂的 MRI 表现。A. MRI 矢状位 T2 压脂像显示因创伤所致的慢性月骨脱位。同时可见示、中指的屈指深肌腱断裂（箭头），表现为相应区域未见正常的肌腱纤维结构，断裂处被液体信号充盈。B. 此为腕管水平的 MRI 轴位 T2 压脂像，可见示、中指屈指深肌腱的正常纤维结构消失，其间隙由液体信号充盈（星号）。肌腱断裂是月骨脱位后反复磨损导致的

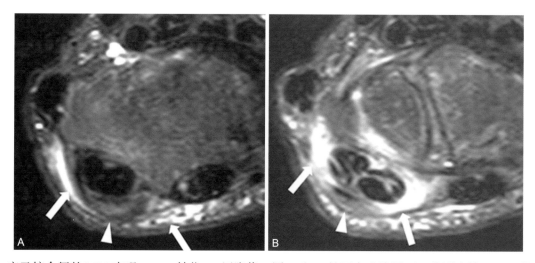

**图 3-46**　交叉综合征的 MRI 表现，MRI 轴位 T2 压脂像。图 A 和 B 是两个连续层面，分别为第二、三伸肌间室的近端和远端。可见这两个间室交叉处的腱周组织水肿、信号增高（实心长箭头），且拇长伸肌腱（三角形箭头）增厚，提示远端交叉综合征

稳定性十分重要，其尺侧部（三角钩头韧带）较桡侧部（舟头韧带）更为重要（图 3-48）。

在背侧，桡腕韧带和腕中韧带维持桡腕关节和腕中关节的稳定性。背侧的尺月韧带和尺三角韧带对 TFCC 的稳定性起到一定的作用。

韧带损伤的 MRI 表现包括局部水肿、韧带外

形不规则或连续性中断[21]。韧带旁腱鞘囊肿是由于关节内液体漏出淤积形成的。磁共振关节造影（MRA）对于显示韧带撕裂以及评估腱鞘囊肿的大小较 MRI 更为有帮助[21]。

三角韧带损伤可导致腕中关节不稳定，可利用动态透视对其进行诊断。当腕关节自桡偏移动至

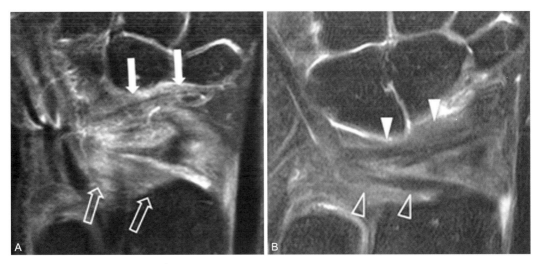

**图 3-47**　腕关节外在韧带损伤的 MRI 表现。A. 冠状位 T2 加权压脂像 MRI 显示背侧腕骨间（实心长箭头）及背侧桡月三角韧带（空心长箭头）严重水肿和增厚，提示部分撕脱。B. 作为对比，冠状位 T2 加权压脂像 MRI 显示的是正常背侧腕骨间（实心三角箭头）及背侧桡月三角韧带（空心三角箭头）的结构

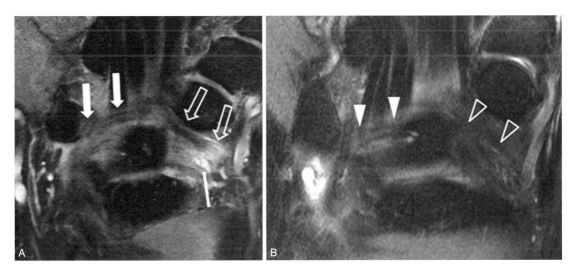

**图 3-48**　弓状韧带损伤的 MRI 表现。A. 冠状位 T2 加权压脂像 MRI 显示弓状韧带（远端三角韧带）尺侧支（三角 – 钩 – 头韧带，空心长箭头）及桡侧支（舟 – 头韧带，实心箭头）中度水肿和增厚。韧带内可见囊肿伴间隙撕裂（细箭头）。这些表现与部分撕裂相符。B. 作为对比，冠状位 T2 加权压脂像 MRI 显示弓状韧带尺侧支（空心三角箭头）及桡侧支（实心三角箭头）的正常表现

尺偏时，近排腕骨从掌屈位突然跳至背伸位，而不是平滑地过度[118,119]。

**2. 影响腕骨稳定性的韧带［背伸中间链节不稳定（DISI）或掌屈中间链节不稳定（VISI）畸形］**　舟月韧带是腕关节最易损伤并导致腕骨不稳定的内在韧带[120]。舟月韧带损伤可出现于舟骨骨折、桡骨远端骨折以及年龄相关的退行性疾病[121,122]。在生物力学上，其掌背侧部分较近端膜性成分更为重要[123,124]。舟月韧带的背侧部和月三角韧带的

掌侧部对于维持近排腕骨的稳定性均发挥重要的功能[125]。

X 线平片无法显示舟月韧带。但是，在 X 线平片上可以看到舟月分离。当舟月间隙增宽且 >5 mm 时，称为 Terry-Thomas 征[126]。月三角韧带损伤一般不出现月三角间隙的增宽[127]，除非病变晚期。

X 线侧位片可发现舟月角（>60°）或头月角（>30°）异常，提示腕骨间不稳定（图 3-49）[3]。

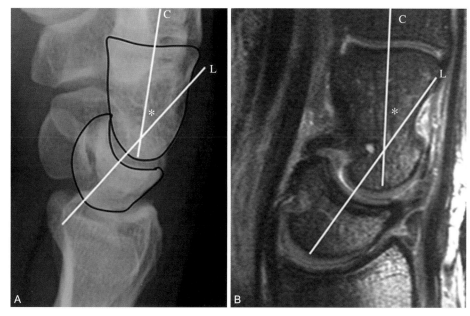

**图 3-49** DISI 畸形的 X 线及 MRI 表现。A.X 线侧位片显示月骨背伸，月骨（L）轴线及头状骨（C）轴线的夹角为头月角（星号）。在这个病例中，头月角 >30°，说明存在 DISI。B.相应区域的矢状面 T2 加权 MRI 也可以通过画出月骨（L）及头状骨（C）轴线来测量头月角（星号）

舟月韧带损伤引起腕骨间不稳定，出现 DISI，表现为月骨背伸，同时头状骨掌屈。月三角韧带损伤引起的腕骨间不稳定可导致 VISI，表现为月骨掌屈，同时头状骨背伸。在 X 线平片上通常较难确诊 VISI[128]。

无论是 DISI 或 VISI，均可导致远排腕骨向近桡端移位，这种情况称作舟月分离腕骨进行性塌陷（SLAC）。SLAC 分为四期。1 期：桡舟关节侧骨关节炎，即桡骨茎突骨关节炎；2 期：骨关节炎累及整个桡舟关节；3 期：腕中关节骨关节炎；4 期：桡月关节亦出现骨关节炎[122,129]。在 X 线平片上可见舟骨掌屈并旋前，出现指环征[130]。

超声可评估舟月韧带及月三角韧带的掌背侧纤维[49,131]。韧带的膜性部分则被桡腕关节遮挡。

对于评估这两个内在韧带，MRI 是相对理想的方法。由于韧带呈 U 形，因此通常利用轴位像观察掌背侧纤维（图 3-50），利用冠状位观察膜性部分[17]。某些情况下，也可利用平行于单条韧带走行的斜位图像来评估单条韧带断裂的情况，可以显示更多细节[132]。

完全断裂的韧带在 MRI 上表现为韧带信号消失或韧带间隙中充斥液体信号。不完全断裂伤则表现为韧带某一部分为液体信号或韧带形态变化，包括磨损、变薄或不规则（图 3-51 至 3-54）[133]。

在无症状人群中，年龄相关的韧带膜性部穿孔是比较常见的（图 3-55）[134]。

磁共振关节造影可以使关节间隙增宽，同时在造影剂的对比下使韧带边缘更为清晰，从而显示较多细节。两个相邻间室的造影剂交通提示韧带的全层裂伤（图 3-56）[18]。因此，相比于 MRI，磁共振关节造影具有较高的敏感性（89%）和准确性（98%），而 MRI 的敏感性和特异性分别为 50% 和 60%[135]。

因此，牵引下的磁共振关节造影在内在韧带的检查中得到了越来越多的推崇[16]。在牵引的作用下，诊断韧带断裂的准确性从 90% 提高到了100%。

**3. TFCC 对下尺桡关节（DRUJ）稳定性的作用**　TFCC 是一组纤维软骨和韧带的复合体，其作用为稳定下尺桡关节，并在腕骨与尺骨之间传递应力。

TFCC 的组成部分包括纤维软骨盘，其桡侧附着于桡骨远端，尺侧附着于尺骨茎突尖及尺骨小凹（图 3-57、图 3-58）。尺侧附着部在尺骨茎突（浅层）及小凹（深层）的纤维被韧带间组织分隔。在更为边缘的部分，关节软骨盘与半月板同系物、尺侧

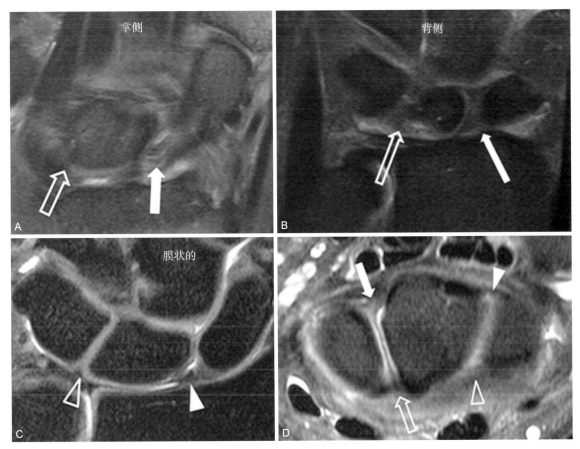

**图 3-50**　MRI 显示舟月韧带及月三角韧带从掌侧至背侧的正常形态。A. 舟月韧带（实心长箭头）掌侧部分及月三角韧带（空心长箭头）显示两腕骨间横行纤维连接。B. 舟月韧带背侧结构（实心长箭头）及月三角韧带（空心长箭头）。C. 舟月韧带及月三角韧带是附着在骨背面的 U 形纤维结构，舟月韧带（实心三角箭头）以及月三角韧带（空心三角箭头）的膜性部分外观呈小点状。D. 质子密度压脂轴向 MRI。这种轴线图像显示舟月韧带掌侧结构（实心三角箭头）及背侧结构（空心三角箭头），以及月三角韧带掌侧结构（实心长箭头）及背侧结构（空心长箭头）

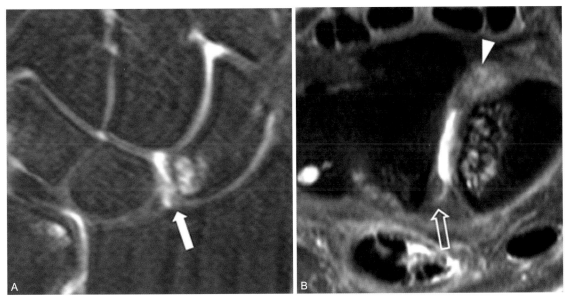

**图 3-51**　舟月韧带损伤的 MRI 表现。A. 质子密度压脂冠状位 MRI 显示舟月韧带膜部完全断裂（实心长箭头）。B. 质子密度压脂周围 MRI 显示韧带掌侧结构（三角箭头）肿胀扭曲，提示存在严重的部分断裂。在背侧部分的深面有一个线性裂缝（空心箭头），提示存在部分断裂

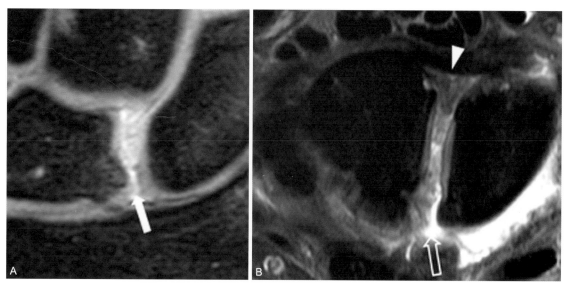

**图 3-52** 舟月韧带完全损伤的 MRI 表现。A.质子密度压脂冠状位 MRI 显示舟月韧带膜部自月骨附着处完全断裂（实心长箭头）。B.质子密度压脂轴位 MRI 显示额外的舟月韧带掌（三角箭头）背（空心箭头）侧撕脱，提示患者可能存在舟月不稳定

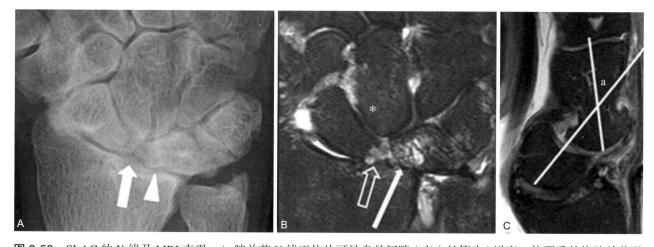

**图 3-53** SLAC 的 X 线及 MRI 表现。A.腕关节 X 线正位片可见舟月间隙（实心长箭头）增宽，伴严重的桡腕关节退行性改变（实心三角箭头）。B.冠状位 T2 加权压脂 MRI 显示舟月韧带缺失（空心长箭头），符合完全断裂表现。远排腕骨向近端移位，伴严重的骨关节炎表现，其中包括桡月关节和桡舟关节近端（细箭头）软骨完全损伤、小囊肿、月骨软骨下骨髓水肿改变以及边缘骨赘增生。舟头关节（腕中关节）同样显示严重的软骨损伤（星号）。所有表现均符合 SLAC 4 期诊断。C.月骨背伸，舟月角（A）>30°，符合 DISI 畸形诊断

副韧带及尺侧腕伸肌腱鞘相连。

在背侧，TFCC 连接于背侧远尺桡韧带，在掌侧则连接于掌侧下尺桡韧带、尺月韧带及尺三角韧带。

关节软骨盘的裂伤可源于创伤（1 型）或退变（2 型）[136]。这两大类型又被细分为以下亚型，1a 型：中央穿孔（图 3-59A）；1b 型：尺侧附着部裂

伤（图 3-59B-D）；1c 型：远端附着部裂伤；1d 型：桡侧附着部裂伤。2a 型：TFCC 退变但无穿孔；2b 型：存在月骨软骨软化；2c 型：TFCC 裂伤同时合并软骨软化；2d 型：月三角韧带穿孔；2e 型：尺腕关节炎。TFCC 在掌背侧附着部的损伤并没有被列入 Palmar 分型（图 3-60）。

TFCC 尺侧、掌侧和背侧的裂伤往往伴有临

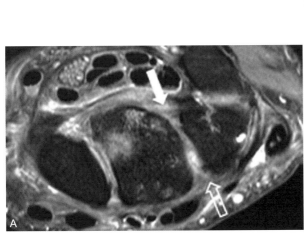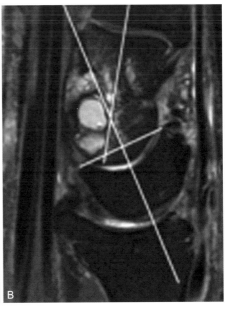

**图 3-54** 月三角韧带损伤 VISI 畸形的 MRI 表现。A. 轴向 T2 加权压脂 MRI 显示月三角韧带部分断裂（实心长箭头）以及背侧部（空心长箭头）瓣状撕脱。B. T2 加权压脂矢状位 MRI 显示月骨掌屈，头月角（星号）>30°，这些表现符合 VISI 畸形的诊断

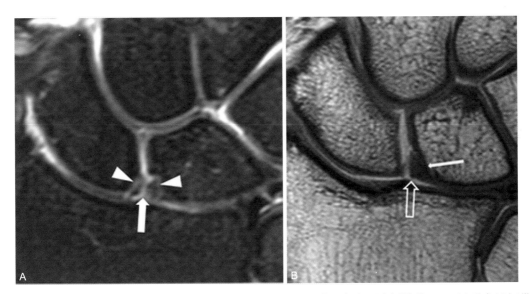

**图 3-55** 舟月韧带膜部退行性穿孔与创伤性改变的 MRI 表现。A. 质子密度压脂冠状位 MRI 显示舟月韧带膜部中央穿孔（全厚，实心箭头）。这一表现常在无症状的中老年患者检查中意外发现，与退行性改变有关。可见附着于舟骨及月骨的残迹（实心三角箭头）。除了合并的背侧或掌侧损伤，没有腕骨不稳定表现。B. 质子密度冠状 MRI 显示舟月韧带膜部（空心长箭头）自舟骨附着处撕脱。韧带的大部分（细箭头）仍附着在月骨上（瓣状撕裂）。这一表现更接近创伤，而不是与退变相关。退变往往导致中央穿孔

床症状，而中心型撕裂或小穿孔常常无症状[53]。TFCC 损伤后，下尺桡关节生物力学的平衡被打破，从而导致下尺桡关节不稳定[137,138]。

X 线平片和 CT 无法显示 TFCC，但可以发现尺骨正向变异或尺骨茎突骨折，提示存在边缘性损伤的可能[139]。在存在下尺桡关节半脱位时，标准的 X 线侧位片可以显示腕骨重叠，而尺骨头和桡骨远端没有重叠（图 3-61）。

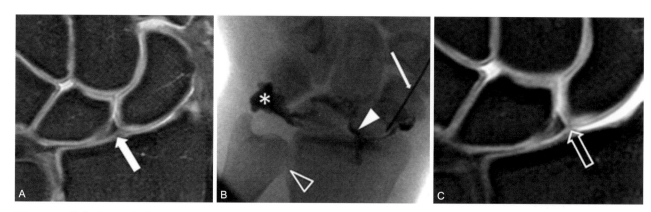

图 3-56　关节造影诊断舟月韧带损伤的影像学表现。A.冠状位质子密度压脂 MRI 显示舟月韧带连续，未见断裂迹象（实心箭头）。B.磁共振关节造影显示，在透视下使用 2.5 G 脊髓穿刺针将稀释的钆与碘造影剂混合后注射入桡舟关节（细箭头）。在实时影像中，可见到造影剂穿过桡腕关节，通过舟月韧带全层撕裂处进入腕中关节（实心三角箭头）。造影剂填充入尺腕关节（＊），但并未延伸至下尺桡关节（空心三角箭头），提示 TFCC 关节盘连续性存在。C.冠状位 T1 加权压脂 MRI 显示舟骨附着处（空心箭头）瓣状撕裂。磁共振关节造影是诊断内在韧带最准确的影像学诊断方法，手术是诊断的金标准

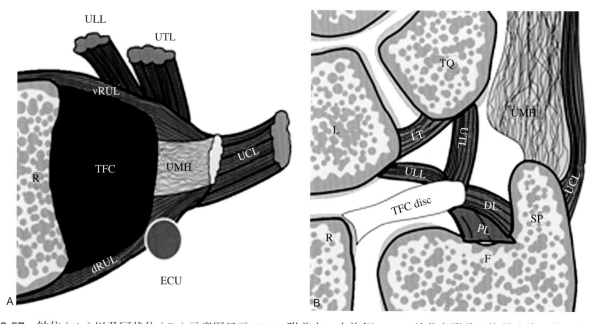

图 3-57　轴位（A）以及冠状位（B）示意图显示 TFCC 附着点。在桡侧，TFC 关节盘附着于桡骨边缘，位置在尺桡关节面（R）稍远端。在掌侧，附着于掌侧桡尺韧带（vRUL），通过尺三角韧带（UTL）及尺月韧带（ULL）附着于三角骨（TQ）及月骨（L）上。在背侧，附着于背侧桡尺韧带（dRUL）。在尺侧，远端结构（DL）附着于尺骨茎突（SP）基底，近端结构（PL）附着于尺骨小凹（F）。尺侧半月板同系物（ulnar meniscal homologue, UMH）、尺侧副韧带（UCL）以及尺侧腕伸肌腱鞘是 TFCC 的周围稳定结构

在中立位及旋前位和旋后位进行 CT 扫描可以进一步评估下尺桡关节半脱位的情况。

超声检查对 TFCC 损伤往往无效，主要是因为 TFCC 位置较深，且多被骨性结构遮挡[140]。

MRI 对于诊断 TFCC 的作用很大，其诊断的准确性亦较高[141-143]。正常关节软骨盘在 T1 和 T2 像上均呈现为低信号的双凹不对称结构。若关节盘平均厚度较小且穿孔位于中心，则表示为 2 型损

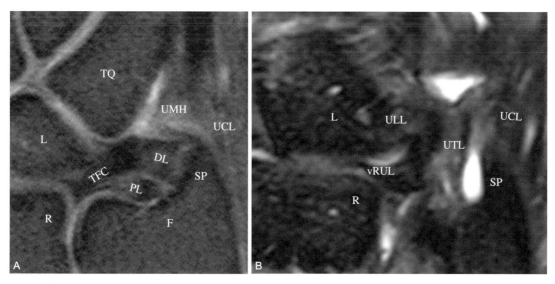

图 3-58　TFCC 各结构的 MRI 表现。A. TFCC 冠状位 T2 加权压脂 MRI 显示中央附着点。在桡侧，TFC 附着在桡骨（R）软骨边缘处，尺侧的远端结构（DL）附着于尺骨茎突（SP）基底，近端结构（PL）附着于尺骨小凹（F）。图中可见尺侧半月板同系物（UMH）及尺侧副韧带（UCL）等维持 TFCC 稳定性的结构。L. 月骨；TQ. 三角骨。B. TFCC 掌侧的冠状位 T2 加权压脂像 MRI 显示 TFC 通过尺月韧带（ULL）附着在月骨以及通过尺三角韧带（UTL）附着在三角骨

伤（退变性）的可能性较大。软骨盘的边缘型裂伤在 MRI 上不易显示，往往需要通过边缘滑膜炎的表现进行间接推断[144]。关节软骨盘穿孔是退行性病变的表现，并且可以出现在无症状人群中。

磁共振关节造影对于显示关节软骨盘的撕裂较 MRI 更为准确，尤其是可以通过在下尺桡关节与桡腕关间室有无造影剂交通来鉴别全层撕裂（交通性缺损）和部分撕裂（非交通性缺损，图3-62）[139]。CT 下的关节造影也能起到一定作用，但较少用于 TFCC 损伤的诊断[22]。

# 七、神经病理学

**1. 腕管综合征**　腕管综合征往往为特发性，是由于正中神经在腕管内受压导致的。需要除外腕管外在的压迫，如腱鞘囊肿或痛风石等。内在肿物如脂肪瘤和神经源性肿瘤等造成的腕管综合征十分罕见。某些先天性原因如正中神经供血动脉血栓（图 3-63）或动脉瘤导致腕管综合征的病例也偶有报道。正中神经某一束支受压可引起非典型腕管综合征。

腕管综合征往往通过临床表现和神经传导检测来进行诊断，尽管神经传导检测具有一定的局限性，其假阴性率约为 10%，而假阳性率为9%~16%[145,146]。超声是评估正中神经最主要的辅助检查手段[147-149]。腕管综合征在超声下最特异的表现为腕管入口或近端处正中神经肿胀（图 3-64）[147]。其截面积大于 12 mm$^2$ 对于诊断腕管综合征的敏感性、特异性和准确性均超过 90%[150,151]。正中神经远端直径较前臂处其正常口径高出 4 mm$^2$ 以上对于腕管综合征的诊断也是非常有意义的。

诊断腕管综合征的其他指标包括腕管出口处扁平率增高（最大直径除以最小径）、纤维性消失以及入口处屈肌支持带掌侧弓增大[152,153]。正中神经任何一点的突然增宽以及神经内存在血流信号都是良好的预后指标[154]。

尽管 MRI 较为昂贵，但其对腕管综合征的诊断敏感性及准确性都是非常高的（图 3-65、图3-66）[155]。其表现包括神经水肿、T2 像信号增高、正中神经在腕管内扁平以及屈肌支持带掌侧弓增加[156-158]。

腕管松解后症状复发偶有发生（图 3-67）。超声和 MRI 对于发现腕横韧带切开不彻底以及神经周围瘢痕压迫都是十分有帮助的[159,160]。

**2. Guyon 管综合征**　尺神经在通过腕关节时需要穿过一个在腕管内侧的纤维骨通道（图 3-68）。

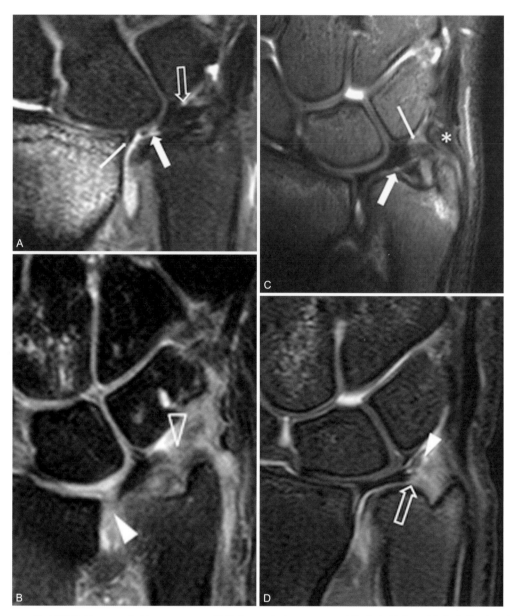

**图 3-59**　TFCC Ⅰ型损伤的 MRI 表现。A. TFCC 冠状位 T2 加权 MRI 显示关节盘桡侧区域完全撕裂（实心长箭头）伴关节盘向尺侧退缩（空心箭头）。可以看到撕脱纤维的残迹仍附着在桡侧（细箭头）。尺侧附着点，包括远端尺骨茎突及小凹附着点连续性存在。这种撕裂属于 Palmar 1A 型撕裂。B. TFCC 中央区冠状位 T2 加权 MRI 显示关节盘桡侧附着点完全撕脱（实心三角箭头）。桡侧附着区域未见残存的撕脱纤维。这种撕裂属于 Palmar 1d 型撕裂。此外，包括尺骨茎突（空心三角箭头）及小凹附着处的尺侧附着点也显示异常信号及部分纤维丢失，提示存在部分撕裂。这种用撕裂属于 Palmar 1b 型撕裂。C. TFCC 冠状位 T2 加权 MRI 显示 TFCC 近端部分（实心箭头）及远端部分（细箭头）完全撕脱。远端部分在尺侧半月板同系物（星号）处存在瘢痕。这种撕裂属于 Plamar 1b 型撕裂。D. 另一患者的 TFCC 冠状位 T2 加权 MRI 显示 TFC 近端结构附着处（空心箭头）纤维部分不连续、异常信号以及不规则，提示部分撕裂。远端结构显示尺骨茎突附着处（实心三角箭头）存在更严重的纤维不连续、异常信号及不规则，提示更高级别的部分撕裂。这种撕裂属于 Palmar 1b 型撕裂

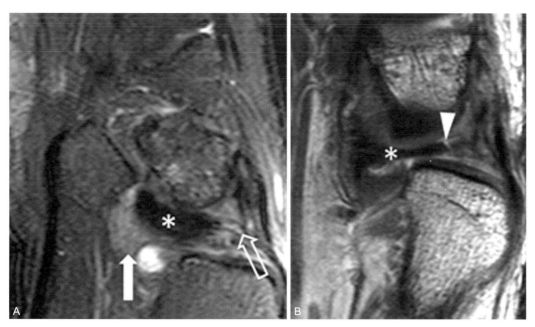

**图 3-60** TFCC 掌背侧桡尺韧带损伤的 MRI 表现。A. TFCC 矢状位 T2 加权压脂像 MRI 显示由于严重韧带损伤所致的掌侧尺桡韧带严重增厚及异常信号（空心箭头），而在关节盘（星号）附着的背侧部分（实心箭头）相应地表现较轻。未见到明显的关节盘撕脱表现。B. TFCC（星号）矢状位 T2 加权压脂像 MRI 显示由于背侧附着点撕脱导致的背侧尺桡韧带（三角箭头）处撕脱

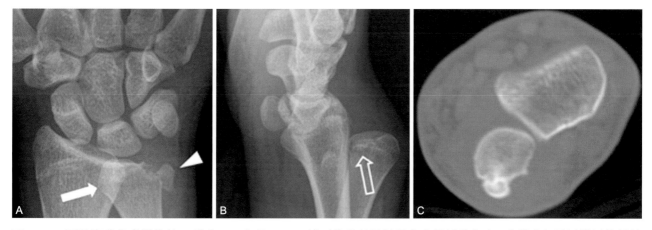

**图 3-61** 下尺桡关节半脱位的 X 线和 CT 表现。A. X 线正位片显示尺骨茎突骨折移位（三角箭头）及远端尺桡骨的异常重叠（实心长箭头）。B. X 线侧位片显示明显的尺骨头背侧半脱位（空心箭头）。C. 腕关节轴向 CT 能更好地评估尺骨头与乙状切迹之间的关系

此处尺神经位于尺动脉与豌豆骨之间[161]，并分为感觉和深部运动两支。

导致 Guyon 管综合征的病理原因包括骨性（骨折或骨关节炎）、血管性（动脉瘤）、软组织源性（腱鞘囊肿或脂肪瘤）或肌肉性（无名肌肉或尺侧腕屈肌肥大）等。

超声检查对于尺神经在 Guyon 管内状态的评估是最为有效的方式，包括除外任何神经走行上的肿物占位[162]，其表现包括尺神经肿胀、扁平以及肿物压迫[9]。

MRI 的诊断准确率最高，对于发现神经水肿和外在肿物压迫的敏感性最高（图 3-68B）[163]。

**3. Wartenberg 病** 该病指桡神经浅支受累，无论是由于创伤（如静脉注射）或者在肱桡肌与桡侧腕长伸肌之间受压。超声可以发现神经的微小水肿[164]。

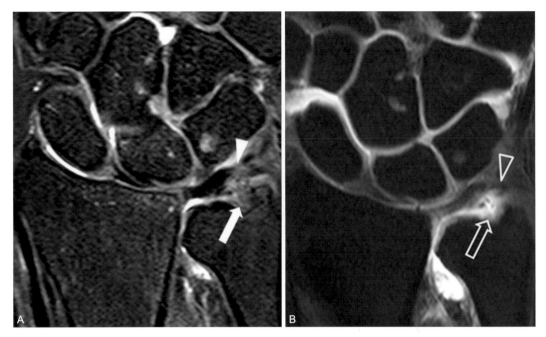

**图 3-62** TFCC 损伤的 MRI 及磁共振关节造影表现。A. TFCC 冠状位 T2 加权压脂像 MRI 显示 TFCC 部分撕裂所致的近端结构（实心长箭头）及远端结构（三角箭头）部分纤维不连续。B. 相关区域 TFCC 的冠状位 T1 加权压脂像磁共振关节造影显示 TFCC 全层撕裂尺骨茎突处（三角箭头）及小凹处（空心箭头）纤维完全缺失。在评估 TFCC 方面，磁共振关节造影比常规 MRI 更加准确

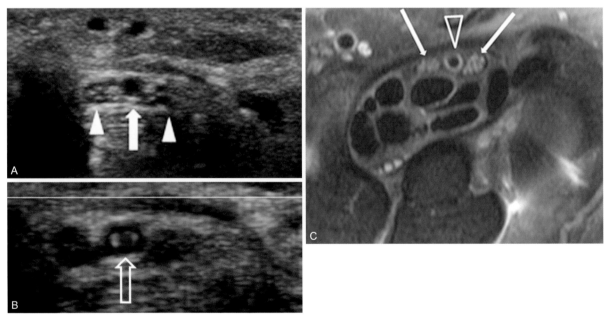

**图 3-63** 正中神经永存正中动脉的超声及 MRI 表现。A. 腕关节横断面超声显示腕管内正常的正中神经变异情况。正中神经分为桡侧及尺侧束（三角箭头）。两束之间存在永存的正中动脉（实心箭头）。B. 彩色多普勒超声显示永存正中动脉（空心箭头）内的动脉血流（红色）。C. 轴向质子密度压脂像 MRI 显示桡侧束与尺侧束（细箭头）之间的永存正中动脉（三角箭头）。在部分人群中，永存正中动脉可能出现栓塞，导致腕管综合征。在正中神经分叉的人群中，患者可出现非典型症状，如仅有桡侧束或尺侧束相关的症状

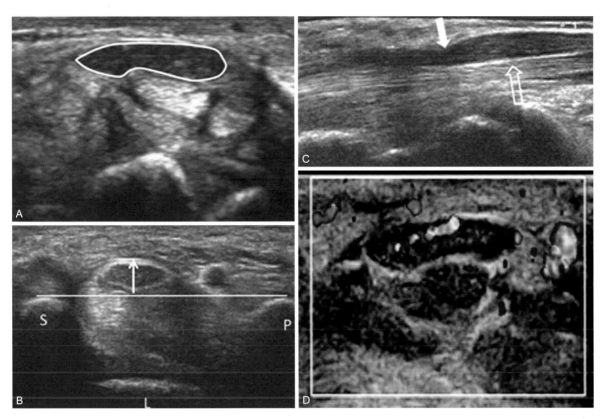

**图 3-64** 腕管综合征的超声表现。A. 腕关节腕管近端横断面超声显示正中神经肿胀（圆周表面面积 >12 mm²），为均匀的低回声表现，正常的筋膜结构不清。正中神经轮廓用白线描记。B. 腕关节腕管入口水平的横断面超声显示严重的掌侧支持带弓，在腕管线（舟骨与月骨掌侧面的连线，直线所示）浅层高度增高（箭头）>4 mm。C. 纵向超声显示正中神经直径突然变化（实心长箭头）以及近端正中神经肿胀（空心长箭头）。D. 彩色多普勒显示正中神经内血管增生，符合腕管综合征的表现。为了更精确地观察血管增生，应减少需要检查的区域范围，优化多普勒采集并避免探头压迫。探头压迫可能导致神经内血管分布的改变

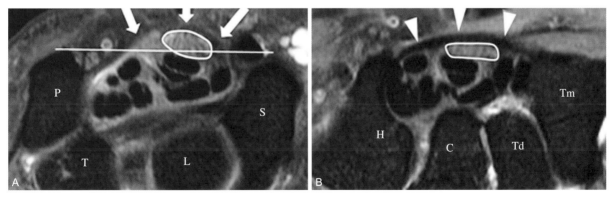

S. 舟骨；L. 月骨；T. 三角骨；P. 豌豆骨；Tm. 大多角骨；Td. 小多角骨；C. 头状骨；H. 钩骨

**图 3-65** 腕管综合征的 MRI 表现。A. 腕管入口轴向质子密度 MRI 显示中度掌侧支持带弓（箭头）。正中神经肿胀（白色圆圈），呈高信号，与腕管综合征表现相符。B. 腕管入口轴向质子密度 MRI 显示轻度掌侧支持带弓（三角箭头）。正中神经（白色圆圈）在此处受压变扁，呈高信号，与腕管综合征表现相符

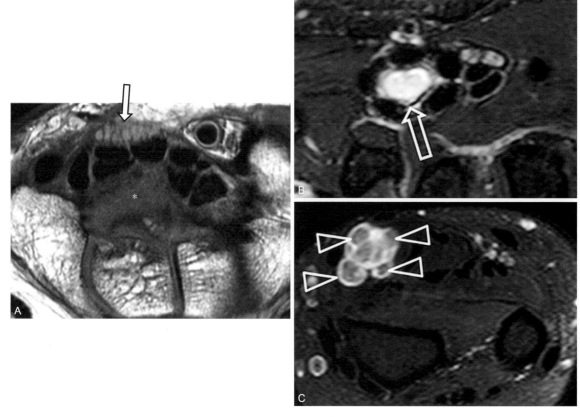

图 3-66　腕管内肿物导致腕管综合征的 MRI 表现。A. 腕管入口轴向质子密度 MRI 显示严重的掌侧支持带弓（长箭头），正中神经被压扁。在掌侧支持带弓深层月骨表面可见一大的软组织肿物（星号）。通过关节镜确认痛风石压迫产生腕管综合征。B. 腕管出口轴向质子密度 MRI 显示腕管内腱鞘囊肿（空心箭头）导致腕管综合征。C. 前臂远端腕管近端处的轴向质子密度 MRI 显示分叶状软组织肿物，其内有正中神经的神经纤维瘤导致的增生束（三角箭头）

# 八、囊性、软组织及骨性肿物的影像学表现

**1. 骨性肿物**　最常见的骨性肿物为骨巨细胞瘤[165]。其他腕部较常见的良性骨肿瘤包括动脉瘤样骨囊肿（aneurysmal bone cyst, ABC）和非骨化性纤维瘤（non-ossifying fibroma, NOF）、内生软骨瘤及骨样骨瘤[166]。恶性肿瘤包括骨肉瘤及极少见的转移瘤。

影像学检查可以用于评估肿物的侵袭性。非侵袭性病变的特点包括移行带较窄，有硬化边缘，骨皮质完整，无骨膜反应，以及无外生性软组织肿块。对于任何不符合上述特点的肿物，都应在确诊前当作恶性来对待。

在 X 线平片上，骨巨细胞瘤表现为轻度扩张性、溶骨性偏心病变，无硬化边缘，伴有肿物内的分隔，呈现出"肥皂泡"样形态[165]。一般情况下，骨巨细胞瘤没有或伴有轻度的骨膜反应，但可出现皮质变薄或侵蚀。CT 和 MRI 对边缘的确定更为准确。由于内含血液成分，其在 MRI T2 像上表现为轻度或中等高信号，T1 像为低信号（图 3-69）[165]。

影像学上，动脉瘤样骨囊肿表现为膨大的溶骨性病变，其内部多有分隔，往往距软骨下骨仍有少许距离。CT 或 MRI 可见病变内有液平。继发性动脉瘤样骨囊肿是骨巨细胞瘤（giant cell tumor of bone, GCT）的常见表现。在包含液平的骨病变中，超过 70% 的患者为继发性动脉瘤样骨囊肿，而非原发。

腕背隆突是指掌骨基底背侧的异常骨隆起，多发于第二、三掌骨基底，与头状骨或小多角骨毗邻（图 3-70）。在腕背皮肤隆起处做标记，使其在侧位片上显影，往往可明确诊断。通过 MRI 可

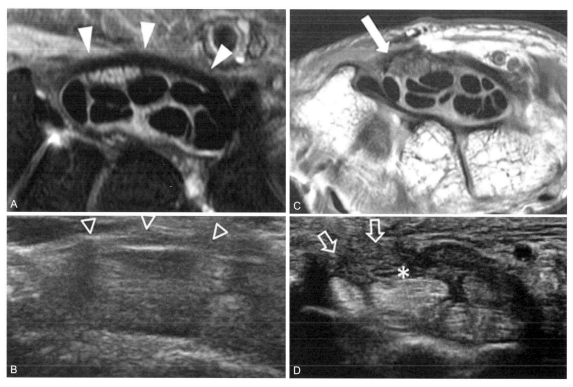

图 3-67 腕管松解术后因松解不彻底或神经周围瘢痕导致症状复发。A. 腕管松解术后即刻行腕管入口轴向质子密度 MRI，显示由于腕横韧带不全切除所致的相连的腱膜（实心三角箭头）。此处的正中神经仍存在压迫。再次手术，术中确认该诊断。B. 同一患者同一水平的腕关节横断超声同样显示相连的支持带（空心三角箭头）。C. 腕管松解术后腕管出口轴向质子密度 MRI 显示术区中度的纤维瘢痕（箭头），使正中神经受到牵拉。D. 同一患者同一水平的腕关节横断面超声同样显示腕横韧带增厚纤维化（空心箭头）以及受压的正中神经（星号）

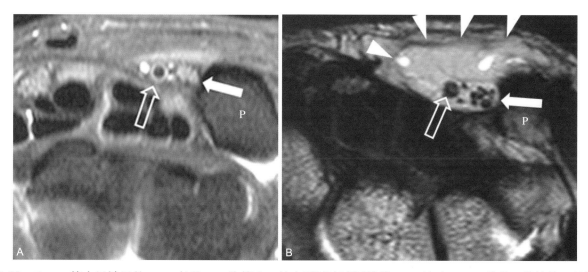

图 3-68 Guyon 管内尺神经的 MRI 表现。A. 腕管入口轴向质子密度压脂像 MRI 显示 Guyon 管的正常结构。尺神经（实心箭头）与豌豆骨（P）紧密相邻。尺动脉（空心箭头）在尺神经更偏桡侧，周围环绕许多小静脉。B. 腕管入口轴向 T1 加权密度 MRI 显示大的脂肪来源肿物（三角箭头），在 Guyon 管内环绕浸润尺神经（实心长箭头）及尺动脉（空实心长箭头）。患者因尺神经激惹而出现手部麻木症状

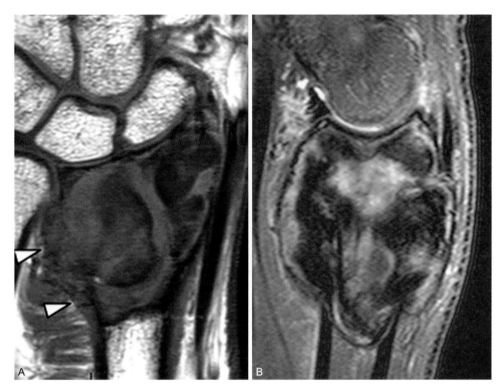

**图 3-69**　骨巨细胞瘤的 MRI 表现。A.桡骨远端冠状位 T1 加权 MRI 显示关节下膨胀性骨性病变，表现为不均匀低信号。病变尺侧可见皮质骨破损（三角箭头）。B.矢状位 T2 加权 MRI 显示肿物大部分为低信号，部分区域为 T2 加权高信号。鉴于大部分为 T2 加权低信号，考虑为出血可能。病变位于关节面下，其特征符合巨细胞瘤，之后通过病理确认该诊断

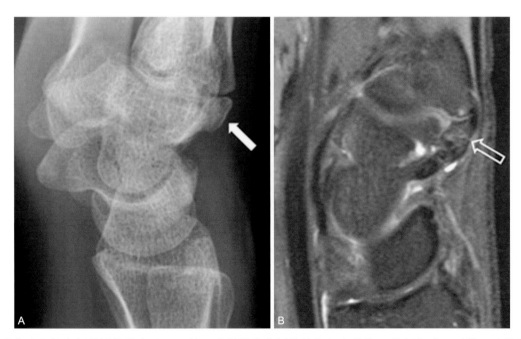

**图 3-70**　腕背隆突综合征的影像学表现。A.第三腕掌关节背侧骨性突起患者的 X 线侧位片，示第三腕掌关节"骨凸起"（实心长箭头）。B.矢状位质子密度压脂像 MRI 显示第三腕掌关节骨凸起（空心长箭头）。未看到关节炎或骨髓水肿表现。患者可因该腕凸而出现疼痛及继发性关节炎症状

评估骨突周围是否有炎性表现，以及邻近关节是否存在退变[167]。

**2．囊性肿物**　腱鞘囊肿可以起源于肌腱、韧带或关节，占腕关节软组织肿物的 50%～70%[168]。背侧腱鞘囊肿常是因为舟月韧带损伤伴有关节液渗出聚集导致的[169]。掌侧腱鞘囊肿则多出现于头月关节处的 Poirier 间隙，即桡舟头韧带与桡月三角韧带之间。

超声诊断腱鞘囊肿的敏感性和特异性都很高（图 3-71A）。其典型表现为边界清楚的无回声肿物，多普勒显影无血流信号[169]。伴有既往出血或渗漏的复杂腱鞘囊肿可伴有低水平回声及囊肿周围水肿。对于有症状的腱鞘囊肿，则可利用 MRI 对肿物周围的炎性表现进行评估（图 3-71B）[9,170]。若超声无法探及腱鞘囊肿延伸至关节内的蒂状结构，则可利用 MRI 对这种交通情况进行显示，以便在手术时进行切除以预防复发（图 3-72）。

**3．软组织肿物**

（1）起自关节：起源于关节或肌腱的滑膜肿物包括色素沉着绒毛结节性滑膜炎、血管瘤或结核感染等。色素沉着绒毛结节性滑膜炎是腕部软组织肿物的常见病因[170]。在 X 线平片上可见高密度的软组织影以及邻近骨侵蚀，同时伴有因长期外源性压迫导致的硬化边缘。超声可显示软组织肿物影，无钙化及空洞，但可伴有血流信号。超声显示的低回声结节特点需与血管畸形鉴别，弥漫型亦需与严重的类风湿性关节炎及结核感染相区分[103]。由于血色素沉积具有顺磁性，因此 MRI 对于诊断色素沉着绒毛结节性滑膜炎是非常敏感的，表现为 T1 像低信号，T2 像高信号（图 3-73）。

血管畸形常表现为局部肿物，同时伴有极高的血流信号。结核则表现为腕部滑膜组织的弥漫性增生，滑膜血管增多并伴有灶性钙化是结核的典型表现。确诊则需要行组织学检查。

（2）起自肌腱：腱鞘巨细胞瘤是手部及腕部最常见的软组织肿瘤，其组织学特点与色素沉着绒毛结节性滑膜炎相近，通常表现为缓慢生长的结节性肿物。超声特点为与肌腱无明显界限的软组织肿物，无钙化及空腔形成，伴有中等血流信号[171]。MRI 的表现更为典型，T1 像为低信号，T2 像表现为混杂信号，以中到低信号为主（图 3-74）。

（3）起自肌肉：肌间血管瘤在超声下表现为低回声肿物，可受压变形。多普勒可显示缓慢的静脉血流影。其内在的回声特性与血管畸形的基质成

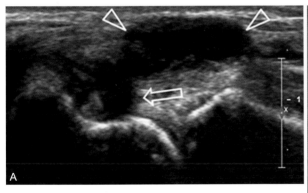
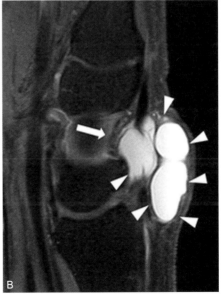

图 3-71　腱鞘囊肿的超声及 MRI 表现。A. 腕关节超声显示近排腕骨背侧大的腱鞘囊肿（空心三角箭头）。腱鞘囊肿的蒂（空心箭头）延伸至头状骨背侧，与关节间隙相通。B. 同一患者腕关节矢状面 T2 加权压脂像 MRI 显示近排腕骨背侧大的多房腱鞘囊肿（实心三角箭头）。该囊肿压迫腕骨间韧带呈锯齿状（实心箭头），但没有证据表明与某一关节相通

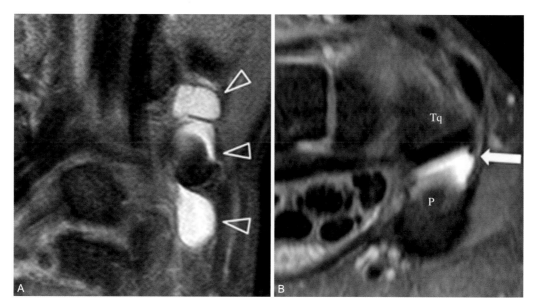

P.豌豆骨；T.三角骨

**图 3-72**　利用 MRI 显示腱鞘囊肿与关节的交通情况。A.腕关节冠状位 T2 加权压脂像 MRI 显示腕关节远排腕骨掌尺侧大的多房腱鞘囊肿（空心三角箭头）。B.同一患者腕关节轴向 T2 加权压脂像 MRI 显示囊肿与三角 - 豆关节相关（长箭头）

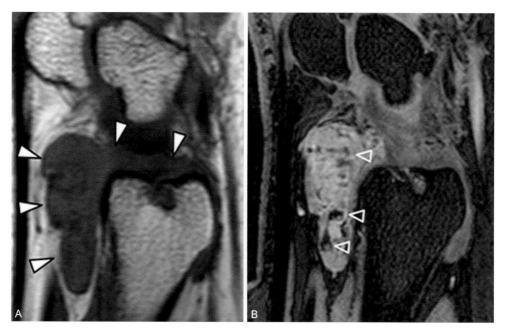

**图 3-73**　色素沉着绒毛结节性滑膜炎的 MRI 表现。A.尺腕关节矢状位 T1 加权 MRI 显示关节处分叶肿物（箭头），沿尺骨掌侧面延伸。B.矢状面梯度回声 MRI 显示肿物内含有多个低信号伴高亮物体的囊泡（箭头），提示含铁血黄素沉积（血液代谢物）。这是色素沉着绒毛结节滑膜炎的典型表现。病理检查确认了这一诊断。梯度回声信号序列对血流信号敏感。如果存在含铁血黄素，则出现高亮表现

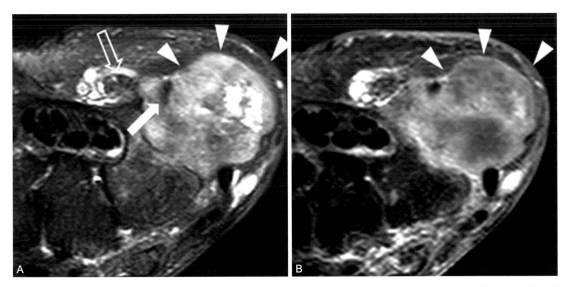

图 3-74　腱鞘巨细胞瘤的 MRI 表现。A. 腕关节轴向 T2 加权 MRI 显示尺掌侧大的分叶状混杂软组织肿物（实心三角箭头）包绕尺侧腕屈肌（实心箭头）。肿物于 Guyon 管与尺神经相邻（空心箭头）。B. 钆增强后轴向 T1 加权 MRI 显示肿物不均匀增强（实心三角箭头）。新生物的表现提示巨细胞瘤可能。这一诊断之后由病理诊断所确认

分和脂肪成分比例有关 [172]。肌间脂肪瘤则表现为界限清晰、回声均匀的高回声肿物，无血流信号、钙化及空洞 [173]。软组织肉瘤在超声及 MRI 上无特异性表现，但具有信号混杂、生长迅速、血流丰富及边界不清等特点。当肿物没有典型的良性肿瘤表现时，均应与软组织肉瘤相鉴别。

（4）起自神经：神经源性肿瘤（施万细胞瘤或神经纤维瘤）可累及腕部的任何神经。对于皮下肿物，均需考虑到神经源性肿瘤的可能，因为其可能起源于细小的皮下神经 [44]。

在超声下，肿瘤表现为沿神经走行的椭圆形低回声肿物，神经在肿物两端膨大 [174]。典型施万细胞瘤的表现为肿瘤内含囊性无回声区域，血流信号丰富，且常常将受累的神经束挤压至边缘。不伴有神经纤维瘤病的周围神经鞘瘤大多为施万细胞

瘤。MRI 表现为椭圆形 T2 像高信号肿物，伴有显著增强。

（5）其他：其他软组织肿物理论上也可累及腕关节，尤其是皮下肿物（图 3-75、图 3-76），但相对少见，因此并未在本章列出。

## 九、小结

腕关节的影像学检查在过去二十年中获得了空前进展。选择合适的影像学检查方法，腕关节绝大部分疾病可以得到准确诊断或有效鉴别，包括损伤的精确部位、疾病的严重程度以及影像学介导的治疗。这些影像学带来的优势可以为患者的治疗起到极大的指导作用。

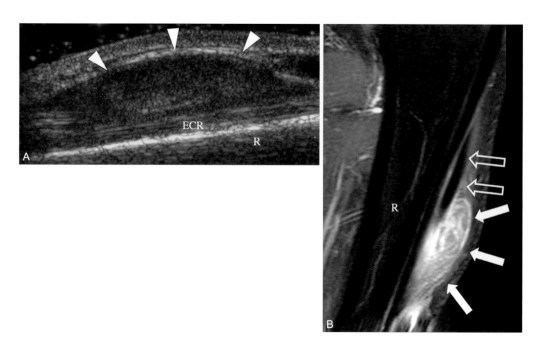

**图 3-75** 前臂远端软组织肿物的超声与 MRI 表现。A. 前臂远端纵行超声显示腕关节桡侧椭圆形软组织影（三角箭头），邻近桡骨（R），并与桡侧腕伸肌腱（ECR）完全分离。与肌肉回声信号相似，没有囊性结构。B. 同一患者的钆增强冠状位 T1 加权压脂像 MRI 显示肿物不均匀增强（实心箭头），并且与桡侧腕伸肌腱（空心箭头）相分离。鉴别诊断包括腱鞘巨细胞瘤。最终病理诊断为滑膜肉瘤。对于滑膜肉瘤需要局部扩大切除

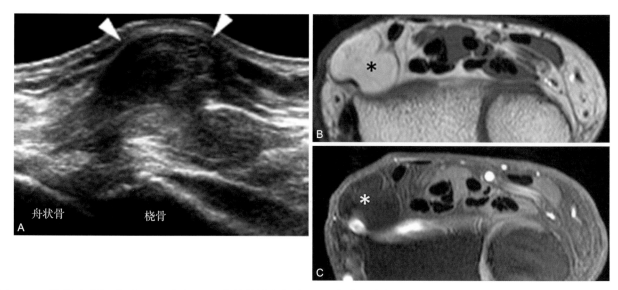

**图 3-76** 脂肪瘤的超声及 MRI 表现。A. 腕关节纵行超声显示腕关节背侧软组织肿物（箭头）。软组织肿物显示清晰的线性回声，与脂肪瘤表现相符。B. 同一患者的轴向 T1 加权 MRI 显示腕关节桡背侧典型的分叶状 T1 加权高信号（脂肪信号，星号）。C. 在 T1 加权压脂序列中病变部位信号（星号）被完全抑制，与脂肪瘤表现完全一致

## 参考文献

[1] Welling RD, Jacobson JA, Jamadar DA, et al. MDCT and radiography of wrist fractures: radiographic sensitivity and fracture patterns. Am J Roentgenol, 2008, 190(1): 10-16.

[2] Bhat AK, Kumar B, Acharya A. Radiographic imaging of the wrist. Indian J Plast Surg, 2011, 44(2): 186-196.

[3] Cerezal L, del Pinal F, Abascal F, et al. Imaging findings in ulnar-sided wrist impaction syndromes. Radiographics, 2002, 22(1): 105-121.

[4] Goldfarb CA, Yin Y, Gilula LA, et al. Wrist fractures: hat the clinician wants to know. Radiology, 2001, 219: 11-28.

[5] Wong WY, Ho PC. Minimal invasive management of scaphoid fractures: from fresh to nonunion. Hand Clin, 2011, 27: 291-307.

[6] Kaewlai R, Avery LL, Asrani AV, et al. Multidetector CT of carpal injuries: anatomy, fractures, and fracture-dislocations. Radiographics, 2008, 28 (6): 1771-1784.

[7] Heuck A, Bonel H, Stabler A, et al. Imaging in sports medicine: hand and wrist. Eur J Radiol, 1997, 26(1): 2-15.

[8] Wong DC, Wansaicheong GK, Tsou IY. Ultrasonography of the hand and wrist. Singapore Med J, 2009, 50(2): 219-225.

[9] Watanabe A, Souza F, Vezeridis PS, et al. Ulnar-sided wrist pain. Clinical imaging and treatment. Skeletal Radiol, 2010, 39(9): 837-857.

[10] Fornage BD, Rifkin MD. Ultrasound examination of the hand and foot. Radiol Clin North Am, 1988, 26(1): 109-129.

[11] Van Holsbeeck M, Introcaso JH. Musculoskeletal ultrasonography. Radiol Clin North Am, 1992, 30(5): 907-925.

[12] Hayter CL, Gold SL, Potter HG. Magnetic resonance imaging of the wrist: bone and cartilage injury. J Magn Reson Imaging, 2013, 37(5): 1005-1019.

[13] Totterman SM, Miller R, Wasserman B, et al. Intrinsic and extrinsic carpal ligaments: evaluation by three dimensional Fourier transform MR imaging. Am J Roentgenol, 1993, 160(1): 117-123.

[14] Bittersohl B, Huang T, Schneider E, et al. High-resolution MRI of the triangular fibrocartilage complex (TFCC) at 3T: comparison of surface coil and volume coil. J Magn Reson Imaging, 2007, 26(3): 701-707.

[15] Guntern D, Becce F, Richarme D, et al. Direct magnetic resonance arthrography of the wrist with axial traction: a feasibility study to assess joint cartilage. J Magn Reson Imaging, 2011, 34: 239-244.

[16] Lee RK, Griffith JF, Ng AW, et al. Traction during MR arthrography improves detection of triangular fibrocartilage complex and intrinsic ligament tears and visibility of articular cartilage. Am J Roentgenol, 2016, 206(1): 155-161.

[17] Lee RK, Ng AW, Griffith JF, et al. Intrinsic ligament and triangular fibrocartilage complex tears of the wrist: comparison of MDCT arthrography, conventional 3-T MRI, and MR arthrography. Skeletal Radiol, 2013, 42: 1277-1285.

[18] Scheck RJ, Kubitzek C, Hierner R, et al. The scapholunate interosseous ligament in MR arthrography of the wrist: correlation with non-enhanced MRI and wrist arthroscopy. Skeletal Radiol, 1997, 26(5): 263-271.

[19] Theumann N, Favarger N, Schnyder P, et al. Wrist ligament injuries: value of post-arthrography computed tomography. Skeletal Radiol, 2001, 30(2): 88-93.

[20] Maizlin ZV, Brown JA, Clement JJ, et al. MR arthrography of the wrist: controversies and concepts. Hand, 2009, 4: 66-73.

[21] Shahabpour M, Van Overstraeten L, Ceuterick P, et al. Pathology of extrinsic ligaments: a pictorial essay. Semin Musculoskelet Radiol, 2012, 16: 115-128.

[22] Moser T, Dosch JC, Moussaoui A, et al. Multidetector CT arthrography of the wrist joint: how to do it. Radiographics, 2008, 28(3): 787-800.

[23] Cyteval C. Doppler ultrasonography and dynamic magnetic resonance imaging for assessment of synovitis in the hand and wrist of patients with rheumatoid arthritis. Semin Musculoskelet Radiol, 2009, 13: 66-73.

[24] Gaffney K, Cookson J, Blades S, et al. Quantitative assessment of the rheumatoid synovial microvascular bed by gadolinium-DTPA enhanced magnetic resonance imaging. Ann Rheum Dis, 1998, 57: 152-157.

[25] Cerezal L, Abascal F, Canga A, et al. Usefulness of gadolinium-enhanced MR imaging in the evaluation of the vascularity of scaphoid nonunions. Am J Roentgenol, 2000, 174(1): 141-149.

[26] Ng AW, Griffith JF, Taljanovic MS, et al. Is dynamic contrast-enhanced MRI useful for assessing proximal fragment vascularity in scaphoid fracture delayed and non-union? Skeletal Radiol, 2013, 42: 983-992.

[27] Vuillemin V, Guerini H, Morvan G. Musculoskeletal interventional ultrasonography: the upper limb. Diagn Interv Imaging, 2012, 93(9): 665-673.

[28] Gude W, Morelli V. Ganglion cysts of the wrist: pathophysiology, clinical picture, and management. Curr Rev Musculoskelet Med, 2008, 1(3-4): 205-211.

[29] Adler RS, Sofka CM. Percutaneous ultrasound-guided injections in the musculoskeletal system. Ultrasound Q, 2003, 19: 3-12.

[30] Smith J, Brault JS, Rizzo M, et al. Accuracy of sonographically guided and palpation guided scaphotra-peziotra-pezoid joint injections. J Ultrasound Med, 2011, 30(11): 1509-1515.

[31] Lohman M, Vasenius J, Nieminen O. Ultrasound guidance for puncture and injection in the radiocarpal joint. Acta Radiol, 2007, 48(7): 744-747.

[32] Rodriguez-Merchan EC, De la Corte-Rodriguez H, Jimenez-Yuste V. Radiosynovectomy in haemophilia: long-term results of 500 procedures performed in a 38-year period. Thromb Res, 2014, 134(5): 985-990.

[33] Markou P, Chatzopoulos D. Yttrium-90 silicate radiosynovectomy treatment of painful synovitis in knee osteoarthritis. Results after 6 months. Hell J Nucl Med, 2009, 12(1): 33-36.

[34] Richie 3rd CA, Briner Jr WW. Corticosteroid injection for treatment of de Quervain s tenosynovitis: a pooled quantitative literature evaluation. J Am Board Fam Pract, 2003, 16: 102-106.

[35] Jeyapalan K, Choudhary S. Ultrasound-guided injection of triamcinolone and bupivacaine in the management of De Quervain's disease. Skeletal Radiol, 2009, 38(11): 1099-1103.

[36] Rozental TD, Zurakowski D, Blazar PE. Trigger finger: prognostic indicators of recurrence following corticosteroid injection. J Bone Joint Surg Am, 2008, 90: 1665-1672.

[37] Peck E, Ely E. Successful treatment of de Quervain tenosynovitis with ultrasound-guided percutaneous needle tenotomy and platelet-rich plasma injection: a case presentation. PMR, 2013, 5(5): 438-441.

[38] Flondell M, Hofer M, Bjork J, et al. Local steroid injection for moderately severe idiopathic carpal tunnel syndrome: protocol of a randomized double-blind placebo-controlled trial. Musculoskelet Disord, 2010, 11: 76.

[39] Lahrabli S, Azanmasso H, Lmidmani F, et al. Ultrasound-guided injection of botulinum toxin in upper limb: experience of PMR departement. Ann Phys Rehabil Med, 2016, 59S: e141-e142.

[40] Rojo-Manaute JM, Soto VL, De las Heras Sánchez-Heredero J, et al. Percutaneous intrasheath ultrasonographically guided first annular pulley release: anatomic study of a new technique. J Ultrasound Med, 2010, 29(11): 1517-1529.

[41] Rojo-Manaute JM, Rodríguez-Maruri G, Capa-Grasa A, et al. Sonographically guided intrasheath percutaneous release of the first annular pulley for trigger digits, part 1: clinical efficacy and safety. J Ultrasound Med, 2012, 31(3): 417-424.

[42] Budhram GR, Schmunk JC. Bedside ultrasound AIDS identification and removal of cutaneous foreign bodies: a case series. J Emerg Med, 2014, 47: e43-e48.

[43] Callegari L, Leonardi A, Bini A, et al. Ultrasound-guided removal of foreign bodies: personal experience. Eur Radiol, 2009, 19: 1273-1279.

[44] Hung EH, Griffith JF, Ng AW, et al. Ultrasound of musculoskeletal soft-tissue tumors superficial to the investing fascia. Am J Roentgenol, 2014, 202(6): W532-540.

[45] Peer S, Freuis T, Loizides A, et al. Ultrasound guided core needle biopsy of soft tissue tumors: a fool proof technique? Med Ultrason, 2011, 13(3): 187-194.

[46] Sitt JC, Griffith JF, Lai FM, et al. Ultrasound-guided synovial Tru-cut biopsy: indications, technique, and outcome in 111 cases. Eur Radiol, 2016, 23: 223-238.

[47] Sitt JC, Griffith JF, Wong P. Ultrasound-guided synovial biopsy. Br J Radiol, 2016, 89(1057): 20150363.

[48] Griffith JF. Diagnostic Imaging. Salt Lake City, Utah: Amirsys Publishing Inc., 2014: 2.

[49] Taljanovic MS, Goldberg MR, Sheppard JE, et al. US of the intrinsic and extrinsic wrist ligaments and triangular fibrocartilage complex—normal anatomy and imaging technique. Radiographics, 2011, 31(1): e44.

[50] Schreibman KL, Freeland A, Gilula LA, et al. Imaging of the hand and wrist. Orthop Clin North Am, 1997, 28(4): 537-582.

[51] Taljanovic MS, Karantanas A, Griffith JF, et al. Imaging and treatment of scaphoid fractures and their complications. Semin Musculoskelet Radiol, 2012, 16: 159-173.

[52] Brøndum V, Larsen CF, Skov O. Fracture of the carpal scaphoid: frequency and distribution in a well-defined population. Eur J Radiol, 1992, 15(2): 118-122.

[53] Knirk JL, Jupiter JB. Intra-articular fractures of the distal end of the radius in young adults. J Bone Joint Surg Am, 1986, 68(5): 647-659.

[54] Hauck RM, Skahen J Ⅲ, Palmer AK. Classification and treatment of ulnar styloid nonunion. J Hand Surg (Am), 1996, 21(3): 418-422.

[55] Jørgsholm P, Thomsen NO, Besjakov J, et al. Björkman A. The benefit of magnetic resonance imaging for patients with posttraumatic radial wrist tenderness. J Hand Surg (Am), 2013, 38: 29-33.

[56] Hunter JC, Escobedo EM, Wilson AJ, et al. MR imaging of clinically suspected scaphoid fractures. Am J Roentgenol, 1997, 168(5): 1287-1293.

[57] Steinmann SP, Adams JE. Scaphoid fractures and nonunions: diagnosis and treatment. J Orthop Sci, 2006, 11(4): 424-431.

[58] Low G, Raby N. Can follow-up radiography for acute scaphoid fracture still be considered a valid investigation? Clin Radiol, 2005, 60(10): 1106-1110.

[59] Dorsay TA, Major NM, Helms CA. Cost-effectiveness of immediate MR imaging versus traditional follow-up for revealing radiographically occult scaphoid fractures. Am J Roentgenol, 2001, 177(6): 1257-1263.

[60] Hackney LA, Dodds SD. Assessment of scaphoid fracture healing. Curr Rev Musculoskelet Med, 2011, 4: 16-22.

[61] Karantanas A, Dailiana Z, Malizos K. The role of MR imaging in scaphoid disorders. Eur Radiol, 2007, 17(11): 2860-2871.

[62] Breitenseher MJ, Metz VM, Gilula LA, et al. Radiogra-

phically occult scaphoid fractures: value of MR imaging in detection. Radiology, 1997, 203(1): 245-250.

[63] Brydie A, Raby N. Early MRI in the management of clinical scaphoid fracture. Br J Radiol, 2003, 76(905): 296-300.

[64] Memarsadeghi M, Breitenseher MJ, Schaefer-Prokop C, et al. Occult scaphoid fractures: comparison of multidetector CT and MR imaging—initial experience. Radiology, 2006, 240(1): 169-176.

[65] Vishwanathan K, Hearnden A, Talwalkar S, et al. Reproducibility of radiographic classification of scapholunate advanced collapse (SLAC) and scaphoid nonunion advanced collapse (SNAC) wrist. J Hand Surg Eur, 2013, 38: 780-787.

[66] Markuszewski M, Kraus A, Studniarek M, et al. NMR findings in patients after wrist trauma with a negative plain radiographs. Pol J Radiol, 2012, 77: 7-13.

[67] Botte MJ, Pacelli LL, Gelberman RH. Vascularity and osteonecrosis of the wrist. Orthop Clin North Am, 2004, 35: 405-421, xi.

[68] Trumble TE. Avascular necrosis after scaphoid fracture: a correlation of magnetic resonance imaging and histology. J Hand Surg Am, 1990, 15(4): 557-564.

[69] Szabo RM, Greenspan A. Diagnosis and clinical findings of Kienböck's disease. Hand Clin, 1993, 9(3): 399-408.

[70] Almquist EE. Kienböck's disease. Clin Orthop Relat Res, 1986, (202): 68-78.

[71] Gelberman RH, Salamon PB, Jurist JM, et al. Ulnar variance in Kienböck's disease. J Bone Joint Surg Am, 1975, 57 (5): 674-676.

[72] Bonzar M, Firrell JC, Hainer M, et al. Kienböck disease and negative ulnar variance. J Bone Joint Surg Am, 1998, 80: 1154-1157.

[73] Nakamura R, Tanaka Y, Imaeda T, et al. The influence of age and sex on ulnar variance. J Hand Surg (Br), 1991, 16: 84-88.

[74] Lutsky K, Beredjiklian PK. Kienböck disease. J Hand Surg (Am), 2012, 37: 1942-1952.

[75] Allan CH, Joshi A, Lichtman DM. Kienböck's disease: diagnosis and treatment. J Am Acad Orthop Surg, 2001, 9(2): 128-136.

[76] Perlik PC, Guilford WB. Magnetic resonance imaging to assess vascularity of scaphoid nonunions. J Hand Surg (Am), 1991, 16(3): 479-484.

[77] Smith M, Bain GI, Turner PC, et al. Review of imaging of scaphoid fractures. ANZ J Surg, 2010, 80: 82-90.

[78] Anderson SE, Steinbach LS, Tschering-Vogel D, et al. MR imaging of avascular scaphoid nonunion before and after vascularized bone grafting. Skeletal Radiol, 2005, 34: 314-320.

[79] Cerezal L, del Pinal F, Abascal F. MR imaging findings in ulnarsided wrist impaction syndromes. Magn Reson Imaging Clin N (Am), 2004, 12(2): 281-299.

[80] Imaeda T, Nakamura R, Shionoya K, et al. Ulnar impaction syndrome: MR imaging findings. Radiology, 1996, 201: 495-500.

[81] Friedman SL, Palmer AK. The ulnar impaction syndrome. Hand Clin, 1991, 7(2): 295-310.

[82] Tomaino MM. Ulnar impaction syndrome in the ulnar negative and neutral wrist. Diagnosis and pathoanatomy. J Hand Surg (Br), 1998, 23(6): 754-757.

[83] Malik AM, Schweitzer ME, Culp RW, et al. MR imaging of the type Ⅱ lunate bone: frequency, extent, and associated findings. Am J Roentgenol, 1999, 173: 335-338.

[84] Viegas SF, Patterson RM, Hokanson JA, et al. Wrist anatomy: incidence, distribution, and correlation of anatomic variations, tears, and arthrosis. J Hand Surg (Am), 1993, 18: 463-475.

[85] Topper SM, Wood MB, Ruby LK. Ulnar styloid impaction syndrome. J Hand Surg (Am), 1997, 22: 699-704.

[86] Bianchi S, Martinoli C, Abdelwahab IF. Ultrasound of tendon tears. Part 1: general considerations and upper extremity. Skeletal Radiol, 2005, 34: 500-512.

[87] Feydy A, Pluot E, Guerini H, et al. Osteoarthritis of the wrist and hand, and spine. Radiol Clin North (Am), 2009, 47: 723-759.

[88] Eaton RG, Glickel SZ. Trapeziometacarpal osteoarthritis. Staging as a rationale for treatment. Hand Clin, 1987, 3: 455-471.

[89] Saltzherr MS, van Neck JW, Muradin GS, et al. Computed tomography for the detection of thumb base osteoarthritis: comparison with digital radiography. Skeletal Radiol, 2013, 42: 715-721.

[90] Nagy L. Salvage of post-traumatic arthritis following distal radius fracture. Hand Clin, 2005, 21: 489-498.

[91] Bordalo-Rodrigues M, Amin P, Rosenberg ZS. MR imaging of common entrapment neuropathies at the wrist. Magn Reson Imaging Clin N Am, 2004, 12(2): 265-679.

[92] Haims AH, Moore AE, Schweitzer ME, et al. MRI in the diagnosis of cartilage injury in the wrist. Am J Roentgenol, 2004, 182: 1267-1270.

[93] Mutimer J, Green J, Field J. Comparison of MRI and wrist arthroscopy for assessment of wrist cartilage. J Hand Surg Eur Vol, 2008, 33: 380-382.

[94] Saupe N, Prussmann KP, Luechinger R, et al. MR imaging of the wrist: comparison between 1.5- and 3-T MR imaging preliminary experience. Radiology, 2005, 234: 256-264.

[95] Backhaus M, Burmester GR, Gerber T, et al. Guidelines for musculoskeletal ultrasound in rheumatology. Ann Rheum Dis, 2001, 60: 641-649.

[96] Lopez-Ben RR. Assessing rheumatoid arthritis with ultrasound of the hands. (video article) Am J Roetgenal, 2011, 197: W422.

[97] Sugimoto H, Takeda A, Masuyama J, et al. Early-stage

rheumatoid arthritis: diagnostic accuracy of MR imaging. Radiology, 1996, 198: 185-192.

[98] McQueen FM, Stewart N, Crabbe J, et al. Magnetic resonance imaging of the wrist in early rheumatoid arthritis reveals a high prevalence of erosions at four months after symptom onset. Ann Rheum Dis, 1998, 57: 350-356.

[99] Jbara M, Patnana M, Kazmi F, et al. MR imaging: arthropathies and infectious conditions of the elbow, wrist, and hand. Radiol Clin North Am, 2006, 44: 625-642.

[100] Pierre-Jerome C, Bekkelund SI, Mellgren SI, et al. The rheumatoid wrist: bilateral MR analysis of the distribution of rheumatoid lesions in axial plan in a female population. Clin Rheumatol, 1997, 16: 80-86.

[101] Vasanth LC, Foo LF, Potter HG, et al. Using magnetic resonance angiography to measure abnormal synovial blood vessels in early inflammatory arthritis: a new imaging biomarker? J Rheumatol, 2010, 37: 1129-1135.

[102] Parellada AJ, Morrison WB, Reiter SB, et al. Flexor carpi radialis tendinopathy: spectrum of imaging findings and association with triscaphe arthritis. Skeletal Radiol, 2006, 35: 572-578.

[103] Luong DH, Smith J, Bianchi S. Flexor carpi radialis tendon ultrasound pictorial essay. Skeletal Radiol, 2014, 43(6): 745-760.

[104] Daenen B, Houben G, Bauduin E, et al. Sonography in wrist tendon pathology. J Clin Ultrasound, 2004, 32: 462-469.

[105] Volpe A, Pavoni M, Marchetta A, et al. Ultrasound differentiation of two types of de Quervain s disease: the role of retinaculum. Ann Rheum Dis, 2010, 69: 938-939.

[106] Choi SJ, Ahn JH, Lee YJ, et al. De Quervain disease: US identification of anatomic variations in the first extensor compartment with an emphasis on subcompartmentalization. Radiology, 2011, 260: 480-486.

[107] Buterbaugh GA, Brown TR, Horn PC. Ulnar-sided wrist pain in athletes. Clin Sports Med, 1998, 17(3): 567-583.

[108] Coggins CA. Imaging of ulnar-sided wrist pain. Clin Sports Med, 2006, 25(3): 505-526.

[109] Pratt RK, Hoy GA, Bass Franzcr C. Extensor carpi ulnaris subluxation or dislocation? Ultrasound measurement of tendon excursion and normal values. Hand Surg, 2004, 9(2): 137-143.

[110] Lee KS, Ablove RH, Singh S, et al. Ultrasound imaging of normal displacement of the extensor carpi ulnaris tendon within the ulnar groove in 12 forearm-wrist positions. Am J Roentgenol, 2009, 193(3): 651-655.

[111] Filippucci E, Gabba A, Di Geso L, et al. Hand tendon involvement in rheumatoid arthritis: an ultrasound study. Semin Arthritis Rheum, 2012, 41(6): 752-760.

[112] Resnick D. Roentgenographic anatomy of the tendon sheaths of the hand and wrist: tenography. Am J Roentgenol Radium Ther Nucl Med, 1975, 124: 44-51.

[113] Chhabra A, Soldatos T, Thawait GK, et al. Current perspectives on the advantages of 3-T MR imaging of the wrist. Radiographics, 2012, 32(3): 879-896.

[114] Costa CR, Morrison WB, Carrino JA. MRI features of intersection syndrome of the forearm. Am J Roentgenol, 2003, 181: 1245-1249.

[115] Parellada AJ, Gopez AG, Morrison WB, et al. Distal intersection tenosynovitis of the wrist: a lesser-known extensor tendinopathy with characteristic MR imaging features. Skeletal Radiol, 2007, 36: 203-208.

[116] Smith DK. Volar carpal ligaments of the wrist: normal appearance on multiplanar reconstructions of three-dimensional Fourier transform MR imaging. Am J Roentgenol, 1993, 161(2): 353-357.

[117] Bateni CP, Bartolotta RJ, Richardson ML, et al. Imaging key wrist ligaments: what the surgeon needs the radiologist to know. Am J Roentgenol, 2013, 200(5): 1089-1095.

[118] Zlatkin MB, Chao PC, Osterman AL, et al. Chronic wrist pain: evaluation with high-resolution MR imaging. Radiology, 1989, 173: 723-729.

[119] Brown DE, Lichtman DM. Midcarpal instability. Hand Clin, 1987, 3(1): 135-140.

[120] Timins ME, Jahnke JP, Krah SF, et al. MR imaging of the major carpal stabilizing ligaments: normal anatomy and clinical examples. Radiographics, 1995, 15(3): 575-587.

[121] Neuhaus V, Jupiter JB. Current concepts review: carpal injuries-fractures, ligaments, dislocations. Acta Chir Orthop Traumatol Cech, 2011, 78: 395-403.

[122] Pollock J, Giachino AA, Rakhra K, et al. SLAC wrist in the absence of recognised trauma and CPPD. Hand Surg, 2010, 15: 193-201.

[123] Peterson B, Szabo RM. Carpal osteoarthrosis. Hand Clin, 2006, 22: 517-528.

[124] Zlatkin MB, Rosner J. MR imaging of ligaments and triangular fibrocartilage complex of the wrist. Magn Reson Imaging Clin N Am, 2004, 12(2): 301-331.

[125] Johnstone DJ, Thorogood S, Smith WH, et al. A comparison of magnetic resonance imaging and arthroscopy in the investigation of chronic wrist pain. J Hand Surg[Br], 1997, 22: 714-718.

[126] Schmitt R, Froehner S, Coblenz G, et al. Carpal instability. Eur Radiol, 2006, 16: 2161-2178.

[127] Van Schoonhoven J, Prommersberger KJ, Schmitt R. Traumatic disruption of a fibrocartilage lunate-triquetral coalition a case report and review of the literature. Hand Surg, 2001, 6(1): 103-108.

[128] Kirschenbaum D, Coyle MP, Leddy JP. Chronic lunotriquetral instability: diagnosis and treatment. J Hand Surg (Am), 1993, 18 (6): 1107-1112.

[129] Crema MD, Zentner J, Guermazi A, et al. Scapholunate

advanced collapse and scaphoid nonunion advanced collapse: MDCT arthrography features. Am J Roentgenol, 2012, 199: 202-207.

[130] De Filippo M, Sudberry JJ, Lombardo E, et al. Pathogenesis and evolution of carpal instability: imaging and topography. Acta Biomed, 2006, 77: 168-180.

[131] Griffith JF, Chan DP, Ho PC, et al. Sonography of the normal scapholunate ligament and scapholunate joint space. J Clin Ultrasound, 2001, 29(4): 223-229.

[132] Lee RK, Griffith JF, Ng AW, et al. Intrinsic carpal ligaments on MR and multidetector CT arthrography: comparison of axial and axial oblique planes. Eur Radiol, 2016, 10: 233-253.

[133] Manton GL, Schweitzer ME, Weishaupt D, et al. Partial interosseous ligament tears of the wrist: difficulty in utilizing either primary or secondary MRI signs. J Comput Assist Tomogr, 2001, 25(5): 671-676.

[134] Shin AY, Battaglia MJ, Bishop AT. Lunotriquetral instability: diagnosis and treatment. J Am Acad Orthop Surg, 2000, 8(3): 170-179.

[135] Gheno R, Buck FM, Nico MA, et al. Differences between radial and ulnar deviation of the wrist in the study of the intrinsic intercarpal ligaments: magnetic resonance imaging and gross anatomic inspection in cadavers. Skeletal Radiol, 2010, 39: 799- 805.

[136] Palmer AK. Triangular fibrocartilage complex lesions: a classification. J Hand Surg (Am) 1989, 14: 594-605.

[137] Szabo RM. Distal radioulnar joint instability. J Bone Joint Surg Am, 2006, 88(4): 884-894.

[138] Chou CH, Lee TS. Peripheral tears of triangular fibrocartilage complex: results of primary repair. Int Orthop, 2001, 25(6): 392-395.

[139] Loredo RA, Sorge DG, Garcia G. Radiographic evaluation of the wrist: a vanishing art. Semin Roentgenol, 2005, 40(3): 248-289.

[140] Pesquer L, Scepi M, Bihan M, et al. Normal ultrasound anatomy of the triangular fibrocartilage of the wrist: a study on cadavers and on healthy subjects. J Clin Ultrasound, 2009, 37(4): 194-198.

[141] Oneson SR, Scales LM, Timins ME, et al. MR imaging interpretation of the Palmer classification of triangular fibrocartilage complex lesions. Radiographics, 1996, 16(1): 97-106.

[142] Oneson SR, Timins ME, Scales LM, et al. MR imaging diagnosis of triangular fibrocartilage pathology with arthroscopic correlation. Am J Roentgenol, 1997, 168(6): 1513-1518.

[143] Potter HG, Asnis-Ernberg L, Weiland AJ, et al. The utility of high-resolution magnetic resonance imaging in the evaluation of the triangular fibrocartilage complex of the wrist. J Bone Joint Surg Am, 1997, 79(11): 1675-1684.

[144] Haims AH, Schweitzer ME, Morrison WB, et al. Limitations of MR imaging in the diagnosis of peripheral tears of the triangular fibrocartilage of the wrist. Am J Roentgenol, 2002, 178(2): 419-422.

[145] Rempel D, Evanoff B, Amadio PC, et al. Consensus criteria for the classification of carpal tunnel syndrome in epidemiologic studies. Am J Public Health, 1998, 88: 1447-1451.

[146] Jablecki CK, Andary MT, So YT, et al. Literature review of the usefulness of nerve conduction studies and electromyography for the evaluation of patients with carpal tunnel syndrome. AAEM Quality Assurance Committee. Muscle Nerve, 1993, 16(12): 1392-414.

[147] Ibrahim I, Khan WS, Goddard N, et al. Carpal tunnel syndrome: a review of the recent literature. Open Orthop J, 2012, 6: 69-76.

[148] Sucher BM. Carpal tunnel syndrome: ultrasonographic imaging and pathologic mechanisms of median nerve compression. J Am Osteopath Assoc, 2009, 109: 641-647.

[149] Mallouhi A, Pülzl P, Trieb T, et al. Predictors of carpal tunnel syndrome: accuracy of gray-scale and color Doppler sonography. Am J Roentgenol, 2006, 186: 1240-1245.

[150] Wong SM, Griffith JF, Hui AC, et al. Discriminatory sonographic criteria for the diagnosis of carpal tunnel syndrome. Arthritis Rheum, 2002, 46(7): 1914-1921.

[151] Wong SM, Griffith JF, Hui AC, et al. Carpal tunnel syndrome: diagnostic usefulness of sonography. Radiology, 2004, 232(1): 93-99.

[152] Yesildag A, Kutluhan S, Sengul N, et al. The role of ultrasonographic measurements of the median nerve in the diagnosis of carpal tunnel syndrome. Clin Radiol, 2004, 59(10): 910-915.

[153] Chen P, Maklad N, Redwine M, et al. Dynamic high-resolution sonography of the carpal tunnel. Am J Roentgenol, 1997, 168(2): 533-537.

[154] Akcar N, Ozkan S, Mehmetoglu O, et al. Value of power Doppler and gray-scale US in the diagnosis of carpal tunnel syndrome: contribution of cross-sectional area just before the tunnel inlet as compared with the cross-sectional area at the tunnel. Korean J Radiol, 2010, 11(6): 632-639.

[155] Kerasnoudis A. Ultrasound and MRI in carpal tunnel syndrome: the dilemma of simplifying the approach to a complex disease or making complex assessments of a simple problem. J Hand Surg Am, 2012, 37: 2200-2201.

[156] Allmann KH, Horch R, Uhl M, et al. MR imaging of the carpal tunnel. Eur J Radiol, 1997, 25(2): 141-145.

[157] Radack DM, Schweitzer ME, Taras J. Carpal tunnel syndrome: are the MR findings a result of population selection bias? Am J Rventqenol, 1997, 169(6): 1649-1653.

[158] Tsujii M, Hirata H, Morita A, et al. Palmar bowing of

the flexor retinaculum on wrist MRI correlates with subjective reports of pain in carpal tunnel syndrome. J Magn Reson Imaging, 2009, 29(5): 1102-1105.

[159] Botchu R, Khan A, Jeyapalan K. Pictorial essay: role of ultrasound in failed carpal tunnel decompression. The Ind J Radiol & Imag, 2012, 22(1): 31-34.

[160] Campagna R, Pessis E, Feydy A, et al. Corlobé P, Drapé JL. MRI assessment of recurrent carpal tunnel syndrome after open surgical release of the median nerve. Am J Roentgenol, 2009, 193(3): 644-650.

[161] Zeiss J, Jakab E, Khimji T, et al. The ulnar tunnel at the wrist (Guyon s canal): normal MR anatomy and variants. Am J Roentgenol, 1992, 158: 1081-1085.

[162] McAlinden P, The J. Imaging of the wrist. Imaging, 2003, 15: 180-192.

[163] Bordalo-Rodrigues M, Schweitzer M, Bergin D, et al. Lunate chondromalacia: evaluation of routine MRI sequences. Am J Roentgenol, 2005, 184: 1464-1469.

[164] Kowalska B, Sudoł-Szopińska I. Ultrasound assessment on selected peripheral nerve pathologies. Part I: entrapment neuropathies of the upper limb-excluding carpal tunnel syndrome. J Ultrason, 2012, 12(50): 307-318.

[165] Pazionis TJ, Alradwan H, Deheshi BM, et al. A systematic review and meta-analysis of en-bloc vs intralesional resection for giant cell tumor of bone of the distal radius. Open Orthop J, 2013, 28(7): 103-108.

[166] Paparo F, Fabbro E, Piccazzo R, et al. Multimodality imaging of intraosseous ganglia of the wrist and their differential diagnosis. Radiol Med, 2012, 117: 1355-1373.

[167] Poh F. Carpal boss in chronic wrist pain and its association with partial osseous coalition and osteoarthritis——A case report with focus on MRI findings. Indian J Radiol Imaging, 2015, 25(3): 276-279.

[168] Nahra ME, Bucchieri JS. Ganglion cysts and other tumor related conditions of the hand and wrist. Hand Clin, 2004, 20: 249-260.

[169] Lowden CM, Attiah M, Garvin G, et al. The prevalence of wrist ganglia in an asymptomatic population: magnetic resonance evaluation. J Hand Surg Br, 2005, 30: 302-306.

[170] Nguyen V, Choi J, Davis KW. Imaging of wrist masses. Curr Probl Diagn Radiol, 2004, 33: 147-160.

[171] Middleton WD, Patel V, Teefey SA, et al. Giant cell tumors of the tendon sheath: analysis of sonographic findings. Am J Roentgenol, 2004, 183: 337-339.

[172] Hwang S, Adler RS. Sonographic evaluation of the musculoskeletal soft tissue masses. Ultrasound Q, 2005, 21: 259-270.

[173] Inampudi P, Jacobson JA, Fessell DP, et al. Soft tissue lipomas: accuracy of sonography in diagnosis with pathologic correlation. Radiology, 2004, 233: 763-767.

[174] Reynolds DL Jr, Jacobson JA, Inampudi P, et al. Sonographic characteristics of peripheral nerve sheath tumors. Am J Roentgenol, 2004, 182: 741-744.

# 腕关节损伤与疾病的康复

# 第4章

王 聪 著

腕关节是一个复杂的关节，它由几个关节组成，产生复杂的运动和功能。这些关节有不同的解剖结构，相适应的韧带支持各关节不同的曲率，基于各种韧带提供的精确的本体感觉输入由肌肉肌腱单元控制。手的精细的正常运动依赖于腕关节的稳定性和运动性，使手在抓握物体时有各种姿态。腕部损伤与疾病在骨科康复特别是手外科的康复病例中占有很大比例。就诊患者一般已在手外科确诊，经过手术治疗或保守治疗，在康复门诊的主诉主要为疼痛和（或）功能障碍。

## 一、舟骨骨折及其功能康复

### （一）舟骨的基本解剖及生物力学

舟骨的血运比较特殊。桡动脉的分支进入舟骨的背侧、远端和腹侧面。舟骨近端的血流供应有1/3是单独由骨间循环提供的，因此，有很高的概率发生缺血性坏死。由于周围的血运较弱，手术治疗后骨折不愈合的概率仍然高于10%。舟骨在生物力学上非常关键。它连接远近两排腕骨运动，对腕关节骨链的稳定性起到支柱作用。舟骨不应该仅被认为是近排腕骨的一部分，而应该被认为是近排与远排腕骨之间的桥梁，稳定腕关节，对于协调腕骨间的运动具有重要意义。关节不稳和关节运动的变化将导致骨折不愈合。同时，不正确的关节应力将加速关节炎的发生。如果没有对舟骨骨折不愈合进行恰当处理，100%的患者在受伤后10~20年会出现腕关节创伤性关节炎，其中大多数患者将出现舟骨骨折不愈合腕骨进行性塌陷（SNAC）、腕关节疼痛和功能障碍[1]。

### （二）舟骨骨折的功能康复

由于舟骨特殊的解剖结构和血运特点，发生不愈合的概率较其他部位的骨折相对较高，不同情况下骨折的愈合进程和康复训练进度个体差异大，

需与手术医生密切配合，及时沟通，以求得最大的功能恢复和最低的治疗风险。

**1. 保守治疗舟骨骨折及功能康复** 对于无移位的舟骨骨折，需要采用石膏或支具固定至少6周。Herbert建议用短臂支具固定。支具固定不包括拇指，因为拇指掌指关节似乎对骨折愈合没有不利影响。其他人推荐对拇指用人字支具固定，只留拇指指间关节自由活动。通常舟骨远极骨折在8~10周愈合，腰部骨折在12周愈合。近极骨折的血运不好，需要12~24周愈合。舟骨腰部或近极骨折要求6周长臂石膏或支具固定。长臂石膏或支具包括固定肘关节，限制前臂旋转，之后改成短臂石膏固定6周或以上。可以想见的是，长时间的固定会造成僵硬和关节内粘连。在石膏固定期间，可以开始手的康复治疗。在此期间治疗师应该告知患者控制肿胀，活动手指及相邻未受累关节，包括同侧的肩关节。

**2. 手术治疗舟骨骨折及功能康复** 急性舟骨骨折患者（不包括经舟骨月骨周围脱位者），术后即开始手指关节和肩肘关节的活动。对于舟骨腰部骨折患者，术后即可开始进行指导下的腕关节主动活动锻炼及循序渐进的手指捏力练习。每4周复查X线平片，必要时进行CT检查以明确愈合情况。出现确定的影像学愈合证据后，可逐渐开始恢复强度较大的体育活动和体力劳动。对于近极骨折，术后石膏制动4周后开始指导下的腕关节主动活动，CT检查显示骨折端有愈合的证据后再开始逐渐恢复体育运动和体力劳动。

经舟骨月骨周围脱位为高能量损伤，舟骨骨折移位大，血运受损严重，同时往往合并包括月三角韧带在内的广泛关节韧带软组织损伤，术后需要石膏或支具固定6~8周再开始活动锻炼。

对于延误诊治的舟骨骨折，若关节镜下探查显示骨折端纤维连接稳固，且无须植骨，直接经皮固定的患者术后不需要固定，术后第二天即可指

导循序渐进的功能活动。对于骨折端松动不稳定，或骨折端进行清创新鲜化植骨的患者，术后固定 1 个月再开始功能锻炼。对于近极或近 1/3 骨折，考虑到骨折间较大的剪切应力及相对薄弱的近侧骨块血运，术后固定 2 个月后再开始功能锻炼。

需要注意的是，除下支具的患者一般腕关节屈伸活动度受限比较严重，桡尺偏次之，前臂旋转受累程度较小。力量练习需循序渐进，因为大负荷握力练习会压缩腕骨序列，从而增加腕骨间韧带的压力。

## 二、桡骨远端骨折及其功能康复

### （一）桡骨远端骨折的基本解剖及生物力学

桡骨远端有两项重要的功能：它是手腕的重要支撑，也是前臂腕关节的一部分。当桡骨远端愈合不正时，施加在关节面上的压力可能会上升而且不平均，可能会导致腕骨的排列不正、尺骨撞击以及下尺桡关节面不一致。这些情况可能造成疼痛、活动减少和关节病变。可能造成的畸形有桡骨长度的丧失、掌倾角的丧失、背侧位移、桡侧位移和桡侧倾角的丧失。掌倾角丧失，甚至出现背侧倾角，会造成尺桡骨关节面的问题，使腕骨出现代偿性排列变化。背侧位移会导致骨折明显的不稳定。桡侧位移会让骨折部分远离尺骨。桡倾角的丧失会造成手的无力而导致易疲劳。若背侧成角达 30°，则前臂旋转功能将受影响[2]。

要成功地治疗桡骨远端骨折，除了要重建骨的解剖排列外，还必须考虑软组织。所以要求骨科医生必须选择合适的治疗方式。特别要注意的是，在保守治疗石膏或支具固定过程中，掌指关节活动必须自由，不能将腕关节维持在过伸或屈曲的姿势。因为这些不正确的姿势可能会导致外在肌腱的挛缩，增加腕管内的压力，加重腕关节韧带的伤势而造成关节僵硬。要注意治疗过程中出现的神经功能异常，预防腕管综合征，也要避免伤害到桡神经感觉支。也要特别避免手的过度肿胀，因为肿胀会导致僵硬和内在肌肉的挛缩。成功治疗桡骨远端骨折的关键包括：重建关节面，维持桡骨长度和适当的腹侧倾角，避免僵硬，以及在稳定的情况下及早开始活动。

### （二）不同类型的桡骨远端骨折及治疗方法

关于桡骨远端骨折的分类本章不再赘述，现主要介绍一下不同类型骨折治疗中的注意事项。

**1. 无移位的骨折**  用石膏或小夹板固定腕关节于功能位 3~4 周。

**2. 有移位的伸直型骨折（Colles 骨折）**  最常见，多为间接暴力所致。跌倒时腕关节处于背伸及前臂旋前位，手掌着地，暴力集中于桡骨远端松质骨处而引起骨折。骨折远端向背侧及桡侧移位。多数可采用手法复位保守治疗。如背侧移位大于 20°，需手术复位固定。要特别注意固定不能使手腕屈曲，掌指关节活动不能受限。

**3. 有移位的屈曲型骨折（Smith 骨折）**  较少见，骨折发生的原因与伸直型骨折相反，故又称反 Colles 骨折。跌倒时手背着地，骨折远端向掌侧及尺侧移位。通常需要手术，采取钢板内固定的治疗方式。

**4. 巴尔通骨折（Barton 骨折）**  不稳定，可能伴有腕关节脱位或半脱位。通常需要手术钢板或钢钉内固定。

综上所述，桡骨远端骨折的手术适应证包括不稳定的骨折、无法复位的骨折、远端背侧位移超过 20°、关节内骨折并位移、关节内骨折并关节面不平整达 2 cm 以上或有桡侧位移的情形。

## 三、桡骨远端骨折的功能康复

### （一）早期（0~6 周）

**1. 相邻关节的活动**  早期最重要的是减少手的肿胀和关节的僵硬，所以要重建手指活动。可教患者做手指活动操，具体方法如图 4-1 所示。

在复位固定或手术后即可开始手指活动。每次练习时尽量做到尽可能大的关节活动，但次数不宜过多，要注意放松休息。对于一些肿胀比较严重的患者，治疗师可以指导患者有选择地做一些物理治疗来帮助消肿和防止粘连，如冰敷、超声波和超短波等。需要注意的是，超短波的照射部位不能有金属，所以一般来说手术钢板或钢钉内固定的患者不宜照射超短波。对老年患者，应特别强调相邻关节活动的重要性，特别是肩关节。受伤后 3

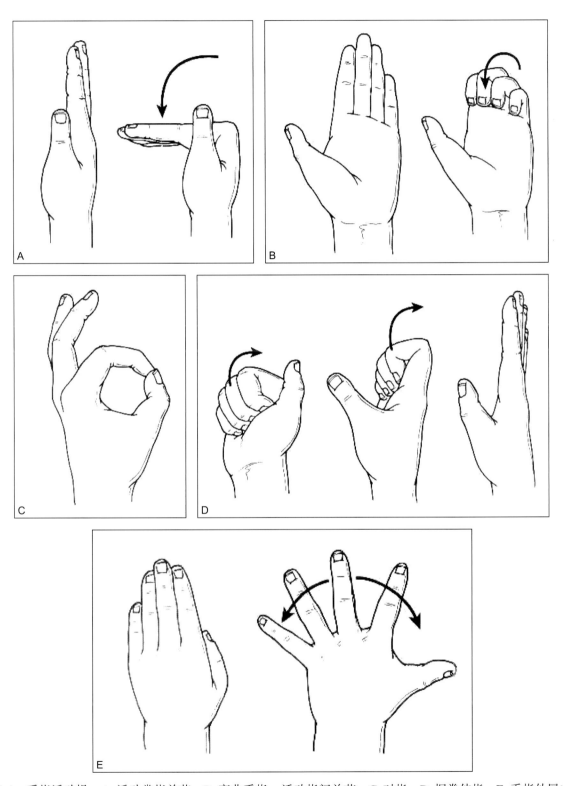

图 4-1　手指活动操。A.活动掌指关节。B.弯曲手指，活动指间关节。C.对指。D.握拳伸指。E.手指外展内收

天即应锻炼肩关节的前屈、后伸、内收、外旋和环转活动，以防止复杂局部疼痛综合征（complex regional pain syndrome，CRPS）的发生。注意观察指端血运及浅感觉的变化。期间注意石膏的松紧度。过松或过紧均需及时找医生调整，以避免骨折移位。复查 X 线片。早期康复的另一个重点是手的功能性使用。当治疗提供了足够的稳定度之后，可以用手逐渐开始去做一些轻松的活动，协助一些日常生活的动作，如穿衣服、吃饭和如厕等。这样它可以更快地融入患者本身的身体认知和角色，也可以减少功能失调的倾向。

**2. 腕关节的活动**　采取坚强外固定的患者，手术拆线后（术后 2 周）即可以开始轻微的腕活动，包括屈曲、伸展、桡偏和尺偏等。此时也可以开始按摩瘢痕，以减少刀口处的粘连。对于某些有瘢痕增生或肥厚问题的患者，可以建议其使用硅胶瘢痕贴来压平和减少瘢痕。可以从 4 周左右开始由轻到重的持重练习，以及轻微、温和的前臂主动旋转练习。前臂主动旋转练习推荐利用火棒原理进行辅助训练。火棒原理即利用一端重量较重的物体（如锤子），手握较轻的一端，利用另一端的重量作为配重，辅助牵引前臂旋转（图 4-2）。

对于无移位的骨折，3~4 周拆除石膏或支具后即可开始腕关节的活动。对于手法复位石膏或支具固定的老年患者，要等到拆除外固定后再循序渐进地开始腕关节的练习。

## （二）中期（7~8 周）

在中期骨痂逐步生成并成熟，局部肿胀消失。复查 X 线片见骨折已接近临床愈合。需要复诊拍 X 线片加以确认。有些比较粉碎的骨折需要固定到 8 周以上。

**1. 相邻关节**　在早期功能锻炼的基础上，此时手部的肿胀应该明显减轻，活动度基本恢复正常，开始加入手指力量和灵活性的练习。可使用不同负荷的握力球循序渐进地进行握力练习（图 4-3），使用橡皮泥等进行握力和捏力练习（图 4-4）。使用受伤侧的手逐渐参与更多的日常生活。肩、肘关节应该恢复到正常活动度。

**2. 腕关节**　继续进行关节活动度的扩展训练。对于有坚强内固定的患者，术后 2 周开始腕关节活动。此时腕关节屈伸及桡尺偏都应该有了一定的活动度。继续训练，直至活动度接近正常。可空手进行屈伸桡尺偏及旋转力量训练。

## （三）晚期（9~12 周）

本期开始轻微负重的力量训练。可手握轻型哑铃开始力量训练（图 4-5）。如有条件，也可以

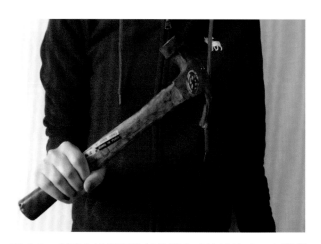

图 4-2　利用火棒原理进行前臂主动旋转练习。上臂贴体侧，屈肘 90°，防止肩关节代偿。温和地使用健侧手或患侧手握"火棒"（小铁锤）辅助进行旋转练习

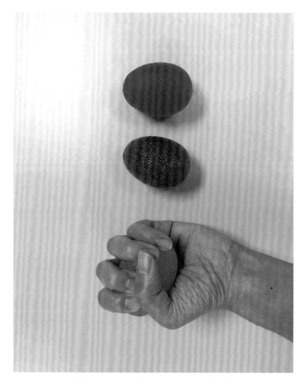

图 4-3　使用握力球练习握力

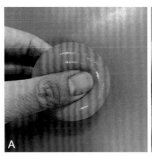
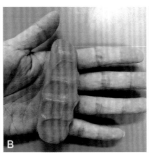
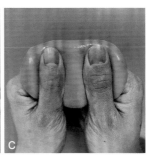

图4-4 使用橡皮泥练习捏力

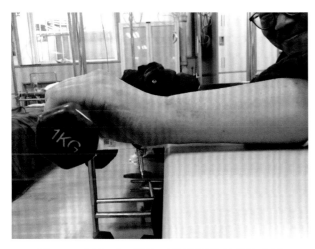

图4-5 用轻型哑铃练习前臂屈伸肌群的力量

利用 E-link 训练软件通过游戏来练习手腕的功能，量化功能恢复的成果，增加趣味性，增强患者的训练兴趣和康复信心。

# 四、三角纤维软骨复合体（TFCC）损伤及其康复

## （一）TFCC 的基本解剖及生物力学

TFCC 是尺骨与尺侧掌骨之间的一个复合组织结构，由腕关节盘、关节盘同系物、远端桡尺掌和背侧韧带及尺侧腕伸肌腱鞘等结构组成。中央部分是三角纤维软骨盘，血流供应较差，在手腕的尺骨远端与近排腕骨（主要是三角骨）之间形成避震垫的作用。TFCC 的中央区及其桡侧血流供应差，且无神经控制，只有在周围 15%~20% 的地方才有动脉血流供应，也才有愈合的能力。所以，发生在中央处的缺损或者撕裂很难愈合，而越边缘处的损伤则愈合概率越高。TFCC 的桡骨附着处与桡骨的关节软骨混杂在一起。尺骨附着处在尺骨茎突的基部，可分为浅层和深层。

TFCC 的生理功能包括：①支撑近排腕骨，包被尺骨远端关节面。②传导轴向负荷，缓冲外力作用。③稳定尺腕关节和下尺桡关节。

## （二）TFCC 损伤的治疗

**1. 保守治疗** 包括休息、支具或石膏固定 4~6 周，给予可的松封闭注射，使用非甾体抗炎药（nonsteroidal anti-inflammatory drug, NSAID）抗炎，以及口服镇痛药镇痛等。可在固定后开始物理治疗。在症状出现的最初 6 周不应使用可的松封闭治疗，以免妨碍组织正常的生理恢复进程。拆除固定后开始功能锻炼，需要大量手腕劳动的工作人员可以考虑更换工作。

**2. 手术治疗** 一般来说，只有在完整的保守治疗失败后才考虑以手术的方式治疗 TFCC 损伤。

（1）开放性手术治疗：可于腕背侧及掌侧做切口。背侧入路有利于进行 TFCC 小凹部的修复，掌侧入路具有更好的视野。开放性手术后疗效一般较好，腕关节疼痛程度及关节活动度等可有明显好转。目前除了一些伴有下尺桡关节不稳定或尺骨茎突骨折等复杂的 TFCC 损伤的治疗需要使用开放性手术外，开放性手术已逐渐为关节镜手术所替代。

（2）腕关节镜手术治疗：根据损伤部位及 Palmer 分型，对于不同类型的 TFCC 损伤需要采取不同的手术方法。在关节镜下可以对腕关节内韧带及三角纤维软骨复合体进行动态评估，对损伤进行分类，并进行相应的手术治疗。Trumble 等报道对于急性 TFCC 周围或桡侧撕裂，腕关节镜修复后，结合康复训练，可达对侧 85% 的握力和关节活动度。

### （三）TFCC 损伤的康复

**1. 早中期的康复治疗（0~3 个月）**

（1）保守治疗 TFCC 损伤的康复：用短臂或长臂支具固定 4~6 周，限制前臂旋转（图 4-6）。用带铰链的长臂支具是比较理想的。这种支具可以严格限制前臂旋转，而不限制腕关节的屈伸。在配带过程中要注意屈伸手指及活动肘关节、肩关节，防止邻近关节僵硬。可做理疗，如超声波和超短波等，以减轻疼痛。复查时摘除支具后可开始进行缓慢、轻微的前臂旋前和旋后练习。待主、被动活动度接近正常，可以循序渐进地加入腕及前臂的力量和本体感觉训练。

（2）腕关节镜辅助 TFCC 损伤修复术后的康复：对于 TFCC 损伤修复或重建的患者，术后需要采用长臂石膏或支具控制前臂旋转。固定角度视具体情况而定，一般可固定于旋后位或中立位。严格固定 3~4 周，期间只在配带支具的情况下做手指和肘关节活动及轻微的腕屈伸练习。术后 4~6 周可摘下支具，做有限制的旋前和旋后练习，并

在练习后继续配带支具。满 6 周后，可解除固定，在康复治疗师或医生的指导下逐渐过渡到全关节活动范围的练习。6~12 周，在基本完成无痛下的全范围关节活动后，开始循序渐进地进行力量练习。

**2. 中后期的康复治疗（4 个月后）** 使用小型哑铃或者弹力绳在腕关节活动的六个平面上增加负荷，包括背伸、掌屈、桡偏、尺偏、旋前和旋后等。有条件的可在肌力部分恢复后，开始用 Cybex 等速训练仪进一步增加旋前和旋后肌力。

可以使用哑铃或弹力绳，开始四个方向对角线上肢模式的练习。使用握力球、握力器或弹力绳来做手指的屈伸抗阻训练。

关于上肢增强模式的训练，具体训练动作有以下几个：①推墙运动。患者站在离墙 1~1.5 m 处，然后向前倒向墙，用手撑住，再借反弹力回到原来的位置。②丢球运动。将医疗球用双手抓举到头上或胸前，把球投向伙伴或弹簧垫，拿回球后再举到头上或胸前位置。③丢球运动进阶，采取对角线投接球。④仰举投接球。患者仰卧，前臂没有任何支撑，将上臂外展 90°，外旋 90°，由伙伴将医疗球（重量不大于 2 磅）从患者的 60~100 cm 高处往下扔。患者接到球后立即扔回给伙伴，越快越好。⑤职业性强化的活动，如使用扳手拧螺丝帽等[3]。

# 五、腕关节不稳定及其康复

## （一）腕关节不稳定的基本解剖及生物力学

腕关节不稳定是指远排腕骨与近排腕骨间或近排腕骨与下尺桡关节间的脱位或半脱位。腕关节静态或动态的联系减少导致通过腕关节的负荷能力下降。患者常见的症状有疼痛以及运动控制的突然丧失，伴有疼痛和力弱的闷响等。不及时发现和处理腕关节不稳定将引起跨腕和腕的负荷异常，最终导致关节表面的退化。想要了解腕关节不稳定，需要提高对腕关节解剖和腕关节运动学的理解。

腕关节是由桡腕关节、下尺桡关节、腕中关节和腕掌关节组成的复杂关节，含有 8 块腕骨以及多条腕关节韧带。腕骨分为远近两排，各有四块。其韧带包括掌侧韧带、背侧韧带以及内在骨间韧带三个部分。腕的掌侧韧带较背侧韧带强韧，数量也较多，相邻韧带形成多个 V 形结构，以加强

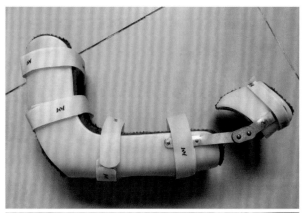

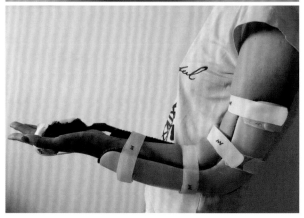

图 4-6 用于 TFCC 损伤后固定的长臂支具

腕关节的稳定。桡腕关节由舟骨、月骨和三角骨相连的弧状关节面与桡骨远端关节面构成。两排腕骨间的关节称为腕中关节。腕中关节的主要功能是屈伸和桡尺偏，也有轻度的旋转功能。腕关节的正常活动范围是掌屈 0°~80°，背伸 0°~70°，桡偏 0°~25°，尺偏 0°~55°。Brumgield 等认为腕关节在掌屈 10° 到背伸 35° 之间就可以完成大多数日常活动。

　　Watson 等把不稳定分为两种情况：①"动态不稳定"，是指出现在某种特定负荷条件时的不稳定。②"静态不稳定"，指无任何负荷条件下不稳定均存在。在腕关节的平衡各种要求中，腕骨本身的形态、邻近关节面的形态（尤其是桡骨远端）、邻近腕骨产生的压力以及腕关节中韧带的导向和约束作用，这些因素中任何单一因素或多种因素的改变均可能导致腕关节不稳定的发生。

　　腕关节不稳定的发病率各家报道的结果存在较大差异。Wright 等报道在所有的腕部损伤中有10% 可导致腕关节不稳定。Larsen 等报道的腕关节不稳定发生率为 12.8%。Jones 等对腕部损伤常规X 线投照体位摄片，发现其中仍有 5% 存在腕关节不稳定。Sennwald 等在 1993 年运用腕关节镜观察在腕部损伤中，单条韧带损伤的占 25%，两条或以上损伤的占 75%[4]。国内有学者报道，在桡骨远端骨折中伴腕关节不稳定的发生率是 32.9%~48.8%，在对骨折行整复时可自然纠正 64.9% 的腕关节不稳定，仍有 35.1% 的不稳定残留[5]。

　　另外，值得注意的是，Schoenfeld 等对在妇科、产科、从事超声扫描工作的医生和技师因职业原因导致的腕部疼痛进行的检查中也发现有 2.3% 的人存在腕关节不稳定。在我们的临床实践中，也发现妇产科、超声科及康复科的医务人员发生慢性腕关节疼痛的概率较高。在这些医务工作者中，部分对于对症治疗效果改善不明显，或在休息后得到改善而重返工作岗位后症状反复，需要考虑腕关节不稳定或动态不稳定。后期要为达到重返工作岗位而进行专门的作业治疗和健康教育。

　　舟骨及月骨本身的解剖形态与邻近腕骨或尺桡骨的骨性排列关系及韧带连接的独特性，决定了它在维持腕关节稳定中所起的作用极为重要，月骨是研究腕关节生理和病理生理运动的一个重要的解剖和影像学标志。根据月骨的移位方向产生了背

伸中间链节不稳定（DISI）及掌屈中间链节不稳定（VISI）的概念（框 4-1）。

**框 4-1　DISI 与 VISI**

| DISI | VISI |
|---|---|
| 月骨背伸，向掌侧移位 | 桡腕关节掌屈（桡月角 > 15°） |
| 头状骨向背侧移位 | 腕中关节背伸（月头角 > 30°） |
| 头月角 > 30°（正常 ±10°，0°~30°） | 可伴舟月骨及月三角骨分离 |
| 桡月角背伸 > 15° | |
| 伴或不伴舟月分离 | |

## （二）腕关节不稳定的康复

　　腕关节不稳定会造成腕关节稳定性和活动性的问题，以及腕关节的疼痛。韧带损伤后，本体感觉也会丢失。腕关节不稳定的康复目标是让腕关节恢复到稳定无痛的状态，并且保持功能活动度和功能性的活动能力。本体感觉包括关节位置觉、运动觉和神经肌肉的控制。要通过本体感觉来训练改善腕关节的动态稳定性。本体感觉再训练可提升腕关节动态关节的稳定性，在特定的韧带损伤后制订康复计划时要有针对性地设计肌肉力量训练。

**表 4-1　本体感觉康复**

| 阶段 | 计划 | 目的 | 技术 |
|---|---|---|---|
| 1 | 基础康复 | 水肿、疼痛控制及促进运动 | 基础手法治疗 |
| 2 | 本体感觉训练 | 有意识的关节控制 | 镜像疗法 |
| 3 | 关节位置觉 | 重复关节角度 | 闭眼的被动与主动活动 |
| 4 | 关节运动觉 | 脱离视听，提示感受关节运动 | 人工或机器的运动检测 |
| 5 | 有意识的神经肌肉康复 | 训练特定肌肉，增强稳定性 | 等长、离心、等速或混合激活 |
| 6 | 无意识的神经肌肉康复 | 反应性肌肉激活 | 干扰、强力球及超等长训练 |

　　舟月分离是舟骨与月骨之间机械性连接结构断裂导致的功能障碍，是月骨周围进行性腕关节不稳定的第一个阶段，常在腕关节背伸、尺偏及

腕中关节旋后时受伤所致，是最常见的腕关节不稳定。

针对舟月不稳定，早期我们推荐飞镖投掷动作（Dart-Throwing Motion, DTM，图 4-7）。飞镖投掷动作的运动平面是腕关节进行功能性斜向运动发生的平面，尤其是从桡侧伸展到尺侧屈曲。多数日常生活动作都用到 DTM。DTM 很大程度上运用了腕关节伸展。与单纯的屈伸或桡偏相比，在 DTM 中舟骨和月骨的运动较小。DTM 所在的平面与矢状面成 30°~45°，在康复中需要桡腕关节运动最小化的同时能够允许腕关节功能性运动出现。有些人认为 DTM 是手腕运动的自然功能模式。这种斜向运动导致早期人类祖先的进化优势。这种弧形运动是最常用的手腕运动。在日常生活如钉钉子、扔球、拧瓶杯盖和击鼓等，都是 DTM 运动模式。

在中后期则要进行有意识的神经肌肉康复。其作用是通过提高肌肉的有意识活动，来重建关节的稳定能力和平衡能力。在康复过程中要针对特定韧带损伤的特定的目标肌肉来训练。桡侧腕屈肌力量训练在部分舟月骨间韧带损伤时可以提高舟月骨的稳定性。桡侧腕屈肌、小鱼际肌和尺侧腕伸肌

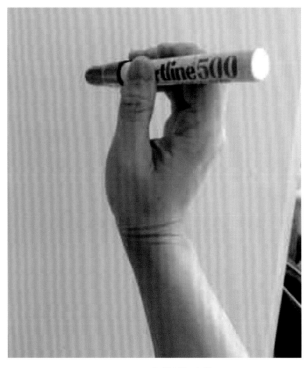

图 4-7　飞镖投掷动作

可以提高月三角和腕骨间的稳定性。练习的目的是促进肌肉有意识地激活，重塑关节稳定性和平衡。

治疗性训练包括等长收缩、等张收缩（包括向心收缩和离心收缩）、等速收缩和协同收缩。①等长收缩：即在某一特定的关节角度，肌肉长度不变的收缩方式。等长收缩在康复早期运用，因为阻力大小和关节活动范围可以被治疗师更仔细地进行控制，并且提供早期的本体感觉输入。为了确保安全，舟月韧带损伤和修复后要在变化的角度做 DTM。②等张收缩：肌肉在全关节活动范围内对抗持续的负荷。等张收缩又分为向心收缩和离心收缩。等张收缩练习的目的是提高力量、肌肉耐力和爆发力。大多数日常活动包含肌肉的向心收缩和离心收缩。向心收缩是肌肉收缩时肌肉长度缩短的收缩方式。在收缩产生张力的同时被拉长的收缩称为离心收缩。③等速收缩：又称等动收缩，指在整个关节运动范围内肌肉以恒定的进度进行最大用力收缩，且肌肉收缩产生的力量始终与阻力相等的肌肉收缩，通常需要机器辅助练习。④协同收缩练习（co-activation exercises）：协同收缩练习是指原动肌和对抗肌的共同收缩，需要使用离心、向心和等长收缩练习（图 4-8）。我们可以用双手在球上进行平衡练习，使在桌子上的球缓慢和有控制地运动。这样让患者同时锻炼屈肌和伸肌，以达到腕关节运动的平衡。

在强化期要进行非意识下神经和肌肉再教育。通过促进非意识下的肌肉激活，以重塑关节稳定性和平衡，包括反应性肌肉激活、扰动训练及感觉运动激活。反应性肌肉激活着重于重建肌肉的非意识控制下的收缩，以重塑关节平衡。其目标在于重新建立肌肉正确的神经肌肉反射模式，以应对不断改变的和非预期情况下的需要。这对于高水平功能和损伤预防都具有重要作用。其包括强力球（图 4-9）和投接球等（图 4-10）。扰动训练包括平衡板和平衡球的训练等。在训练时应注意小心地安排训练。既要使手腕处于不稳环境中，又需要防止训练过量或负荷过大而导致受伤。训练时要确定骨折和韧带已经完好愈合。感觉运动激活是指输入感觉刺激来激活运动。例如，我们可以利用肌肉电刺激进行尺侧腕屈肌和尺侧腕伸肌的等长训练，来改善腕中关节不稳定。

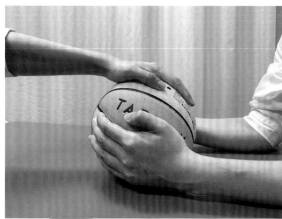

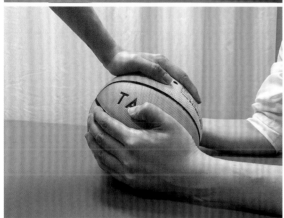

图 4-8 协同收缩练习

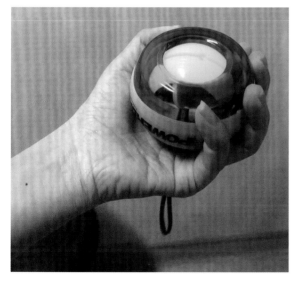

图 4-9 反应性肌肉激活，强力球

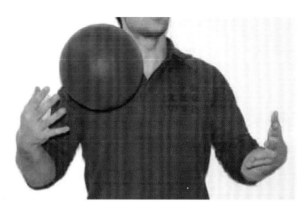

图 4-10 反应性肌肉激活，投接球

最常发生的周围神经病变，约有 1% 的人患过这种疾病。本病最常发生于中老年，在 1215 位受访的 CTS 患者中，83% 的患者年龄大于 40 岁，平均年龄为 54 岁。女性罹患此病的概率是男性的 2 倍。

腕管是一个坚韧的、由纤维结缔组织和骨组成的空间，类似一个生理性的封闭腔室。腕管综合征是由于正中神经在通过手腕时受到压迫引起的。临床上的症状有疼痛、麻木以及正中神经支配范围（拇指、示指和中指、环指桡侧的掌侧）有灼烧和刺痛感。疼痛时和夜晚掌侧（正中神经支配区）会有麻木感是常见的临床症状。睡觉时手腕长时间保持伸展或屈曲的姿势或者受到头部或枕头的压迫是造成夜间症状的原因之一。其他会改变体内水分平衡的情况，如怀孕和使用口服避孕药等，都可能导致 CTS。怀孕所导致的 CTS 通常很短暂，而且一般会自然恢复，所以对于孕期的 CTS，应避免手术治疗。

最常见的症状是在正中神经支配的手腕掌侧出现麻木、疼痛和感觉异常，包括前三指掌侧及 1/2 的环指桡侧也常有夜间疼痛的情形。一些日常生活动作（如开车、握住杯子和打字）会导致症状加重。有时可以借由按摩或甩手来减轻疼痛或感觉异常的症状。

辅助诊断 CTS 的激发实验包括 Phalen 试验、Tinel 征、直接压迫腕管、正中神经感觉分布测试和电生理检查（肌电图）等。

# 六、腕管综合征的康复

## （一）腕管综合征概述

腕管综合征（carpal tunnel syndrome，CTS）是

## （二）腕管综合征的治疗及康复

**1. 保守治疗** 大多数患者应该先接受保守治疗，除非有急性期症状或与外伤有关，如桡骨远

端骨折引起肿胀而导致的腕管综合征。所有怀孕的妇女都应该先考虑保守治疗，因为症状可能在生产后改善。保守治疗的方法有：

（1）支具制动：用支具将腕关节保持在自然休息位。Burke 发现在手腕保持自然姿势时，腕管内压力最低。晚上配带支具，白天情况允许的话尽量也要配带。

（2）日常活动作息的改变：如停止使用会震动的器械，或使用电脑时在手腕下放支持物。

（3）向腕管内注入可的松：注意不要打在正中神经上。研究显示，25% 的患者在接受注射后可以维持 18 个月没有症状。Green 发现大约有 46% 的患者在 2~4 个月后症状会复发，最后接受手术治疗。

（4）服用维生素 $B_{12}$ 等神经营养药，或用药物治疗引发 CTS 的原发病。

**2. 手术治疗及术后康复**　建议采用传统的腕管切开术，不建议采用关节镜减压术。有研究表明，后者的复发率显著高于前者，并且易造成指神经断裂[6]。

CTS 的术后康复进程为：

（1）2~7 天：术后立即开始手指的屈曲和伸展动作，鼓励患者开始温和的腕关节屈曲和伸展。

（2）7~14 天：在疼痛可耐受的情况下，可以用手做一些日常生活活动。

（3）3~4 周：14 天拆线，并开始关节活动及肌力训练。使用瘢痕贴覆盖瘢痕，以促进瘢痕组织的再塑造，并开始瘢痕按摩。患者可以开始更复杂的动作，开始练习握力和捏力。练习方法参见桡骨远端骨折的康复训练方法部分。

# 七、腕关节镜下滑膜切除术治疗类风湿性腕关节炎及术后康复

## （一）类风湿性腕关节炎及手术概述

类风湿性关节炎常累及腕关节，约有 75% 的患者出现腕部症状。腕关节常在疾病早期受累，引起明显的腕部疼痛和肿胀，腕部活动受限，严重时可造成腕关节不稳定。其机制往往是关节腔内大量滑膜和血管翳增生，并在关节腔内产生大量炎症因子，造成症状持续存在。手术切除增生滑膜能有效缓解症状，增加腕关节活动度。自 1990 年

Roth 和 Poehling 首次在腕关节镜下进行滑膜清理后，腕关节镜下滑膜切除术越来越多地被用于类风湿性腕关节炎，并取得了良好的效果[7]。

## （二）腕关节镜下滑膜切除术治疗类风湿性腕关节炎的术后康复

腕关节镜下滑膜切除术治疗类风湿性腕关节炎具有良好的短期疗效，能有效缓解疼痛，增加腕关节活动度。相对于传统开放手术，它具有创伤小、恢复快以及能早期康复训练的优势。

对于类风湿性腕关节炎患者，首要的是控制类风湿的发展，配合风湿免疫科的疗程进行康复训练。训练的重点是扩大关节活动度和增强肌力。

但值得注意的是，有文献表明，关节镜腕关节滑膜切除术本身并不能提高握力或运动范围，但它可以减轻手腕疼痛和改善功能，从而促进患者早日恢复原工作。所以在康复训练之前，治疗师应该向手术医生询问以明确手术前及术中的状况，包括关节活动度和力量等基本情况，不要一味地追求扩大关节活动度的效果，而应把重点放在镇痛、复合运动及精细运动的训练以及与生活自理和重返工作岗位有关的作业治疗上，如进食和打字等日常生活活动能力（activities of daily living, ADL）练习。必要时可制作一些辅助具，以帮助患者代偿一些动作（图 4-11）。

# 八、腕关节康复中的常见问题及解决方法

腕关节康复中常见的问题主要有疼痛、肿胀和关节僵硬等，而这些问题又相辅相成、相互影响。我们可以用物理治疗的方法辅助改善患者的症状和功能障碍。常用的物理治疗方法：

## （一）物理因子治疗及作用

**1. 冷疗（冰敷）**　冷疗是受伤后、手术后早期和康复训练后消肿和预防肿胀的方法。

对于急性损伤，我们一般遵循 RICE 原则，即休息（rest）、冰敷（ice）、加压（compression）和抬高（elevation）。在临床的康复实践中，每次康复训练之后，为了预防和缓解肿胀，我们一般辅以冰敷治疗。冷疗的仪器设备有冰袋和冷风机等。

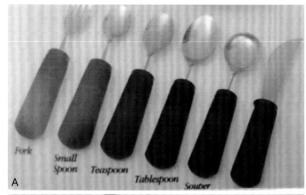

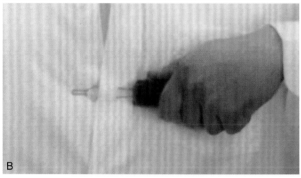

图 4-11　类风湿性腕关节炎的辅助日常生活器具。
A. 加粗手柄餐具。B. 助力系扣钩

需要注意的是，应避免冷湿敷和温度过低的长时间冷敷，以防止冻伤。

**2. 热疗**　热疗可以用于增加关节活动度和缓解疼痛，因为热疗可以放松和拉长关节周围的软组织。为了增加关节活动度，热疗配合拉伸一起使用最为有效。热疗可以促进血液循环，但应注意控制肿胀，不宜进行高温和长时间的热疗。治疗过程中要随时注意治疗部位的情况，避免造成低温烫伤。临床上，我们指导患者在练习之前用康复新液加热至 40~42℃，浸泡腕关节 20 min，再进行关节活动度的练习。

**3. 超声波疗法**　超声波有机械作用、热作用及空化作用，可以改善局部组织的血液循环，有促进软组织愈合以及增加成纤维细胞活性的作用，可以增加瘢痕组织的延展性，用于软化瘢痕和松解粘连（图 4-12）[8]。超声波治疗的治疗频率一般为每日或隔日一次，疗程由疾病的特性决定。急性病一个疗程为 5~10 次，慢性病一个疗程为 15~20 次。医生和治疗师可根据患者的具体情况决定疗程和治疗剂量。

**4. 冲击波疗法**　冲击波是一种机械波，能够

在极短的时间（纳秒级）内产生高压（兆帕级）且高速传导，然后突然释放产生极大的能量，作用于人体组织后可促进组织再生、毛细血管和上皮细胞新生，以达到组织创伤修复的目的（图 4-13）。冲击波治疗有机械效应、成骨效应、镇痛效应和代谢活化效应，可改善治疗区域的新陈代谢，分

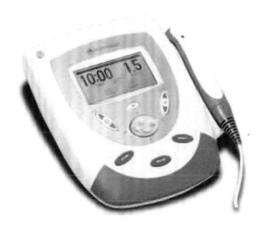

图 4-12　超声波治疗仪

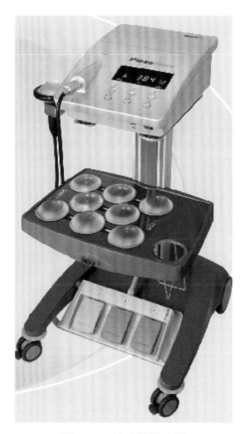

图 4-13　冲击波治疗仪

解患处的钙沉积，有利于机体吸收，使钙沉积消失。冲击波还能减轻患处的炎症反应，消除水肿，提高机体组织的机械负荷。在临床中，我们常用冲击波来治疗 De Quervain 肌腱炎、尺侧腕伸肌炎和尺侧腕屈肌腱炎等。冲击波的治疗频率为 3~7 天一次。

**5. 超短波疗法**　超短波有改善局部血液循环、消炎、镇痛以及加速组织再生修复等作用，尤其对急性和亚急性炎症，效果非常显著。在腕关节疾病的治疗中，我们主要应用超短波减轻炎症和肿胀。超短波治疗剂量通常选择微热量或无热量，治疗频率是一日一次，每个疗程 5~10 次。值得注意的是，在超短波的照射范围内不能有金属，所以腕关节骨折术后有内固定的患者不能接受超短波治疗。另外，心脏起搏器植入者和妊娠也是超短波治疗的禁忌证。

**6. 直流电和低频电疗法**　直流电和低频电刺激有促进神经纤维再生的作用，在临床上被用于治疗腕关节外伤合并神经损伤及腕管综合征的患者。治疗频率一般为每日一次。直流电及低频电刺激的治疗效应会在 72 h 后消失。所以想取得良好的治疗效果，保持治疗的频率尤为重要（图 4-14）。

## （二）手法治疗及作用

**1. 关节松动术**　关节松动术是一种由治疗师实施的被动运动技术，可以是快速的震动动作，也可以是持续牵张。其目的是减少关节疼痛或增加关节活动度。其运动方式为被动的生理性运动或附属运动[9]。桡腕关节是椭圆关节，关节的一面为凸面，另一面为凹面，可在额状轴和矢状轴导航做屈伸、内收外展和环转运动。腕骨间关节属于平面关节，可做轻微的滑动。我们可以根据腕关节的特性，运用关节松动的手法，通过增加关节生理性运动和附属运动来扩大关节活动度。通常的方法有桡腕关节牵引（向掌、背、桡及尺侧滑动）、舟 - 桡关节的滑动（尺 - 月三角关节的滑动）以及腕骨间关节的滑动等（图 4-15 至图 4-17）。

改善伸展关节活动度的滑动技巧是固定关节面为凹面的骨骼，对关节面为凸面的骨骼背侧施力，作用力方向朝掌侧。改善屈曲关节活动的滑动技巧是固定关节面为凸面的骨骼，对关节面为凹面的骨骼背侧施力，作用力方向朝掌侧。在扩大关节活动度的治疗中，患者的疼痛程度应控制在可耐受的范围内。研究表明，低负荷长时间的

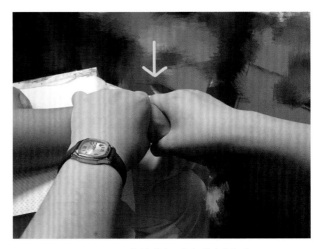

图 4-15　腕关节松动向掌侧滑动

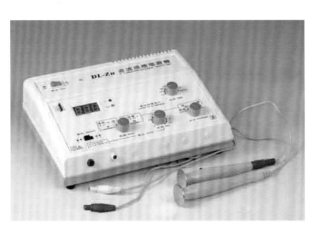

图 4-14　低频电疗仪

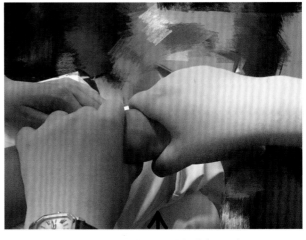

图 4-16　腕关节松动向背侧滑动

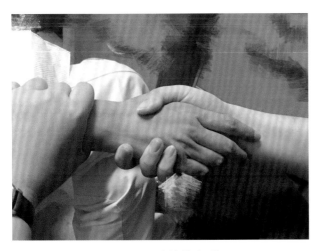

图 4-17　腕关节牵引

保持比短暂快速爆发型的牵拉更有效。

**2. 肌内效贴技术**　肌内效贴疗法是由 Dr.

Kenzo Kase 于 20 世纪 70 年代后期发展而来的。

（1）肌内效贴有以下作用：①提供稳定。②维持正常的结构对线。③减少组织压力。④减轻水肿。⑤促进本体感觉及肌肉性能。临床上主要应用于消肿，帮助治疗腕关节不稳定、慢性腕关节疼痛及肌腱炎。

（2）主要技术方法：① I 形贴：张力集中在治疗区域，直接作用于目标组织。② Y 形贴：张力通过两个尾部分散作用于目标组织。③ X 形贴：张力直接集中于靶组织上，通过尾部分散在每个末端。④扇形贴：张力通过多个尾部分散作用于靶组织上（图 4-18）。

### 致谢

感谢香港乐活物理治疗中心的杨丽贞治疗师对本章的指导和帮助。

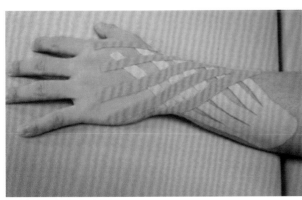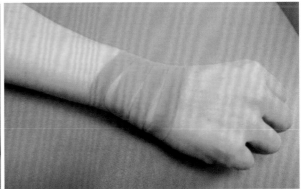

图 4-18　腕手肿胀的肌内效贴使用方法

### 参考文献

[1] 刘波, 陈山林, 朱瑾等. 腕关节镜辅助微创治疗延误诊治的舟骨骨折. 中华手外科杂志, 2016(32)4: 250-253.

[2] Fraster GS, Ferreira LM, Johnson JA, et al. The effect of multiplanar distal radius fractures on forearm rotation invitro biomechanical study. J Hand Surg, 2009, 5: 838-848.

[3] Cooper C. Fundamentals of hand therapy. 2nd edition. Scottsdale: Mosby Elsevier, 2014.

[4] Fischer M, Sennwald G. Arthroscopy in diagnosis of carpal instability. J Helvetica Chirugica Acta, 1993(59) 4: 693-696.

[5] 汤锦波. 桡骨远端骨折伴腕关节不稳定. 中华外科杂志, 1994(32) 2: 82-86.

[6] Brotzman B, Wilk KE. Handbook of orthopaedic rehabilitation. 2nd edition. Philadelphia: Mosby Elsevier, 2007.

[7] 沈云东, 徐文东, 冯俊涛, 等. 腕关节镜下滑膜切除术治疗类风湿性腕关节炎. 中华手外科杂志, 2015, 31(2): 85-88.

[8] 乔志恒, 华桂茹. 理疗学. 北京: 华夏出版社, 2005.

[9] 纪树荣. 运动疗法技术学. 北京: 华夏出版社, 2004.

中 ●篇

# 切开手术技术

# 第1部分

# 桡骨远端骨折

# 第5章　桡骨远端骨折手术技术

Gordon Wong　Charles S. Day 著　李　峰 译

## 一、技术历史

桡骨远端骨折是急诊最常见的骨折，约占所有上肢损伤的 3%，在美国的发病率每年超过 640 000 人次 [1]。损伤呈双峰分布。第一个发病高峰为年轻男性遭遇高能量创伤，第二个发病高峰为老年女性遭遇低能量创伤或脆性骨折。直到 20 世纪中期，几乎所有的桡骨远端骨折都是采取闭合复位，不管是否达到解剖复位，早期报告显示预后良好。Bohler 在 20 世纪 30 年代介绍了"钢针和石膏"技术，包括经皮穿针固定桡骨中部和掌骨，然后用石膏外固定，但是到 20 世纪 40 年代，由于钢针和石膏固定导致一些并发症，因而逐渐不受推崇。尽管新的技术提供了更加稳定的固定，但是缺乏数据支持与单独石膏制动相比更有优势。1951 年 Gartland 和 Werley 完成了一项具有里程碑意义的研究。他们比较了 60 例对 Colles 骨折进行石膏固定患者的影像学结果与最终功能之间的关系。他们的结论是，功能不佳与复位不良相关。这一结论成为现代桡骨远端骨折治疗的基本原则 [2]。20 世纪 80 年代，一些医生进一步研究了功能与解剖完整性之间的关系。Taleisnik 和 Watson 证实桡骨背侧畸形愈合可导致腕关节在休息位时处于反常的位置，造成腕部动力学改变，因此提倡采用截骨矫正恢复正常的桡腕关系 [3]。Fernandez 报道采用截骨矫正畸形，取得了较好的疗效，进一步证实了恢复解剖与功能良好之间的联系，强调了关节面平整对上肢功能的重要性 [4]。1986 年，Knirk 和 Jupiter 对青壮年高能量桡骨远端骨折的长期功能随访结果显示，关节不平整导致超过 90% 的患者出现退行性关节炎，从此大家特别关注关节面精准复位 [5]。为了获得更好的功能结果，外科医生专注于实现关节平整，通过背侧、掌侧或掌背侧联合入路切开复位内固定，使关节面达到更好地解剖复位。但另一方面，也伴随着更高概率的术后并发症，如伸肌腱断裂和其他肌腱损伤或激惹等。钢板系统也在不断发展，通过改善材料强度、降低钢板厚度和使用各种锁定螺钉来减少并发症。

手术入路的选择取决于骨折的部位和骨折块的移位方向。对于骨折块背侧或桡侧移位的骨折，选择背侧入路并应用 π 形或 Forte 钢板固定在 20 世纪 90 年代很受欢迎，整体效果满意。当时只有骨折块向掌侧移位时才采用掌侧入路。但是伸肌腱并发症是不可忽视的问题，包括肌腱激惹、腱周滑膜炎、肌腱磨损和断裂等。引入薄的不锈钢钢板降低了背侧入路后伸肌腱病变的发生率。但随着固定角度的掌侧钢板的出现，因其力学强度更好，且操作更简单，因此，迈入 21 世纪以后，采用单纯背侧钢板固定桡骨远端骨折越来越少。

尽管掌侧锁定钢板和背侧薄钢板被广泛应用于大多数桡骨远端骨折，但当关节面广泛受累，掌侧、背侧和（或）桡侧皮质都劈裂时，使用"三明治钢板"和骨块特异性固定系统可以做到更好的复位和固定，同时不需要跨过桡腕关节。"三明治钢板"可以通过在掌、背侧桡骨表面放置钢板，挤压并支撑固定任何掌侧或背侧移位的关节内骨折块。骨折块特异性固定系统则是针对每一个背侧、掌侧和（或）桡侧移位的骨折行小钢板固定。多块钢板固定会延长手术时间，需要切开及剥离更多的软组织，可能会带来缺血、感染和骨折愈合差的风险。使用多块钢板固定在理论上也会有继发腕关节僵硬，导致其活动度减少的可能。尽管这些并发症在这两种固定技术上都可能发生，但是对这种严重的关节内骨折难有更好的办法，其他可供选择的方案只有使用外架或者桥接钢板跨桡腕关节固定。手术入路的选择最终取决于医生对骨折类型特殊性的评估。

## 二、适应证

1. 分型　桡骨远端骨折可分为以下几种类型。

（1）关节外骨折。A1：尺骨关节外骨折，桡骨完整；A2：桡骨关节外骨折，简单或嵌插；A3：桡骨关节外骨折，粉碎性骨折。

（2）部分关节内骨折。B1：桡骨远端矢状面，部分关节内骨折；B2：桡骨远端额状面，背侧缘部分关节内骨折；B3：桡骨远端额状面，掌侧缘部分关节内骨折。

（3）完全关节内骨折。C1：桡骨远端关节内简单骨折，干骺端简单骨折；C2：桡骨远端关节内简单骨折，干骺端粉碎性骨折；C3：桡骨远端关节内粉碎性骨折。

2. 根据桡骨远端骨折的 AO 分型（图 5-1），掌侧钢板适用于 A2、A3、B3、C1 和 C2 型骨折。

（1）不稳定、移位的关节外骨折。

（2）移位的关节内骨折。

（3）掌侧剪切型骨折。

3. 根据桡骨远端骨折的 AO 分型（图 5-1），背侧钢板适用于 A2、B1、B2、C1 和 C2 型骨折。

（1）粉碎的关节内骨折。

（2）背侧剪切型骨折。

（3）Die-punch 骨折（桡骨远端月骨关节面压缩骨折）。

（4）桡腕关节骨折背侧脱位。

4. 根据桡骨远端骨折的 AO 分型（图 5-1），"三明治" 钢板适用于 C2 和 C3 型骨折。

（1）完全关节内粉碎性骨折。

（2）干骺端多个骨折块。

5. 根据桡骨远端骨折的 AO 分型（图 5-1），骨块特异性固定适用于 B1 — B3 和 C1 — C3 型骨折。

## 三、解剖基础

1. **掌侧入路**　掌握掌侧手术入路，必须了解前臂软组织的解剖关系和骨性标志（图 5-2、图 5-3）。

（1）从桡动脉与桡侧腕屈肌之间进入。肱桡肌止于桡骨远端桡侧，可以将其止点剥离掀起，以减少对桡侧骨折块的牵拉应力。

（2）切开桡侧腕屈肌背侧腱鞘，向两侧钝性牵开桡侧腕屈肌和桡动脉，可见拇长屈肌腹覆盖

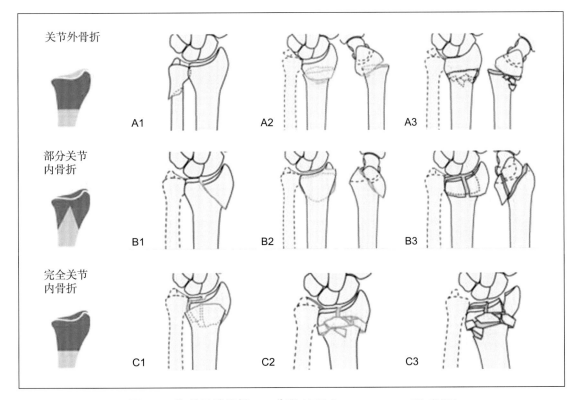

图 5-1　桡骨远端骨折 AO 分型（图片获 AO Foundation 授权使用）

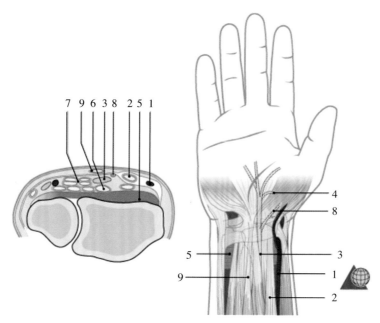

1. 桡动脉；2. 桡侧腕屈肌腱；3. 正中神经；4. 正中神经运动支；5. 旋前方肌；6. 指深屈肌腱；7. 指浅屈肌腱；8. 正中神经掌皮支；9. 掌长肌腱

图 5-2　腕关节的软组织解剖（前面观）（图片获 AO Foundation 授权使用）

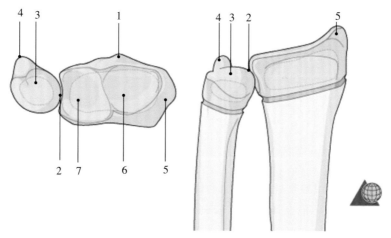

1. Lister 结节；2. 乙状切迹；3. 尺骨头；4. 尺骨茎突；5. 桡骨茎突；6. 舟骨窝；7. 月骨窝

图 5-3　腕部的骨性标志（图片获 AO Foundation 授权使用）

旋前方肌，将其由桡侧向尺侧牵开。

（3）在桡侧将旋前方肌锐性切开，沿桡骨掌侧骨面向尺侧掀起，显示骨折端。如果使用锐性牵开器，要注意避免损伤桡动脉和正中神经。

**2. 背侧入路**　掌握背侧手术入路必须了解伸肌支持带、六个背侧伸肌间隔和桡背侧突出骨皮质之间的解剖关系（图 5-4）。

（1）伸肌支持带避免伸肌腱向背侧移位，通过垂直的纤维分隔将伸肌腱分为六个伸肌间隔。

（2）第一背侧间隔包含拇长展肌腱和拇短伸肌腱，构成鼻烟窝的外侧缘。

（3）第二背侧间隔包含桡侧腕长、短伸肌腱，桡神经背侧皮支位于其浅层。

（4）第三背侧间隔包含拇长伸肌腱，走行于 Lister 结节尺侧。在显露桡骨远端背侧时需要将其游离并牵向桡侧，通常是经过第三伸肌间隔显露桡骨远端背侧的骨折部分。放置背侧钢板时，可能需要切除 Lister 结节。

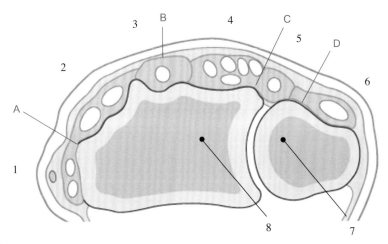

1.拇短伸肌和拇长展肌；2.桡侧腕伸短、长肌；3.拇长伸肌；4.示指固有伸肌和指总伸肌；5.小指伸肌；6.尺侧腕伸肌；7.尺骨；8.桡骨

图 5-4　背侧伸肌间隔。A — D 显示根据不同骨折部位可选择的不同入路（图片获 AO Foundation 授权使用）

（5）第四背侧间隔包含示指固有伸肌和指总伸肌腱。将这些肌腱与骨膜一起置于钢板上方，以避免肌腱与钢板的直接接触。第四间隔桡侧包含骨间后神经终末支，必要时可以将其切除，一般不会造成任何临床症状。

# 四、手术方法

## （一）掌侧钢板入路[6]

**1. 体位**　将前臂旋后，手心朝上放置于侧台，上止血带。

**2. 显露**

（1）沿桡侧腕屈肌腱走行做一 8~9 cm 长的纵切口，切口远端止于掌侧腕横纹处。必要时可向远端行"锯齿状"延伸，跨过腕横纹（图 5-5）。

（2）沿桡侧腕屈肌桡侧缘切开其掌侧鞘管，不要损伤正中神经掌皮支。将桡侧腕屈肌向尺侧牵开，暴露其鞘管基底。切开后显露屈指肌腱桡侧的空间。

（3）将桡侧血管束（桡动脉和伴行静脉）与切开后的桡侧部分鞘管一起向桡侧牵开，显露拇长屈肌和旋前方肌，对所有切口尺侧的血管都做电凝处理。

（4）"L"形或纵行切开旋前方肌，将其从桡骨表面剥离，向尺侧掀开（图 5-6）。

**3. 要点**　游离桡动脉，结扎小的尺侧交通支可以减少出血，更利于显露旋前方肌。

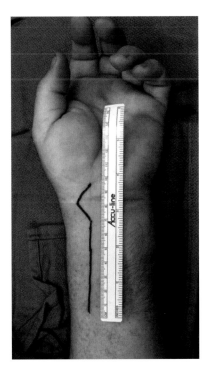

图 5-5　沿桡侧腕屈肌走行做纵切口（图片获原作者 Orbay[7] 授权使用）

误区：①不要从桡侧腕屈肌腱尺侧进行解剖，否则可能损伤正中神经掌皮支。②不要分离太靠近桡骨远端关节面的软组织，以免损伤腕掌侧韧带。

**4. 骨折固定**

（1）第一步：松解并掀起肱桡肌腱止点，显露桡骨远端掌侧面。松解肱桡肌腱止点时，必须完全在骨面上操作，否则可能损伤第一背侧间隔内的肌腱（图 5-7）。为了复位远端骨折块，需要屈腕，

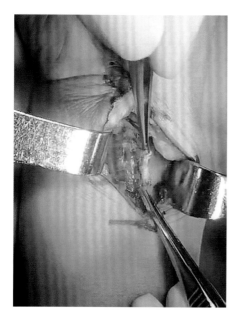

图 5-6　从桡侧附着点松解旋前方肌（图片由北京积水潭医院刘波医生提供）

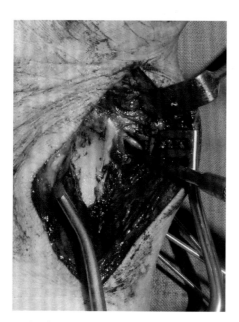

图 5-7　松解肱桡肌腱（图片由北京积水潭医院刘波医生提供）

同时在背侧骨折线处插入骨膜剥离器，抵住并撬拨远端骨折块以帮助复位。

（2）第二步：骨折复位
- 直视下将远端骨折块解剖复位（图5-8）。
- 经皮或经桡骨茎突小切口置入克氏针，以维持骨折复位。

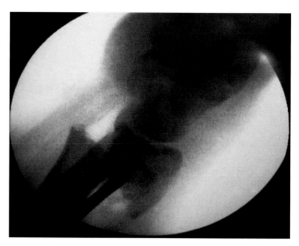

图 5-8　直接操作关节骨折块复位（图片获原作者 Orbay[7] 授权使用）

- 在桡骨干掌侧的中央位置放置钢板，尽可能靠远端以固定远端骨折块。通过钢板上的椭圆孔在近端置入双皮质螺钉，必要时可以通过椭圆孔向近端和远端调整钢板的位置。
- 由于掌侧钢板有一个掌倾角度，通常通过屈腕维持远端骨折块的复位以及与钢板的贴附（当未用克氏针维持复位时）。
  误区：放置钢板时不能将其远侧缘放在桡骨远端掌侧唇处的横行骨嵴水平，否则会因屈肌腱与钢板直接接触而可能导致肌腱激惹和断裂。
- 在透视下确认钢板的放置。通过前后位像确认桡尺侧放置得是否合适，侧位像确认远近端放置得是否合适。通过松开和拧紧椭圆孔上的螺钉，可以将钢板向远端或近端移动。根据骨折需要，也可以将钢板围绕这枚螺钉向桡尺侧旋转。
  误区：一旦第一颗螺钉放置完成，钢板整体上已经不能向桡侧或尺侧移动。所以，拧入第一颗螺钉时，要特别注意钢板两侧缘与桡骨桡尺侧缘的距离。

（3）第三步
- 屈腕，放置远端螺钉，经钢板干骺端远侧的钉孔放置两颗非锁定螺钉，维持远端骨折块复位，然后可以再放置两颗锁定螺钉加强固定（图5-9）。
- 为了减少掌侧钢板放置后伸肌腱断裂，远端干骺端螺钉不能穿过背侧皮质。
- 在远端骨折块置入充分数量的螺钉，以确保牢固固定所有骨折块。拔除临时固定克氏针。如果骨折需要额外的固定支持，则克氏针可保留3 周。

- 行关节窝侧位透视或拍片，确保螺钉没有穿入关节。要将前臂抬高与手术桌成 22° 夹角，以避免标准侧位时桡骨倾斜角造成的关节面重叠（图5-10）。

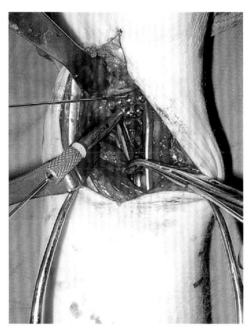

图 5-9　置入掌侧锁定螺钉

（4）第四步

- 将旋前方肌放回原位，与桡侧附着点和骨膜或筋膜缝合。旋前方肌通常不能完全重新缝合，但是部分缝合也可以为钢板提供软组织覆盖（图5-11）。
- 关闭切口，用 4-0 薇乔线缝合皮下，用 4-0 尼龙线间断缝合皮肤。

**5．术后康复和结果**

（1）用一个短的前臂掌侧或背侧支具固定，直到拆除缝线。

（2）术后 10~14 天复查拆线。

（3）此时开始轻柔地活动手腕。

（4）术后立刻开始渐进性手指活动，以减轻水肿，避免手指僵硬。

（5）首次复查和术后 6 周复查时的 X 线片应显示骨折复位良好，且关节面平整。

## （二）背侧钢板入路

对于桡骨远端骨折背侧成角，倾向于采用背侧入路而非掌侧入路的理论依据有以下四点：①只有背侧入路可以直视关节面。②背侧入路可以避免损伤正中神经和桡动脉。③背侧钢板对于维持背侧骨折移位有更好的力学优势。④背侧钢板允许螺钉穿透掌侧皮质，造成屈肌腱断裂的风险不大。

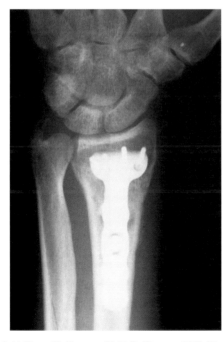
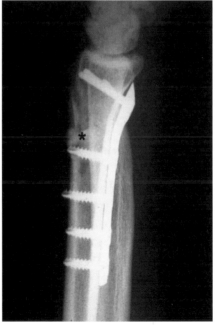

图 5-10　掌侧内植物 X 线片。A. 前后位像。B. 侧位像，* 显示背侧皮质粉碎（图片获原作者 Orbay[7] 授权使用）

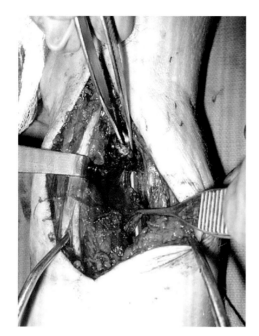

图 5-11　修复旋前方肌，覆盖内植物

**1. 入路**

**2. 显露**

（1）在 Lister 结节尺侧做一 7~12 cm 长的纵行切口（图 5-12），避免损伤桡神经浅支（图 5-13，箭头）。

（2）显露伸肌支持带，切开第三背侧伸肌间隔，将拇长伸肌腱向桡侧牵开（图 5-14，黑色箭头）。锐性分开第二和第四背侧伸肌间隔之间的骨膜和腕关节背侧关节囊，显露桡骨远端和近排腕骨（图 5-14，白色箭头）。注意在切开关节囊时，避免损伤位于其下方的舟月韧带。

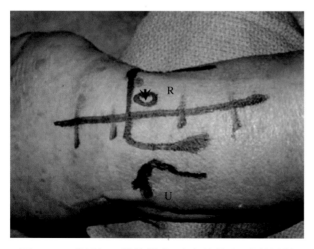

图 5-12　背侧切口处桡骨（R）和尺骨（U）的界限

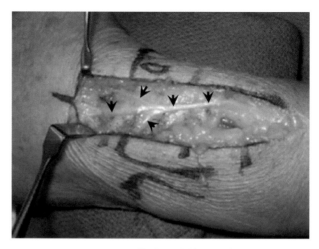

图 5-13　箭头示桡神经浅支

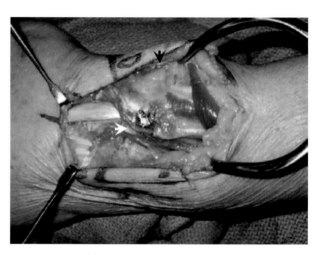

图 5-14　切开伸肌支持带，显露其下方的伸肌间隔。黑色箭头示拇长伸肌腱，白色箭头示第二和第四伸肌间隔之间的骨膜和腕关节背侧关节囊

**3. 骨折固定**

（1）在直视下显露关节面和骨折线，清除骨折端处的血肿或纤维联结，用咬骨钳或小骨刀去平 Lister 结节处的骨面，使钢板与背侧皮质能更为贴附。复位骨折，必要时需切断肱桡肌腱止点处。对于背侧骨折成角的复位，需要先固定住患手，同时把牵开器的齿部置于近端桡骨的掌侧，撬起近端桡骨，复位骨折。也可以向近端桡骨掌侧插入两把骨膜起子，撬起近端桡骨以复位骨折（图 5-15）。

（2）使用 0.045 英寸克氏针维持复位，术中通过透视观察骨折块的位置和力线（图 5-16）。复位满意后，直接在桡骨背侧放置钢板，并在钢板柄部的卵圆形滑动孔内置入一颗螺钉固定（图 5-17）。

误区：当骨折块背侧成角合并掌侧皮质粉碎性

骨折时，需要置入克氏针以维持复位，以避免由于掌侧皮质粉碎而造成过度矫正复位。

（3）在固定前，可以适当预弯钢板，以适应桡骨远端的曲率，再次透视以确定钢板和桡骨的位置（图5-18）。如果有必要，可以在直视下用骨复位钳复位关节内骨折（图5-19）。根据骨折类型的不同，可以绕着单颗螺钉适当旋转钢板，将其置于最佳位置。

误区：一旦第一颗螺钉放置完成，则钢板不能向桡侧或尺侧移动，所以，放置第一颗螺钉时，要注意钢板两侧缘与桡骨桡尺侧边缘的距离。

（4）放置钢板后，在干骺端的孔内拧入3~5枚2.7 mm螺钉固定（图5-20）。用非锁定螺钉维

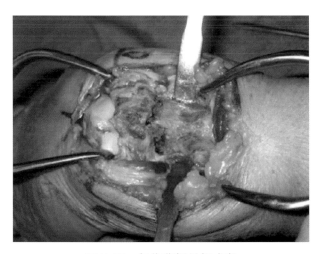

图5-15　复位背侧骨折成角

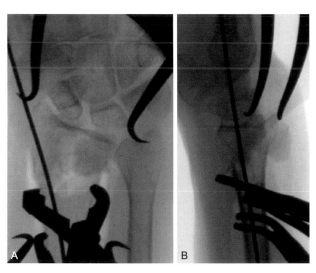

图5-16　置入克氏针。A.前后位。B.侧位

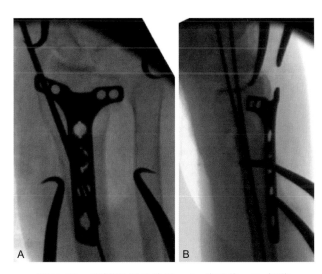

图5-18　背侧钢板的放置。A.前后位。B.侧位

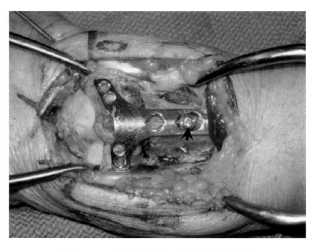

图5-17　放置钢板，置入单颗螺钉

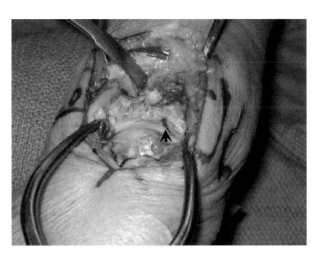

图5-19　直视关节面，使用骨复位钳复位

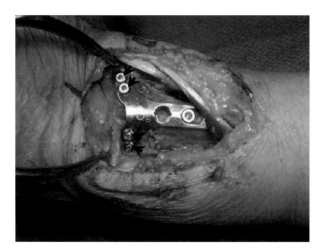

图 5-20　在干骺端的孔内置入螺钉（箭头）

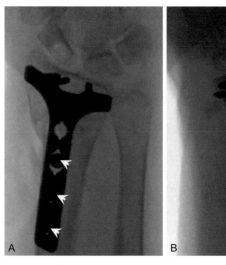

图 5-21　每颗螺钉穿过 2 层皮质（白色箭头）才能为骨折处提供足够的稳定。A. 前后位。B. 侧位

持复位以后，使用锁定螺钉增强稳定性。再次透视，确定复位固定和力线满意后，在近端钉孔内再拧入 2 颗皮质螺钉。近端至少需要 6 层皮质（每个螺钉穿过 2 层皮质）才能维持骨折块足够稳定（除非使用锁定螺钉）（图 5-21，箭头），可以行骨移植填塞干骺端的骨缺损处，以增强稳定性。

（5）用 3-0 微乔线间断缝合腕关节囊，用 3-0 不可吸收涤纶编织线修复伸肌支持带，将拇长伸肌腱置于伸肌支持带浅层，以减轻肌腱瘢痕粘连。虽然钢板设计得很薄，仍可能需要采取台阶状切开（relaxing incisions）等办法，使伸肌支持带能够完全地缝合在一起。然后用 3-0 单乔线缝合皮下，4-0 单乔线皮内缝合。

**4．术后康复和结果**

（1）用一个短的前臂掌侧或背侧支具固定，直到拆除缝线。

（2）术后 10~14 天复查拆线。

（3）此时开始轻柔地活动手腕。

（4）术后立刻开始渐进性手指活动，以减轻水肿，避免手指僵硬。

（5）首次复查和术后 6 周的 X 线片应该显示骨折复位良好，关节面平整。

**（三）"三明治"钢板入路**

**1．第一步：掌侧入路**

（1）术前透视，再次确认干骺端背侧和掌侧骨皮质的粉碎情况（图 5-22）。

沿桡侧腕屈肌腱走行做一长 8 cm 的纵行切口，切开桡侧腕屈肌腱鞘，将此肌腱向尺侧牵开。切开腱鞘基底，在切开的腱鞘间放入一个浅的牵开器。桡侧腕屈肌桡侧腱鞘保护桡动脉，尺侧腱鞘保护正中神经。

（2）钝性解剖至旋前方肌。将拇长屈肌腱向尺侧牵开，在拇长屈肌腱与肱桡肌之间安放一个钝头弧形的自动牵开器。

（3）切开旋前方肌，将其从桡骨上掀起，即可看到干骺端掌侧粉碎性骨折块。纵向牵拉以恢复桡骨长度，在钢板放置前复位掌侧嵌插骨折块。将一个锁定或非锁定掌侧薄 T 板固定于桡骨干，在近端置入一枚直径 3.5 mm 的双皮质螺钉。在透视下确认钢板近端的固定情况（图 5-23）。

技巧：掌侧钢板为掌侧骨折块提供支撑，防止从背侧复位时骨折块掌侧移位。

技巧：注意此时远端骨折块还没有完全复位。

**2．第二步：背侧入路**

（1）放置掌侧支撑钢板后，在腕关节背侧 Lister 结节尺侧做一个 8 cm 长的纵向切口，解剖至伸肌腱，在 Lister 结节尺侧切开伸肌腱鞘，游离拇长伸肌腱，向桡侧牵开。继续解剖至骨面，在第二与第四伸肌间隔之间显露桡骨远端，向远端切开腕骨间背侧关节囊，暴露整个关节面，使在直视下能看到关节面的任何不平整。

（2）放置一个大小合适的背侧薄 T 板。在近端置入一颗 3.5 mm 单皮支螺钉，以加压并维持干

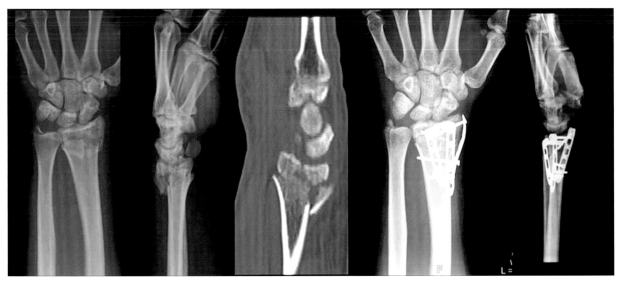

图 5-22 掌侧和背侧干骺端粉碎性骨折

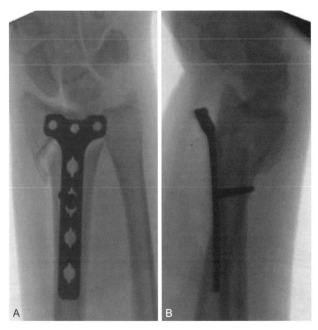

图 5-23 在掌侧钢板近端仅用一颗双皮质螺钉固定的前后位（A）和侧位（B）像

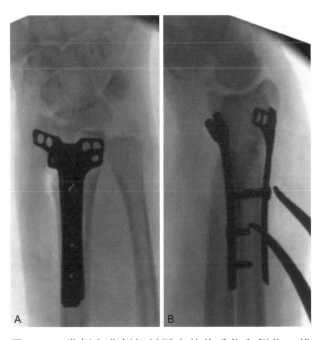

图 5-24 掌侧和背侧钢板固定的前后位和侧位 X 线片像

骺端背侧粉碎性骨折块。置入螺钉时需要避开固定掌侧钢板的双皮质螺钉，透视前后位和侧位影像，确认近端固定的掌背侧两块钢板使骨折块复位可（图 5-24）。

**3. 第三步：安全固定**

（1）在拧紧背侧骨干处的首枚螺钉时，需要完全复位关节内骨折部分。一旦掌侧和背侧钢板被单枚螺钉固定后，通过背侧入路，根据关节面的复位

情况，可对干骺端掌背侧粉碎性骨折块进行微调。

（2）由于干骺端被掌侧和背侧同时支撑，将注意力转移至关节面。用复位钳复位掌侧和背侧骨折块，用 0.035 英寸克氏针暂时固定。关节面复位后，用松质骨移植，填塞干骺端的骨缺损。

（3）随后，根据骨折块的力学固定需要，从掌侧或背侧钢板置入 2.7 mm 双皮质螺钉，在掌侧钢板的干骺端孔内置入螺钉以加强固定。一旦关节

面骨折块固定稳定，在掌侧和背侧钢板的骨干端再置入两颗单皮质螺钉（图 5-25）。

（4）修复背侧伸肌支持带，留置拇长伸肌腱在其鞘管外。

技巧：缝合伸肌支持带时，根据张力大小，决定是否需要增加减张切口以完成缝合。

然后修复旋前方肌筋膜，皮下缝合和皮内缝合闭合切口。

**4. 术后康复**

（1）术后应用一个短的前臂背侧支具确保腕关节稳定，同时允许五个手指完全屈曲。建议患者术后早期开始主动和被动手指活动。

（2）术后 2 周拆线，配带定制的掌侧热塑性支具，此时开始主动和辅助主动活动腕关节。

（3）术后 4 周开始被动活动腕关节和握力训练，根据 X 线片骨折愈合情况，4~5 周后开始进行轻度承重训练和静态渐进性或动态腕关节力量训练。

## （四）骨折块特异性固定

**1. 第一步：掌侧入路**

（1）掌侧显露：见掌侧钢板部分。

（2）掌侧骨折块特异性固定：轻轻牵引手指帮助复位骨折块。用一根 0.045 英寸克氏针从桡骨茎突斜行插入，将骨折块与桡骨干最远端相固定。克氏针应该穿过骨折近端骨皮质，从前臂骨间隙穿出。

技巧：克氏针不能从掌侧或背侧穿出，否则会刺激到肌腱，也会影响之后的固定空间。

（3）通过小 C 型臂透视确认骨折复位及克氏针的位置。如果满意，不需要重新插入克氏针，可以将其固定到桡骨钢板上，或是临时固定以后拔除。

技巧：此时不要将克氏针与钢板固定，因为这样会锁定骨折块位置，不允许从背侧进一步复位调整。

（4）掌侧预弯形状的钢针：完成手法复位和克氏针固定后，可以用一根掌侧钢针固定掌尺侧骨折块。这根钢针需事先预弯，以适应掌尺侧皮质的轮廓。

（5）在掌侧边缘，与桡骨长轴大约夹角 20° 的方向上，在相距 5~7 mm 的位置钻两个孔，即可以避免穿透关节面，同时容纳钢针的两条"腿"。

（6）接下来，将钢针的一条"腿"修短，以便于嵌入。先将长"腿"插入孔道，往里嵌入，直到短"腿"接触到掌侧皮质，然后将短"腿"插入相应的另一孔道。交替压紧两条"腿"，使钢针近端的环贴附在掌尺侧皮质。一旦针钢板贴附，用两颗螺钉和垫片将其固定在骨皮质上（图 5-26）。

**2. 第二步：背侧入路**

（1）背侧显露：见背侧钢板部分。

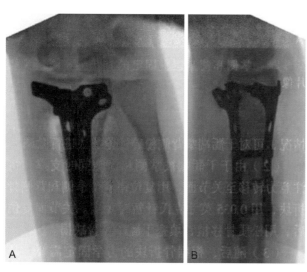

图 5-25　在掌侧和背侧钢板骨干处置入单皮质螺钉的前后位和侧位像

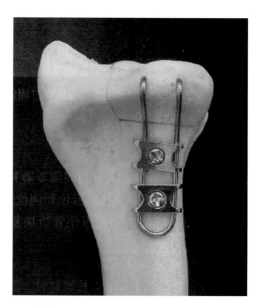

图 5-26　掌侧钢丝和螺钉 - 垫片联合固定（图片获原作者 Schumer[1] 授权使用）

（2）背侧骨折块特异固定：轻轻牵引手指，屈腕，帮助复位背尺侧骨折块。

（3）轻轻撬起背侧骨折块皮质，可以看到桡骨干骺端和软骨下关节联合面。如果存在干骺端骨质丢失，则需要行骨移植填充。骨移植不仅有助于恢复关节面复位，也可促进骨折愈合。

陷阱：不要让移植骨从骨折线处进入关节。

（4）移植骨表面如果有骨缺损，可以取薄层骨板支撑覆盖，骨板两端应与近端和远端的骨缘对齐。可以在软骨下骨板处打入一根0.045英寸克氏针临时固定。术中透视确认位置后，将背尺侧骨折块用尺侧针钢板或其他预弯形状的钢针固定。

（5）固定好桡骨背尺侧骨折后，可选择相似的入路，采用预弯形状的钢针固定桡侧骨折。

（6）尺侧针钢板：用一根指向近侧的斜向克氏针维持骨折复位，通过小C型臂透视确认位置。如果满意，挑选合适大小的尺侧钢板，穿过克氏针放置到骨面。

（7）使用钢板夹持钳预弯钢板，使其形状与桡骨背尺侧轮廓更贴合。在钢板上置入两颗螺钉，将针钢板固定在桡骨尺侧半（图5-27）。

误区：如果螺钉与背侧皮质的倾斜角度垂直，将会占用桡骨远端的掌桡侧空间，可能影响之后的固定。

**3．第三步：桡侧针钢板**

（1）固定好背侧骨折块后，开始固定桡骨茎突处骨折。理想的桡侧柱植入物的位置是在第一背侧间隔肌腱的正下方，与其斜行相交。钢板远端在肌腱的背侧，而钢板近端在肌腱掌侧。在克氏针上套入钢板（在钢板远端钉孔内套入克氏针）。试行摆放位置，然后再选择合适长度的桡侧钢板，使钢板可以在骨折线近端至少放置2枚2.3 mm双皮质螺钉（图5-28）。

（2）根据其与桡骨茎突的位置，将临时的克氏针剪短，然后将其尾端固定在钢板远端的针孔内。如果克氏针相对靠近端，则可以将其穿过钢板上相对靠近端的针孔。在将第一根克氏针与钢板锁定之前，需要通过钢板上相对靠远端的针孔，斜行插入第二根克氏针到对侧皮质。

（3）克氏针尾端预留合适长度，将其顶端弯曲180°，嵌入相邻的针孔内，完成固定。术中透视，最后确认骨折复位及内植物的位置（图5-29）。

**4．第四步：闭合切口**

（1）在内植物与第一背侧间隔肌腱之间，单纯连续缝合肱桡肌腱。这样可以使旋前方肌同时能覆盖掌侧内植物。

（2）在背侧切口内将拇长伸肌腱留置于其间隔外，缝合第二和第四背侧肌间隔间的伸肌支持带。

（3）仔细检查下尺桡关节的稳定性。如果不稳定，需要进行处理。

（4）闭合切口，用4-0薇乔线缝合皮下，用4-0尼龙线间断缝合皮肤。

**5．术后康复和结果**

（1）应用一个短的前臂掌侧或背侧支具固定，直到拆除缝线。

（2）术后10~14天复查拆线。此时开始轻柔地活动手腕。

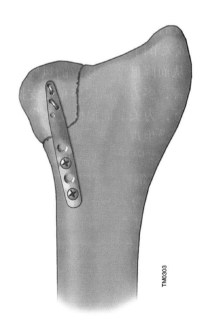

图5-27 尺侧针板（图片获原作者Schumerl[11]授权使用）

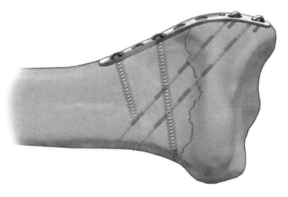

图5-28 桡侧柱针板（图片获原作者Schumer[48]授权使用）

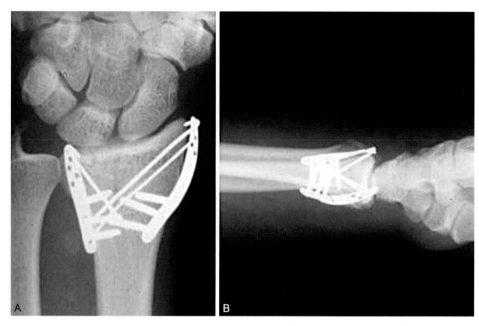

图 5-29　内固定后的前后位（A）和侧位像（B）（图片获原作者 Schnall[48] 授权使用）

（3）术后立刻开始渐进性手指活动，以减轻水肿，避免手指僵硬。

（4）首次复查和术后 6 周的 X 线片应该显示骨折复位良好，关节面平整。

## 五、结果和并发症

**1. 背侧钢板**　传统的背侧钢板伸肌腱激惹、磨损和断裂的发生率较高[12-19]。虽然相对于掌侧钢板来说，背侧入路神经损伤和腕管综合征的风险更低，但即便使用薄钢板，术后伸肌腱激惹或腱鞘炎的发生率都更高[15, 20-22, 27, 41]。超薄背侧钢板的出现使得伸肌腱的并发症相对减少。一些文献报告显示，这些超薄钢板能维持良好的骨折复位，并发症低，几乎没有伸肌腱断裂的病例，整体功能恢复优良[14, 25, 29, 30, 38, 39]。

目前的研究表明超薄钢板的肌腱激惹、肌腱断裂、断板、复位维持失败和其他软组织并发症的概率很低，出现并发症后需要再次手术松解肌腱或取出钢板[38, 39]。一项研究表明背侧钢板的并发症发生率为 15.4%，包括软组织问题、内固定系统问题和骨折移位等[39]。另一项工作研究了固定材料与并发症之间的关系，发现使用不锈钢钢板和钛板，差异没有显著性[30]。

**2. 掌侧钢板**　一些研究表明掌侧锁定钢板对于桡骨远端骨折是一个有效的固定手段，可以恢复影像学的解剖结构，恢复腕关节的活动度和整体功能[7, 24, 33-35, 38-41]。掌侧钢板最常见的并发症是正中神经卡压和腕管综合征。某些患者需要行神经松解术[27, 41]。其他并发症包括软组织问题、肌腱激惹和内固定失效等，需要再次手术，松解软组织，取出钢板[31, 39-42]。文献报道，上述并发症的发生率为 9%~14.3%[40, 41]。

固定角度的掌侧锁定钢板可以用来固定严重的骨折移位或关节内骨折。通过减少螺钉在骨皮质内的松动，从而降低继发移位的风险。对于骨质疏松患者而言，多方向的固定角度支撑可以把螺钉打在软骨下，为关节面提供支撑[33]，而且，由于钢板可以承受生理负荷，患者可以早期开始主动腕关节康复训练[23, 24]，结果比较理想。

**3. "三明治"钢板**　掌侧或背侧联合入路放置钢板的最佳适应证为 AO 分型 C3 型桡骨远端复杂粉碎性骨折。单独对"三明治"钢板进行评估的研究很少，多数是与其他固定方式的对照研究，包括与外固定或桥接钢板的对照研究。这些研究显示，"三明治"钢板术后可获得更好的 X 线结果，活动度也更好。平均握力为健侧肢体的 69%~78%，Gartland 和 Werley 评分显示功能优良[10, 32, 43]。只有一项研究报道术后出现了肌腱断裂，其他所有研究均显示仅有轻微并发症，包括肌腱激惹需要取出钢板，或神经压迫需要松解腕管等[10,32,43]。尽管可能出现并发症，但是从两侧入路显露骨折处，可以直接处理所有主要的骨折块，对这些复杂的桡骨远端骨折形成稳定固定，并且允许早期活动，结果更好。

**4. 骨折块特异性固定** 骨折块特异性固定系统是由 Robert Medoff 提出的。通过几个切口，利用经皮钢针和钢板固定技术解决复杂关节内骨折问题。这种技术是根据 Rikli 和 Regazzoni 设计的桡侧柱和中间柱钢板固定技术演变而来的，对重要的骨折块分别进行固定，以减少并发症，允许早期活动[44,49]，最适合于单纯的关节窝骨折和复杂的关节周围骨折[45]。

关于骨折块特异性固定系统的长期和短期研究结果显示，采用这种技术治疗，术后可维持良好的解剖复位，获得好的活动度，握力恢复为健侧肢体的 67%～92%，Gartland 和 Werley 评分或 DASH 评分都显示功能优良[46-53]。文献报道并发症不多，5%～16% 的患者表现为钢板刺激皮肤或肌腱，需要二次手术取出钢板。12%～32% 的患者诉桡神经浅支区域感觉麻木或感觉异常，没有肌腱断裂的报道[46,48,51,53]。再手术率为 6%～20%，主要为钢板取出术[43,50,51]。生物力学研究表明，与其他钢板固定技术相比，骨折块特异性固定系统可以更好地复位固定关节内骨折。与外固定技术相比，稳定性更好[54,55]。

# 六、小结

桡骨远端骨折钢板固定技术是于 20 世纪 80 年代提出的，相对于保守治疗能提供更好的解剖复位，尽管风险也更大。在优点和并发症方面，不同的入路（背侧、掌侧、"三明治"和特定骨折块固定）各有其自身的优缺点，入路的选择取决于骨折的移位角度和粉碎程度，也取决于医生的个人喜好、熟悉程度和其对特定入路局限性的理解。所有的钢板固定系统都能达到良好或优秀的影像学和功能结果，并且具有最小的并发症，能有效地恢复解剖复位，直到骨折愈合。

## 参考文献

[1] Chung KC, Spilson Sv. The frequqency and epidemiology of hand and forearm fractures in the United States. J Hand Surg (Am), 2001, 26: 908-915.

[2] Gartland JJ, Werley CW. Evaluation of a healed Colles' fracture. J Bone Joint Surg (Am), 1951, 33-A(4): 895-907.

[3] Taleisnik J, Watson HK. Midcarpal instability caused by malunited fractures of the distal radius. J Hand Surg (Am), 1984, 9(3): 350-357.

[4] Fernandez DL, Geissler WB. Treatment of displaced articular fractures of the radius. J Hand Surg, 1991, 16A: 375-384.

[5] Knirk JL, Jupiter JB. Intra-articular fractures of the distal end of the radius in young adults. J Bone Joint Surg (Am), 1986, 68(5): 647-659.

[6] Wolfe SW. Green's Operative Hand Surgery, 6th Edition. New York: Elsevier, 2011: 561-638.

[7] Orbay JL, Fernandez DL. Volar fixed-angle plate fixation for unstable distal radius fractures in the elderly patient. J Hand Surg (Am), 2004, 29: 96-102.

[8] Protopsaltis TS, Ruch DS. Volar approach to distal radius fractures. J Hand Surg (Am), 2008, 33(6): 958-965.

[9] Day CS, Franko O. Low-profile dorsal plating for dorsally angulated distal radius fractures. Tech Hand Up Extrem Surg, 2007: 142-148.

[10] Day CS, Kamath A, Makhni E, et al. "Sandwich" plating for the dorsally and volarly comminuted intra-articular distal radius fractures. Hand, 2008, 3(1): 47-54.

[11] Schumer ED, Leslie BM. Fragment-specific fixation of distal radius fractures using the Trimed device. Tech Hand Up Extrem Surg, 2005, 9(2): 74-83.

[12] Herbert TJ. Use of the Herbert bone screw in surgery of the wrist. Clin Orthop Relat Res, 1986, 202: 79-92.

[13] Fitoussi F, Ip WY, Chow SP. Treatment of displaced intra-articular fractures of the distal end of the radius with plates. J Bone Joint Surg (Am), 1997, 79: 1303-1312.

[14] Ring D, Jupiter JB, Brennwald J, et al. Prospective multicenter trial of a plate for dorsal fixation of distal radius fractures. J Hand Surg (Am), 1997, 22: 777-784.

[15] Carter PR, Frederick HA, Georgiann FL. Open reduction and internal fixation of unstable distal radius fractures with a low-profile plate: a multicenter study of 73 fractures. J Hand Surg, 1998, 23: 300-307.

[16] Campbell DA. Open reduction and internal fixation of intra-articular and unstable fractures of the distal radius using the AO distal radius plate. J Hand Surg (Br), 2000, 25: 528-534.

[17] Jakob M, Rikli DA, Regazzoni P. Fractures of the distal radius treated by internal fixation and early function. A prospective study of 73 consecutive patients. J Bone Joint

Surg(Br), 2000, 82: 340-344.

[18] Fernandez DL, Jupiter JB. Fractures of the distal radius: a practical approach to management. New York: Springer-Verlag, 1996.

[19] Orbay J. Volar plate fixation of distal radius fractures. Hand Clin, 2005, 21: 347-354.

[20] Lowry KJ, Gainer BJ, Hoskins JS. Extensor tendon rupture secondary to the AO/ASIF titanium distal radius plate without associated plate failure: a case report. J Orthop (Am), 2000, 29: 789-791.

[20] Hahnloser D, Platz A, Amgerwerd M, et al. Internal fixation of distal radius fractures with dorsal dislocation: pi-plate or two 1/4 tube plates? A prospective randomized study. J Trauma Inj Infect Crit Care, 1999, 47: 760-765.

[21] Kambouroglou GK, Axelrod TS. Complications of the AO/ASIF titanium distal radius plate system (pi plate) in internal fixation of the distal radius: a brief report. J Hand Surg (Am), 1998, 23A: 737-741.

[22] Chiang PP, Roach S, Baratz ME. Failure of a retinacular flag to prevent dorsal wrist pain after titanium pi plate fixation of distal radius fractures. J Hand Surg (Am), 2002, 27: 724-728.

[23] Orbay J, Badia A, Khoury RK, et al.Volar fixed-angle fixation of distal radius fractures: the DVR plate. Tech Hand Up Extrem Surg, 2004, 8: 142-148.

[24] Chung KC, Petruska EA. Treatment of unstable distal radius fractures with the volar locking plating system. J Bone Joint Surg (Am), 2007, 89 (2 suppl 2): 256-266.

[25] Yu YR, Makhni MC, Tabrizi S, et al. Complications of low-profile dorsal versus volar locking plates in the distal radius: a comparative study. J Hand Surg (Am), 2011, 36(7): 1135-1141.

[26] Simic PM, Robison J, Gardner MJ, et al. Treatment of distal radius fractures with a low-profile dorsal plating system: an outcomes assessment. J Hand Surg (Am), 2006, 31: 382-386.

[27] Day CS, Daly MC. Management of geriatric distal radius fractures. J Hand Surg (Am), 2012, 37(12): 2619-2622.

[28] Rein S, Schikore H, Schneiders W, et al. Results of dorsal or volar plate fixation of AO type C3 distal radius fractures: a retrospective study. J Hand Surg (Am), 2007, 32(7): 954-961.

[29] Arora R, Lutz M, Hennerbichler A, et al. Complications following internal fixation of unstable distal radius fracture with palmar locking-plate. J Orthop Trauma, 2007, (5): 316-322.

[30] Kamath AF, Zurakowski D, Day CS. Low-profile dorsal plating for dorsally angulated distal radius fractures: an outcomes study. J Hand Surg (Am), 2006, 31: 1061-1067.

[31] Rozental TD, Beredjiklian PK, Bozentka DJ. Functional outcome and complications following two types of dorsal plating for unstable fractures of the distal part of the radius. J Bone Joint Surg (Am), 2003, 85: 1956-1960.

[32] Ring D, Prommersberger K, Jupiter JB. Combined dorsal and volar plate fixation of complex fractures of the distal part of the radius. J Bone Joint Surg (Am), 2004, 86: 1646-1652.

[33] Cross AW, Schmidt CC. Flexor tendon injuries following locked volar plating of distal radius fractures. J Hand Surg (Am), 2008, 33(2): 164-167.

[34] Figl M, Weninger P, Liska M, et al. Volar fixed-angle plate osteosynthesis of unstable distal radius fractures: 12 months results. Arch Orthop Trauma Surg, 2009, 129: 661-669.

[35] Smith DW, Henry MH. Volar fixed-angle plating of the distal radius, 2005, 13(1): 28-36.

[36] Othman AY. Fixation of dorsally displaced distal radius fractures with volar plate. J Trauma, 2009, 66(5): 1416-1420.

[37] Tavakolian JD, Jupiter JB. Dorsal plating for distal radius fractures. Hand Clin, 2005, 21: 341-346.

[38] Browner BD, Mast J, Mendez M. Principles of internal fixation.// Browner BD, Jupiter JB, Levine AM, et al. Skeletal Trauma. Vol 1. Philadelphia: WB Saunders, 1992: 243.

[39] Kumar S, Khan AN, Sonanis SV. Radiographic and functional evaluation of low profile dorsal versus volar plating for distal radius fractures. J Orthop, 2016, 13(4): 376-382.

[40] Disseldrop DJ, Hannemann PF, Poeze M, et al. Dorsal or volar palte fixation of the distal radius: does the complication rate help us to choose? J Wrist Surg, 2016, 5(3): 202-210.

[41] Chung KC, Watt AJ, Kotsis SV, et al. Treatment of unstable distal radius fractures with the volar locking plating system. J Bone Joint Surg (Am), 2006, 88(12): 2687-2694.

[42] Ring D, Jupiter JB, Brennwald J, et al. Prospective multicenter trial of a plate for dorsal fixation of distal radius fractures. J Hand Surg (Am), 1997, 22(5): 777-784.

[43] Farhan MF, Wong JH, Sreedharan S, et al. Combined volar and dorsal plating for complex comminuted distal radius fractures. J Orthop Surg (Hong Kong), 2015, 23(1): 19-23.

[44] Rikli DA, Regazzoni P. Fractures of the distal end of the radius treated by internal fixation and early function. A preliminary report of 20 cases. J Bone Joint Surg (Br), 1996, 78: 588-592.

[45] Alluri RK, Hill JR, Ghiassi A. Distal radius fractures: approaches, indications, and techniques. J Hand Surg (Am), 2016, 41(8): 845-854.

[46] O'Shaughnessy MA, Shin AY, Kakar S. Volar marginal rim fracture fixation with volar fragment-specific hook plate

fixation. J Bone Joint Surg (Am), 2015, 40(8): 1563-1570.

[47] Chang HC, Poh SY, Seah SC, et al. Fragment-specific fracture fixation and double-column plating of unstable distal radius fractures using AO mini-fragment implants and Kirschner wires. Injury, 2007, 38(11): 1259-1267.

[48] Schnall SB, Kim BJ, Abramo A, et al. Fixation of distal radius fractures using a fragment-specific system. Clin Orthop Relat Res, 2006, 445: 51-57.

[49] Bae DS, Koris MJ. Fragment-specific internal fixation of distal radius fractures. Hand Clin, 2005, 21(3): 355-362.

[50] Konrath GA, Bahler S. Open reduction and internal fixation of unstable distal radius fractures: results using the trimed fixation system. J Orthop Trauma, 2002, 16(8): 578-585.

[51] Benson LS, Minihane KP, Stern LD, et al. The outcome of intra-articular distal radius fractures treated with fragment-specific fixation. J Hand Surg (Am), 2006, 31(8): 1333-1339.

[52] Saw N, Roberts C, Cutbush K, et al. Early experience with the trimed fragment-specific fracture fixation system in intraarticular distal radius fractures. J Hand Surg (Eur), 2008, 33(1): 53-58.

[53] Bakker AJ, Shin AY. Fragment-specific volar hook plate for volar marginal rim fractures. Tech Hand Up Extrem Surg, 2014, 18(1): 56-60.

[54] Taylor KF, Parks BG, Seglman KA. Biomechanical stability of a fixed-angle volar plate versus fragment-specific fixation system: cyclic testing in a C2-type distal radius cadaver fracture model. J Hand Surg (Am), 2006, 31(3): 373-381.

[55] Dodds SD, Cornelissen S, Jossan S, et al. A biomechanical comparison of fragment-specific fixation and augmented external fixation for intra-articular distal radius fractures. J Hand Surg (Am), 2002, 27(6): 953-964.

# 第2部分

# 腕骨骨折与腕骨间韧带损伤

# 急性舟骨骨折闭合复位内固定：传统徒手置钉与机器人辅助置钉

# 第6章

郭　阳　著

## 一、背景介绍及适应证

舟骨骨折是最常见的腕骨骨折，占发生率的60%～70%，仅次于桡骨远端骨折。致伤因素有运动性损伤、腕关节背伸位损伤、坠落或者车祸致伤等[1]。20～35岁的男性发病率高。随着人们参与运动的普及以及女性运动者的增多，可以预见舟骨骨折的发生率将进一步增长。

急性舟骨骨折可以依据骨折线走行、发生的部位及骨折本身的稳定性进行分型，包括Russe分型（图6-1）和Herbert分型（图6-2）等[2]。将骨折分型的目的在于指导治疗，从而获得快速愈合，早日恢复工作和运动，降低并发症。Russe分型中的水平斜行（horizontal oblique）骨折及Herbert分型中的A型骨折被认为是稳定骨折。骨折移位>1 mm，侧位舟骨内角>35°，有骨缺损或者粉碎以及背伸中间链节不稳定及舟骨近端的骨折被归为不稳定骨折。多数医生认为对于稳定的骨折可制动治疗且愈合率高，其他类骨折均为潜在不稳定骨折，值得进行坚强内固定[3]。近十几年来，对稳定的舟骨骨折进行经皮内固定逐渐成为一种选择。经皮内固定技术较石膏固定有更高的愈合率及较低的并发症发生率，可以使患者在几周内恢复工作或运动[4]，这样做表面上看增加了医疗支出，但实际上可能降低了整体的社会支出。况且，如果石膏制动治疗失败，会浪费几个月的时间，并且增加了骨折不愈合治疗的复杂性、医疗费用及并发症。

当手术治疗已经被大家接受成为一种趋势以后，需要考虑是采用标准入路切开复位还是微创切口进行内固定。医生需要考虑以下几点：骨折移位情况；是否是新鲜骨折；骨折的稳定性，是采用单螺钉固定还是双螺钉固定。对于没有明显移位的急性舟骨骨折，可以进行微创经皮螺钉固定手术。另外，有生物力学研究表明，双螺钉固定的牢固程度明显高于单螺钉固定[5]。因此，近年来我们开始尝试用两枚螺钉固定舟骨骨折。但对于舟骨这样一个形态不规则的短小骨而言，徒手置入一枚螺钉尚存在一定难度，更何况以两枚螺钉固定。如术者经验不足，导针位置规划不佳，会造成螺钉位置不理想。另外，实际上打入导针时徒手无法精确地控制导针方向，调整导针位置时反复钻孔影响固定强度。这些因素会间接或直接造成关节面损伤、骨折延迟愈合或不愈合、内固定失效等术后并发症，影响患者的功能。而且，术中为了确定导针及螺钉位置，需反复透视，因而增加了医务人员和患者的放射线暴露。

随着影像学、计算机技术和机器人技术等高科技技术的发展，机器人辅助骨科手术应运而生。

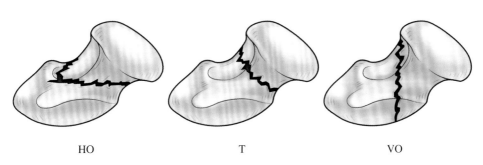

HO　　　　　T　　　　　VO

图 6-1　Russe 分型是按舟骨折线的走行进行分型

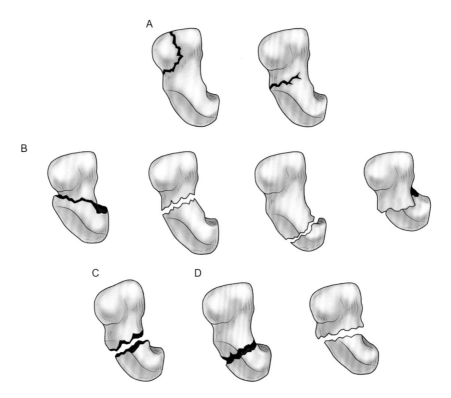

图 6-2　Herbert 分型。A. 稳定骨折。B. 不稳定骨折。C. 延迟愈合。D. 不愈合

骨科机器人可以提高传统手术操作的操作精度，提高手术治疗效果，并降低透视辐射对术者和患者的损伤，真正实现骨折精准化治疗。我国拥有完全自主知识产权的"天玑"骨科手术机器人（TiRobot）。这是目前为止国际上首台通用性骨科导航机器人，并获得国家药品监督管理局认证，已经通过脊柱及骨盆手术证明了它可减少导针试穿次数，提高螺钉置入的精准度，减少放射线暴露 [6, 7, 8]。近年来我们将其应用于舟骨骨折经皮螺钉内固定治疗，取得了初步成功。骨科手术机器人定位系统通常由手术计划和控制软件、主机、机械臂、光学跟踪系统、手术工具包和附件组成（图 6-3）。与常规手术一样，机器人辅助骨科手术的原理是一个眼 – 脑 – 手协调的过程。对于舟骨而言，需要采集术中 C 型臂捕捉的图像，交由机器人主机。医生将被允许在医学影像数据上进行手术设计，并交由机器人实现空间位置配准。借由人机交互界面，医生可以依据需求在手术中实现手术设计。舟骨骨折螺钉通道规划通常为二维手术设计，在多幅图像上定义螺钉的入点和止点即可。获得机器人运动学参

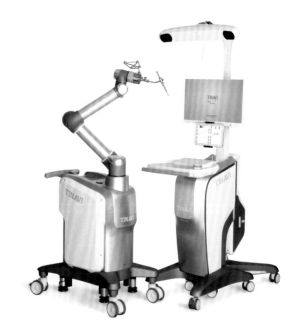

图 6-3　"天玑"骨科手术机器人

数后，机器人可以将螺钉导针套筒精确地放置在手术部位。这个过程称为机器人导航。

## 二、解剖基础

传统上，舟骨被人为地分为近端、腰部及远端，但这些部分之间并没有明确的分界线。舟月骨间韧带是连接舟骨与月骨之间的强韧韧带。此韧带的背侧部由横行纤维构成，掌侧部由贴附于掌侧关节囊的横行纤维构成。生物力学实验显示背侧部的强度是掌侧部的 2 倍。桡舟头韧带起自桡骨茎突，经过舟骨腰部掌侧凹，向尺侧延伸止于头状骨，起到稳定舟骨和头状骨的作用。舟头韧带起自舟骨远端与小多角骨及头状骨相关节处，止于头状骨掌侧腰部，位于桡舟头韧带远端。它与舟大多角骨韧带一起维持舟骨远端的稳定。从解剖角度看，保持韧带的完整性对于维持骨折后舟骨的稳定性有一定的作用。这是闭合复位手术的一个优势。

同其他部位骨折一样，舟骨骨折的愈合取决于骨折的稳定性及血运。舟骨腰部或近端的骨折依靠直接愈合方式，没有外骨痂给骨折提供初步的稳定。因此，对于不稳定的骨折类型，如果缺乏牢固的固定，会造成骨折愈合缓慢甚至不愈合。另外，舟骨的血运算不上丰富。舟骨的血运主要来自桡动脉：70%~80% 的骨内血运及所有舟骨近端血运来自桡动脉于舟骨背侧嵴处的分支。此分支于舟骨背嵴处滋养孔进入腰部，并延续为骨内动脉（图 6-4）。骨折越靠近近端，则血运越差。以上不利于愈合的因素，使得不稳定骨折有较高的不愈合率。

掌侧入路是对舟骨近端血运破坏最小的入路[9]。

能够为舟骨骨折提供坚强内固定的器械必须可以承受正常功能活动中产生的弯曲、剪切及横向应力。由于舟骨表面大部分被软骨覆盖，只能通过一级骨愈合，因此愈合过程需要坚强的固定。骨折端微小的移动将会使骨愈合过程中断，最终导致延迟愈合或不愈合[10, 11]。相反，稳定的内固定可以促进骨愈合。内固定物的固定效果取决于骨质、骨折块形态、骨折的复位、内固定物的选择及内固定物的位置。骨质及骨折块形态由患者的情况所决定，而骨折的复位、内固定物的选择及植入位置均由医生掌控。根据每个病例的情况将内固定物置于生物力学的最佳位置是上述五点中最为重要的。螺钉的置入是经皮内固定技术的主要内容。如果螺钉的位置出现偏差，可能导致骨折延迟愈合甚至不愈合。对于单枚螺钉固定而言，其在舟骨内的位置是否居中与缩短骨折愈合时间具有统计学意义的相关性。这个理论在生物力学试验及临床随访中得到了验证。上述学者将螺钉在舟骨内位置居中的标准定义为在正、侧位 X 线片上螺钉均位于舟骨近极的中 1/3 区域。然而，我们认为这个标准不够准确。因为舟骨的形态极不规则，简单的三分法不能满足临床需要。为了建立更为精确的舟骨螺钉的居中标准，我们自主研发了计算机软件，通过 CT 扫描舟骨的数据，经过程序计算出来的舟骨中央区更为精确[12]（图 6-5）。

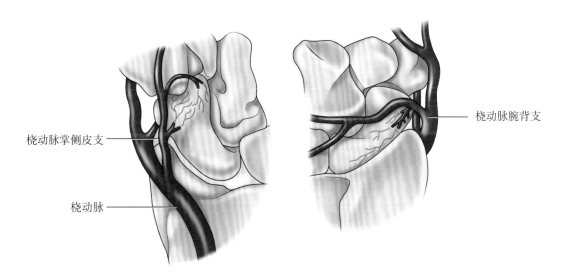

桡动脉掌侧皮支

桡动脉

桡动脉腕背支

图 6-4　舟骨的血运主要来自桡动脉，通过舟骨折结节部及腰部背侧嵴的分支进入舟骨

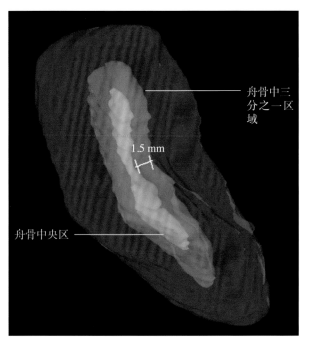

图 6-5　基于舟骨 CT 数据计算出的舟骨中央区，作为判断舟骨螺钉是否居中的标准

舟骨中三分之一区域

1.5 mm

舟骨中央区

# 三、手术方法

**1. 传统徒手置钉**　患者取仰卧位，上肢外展，将透视机垂直于手术台放置。在确认舟骨骨折位置满意后，最重要的步骤就是获取导针的入点。将腕关节充分旋后、背伸和尺偏，使舟骨结节充分显露。最佳入点位于舟骨结节的外上象限，向背侧移开 2 mm 处，向舟骨近端打入导针，通常导针向尺侧偏斜 40°~45°，与手掌水平面夹角成 40°~45°（图 6-6）。当然，这个角度是一个大约的角度，不同的患者舟骨形态不一样，这个角度自然也不同。打入导针，通过透视证实并适时调整方向，目标是使导针在舟骨内居中（图 6-7）。在不同的平面透视，以证实其位置。

如果需要用两枚螺钉固定骨折，首先在沿中央区偏尺侧位置置入，距离舟骨尺侧皮质 2 mm 处置入一根导针，而后在中心区偏桡侧置入另一根导针。使两枚导针尽量保持平行。置入导针后，进行多角度透视，以确认导针位置满意（图 6-8）。

可通过测深尺测量或者在舟骨远端皮质放置同样长度的导针，将两导针的长度相减。较测量长度短 2~4 mm 是适宜的螺钉长度。这样可以使螺钉于远近段均埋于软骨下的软骨下骨内。正确测算

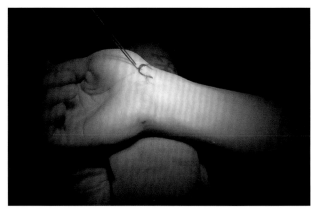

图 6-6　徒手置入导针，方向向尺侧偏斜 40°~45°，与手掌水平面夹角成 40°~45°

螺钉的长度并不容易，我个人偏向通过术中透视进行测量。在导针进入点处切开长约 0.5 cm 的纵行切口，以止血钳钝性分离至舟骨远端。这一区域相对安全，很少发生邻近血管或神经损伤。沿导针打入空心钻头，在近端关节面下 1~2 mm 停止。沿导针拧入自攻螺丝。通过多平面透视证实螺钉位置良好，并且通过腕关节旋后斜位确定螺钉长度没有突破近端皮质（图 6-9、图 6-10）。最后去除导针，缝合伤口，用无菌敷料包扎。

**2. 机器人辅助置钉**　麻醉成功后，患者平卧，上肢处于外展位。常规消毒铺单，同时摆放机器人各部件及透视 C 型臂至适当位置，确保机械臂的工作空间可达手术区域。将光学跟踪相机置于患者的足端，移动式 C 型臂置于患肢同侧。以 3D 打印模板固定患者的腕关节，将模板以固定螺钉固定至基座上，同时组装机器人示踪器与无菌保护套并固定，建立机械臂术中的工作无菌环境。应用 C 型臂获取含有机器人定位标记点的术中透视影像，并将其传输至主控工作站软件进行配准计算。图像采集腕关节正侧位用于规划，同时采集旋后斜位用于验证。根据术中采集的图像，在主控系统规划软件上进行手术螺钉路径规划。绝大多数舟骨可以容纳两枚空心螺钉，因此需要两条规划线。首先需要在正位上确认靠内侧螺钉导针规划线的位置，使规划线尽量与理想的长轴平行，距最内侧骨皮质内侧缘约 2 mm，之后确定侧位上规划线的位置（图 6-11）。由于舟骨形状的特殊性，对螺钉在透视下正位上位置精确度的要求明显高于在侧位上位置要

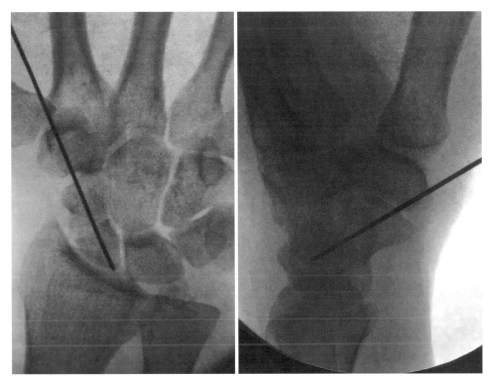

图 6-7 计划单枚螺钉固定，打入一枚导针，透视腕关节正、侧位，导针在舟骨内居中

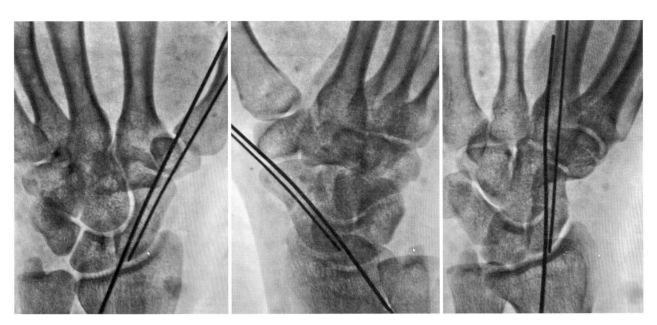

图 6-8 计划用两枚螺钉固定骨折，需要平行打入两枚导针，多角度透视以确认导针位置满意

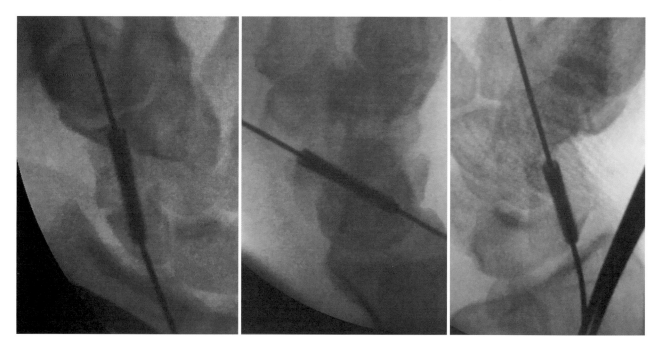

图 6-9　用单螺钉固定，在舟骨中居中，通过旋后斜位确认螺钉尖度没有突破近端皮质

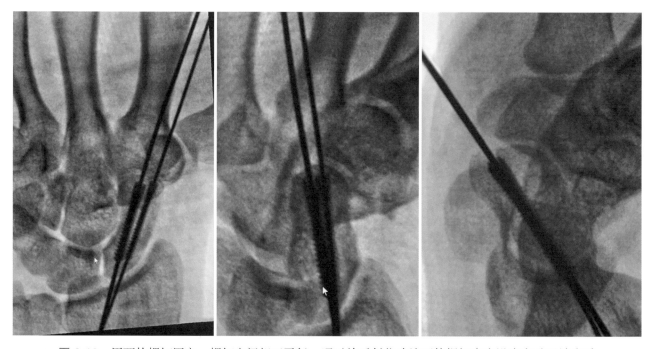

图 6-10　用两枚螺钉固定，螺钉之间相互平行，通过旋后斜位确认两枚螺钉尖度没有突破近端皮质

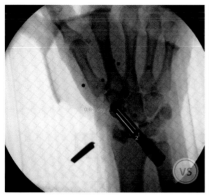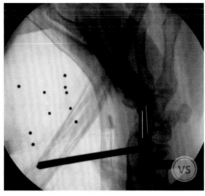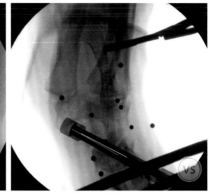

图 6-11　对腕关节在正侧位上规划钉道，并在旋后斜位上作验证

求的精确度。

通过规划软件模拟机械臂的运行姿态，确认机械臂位姿适合后，由主控系统的控制软件控制和监督机械臂沿规划路径运动到目标位置。在机械臂末端安装导向套筒，将套筒尖端抵至皮肤，以11号刀做皮肤切口，将套筒抵至骨皮质，将导针插入套筒内并透视，验证导针的位置是否符合规划。如软件显示其与规划路径偏差较大，可以对路径进行微调。路径确认精准后，在透视监控下通过套筒缓慢钻入导针，避免用力过猛使导针变弯，改变路线。透视确认导针位置为规划位置后，再以同样的方式打入外侧螺钉导针（图 6-12）。在规划软件上测量舟骨的长度后拧入空心螺钉，最后在多角度透视下确认空心螺钉的位置及长度良好后撤出导针（图 6-13），简单冲洗切口并缝合。

## 四、术后护理

我们目前对两枚螺钉固定一般不用石膏制动，单枚螺钉术后用掌侧石膏托固定 2~4 周，复查 X 线，检查核实螺钉的位置。术后即可开始理疗及功能训练，但不允许持重物。当骨折达到影像学及临床愈合标准时，可以逐渐恢复在可承受的范围内进行活动，有时也通过CT证实骨折是否愈合，半年内不能进行重体力劳动和接触性体育运动。

## 五、优缺点

舟骨骨折经皮螺钉固定的并发症包括螺钉位置不佳而穿出骨皮质，内固定物突入桡舟关节或者舟头关节，从而导致桡舟关节或舟骨大多角骨

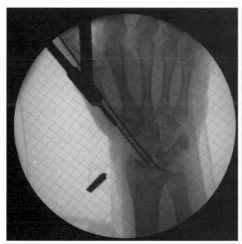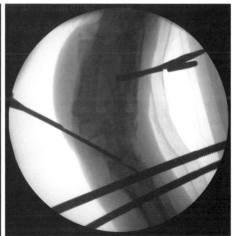

图 6-12　通过正侧位透视验证导针的位置是否符合规划

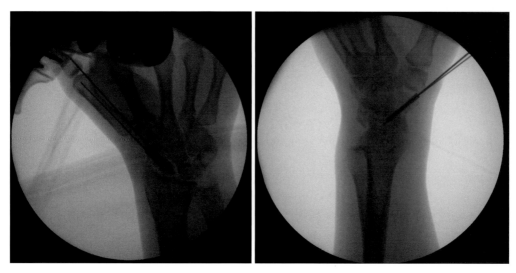

图 6-13　拧入螺钉后在多角度透视下确认螺钉的位置及长度良好

关节炎。术中反复试穿导针也会造成软骨损伤。同时，螺钉位置不佳会导致骨折不愈合或延迟愈合。对于舟骨近端骨折，尤其是比较小的骨折，采用掌侧入路螺钉固定不牢固且加压力比较小。非常小的一部分患者会出现瘢痕远端的麻木感，一般 3 个月可恢复。

对于机器人辅助手术，要求术者对舟骨骨折的治疗有一定经验，在出现任何问题后可以不局限于机器人而继续完成手术。术者需对舟骨的形态有一定的理解，能够准确规划。手术过程中保持手及前臂固定是非常重要的，需要选用合适的固定手的模具。示踪器与手术部位发生相对位移，以及示踪器与红外线光学跟踪器传输路径干扰等因素均可造成图像与手术部位不符，称为图像漂移。术者术中应具备判断图像是否发生漂移的能力并进行验证。如发生不可纠正的图像漂移，需重新采集图像。

## 参考文献

[1] Larsen CF, Brondum V, Skov O. Epidemiology of scaphoid fractures in Odense, Denmark. Acta Orthop Scand, 1992, 63: 216-218.

[2] Herbert TJ, Fisher WE. Management of the fractured scaphoid using a new bone screw. J Bone Joint Surg (Br), 1984, 66: 114-123.

[3] Desai VV, Davis TR, Barton NJ. The prognostic value and reproducibility of the radiological features of the fractured scaphoid. J Hand Surg (Br), 1999, 24: 586-590.

[4] Rettig AC, Weidenbener EJ, Gloyeske R. Alternative management of midthird scaphoid fractures in the athlete. Am J Sports Med, 1994, 22: 711-714.

[5] Mandaleson A, Tham SK, Lewis C, et al. Scaphoid fracture fixation in a nonunion model: a biomechanical study comparing 3 types of fixation. J Hand Surg (Am), 2018, 43(3): 221-228.

[6] Wang JQ, Wang Y, Feng Y, et al. Percutaneous sacroiliac screw placement: a prospective randomized comparison of robot-assisted navigation procedures with a conventional technique. Chin Med J, 2017, 130(21): 2527-2534.

[7] Le X, Tian W, Shi Z, et al. Robot-assisted versus fluoroscopy- assisted cortical bone trajectory screw instrumentation in lumbar spinal surgery: a matched-cohort comparison. World Neurosurg, 2018, 120: 745-751.

[8] Tian W, Fan M-X, Liu Y-J. Robot-assisted percutaneous pedicle screw placement using three-dimensional fluoroscopy: a preliminary clinical study. Chin Med J, 2017, 130(13): 1617-1618.

[9] Gelberman RH, Menon J. The vascularity of the scaphoid bone. J Hand Surg, 1980, 5: 508-513.

[10] Slade 3rd JF, Dodds SD. Minimally invasive management of scaphoid nonunions. Clin Orthop Relat Res, 2006, 445: 108-119.

[11] Capo JT, Shamian B, Rizzo M. Percutaneous screw fixation without bone grafting of scaphoid non-union. Isr Med Assoc J, 2012, 14(12): 729-732.

[12] Guo Y, Tian GL, Chen S, et al. Establishing a central zone in scaphoid surgery: a computational approach. Int Orthop, 2014, 38(1): 95-99.

# 舟骨骨折背侧入路经皮螺钉内固定术

# 第7章

刘 波 著

## 一、背景介绍及适应证

对于无移位的稳定舟骨骨折患者，虽然采用石膏固定的方法治疗多可获得愈合，但存在制动时间长、腕关节僵硬和不愈合等问题。特别是舟骨骨折的主要患者人群中很多是无法配带石膏从事工作或有迫切要求早期腕关节活动的患者，往往难以接受长时间的制动。而且，这类骨折即使得到及时、恰当的石膏固定，仍然存在5%~20%的不愈合率[1-2]。而对于舟骨近极骨折、就诊和治疗上存在延误的舟骨骨折或有移位的不稳定舟骨骨折，保守治疗后出现骨折延迟愈合或不愈合的概率更高[3]。

新近的循证医学研究结果显示，采用经皮内固定的方法可缩短稳定舟骨骨折的愈合时间，降低不愈合的发生率。而且同石膏制动相比，患者恢复工作和运动的时间可提前约7周。对某些无法配带石膏从事工作的患者或年轻的运动员，具有更好的成本效益性[3-5]。

目前经皮螺钉微创内固定在国内外已经逐渐成为一项比较常见的急性舟骨骨折的治疗方式。绝对手术适应证包括舟骨近极骨折或舟骨近侧1/3骨折，无移位或轻度移位但可闭合复位者。相对适应证包括稳定型无移位的舟骨骨折，以及不能接受石膏制动或有迫切要求进行早期腕关节活动的患者。近年来，由于腕关节镜下辅助复位有移位舟骨骨折技术的开展，可在腕关节镜的监视下对移位舟骨骨折进行准确复位，使得经皮螺钉内固定技术也可应用于移位舟骨骨折的治疗[2,6-7]。

经皮舟骨内固定有两种入路选择。传统的方法是掌侧入路，从舟骨远极向近极置入螺钉。背侧入路由Slade等于2002年首先进行了报道，从舟骨近极关节面向远极置入螺钉[1]。对于无移位的舟骨腰部骨折，掌侧或背侧经皮入路均能够取得满意的疗效。两者在手术效果和并发症等方面并没有明显的区别[8]，但有实验研究显示背侧入路可更

准确地将螺钉置于舟骨的中央轴线[9]。对于舟骨近1/3骨折或近极骨折，背侧入路不仅可以避免掌侧入路中大多角骨的阻挡，而且对近侧小骨块的加压效果更佳（图7-1）[10-11]。

## 二、解剖基础

舟骨外形为舟状，其远极宽大，掌侧凸出，称舟骨结节，有腕屈肌支持带附着。中间部细窄，又称腰部，最窄部位仅有约1 cm宽。近极狭小，基本为关节软骨覆盖。舟骨80%的表面为关节软骨所覆盖，分成五个关节面，分别与相邻的五块骨相关节：桡侧近端的软骨面凸出，与桡骨远端舟骨窝相关节；尺侧面是一个半月形关节面，与月骨相关节；远端尺侧是一个凹陷的平面，与头状骨头部的桡侧相对；远端面凸出，由一个矢状面上光滑的嵴突分成两部分，分别与大、小多角骨相关节（图7-2）。

在腕关节处于中立位时，舟骨相对于腕关节长轴有47°掌屈和20°桡偏。舟骨可以看作是近排和远排腕骨间的连接结构。完整的舟骨对保持腕关节力线和正常的功能活动有重要作用。当腕关节背伸或尺偏时，舟骨发生背伸运动；而当腕关节屈曲或桡偏时，舟骨发生掌屈运动。

舟骨的血运主要分两部分。舟骨远20%~30%部分的血运主要来自桡动脉掌侧支，从舟骨结节处进入舟骨。近侧70%~80%舟骨的血运主要来自桡动脉的背侧分支，从舟骨背侧嵴的小孔进入舟骨，成为单一髓内逆行血运营养舟骨近侧部。因此，舟骨骨折特别是近极骨折可导致舟骨近侧部的血运障碍，甚至缺血性坏死。

## 三、手术方法

**1. 体位和麻醉** 患者取仰卧位，将患侧上肢

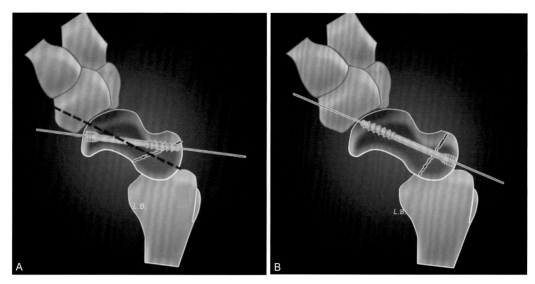

图 7-1 舟骨掌、背侧入路比较。A.由于大多角骨的阻挡，有时掌侧入路不容易将螺钉准确地置于舟骨的中央轴线（红色虚线），对近极或近 1/3 骨折的近侧骨折块控制较差。B.背侧入路不仅可以避免掌侧入路中大多角骨的阻挡，而且对近侧小骨块的加压效果更佳

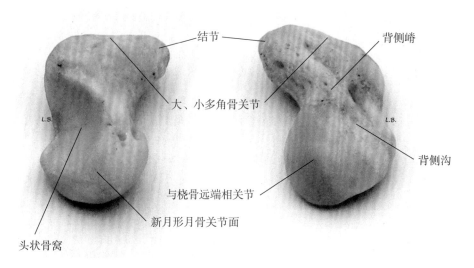

图 7-2 舟骨尺掌侧观（左图）及桡背侧观（右图）

外展置于手术桌上。在臂丛麻醉下进行手术。

**2. 透视观察舟骨骨折** 利用透视从正位、舟骨位、侧位、旋前 45° 及旋后 45° 等各个角度明确舟骨骨折线的形态和骨折是否有移位。对于有移位骨折，可通过经皮克氏针撬拨及腕关节镜监视下进行闭合复位（具体见第 51 章）。

**3. 导针置入** 对于无移位或微小移位的骨折，将患者的腕关节置于屈曲约 60° 的位置，于腕背 Lister 结节稍远侧触及舟骨近极。从舟骨近极的尺、近侧皮肤入导针。针尖抵至舟骨近极，指向舟骨结节（图 7-3）。在透视的指导下经皮将导针置入

舟骨（也可在导针进入皮肤的部位做一 0.5 cm 长的小切口，以确认导针没有穿过伸肌腱）。透视各方向，确认导针的入针点位于舟骨近侧骨折块的中心，导针的延长线位于舟骨中央区域（图 7-4）。将导针推进到掌侧，从舟骨结节稍远侧或经过大多角骨穿出皮肤，用电钻将导针向掌侧远侧回拉，直至导针尾部恰好埋入舟骨近极软骨下，桡腕关节活动不受限。将腕关节置于中立位，透视各方向，确认导针位于舟骨中央区域（如果导针未处于舟骨区域，可置入另一枚导针，直至获得满意位置）。

**4. 测深** 用测深尺测量所需置入的螺钉长度。

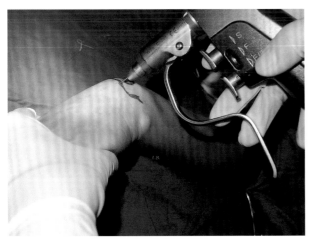

再次屈腕约60°，用电钻将导针从掌侧推进，从背侧穿出皮肤。所选用螺钉的长度为测深长度减去4 mm，以便将螺钉置于在近极和远极均位于关节面下2 mm的位置（经皮螺钉固定的一个常见并发症就是置入螺钉过长，导致螺钉尖端或尾端突出骨面）。

**5. 扩髓及置入螺钉** 在导针入点部位的腕背皮肤做一小切口。钝性分离软组织，沿导针插入套筒抵至舟骨近极后再置入空心钻进行扩髓，以避免扩髓时损伤周围肌腱或软组织（图7-5）。在透视监控下用空心钻扩髓至远侧皮质下2 mm。沿着导针拧入适宜长度的螺钉（图7-6），在透视监视下将螺钉尾部埋于近侧皮质下2 mm的位置。对于

图7-3 从舟骨近极的尺、近侧皮肤入导针。针尖抵至舟骨近极，指向舟骨结节

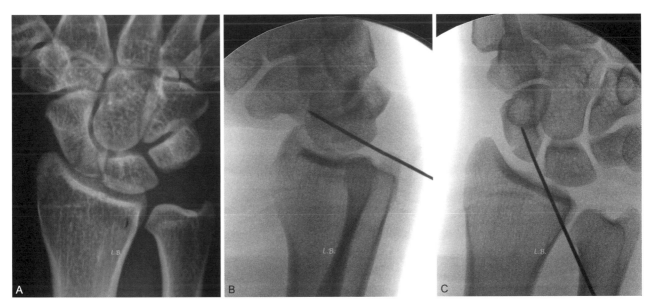

图7-4 A.舟骨近1/3骨折。B、C.通过透视确认导针入针点位于舟骨近侧骨折块的中心，导针的延长线位于舟骨中央区域

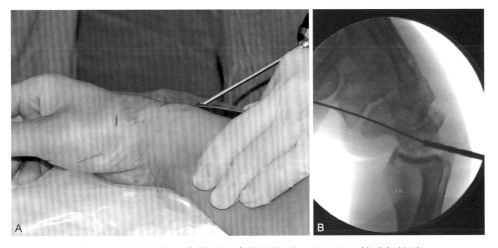

图7-5 沿导针插入套筒抵至舟骨近极后，置入空心钻进行扩髓

不稳定骨折，在扩髓和拧入螺钉前可再置入一枚防旋转的细克氏针，在置入螺钉后再取出防旋针。透视各方向，确认螺钉的位置及长度满意。螺钉的最佳长度为埋于近侧及远侧皮质下各 2 mm（图 7-7）。

## 四、优缺点

已有一些临床应用研究显示背侧入路经皮螺钉内固定治疗舟骨骨折的疗效满意[1-2, 8, 11-12]。如前所述，背侧入路对于舟骨近 1/3 或近极的骨折更具

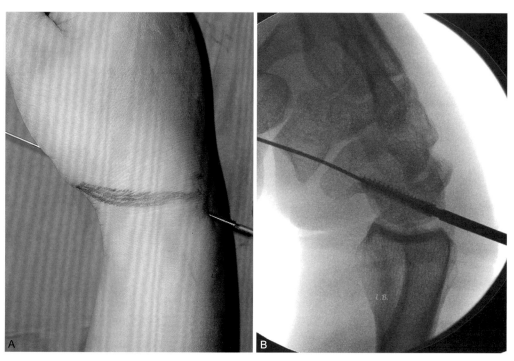

图 7-6 沿着导针从腕背小切口拧入适宜长度的螺钉

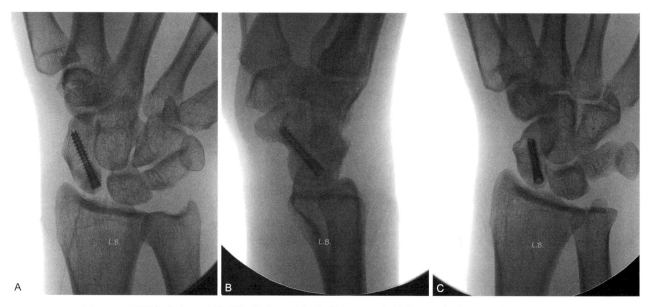

图 7-7 透视各方向，确认螺钉的位置及长度满意。A. 舟骨位。B. 侧位。C. 旋后 45° 斜位

有优势，利于将螺钉更好地置于近侧骨折块的中心并形成加压。但是采取背侧入路时需将手腕置于较大屈曲位，以较好地将导针置入舟骨近极。除了有导致骨折移位的风险外，也不利于在术中透视下较好地显示舟骨。此外，背侧入路经皮内固定治疗舟骨骨折是一个相对较新的治疗技术，特别是国内治疗经验的报道尚少，而且研究显示国人舟骨近极的体积较小，经验不足时可能导致并发症的发生，值得新开展该技术者特别注意[10,11]。

## 参考文献

[1] Slade JF 3rd, Gutow AP, Geissler WB. Percutaneous internal fixation of scaphoid fractures via an arthroscopically assisted dorsal approach. J Bone Joint Surg (Am), 2002, 84 Suppl 2: 21-36.

[2] Merrell G, Slade J. Technique for percutaneous fixation of displaced and nondisplaced acute scaphoid fractures and select nonunions. J Hand Surg (Am), 2008, 33: 966-973.

[3] Vinnars B, Pietreanu M, Bodestedt A, et al. Nonoperative compared with operative treatment of acute scaphoid fractures: a randomized clinical trial. J Bone Joint Surg (Am), 2008, 90: 1176-1185.

[4] McQueen MM, Gelbke MK, Wakefield A, et al. Percutaneous screw fixation versus conservative treatment for fractures of the waist of the scaphoid: a prospective randomised study. J Bone Joint Surg (Br), 2008, 90: 66-71.

[5] Modi CS, Nancoo T, Powers D. Operative versus nonoperative treatment of acute undisplaced and minimally displaced scaphoid waist fractures—a systematic review. Injury, 2009, 40: 268-273.

[6] Liu B, Chen SL, Zhu J, et al. Arthroscopically assisted mini-invasive management of perilunate dislocations. J Wrist Surg, 2015, 4(2): 93-100.

[7] 刘波，陈山林，朱瑾，等. 腕关节镜辅助微创治疗延误诊治的舟骨骨折. 中华手外科杂志, 2016, 32(4): 250-253.

[8] 蒋继乐，刘波，陈山林，等. 掌、背侧入路经皮加压螺钉内固定治疗急性舟骨腰部骨折. 中华骨科杂志, 2016, 36(14): 898-905.

[9] Chan KW, McAdams TR. Central screw placement in percutaneous screw scaphoid fixation: a cadaveric comparison of proximal and distal techniques. J Hand Surg (Am), 2004, 29: 74-79.

[10] 刘波，陈山林，诸寅，等. 与国人舟骨形态学相关的舟骨螺钉内固定应用. 中华骨科杂志, 2010, 30(3): 273-276.

[11] 刘波，陈山林，田光磊. 背侧入路经皮加压螺钉内固定治疗舟骨骨折的临床研究. 中华关节外科杂志(电子版), 2010, 4(2): 4-7.

[12] 刘波，陈山林，田光磊，等. 舟骨骨折经皮螺钉内固定——附114例随访结果. 骨科临床与研究杂志, 2017, 2(1): 11-17.

# 第8章　钩骨钩骨折复位内固定术

杨　辰　郜永斌　著

## 一、背景介绍及适应证

钩骨钩骨折仅占腕骨骨折的 2%~4%[1]，较少见于一般人群，多见于高尔夫球、曲棍球或棒球等球类运动员。球棍直接撞击钩骨钩是造成骨折的主要原因。此外，邻近屈肌腱的剪切应力和小鱼际肌的牵拉作用也参与了钩骨钩骨折和移位的形成。越接近球棍末端，引起钩骨钩骨折的风险就越大，所以高尔夫球和棒球造成者多见于非主利手受伤，而由网球和壁球造成者多见于主利手受伤[2]。

临床上钩骨钩骨折以小鱼际区的慢性疼痛为主要表现，可伴有尺神经损伤所致的小指全部和环指尺侧半的感觉异常和手的握力下降。查体时触痛多位于豌豆骨远端桡侧 2 cm 处。局部疼痛可因抓握而加重。腕尺偏位环小指抗阻力屈曲时疼痛加重、腕桡偏可缓解有助于进一步证实钩骨钩骨折。未被诊断的陈旧钩骨钩骨折可伴有环指和小指的指浅屈肌腱或指深屈肌腱断裂。

钩骨钩骨折容易漏诊[3]，这是因为其在常规腕关节正侧位 X 线平片中的投影常被其他腕骨遮蔽。临床上如果怀疑钩骨钩骨折，就需要行腕管切线位平片检查或腕关节旋后 45° 位平片检查[4]，必要时需要进一步行 CT 检查[5]。

一旦漏诊，常易继发尺神经损伤和指屈肌腱断裂等并发症。根据损伤特点和预后，北京积水潭医院将钩骨钩骨折分为三型（图 8-1）[6]：Ⅰ型为钩骨尖端撕脱骨折；Ⅱ型为钩骨钩中段骨折；Ⅲ型为钩骨钩基底部骨折（图 8-2）。文献报道[7]，钩骨钩骨折的三个亚型所占比例分别约为 76%、13% 和 11%。

临床上对伴有症状的移位骨折、骨折不愈合或超过 3 个月不伴有移位的骨折的治疗仍有争议[8]。在临床实践中，对于损伤 3 个月内无移位的Ⅲ型骨折，可采用腕尺侧沟状石膏或短臂石膏制动 3 周。需告知患者该保守治疗仍有一半的不愈合风险。如

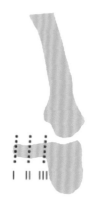

图 8-1　钩骨钩骨折的积水潭分型

有症状，需手术治疗。对于有移位的Ⅲ型骨折，可以采用切开复位螺钉内固定的方法治疗。对于没有移位的Ⅱ型或Ⅲ型骨折，可以经掌侧或背侧经皮空心钉内固定进行治疗。Ⅱ型骨折因并发症发生率较高，可以行钩骨钩切除术。此外，钩骨钩切除术还可以作为钩骨钩其他类型骨折治疗后骨不愈合的挽救手术[1]。

## 二、解剖基础

钩骨钩之所以相对容易骨折，与其独特的解剖结构密切相关。钩骨钩从钩骨基底向小鱼际隆起突出，为小指短屈肌、小指对掌肌、小指展肌、豆钩韧带和腕横韧带的起点。

钩骨钩构成腕管的内侧壁，同时也是 Guyon 管的外侧壁。其桡侧是指屈肌腱，尺侧是尺神经血管束。尺神经深支绕过钩的基底部进入掌深间隙，并在基底部形成一压迹，即尺神经深支切迹。此部位骨折很容易发生尺神经深支损伤。指屈肌腱特别是小指屈肌腱在钩骨钩形成拐角，使之成为该屈肌腱的滑车[9]，因此在Ⅱ型骨折中小指屈肌腱很容易摩擦骨折断端。一方面是肌腱发生磨损而断裂，

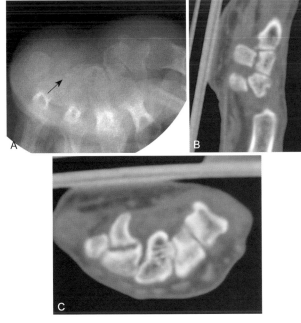

图 8-2　钩骨钩Ⅲ型骨折。A. 腕管切线位（黑箭头）。B. CT 矢状位。C. CT 轴位

另一方面容易造成骨折端骨质丢失和剪式应力而影响骨愈合。另外，钩骨钩中段的横截面积远比基底小，骨折内固定后骨接触面积会进一步减小，严重影响Ⅱ型骨折的愈合率。

## 三、手术方法

钩骨钩骨折移位明显时，因其受到小鱼际肌和周围韧带的牵拉作用，难以闭合复位，因而需行切开手术。可行骨块摘除或复位内固定术。骨折无明显移位时，可行闭合复位和经皮空心钉内固定。

下面以无移位Ⅲ型钩骨钩骨折为例介绍经皮空心钉固定钩骨钩骨折。空心钉可经掌侧或背侧置入。需要注意的是：①经背侧入路时，定位入点后应在皮肤上切一小口，分离并保护皮下的尺神经腕背支和环小指伸肌腱，以免空心钉螺纹损伤尺神经腕背支，或导针经皮后又经肌腱再入钩骨，如此后面拧入空心钉时将损伤伸肌腱。②经掌侧入路时，采用 C 型臂透视时需要拍摄腕管切线位和腕关节旋后 45° 位，以分别观察导针在钩骨钩轴位和矢状位的投影。

**1. 手术步骤**

（1）在 C 型臂透视下从背侧（图 8-3A）或掌侧（图 8-3B）打入导针。

（2）经导针钻孔和拧入空心钉（图 8-4）。

**2. 术后处理**　腕关节中立位石膏固定，掌指关节及以远不固定。术后麻醉恢复后即主动活动掌

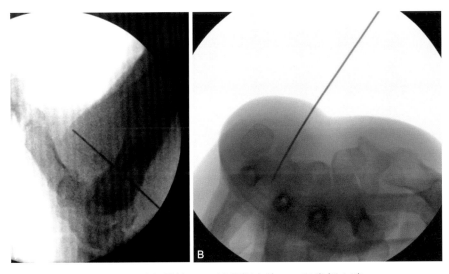

图 8-3　置入导针。A. 经背侧入路。B. 经掌侧入路

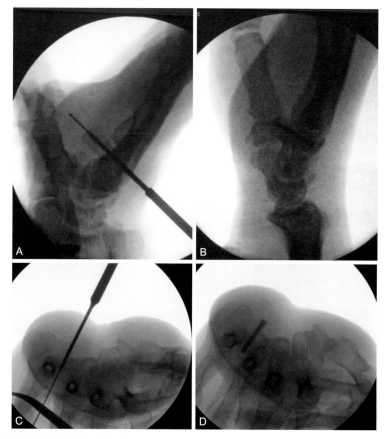

图 8-4 经背侧导针钻孔（A）和拧入空心钉（B），经背侧导针钻孔（C）和拧入空心钉（D）

指关节和指间关节。术后 3 周开始主动功能练习。

## 参考文献

[1] Tolat AR, Humphrey JA, McGovern PD, Compson J. Surgical excision of ununited hook of hamate fractures via the carpal tunnel approach. Injury, 2014, 45: 1554-1556.

[2] Bachoura A, Wroblewski A, Jacoby SM, et al. Hook of hamate fractures in competitive baseball players. Hand (NY), 2013, 8: 302-307.

[3] Stark HH, Chao EK, Zemel NP, et al. Fracture of the hook of the hamate. J Bone Jiont Surg Am, 1989, 71: 1202-1207.

[4] Cockenpot E, Lefebvre G, Demondion X, et al. Imaging of sports-related hand and wrist injuries: sports imaging series. Radiology, 2016, 279: 674-692.

[5] Andresen R, Radmer S, Sparmann M, et al. Imaging of hamate bone fractures in conventional X-rays and high-resolution computed tomography: an in vitro study. Invest Radiol, 1999, 34: 46-50.

[6] 熊革, 戴鲁飞, 郑炜, 等. 钩骨钩骨折的临床分型与治疗. 中华手外科杂志, 2011, 27: 269-272.

[7] Mouzopoulos G, Vlachos C, Karantzalis L, et al. Fractures of hamate: a clinical overview. Musculoskelet Surg, 2019, 103: 15-21.

[8] Scheufler O, Radmer S, Andresen R. Dorsal percutaneous cannulated mini-screw fixation for fractures of the hamate hook. Hand Surg, 2012, 17: 287-293.

[9] Davis DL. Hook of the hamate: the spectrum of often missed pathologic findings. Am J Roentgenol, 2017, 209(5): 1110-1118.

# 钩骨体骨折切开复位内固定术

杨 辰　郜永斌 著

# 第9章

## 一、背景介绍及适应证

钩骨体骨折多见于年轻人或运动爱好者，多因手腕尺侧受到撞击所致[1]。最常见的是腕关节受到直接撞击或手腕掌背侧受到直接挤压所致。此外，钩骨体骨折也可见于严重的腕关节骨折脱位、腕部纵向撞击伤或腕掌关节脱位等。后者可导致钩骨背侧冠状位骨折伴第四、五掌骨背侧半脱位[2]。钩骨体作为第四、五掌骨的基座，其完整性对第四、五腕掌关节的稳定性有重要意义，骨折后可能导致手部的畸形和功能障碍[3]。

与钩骨钩骨折不同，钩骨体骨折往往是因为受到高能量的直接损伤所致，局部症状和体征比较明显，患者的具体致伤原因一般较明确。查体时可发现腕尺背侧明显肿胀和压痛，影响环指和小指活动。握力下降。抓握、腕尺偏或背伸可诱发或加重腕尺背侧疼痛。伴有第四、五掌骨骨折或脱位时，在腕背侧可触及异常突起，第四、五掌骨头的高度较正常时降低、前屈[4]。

钩骨体骨折在常规 X 线平片上的表现较钩骨钩骨折更为直观和容易证实。值得一提的是钩骨背侧骨折，其主要的影像学表现是在钩骨背侧可见一 5~10 mm 大小的长方形骨折块，所以该骨折块在旋前斜位或侧位 X 线片上容易观察到，在后前位 X 线平片则不容易被发现[5]。大多数情况下，X 线平片无法观察到骨折块源自何处，但是其位置相对掌骨来说太靠近端，相对三角骨来说太靠远端，据此可推断钩骨体骨折[6]。钩骨体横行骨折在 X 线正位片上容易获得诊断，但是钩骨体冠状面骨折或背侧无移位的斜行骨折在正侧位 X 线平片上均不易获得诊断。对于外伤史明确以及腕尺背侧肿痛明显者，可考虑行 CT 检查。CT 检查具有很高的灵敏度和特异度，可以清晰地观察钩骨体骨折的部位、移位方向和钩骨关节面的改变。

根据骨折线的走向，北京积水潭医院将钩骨体骨折分为两型[7]：Ⅰ型为横行骨折，Ⅱ型为纵行骨折。后者进一步分为三个亚型：ⅡA型为钩骨冠状面劈裂骨折；ⅡB型骨折线为斜行，涉及钩骨关节面背侧较大部分；ⅡC型为钩骨背侧撕脱骨折（图 9-1）。Ⅰ型骨折由于钩骨 - 掌骨关节面保持完好，因此也相对稳定，可以保守治疗。ⅡC型由于钩骨大部分关节面尚存，腕掌关节相对稳定，也可保守治疗。ⅡA型和大部分ⅡB型骨折因累及钩骨关节面，稳定性差，故需要行切开复位内固定术[8]。

## 二、解剖基础

钩骨为一不规则腕骨。从背侧观察，呈倒立三角形。钩骨体远端被一前后走行的骨嵴分成两个不典型的鞍状关节面，分别承载第四、五掌骨基底。钩骨体与第四、五掌骨基底共同构成钩骨 - 掌

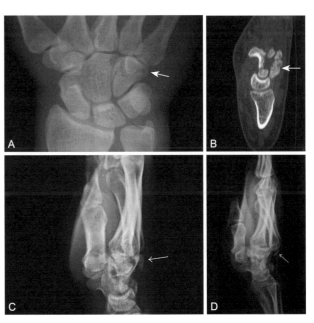

图 9-1　钩骨体骨折分型。A. Ⅰ型。B. ⅡA 型。C. ⅡB 型。D. ⅡC 型

骨关节。尺侧腕伸肌腱止于第五掌骨基底背侧，在其牵拉下掌骨基底有向背侧和近端移位的倾向[9]。

## 三、手术方法

以ⅡB型钩骨体骨折为例（图9-2）：

**1. 显露骨折**　多选用背侧直切口。以下尺桡关节背侧间隙与第四五掌骨头之间中点的连线为切口线，以钩骨为中心。长度视骨折位置以及有无伴发第四、五掌骨骨折脱位而定。注意保护尺神经腕背支。牵开小指固有伸肌腱，即可显露钩骨。由于钩骨体骨折往往伴有第四、五掌骨基底骨折脱位，多需纵行切开关节囊，显露钩骨－掌骨关节（图9-3）[10]。

**2. 复位并固定骨折**　新鲜骨折复位较容易。

先行复位和固定第四、五掌骨骨折和（或）脱位。用一根克氏针横行固定第四、五掌骨基底于第三掌骨基底上，可以减少掌骨基底对钩骨的应力，使钩骨体骨折复位固定更容易。根据骨折块的大小可以选择螺钉或克氏针进行固定（图9-4）。将第四、五掌骨固定于第三掌骨时，需注意避免骨折端旋转而导致握拳时指尖重叠或分离。复位钩骨体骨折块时，不仅需要注意钩骨背侧骨折面复位良好，还需要注意钩骨－掌骨关节面或者钩骨－头状骨关节面是否复位良好。

**3. 术后处理**　术后短臂石膏制动。石膏固定2周后开始主动功能练习，锻炼间期使用支具固定。4周后拔除固定掌骨基底的克氏针。如果使用螺钉固定钩骨，可以不必取出。如用克氏针固定，则待骨折愈合后拔除（图9-5）。

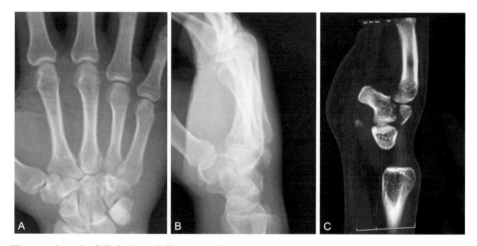

图9-2　患者，男，36岁，右手拳击墙壁致伤。A.正位X线平片见钩骨－掌骨关节间隙消失。B.侧位X线片可见钩骨体骨折及钩骨－掌骨关节背侧脱位。C.CT证实为钩骨体ⅡB型骨折，伴钩骨－掌骨关节背侧脱位

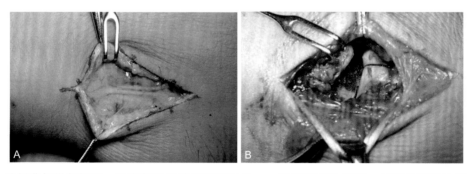

图9-3　A.选择背侧纵行切口，注意保护尺神经背侧皮支。B.纵行切开关节囊，显露骨折及钩骨－掌骨关节

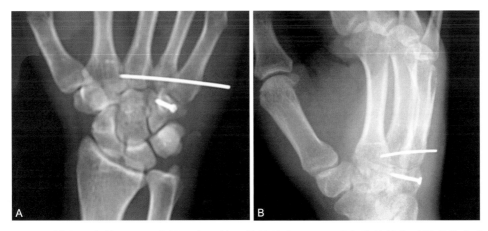

图9-4　用一根克氏针横行固定第四、五掌骨基底于第三掌骨基底上，以减少掌骨基底对钩骨的应力。对钩骨体骨折用螺钉固定。A. 术后正位片。B. 术后斜位片

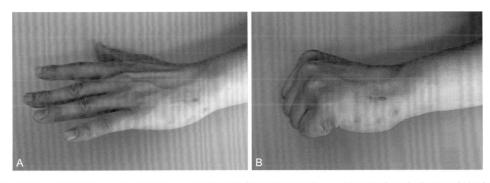

图9-5　用石膏固定2周后开始主动功能练习，锻炼间期使用支具固定。4周后拔除固定掌骨基底的克氏针。术后3个月功能恢复正常

## 参考文献

[1] Bachoura A, Wroblewski A, Jacoby SM, et al. Hook of hamate fractures in competitive baseball players. Hand, 2013, 8(3): 302-307.

[2] Walsh JJ 4th, Bishop AT. Diagnosis and management of hamate hook fractures. Hand Clin, 2000, 16(3): 397-403.

[3] Ebraheim NA. Coronal fracture of the body of the hamate. J Trauma, 1995, 38: 169-174.

[4] Mouzopoulos G, Vlachos C, Karantzalis L, et al. Fractures of hamate: a clinical overview. Musculoskelet Surg, 2019, 103, 15-21.

[5] Hirano K, Inoue G. Classification and treatment of hamate fractures. Hand Surg, 2005, 10(2): 151-157.

[6] Suh N, Ek ET, Wolfe SW. Carpal fractures. J Hand Surg (Am), 2014, 39(4): 785-791.

[7] 郜永斌, 田光磊, 殷耀斌. 钩骨体部骨折的分型与治疗. 中国骨与关节杂志, 2014, 3: 168-171.

[8] Helal B. Unstable dorsal fractrue-dislocation of the fifth carpometacarpal jont. Injury, 1977, 9: 138-142.

[9] Niechajev I. Dislocated intra-articular fracture of the base of the fifth metacarpal: a clinical study of 23 patients. Plast Reconstr Surg, 1985, 75: 406-410.

[10] 郜永斌, 田光磊. 钩骨掌骨关节骨折背侧脱位. 实用手外科杂志, 2004, 18: 225-227.

# 第10章

# 大多角骨骨折切开复位内固定术

杨　辰　郜永斌 著

## 一、背景介绍及适应证

大多角骨骨折是腕骨中第三常见的骨折，占腕骨骨折的 1%~5%[1]，多与第一掌骨骨折或桡骨远端骨折合并发生。单独发生的大多角骨骨折尤为罕见[2]。大多角骨骨折多源于拇指外展时受到直接打击，或腕关节过伸桡偏时摔倒，导致大多角骨受到桡骨茎突和第一掌骨基底的撞击[3]。

大多角骨骨折通常被分为体部骨折、脊部骨折和骨折脱位。Walker 将大多角骨骨折分为五型（图 10-1）[4]。Ⅰ型为体部横行骨折。Ⅱ型为脊部骨折，又分为Ⅱa 型和Ⅱb 型两个亚型。前者累及腕掌关节，后者累及舟骨 - 大多角骨关节。Ⅲ型为尺侧结节骨折。Ⅳ型为体部垂直骨折。Ⅴ型为粉碎性骨折。垂直骨折是最常见的类型，多源于来自第一掌骨的轴向压缩应力所致，常伴有 Bennett 骨折。横行骨折多为大多角骨受到剪切应力所致。脊部骨折常由轴向应力或腕横韧带撕裂导致。粉碎性骨折多见于高能量损伤。

大多角骨骨折的临床表现主要是局部皮肤瘀斑、第一腕掌关节处的压痛和抗阻力屈腕时疼痛。标准后前位、旋前前后位及侧位 X 线片有助于明确诊断。CT 检查可以清晰地显示骨折部位、骨折块大小和移位大小，也可观察关节面的累及程度。需要注意的是，脊部骨折容易漏诊，所以临床上需要予以重视。脊部骨折可能仅有大鱼际基底部位的触压痛，而无其他症状，常规影像学检查常无异常发现。如有怀疑，可行腕管切线位或 CT 检查，以助明确诊断。

大多角骨骨折的治疗取决于骨折的移位程度和稳定性。对于无移位的稳定骨折，如Ⅰ型骨折，可行拇人字支具固定 4~6 周，定期复查评估移位情况[5]。因为骨折后大多角骨 - 掌骨关节炎和舟骨 - 大多角骨关节炎的潜在风险很高，所以对于

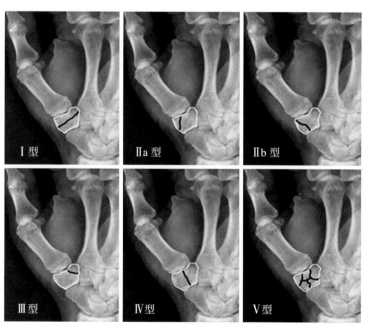

图 10-1　Walker 大多角骨骨折分型。Ⅱ、Ⅳ及Ⅴ型骨折为不稳定骨折，多需要手术治疗

移位骨折或不稳定骨折，需要采取手术治疗。文献报道，经皮克氏针内固定、斜行外牵引[6]和切开复位内固定[7]可用于治疗大多角骨骨折并取得良好的疗效。V型骨折为粉碎性骨折。对其可以尝试闭合复位，采用外固定架固定。如果难以恢复关节面的平整性，可以切除粉碎的大多角骨，行关节成形术。

## 二、解剖基础

大多角骨位于远排腕骨的桡侧，远端与第一、二掌骨基底、尺侧与小多角骨、近端与舟骨相关节。其中远端与第一掌骨基底的关节面呈双鞍状，从而为第一腕掌关节的多平面运动提供了解剖学基础。近端关节面呈稍凹状，以容纳舟骨远端。掌尺侧有一纵脊，为腕横韧带的附着部位[8]。

第一掌骨基底肌腱附着较多，有向桡侧、背侧和近端移位的趋势，因此，大多角骨体部骨折后具有不稳定的解剖学基础，很容易发生移位。维持第一腕掌关节静态稳定性的主要结构为韧带，包括前斜韧带（AOL）、掌骨间韧带、桡侧侧副韧带（RCL）和后斜韧带。大多角骨骨折后前斜韧带和桡侧侧韧带的连续性多得以保留，因此骨折愈合后可获得稳定的腕掌关节。

## 三、手术方法

现以Ⅳ型大多角骨骨折为例讲解手术治疗方式（图10-2）：

**1. 显露骨折**　多选用桡侧纵行切口显露骨折（图10-3）。切口线位于拇短伸肌桡侧，以第一腕掌关节为中心，向远近端适当延长。

**2. 复位并固定骨折**　新鲜骨折复位较容易。术中显露骨折端后，直视下复位，用克氏针临时固定，再用钢板和螺钉进行固定（图10-4）。

**3. 术后处理**　术后用拇人字石膏固定2周，然后开始主动功能练习。锻炼间期仍需使用支具固定直到4周。

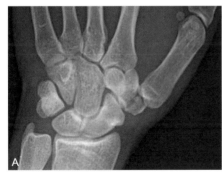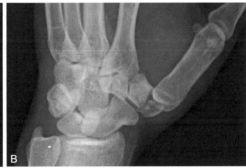

图10-2　患者，男，25岁，踢球时不慎摔倒致伤。A.正位X线平片可见大多角骨体部骨折，第一掌骨基底向桡侧和近端移位。B.斜位X线片示大多角骨体部骨折，第一腕掌关节脱位

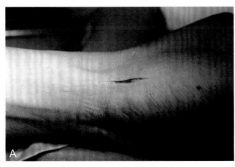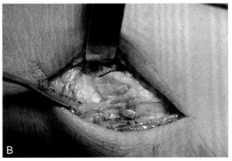

图10-3　选择桡侧纵行切口（A），以显露骨折（B）

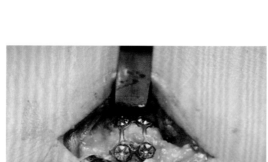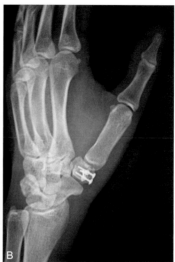

图 10-4　用钢板和螺钉固定骨折

## 参考文献

[1] Pointu J, Schwenck JP, Destree G, et al. Fractures of the trapezium: mechanisms, anatomo-pathology and therapeutic indications. Rev Chir Orthop Reparatrice Appar Motil, 1988, 74(5): 454-465.

[2] Heo YM, Kim SB, Yi JW, et al. Evaluation of associated carpal bone fractures in distal radial fractures. Clin Orthop Surg, 2013, 5: 98-104.

[3] Burke SL, Higgins JP, Valdata L. Hand and upper extremity rehabilitation: a practical guide book. 3rd edition. New York: Churchill Living Stone, 2006: 336.

[4] Walker JL, Greene TL, Lunseth PA. Fractures of the body of the trapezium. J Orthop Trauma, 1988, 2(1): 22-28.

[5] Wiesler ER, Chloros GD, Kuzma GR. Arthroscopy in the treatment of fracture of the trapezium. Arthroscopy, 2007, 23: 1248.

[6] Gelberman RH, Vance RM, Zakaib GS. Fractures at the base of the thumb: treatment with oblique traction. J Bone Joint Surg Am, 1979, 61(2): 260-262.

[7] McGuigan FX, Culp RW. Surgical treatment of intra-articular fractures of the trapezium. J Hand Surg (Am), 2002, 27(4): 697-703.

[8] Kukreti S, Harrington P. Carpometacarpal joint dislocation of the thumb associated with fracture of the trapezium: a case report. Eur J Orthop Surg & Traumat, 2004, 14(1): 38-39.

# 慢性舟月分离：三韧带肌腱固定术

# 第11章

陈山林 著

## 一、背景介绍

舟月分离（scaphoid lunate dissociation, SLD）指由于舟骨与月骨间力学传导失效而出现的有症状的腕关节功能障碍。Destot[1] 首先提出了 SLD 的概念，最初用来描述更复杂的腕关节骨折脱位的一部分影像学变化。1968 年，Armstrong[2] 介绍了其关于舟骨旋转性半脱位的经验，并提出了可能的损伤机制。1972 年，Linscheid 等 [3] 发表了经典论文，介绍了 SLD 的临床特点，之后认识逐渐深入，在诊治方面也取得了很多进展。

SLD 多由腕关节背伸、尺偏以及腕中关节旋后时受伤所致 [4]（图 11-1）。可以单独发生，也可并发于桡骨远端骨折（如 Chauffeur 骨折）等情况，还可以见于月骨周围脱位整复后。诊断依赖于病史、查体（如舟骨移位试验 [5]，图 11-2）和影像学检查，包括舟月间隙增宽 [6, 7]（图 11-3）、皮质环征

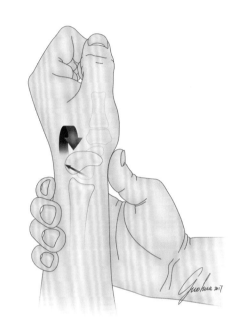

图 11-2　舟骨移位试验。拇指用力抵住舟骨结节，使腕关节由尺偏到桡偏（弯曲箭头）。正常情况下，舟骨不能掌屈。舟月韧带损伤后，舟骨近极会向舟骨窝背侧脱位，出现弹响并诱发疼痛，视为阳性

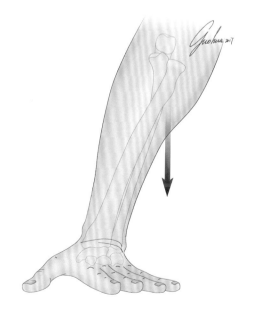

图 11-1　腕关节背伸、尺偏以及腕中关节旋后时受伤所致

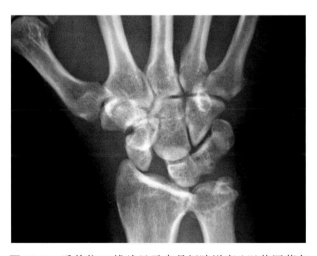

图 11-3　后前位 X 线片显示舟月间隙增宽（以英国著名喜剧演员 Terry-Thomas 命名的 X 线特征）。正常情况下，舟月间隙＜2 mm。如舟月间隙为 2~3 mm，要怀疑舟月韧带损伤；如舟月间隙＞4 mm，肯定存在舟月韧带损伤

和侧位像指标异常等。关节镜检查不仅能直视损伤部位，进行准确分类，还能评估是否存在合并损伤（详见本书第 53 章）。

舟月分离按照病程长短可以分为急性舟月分离（伤后 1 周以内）、亚急性舟月分离（伤后 1~6 周）和慢性舟月分离（伤后 6 周以上）。也可按照病情的严重程度分型，主要指标包括静态分离还是动态分离，舟骨是否可以复位，以及是否存在关节炎及其范围等。

慢性舟月分离指外伤后 6 周以上的舟月分离。普遍的看法是，对于这类损伤，如果不予治疗，或早或晚会形成逐渐加重的骨关节炎。Harrington[8] 和 Waston[9] 等认为舟月分离后一定会继发骨关节炎。因此，普遍的观点是，对于 6 周以上的慢性舟月分离，首选手术干预。不过，因为在这个阶段已经很难直接修复撕裂的韧带，可供选择的治疗方法包括腕骨间融合术、韧带重建术或关节囊固定术等。腕关节部分融合术曾经风靡一时。后来人们发现，患者术后会丧失较多的腕关节活动度，引起功能障碍。而且，腕骨间融合术后对相邻的正常关节引起的生物力学变化还不可知。腕关节部分融合术后会导致相邻关节的应力增加。因此，近些年来，更多的医生首选软组织手术，包括关节囊固定术和肌腱移植韧带重建手术。关节囊固定术相对简单，但疗效并不确切。与之相比，各式各

样的腕关节局部的肌腱移植重建韧带的手术逐渐成为临床上最常用的武器。

利用肌腱移植重建舟骨稳定从 20 世纪 70 年代早期被提出至今，已经经历了相当大的演变。最初的想法是分别在舟骨和月骨钻孔，移植肌腱穿过骨孔，拉紧肌腱，稳定舟月关节。但该方法需要在血运差的区域钻出较大的骨孔，破坏血运，导致骨折和关节退变。由于远期效果差，该方法很少应用。20 世纪 90 年代，开始使用肌腱移位重建韧带的改良方法。

1995 年，Brunelli 和 Brunelli[10] 切取掌侧桡侧腕屈肌一半腱束，使其穿过舟骨远端矢状面上的横行骨孔，牵拉抽紧肌腱，复位舟骨。在舟月关节背侧将肌腱束与残存的舟月骨间韧带缝合固定几针，最后将肌腱残端缝合固定在舟月间隙近端的桡骨远端背侧。目的是同时纠正旋转半脱位后的舟骨远端和近端不稳定（图 11-4）。

该方法有一定的效果，一个缺点是因为肌腱跨过桡腕关节背侧，可能会造成术后腕关节屈曲受限。因此，后来其他医生又做了改良。

1998 年，Van den Abbeele 等[11] 改良了 Brunelli 方法。新的方法首先在舟骨矢状面上做一个比 Brunelli 方法更斜向近端背侧的骨孔。重点是桡侧腕屈肌腱束不跨越桡腕关节，而是绕过背侧桡腕韧带，再翻折后与自身缝合。在肌腱束走行的重

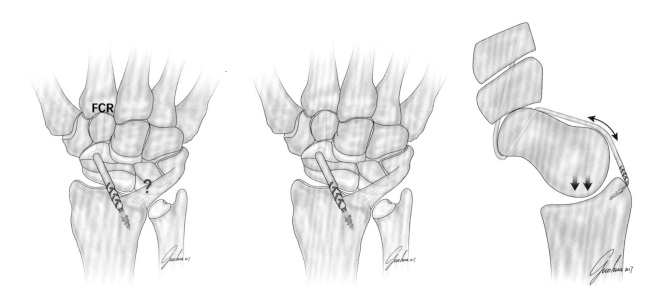

图 11-4　Brunnelli 术式。A. 切取一半桡侧腕屈肌腱，使其穿过舟骨远端骨孔。B. 复位舟骨后，在舟月关节背侧将肌腱束与韧带缝合固定，最后将肌腱残端用缝合锚固定在桡骨远端背侧部分

要部位用缝合锚缝合固定（图 11-5）。这种改良的Brunelli 和 Brunelli 术式也叫"三韧带肌腱固定术"（three-ligament tenodesis），总体疗效令人振奋，多数患者疼痛减轻，重新回到原工作岗位。与健侧比较，握力良好，屈腕受影响的情况也有所减轻[12]。本章即介绍三韧带肌腱固定术。

各种韧带重建术适用于舟骨可以复位、关节软骨正常的慢性舟月分离。如果舟月分离无法复位，或者存在关节炎表现，那么就是软组织重建的禁忌证。如果术前不能确定，则建议做关节镜检查，以确定患者是否合适做软组织重建。

## 二、解剖基础

在正常腕关节中，远排腕骨间的活动很少，因此远排腕骨可以被认为是一个固定的功能单元。近排腕骨间相互连接，但没有远排腕骨间牢固，因此尽管协同运动（相同方向），但舟骨、月骨及三角骨之间在运动方向以及旋转幅度方面仍存在明显差异。当腕关节在矢状面做屈伸运动时，舟骨的旋转幅度最大（平均运动幅度为90%），其次是三角骨（65%）和月骨（50%）。腕关节最大屈曲时，

舟月角为 76°；最大背伸时，舟月角为 35°。也就是说，舟骨与月骨之间有 41° 的活动差异。换言之，在矢状面上舟月关节的活动度约为 40°，而维持这个关节稳定的最主要的韧带是舟月骨间韧带。舟月骨间韧带是最重要的腕关节骨间韧带之一，不仅对舟月关节，而且对于近排腕骨乃至整个腕关节的运动学和动力学都有重要作用。在矢状面上，舟月骨间韧带呈 C 形。其中，掌侧和背侧部分是韧带结构，背侧部分更厚，其作用也更为重要。近端部分为软骨。月三角韧带结构与舟月骨间韧带类似，不同之处在于掌侧韧带比背侧更厚韧。

当轴向应力作用时，腕中关节掌侧韧带对三块近排腕骨的限制作用并不相同。由于 STT 骨间韧带和舟头韧带的独特结构，舟骨较月骨可做更大幅度的掌屈和旋前，而三角骨与远排腕骨牢牢固定。简言之，当腕关节承受轴向应力时，舟骨要带着月骨掌屈，而三角骨带着月骨背伸，恰好形成一种平衡。如果舟月骨间韧带或月三角韧带断裂，则平衡被打破。腕骨，特别是近排腕骨位置改变，则腕关节力学传导模式发生改变，造成软骨退变等问题。舟月骨间韧带损伤更常见。当舟月骨间韧带完全撕裂，尤其是合并了其他外在韧带损

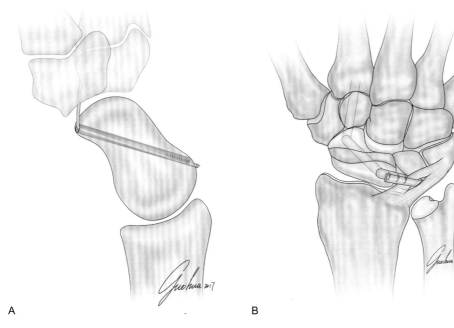

图 11-5 三韧带肌腱固定术。A. 矢状面显示，自舟骨结节至近极背侧做一个斜行骨孔。B. 将一半桡侧腕屈肌腱穿过骨孔后，复位舟骨，挤压螺钉固定，并将此处肌腱与残留韧带缝合固定。将剩余肌腱穿过背侧桡腕韧带后翻折，与自身缝合固定

伤时，舟骨不再受限于近排腕骨，将产生异常的屈曲和旋前（也称舟骨旋转半脱位），而月骨和三角骨由于远排腕骨的作用，表现为异常背伸，也称背伸中间链节不稳定（DISI）。

Waston推测舟月骨完全分离后，随着舟骨近极向桡背侧半脱位，通过腕关节的应力分布出现异常。桡骨远端舟骨窝背外侧关节面的压应力和剪切应力增加，桡舟关节力学传导方向改变，相应软骨面受力增加，则更快地出现磨损变薄和脱落，而出现关节炎（图11-6）。而且，一旦出现关节炎，则逐渐加重，并累及全部桡舟关节和腕中关节。Watson将此称为舟月分离腕骨进行性塌陷（SLAC，图11-7）。

## 三、手术方法

以Lister结节为标记，做背侧纵行或小弧形切口。切开皮肤，在伸肌支持带浅层掀起皮下组织，显露伸肌支持带。沿第三间室切除部分伸肌支持带。切开第三伸肌鞘管，切开第二到第三、第三到第四以及第四到第五伸肌间隔。将拇长伸肌腱、桡侧腕短伸肌腱及桡侧腕长伸肌腱牵向桡侧，指总伸肌腱牵向尺侧，显露腕背关节囊。根据Berger的方法，沿背侧桡腕韧带和背侧腕骨间韧带的走行方向切开关节囊，形成一个蒂在桡侧的关节囊瓣。充分显露舟骨背侧、舟月间隙和月骨背侧缘。评估桡腕关节和腕中关节的软骨面。清理舟月间

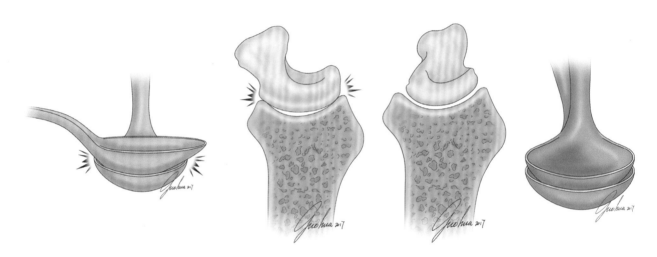

图11-6　Watson等用勺柄不在同一轴线上的两把叠加的勺子模型说明桡舟关节力学模式的改变

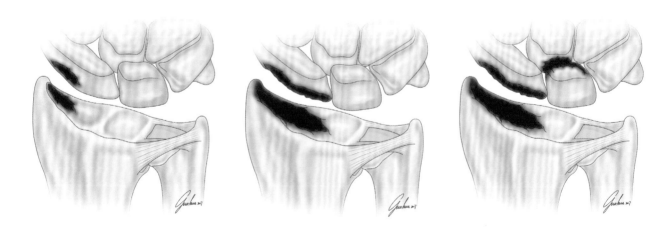

图11-7　Watson等提出的SLAC是指退行性变的进展过程，从单独的桡骨茎突–舟骨撞击（Ⅰ期），至完全的桡舟骨关节炎（Ⅱ期）和腕中骨关节炎（Ⅲ期）

隙内的纤维瘢痕组织，牵引复位舟骨，或利用克氏针作为"操纵杆"辅助复位。自舟月骨间韧带舟骨侧附着点处向掌侧舟骨结节方向穿入直径 1.0~1.2 mm 的克氏针。通过透视确认导针位置满意。使用 2.7 mm 空心钻头沿克氏针钻孔。根据钢针掌侧的出皮点，设计掌侧小横行切口。注意保护桡神经分支，分离显露紧贴舟骨结节掌侧走行的桡侧腕屈肌腱。用蚊式钳挑起桡侧腕屈肌腱。沿桡侧腕屈肌腱走行，间隔 4~5 cm 做两个小切口，切开桡侧腕屈肌腱膜。在近端切口内切开桡侧腕屈肌腱桡侧 1/3 部分，将桡侧 1/3 腱束自最远端的舟骨结节处切口内抽出。腱束长度为 8~10 cm。用细钢丝或特殊制作的肌腱导向器将桡侧腕屈肌腱束由掌侧舟骨骨孔内导出至近极背侧骨孔。抽紧肌腱，复位舟骨。在舟骨近极骨孔内可以拧入一枚充填螺钉。复

位月骨，将肌腱和残留的舟月韧带缝合固定几针。用咬骨钳或小磨钻在月骨背侧凿一横行骨槽。将桡侧腕屈肌腱束置入骨槽内，用 1.8 mm 缝合骨锚将其固定在月骨上。分离背侧桡腕韧带，将腱束环绕其三角止点，将桡三角韧带作为滑轮拉紧腱束时，在透视引导下，用 1.2 mm 克氏针固定舟月骨（2 枚）和舟头关节（1 枚）。将腱束残端反折后与自身缝合（图 11-8）。在腱束表面仔细缝合关节囊。重建伸肌支持带。将拇长伸肌腱浅置在伸肌支持带浅层。

术后 48 h 拔出引流，术后 2 周拆线。将腕关节固定在中立位，允许手指和肩肘关节活动。术后 2 周开始，采用支具固定腕关节直到术后 6 周。然后拔除克氏针，采用可拆除的支具继续保护。鼓励患者进行腕关节屈伸活动和前臂旋转活动。术后

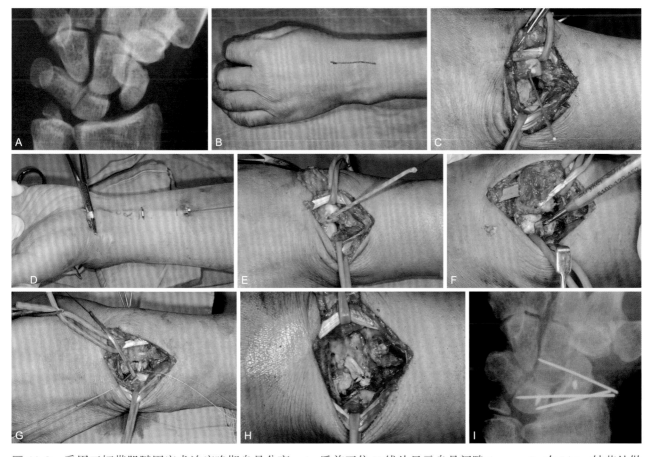

图 11-8 采用三韧带肌腱固定术治疗晚期舟月分离。A. 后前正位 X 线片显示舟月间隙 4 mm。B. 在 Lister 结节处做腕背纵行切口。C. 自舟骨结节和舟骨近极背侧打入导针，并钻骨孔。D. 在掌侧沿桡侧腕屈肌走行做三个平行横切口，自近端切开桡侧腕屈肌一半，自最远端舟骨结节处横切口内抽一半桡侧腕屈肌腱束。E. 将腱束导出到背侧骨孔。F. 复位舟骨，在月骨背侧钻孔，采用缝合锚固定肌腱束。G. 将肌腱束穿过背侧桡腕韧带。H. 然后翻折，与自身缝合。I. 用 2 枚克氏针固定舟月关节，1 枚克氏针固定舟头关节

12 周开始被动用力练习腕关节屈曲。术后 6 个月内避免竞技性运动和重体力劳动。

# 四、优缺点

肌腱固定术治疗陈旧性舟月分离是手外科医生的新宠。手术可以改变舟骨旋转性半脱位和舟月分离，可以防止出现创伤后关节炎。从文献报告的结果来看，只要适应证掌握得当，即可获得满意的治疗结果，是目前治疗此类疾病的首选推荐方法。

但是，这种手术在技术上要求较高。另一个问题就是腕关节韧带的弹性模量要远大于肌腱移植。因此，肌腱固定术后可能会造成腕骨间的僵硬。对于肌腱移植长期以后的转归，还需要更长时间的观察以及更为科学的研究才能确定。另外，慢性舟月分离是否都需要手术治疗，也还存在一些争议。围绕慢性舟月分离的自然史，也还有许多工作要做。

## 参考文献

[1] Destot E. The classic: injuries of the wrist. A radiological study. Clin Orthop Relat Res, 1986, 202: 3-11.

[2] Armstrong G. Rotational subluxation of the scaphoid. Can J Surg, 1968, 11: 306-314.

[3] Linscheid R, Dobyns J, Beabout J, et al. Traumatic instability of the wrist. Diagnosis, classification, and pathomechanics. J Bone Joint Surg Am, 1972, 54: 1612-1632.

[4] Mayfield J, Johnson R, Kilcoyne R. Carpal dislocations: pathomechanics and progressive perilunar instability. J Hand Surg (Am), 1980, 5: 226-241.

[5] Watson H, Ashmead D, Makhlouf M. Examination of the scaphoid. J Hand Surg (Am), 1988, 13(5): 657-660.

[6] Frankel V. The Terry-Thomas sign. Clin Orthop Relat Res, 1977, 129: 321-322.

[7] Frankel V. The Terry-Thomas sign. Clin Orthop Relat Res, 1978, 135: 311-312.

[8] Harrington R, Lichtman D, Brockmole D. Common pathways of degenerative arthritis of the wrist. Hand Clin, 1987, 3: 507-527.

[9] Watson H, Weinzweig J, Zeppieri J. The natural progression of scaphoid instability. Hand Clin, 1997, 13: 39-49.

[10] Brunelli G, Brunelli G. A new technique to correct carpal instability with scaphoid rotary subluxation: a preliminary report. J Hand Surg (Am), 1995, 20: S82-85.

[11] Van Den Abbeele K, Loh Y, Stanley J, et al. Early results of a modified Brunelli procedure for scapholunate instability. J Hand Surg (Br), 1998, 23: 258-261.

[12] Garcia-Elias M, Lluch A, Stanley J. Three-ligament tenodesis for the treatment of scapholunate dissociation: indications and surgical technique. J Hand Surg (Am), 2006, 31: 125-134.

# 不带血运植骨术治疗舟骨骨折不愈合

# 第12章

薛云皓 著

## 一、背景介绍及适应证

舟骨骨折较为隐匿，临床上常见漏诊导致的骨折不愈合，而舟骨骨折不愈合常伴有舟骨的骨质缺损，出现驼背畸形。如果不及时矫正并使骨折愈合，会造成腕关节炎，并进行性加重。临床上常用的治疗舟骨骨折的植骨方法有掌侧入路楔形植骨以及桡背侧入路植骨等。对于骨缺损导致的舟骨驼背畸形，需要植入结构性骨块矫正驼背畸形，掌侧入路的植骨更合适，且掌侧入路对于舟骨背侧的血运保护得更好。

Fisk 首先描述了用楔形骨块植入纠正舟骨不愈合常见畸形的理论。Fernandez 改良了此手术技术。他用掌侧入路及髂骨块植骨辅以克氏针固定进行修复。此术式的适应证为舟骨腰部骨不愈合合并驼背畸形，绝对禁忌证是退行性骨性腕关节炎 Ⅱ 、Ⅲ 和Ⅳ 期。对于 Ⅰ 期舟骨骨折不愈合腕骨进行性塌陷（SNAC）是否是手术适应证仍然存在争论，对于舟骨近极缺血性骨坏死合并驼背畸形是否是适应证也存在争议。

## 二、手术方法

**1. 舟骨处理** 术前明确舟骨腰部骨折（图 12-1），取桡侧腕屈肌腱桡侧纵行切口，远端经舟骨结节后弧形偏向大鱼际桡侧，近端至舟骨远端（图 12-2）。切开桡侧腕屈肌腱鞘（图 12-3），将肌腱向尺侧牵开，纵行切开桡侧腕屈肌腱鞘的底部，纵行切开构成腕关节囊的掌侧韧带，掀起附着在舟骨表面和邻近桡骨上的关节囊，显露舟骨及其不愈合处（图 12-4）。用小骨刀插入骨折处，撬开远近端骨块。用微型磨钻充分清除舟骨内的陈旧纤维组织及硬化骨，直至露出健康的松质骨（图 12-5）。在此期间，注意保护舟骨背侧的纤维组织和软骨

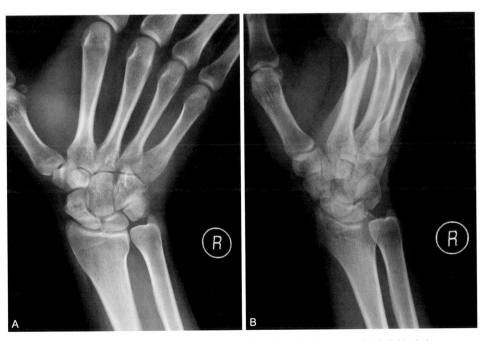

图 12-1 舟骨腰部骨折。A.陈旧性舟骨腰部骨折。B.骨折端囊性改变

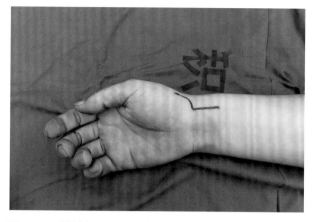

图 12-2　设计切口，取桡侧腕屈肌腱桡侧纵行切口，远端经舟骨结节后弧形偏向大鱼际桡侧，近端至舟骨远端

链的完整性，同时探查桡骨茎突关节面。如软骨有关节退行性改变，需切除桡骨茎突。

用桡侧和尺侧的软骨面来指导舟骨复位，并用克氏针暂时固定，用 C 型臂明确复位程度，判断缺损骨量（图 12-6）。

**2. 骨瓣切取**　虽然可以从桡骨远端切取骨瓣，但我们建议还是从髂骨切取，因为我们需要一块带皮质及松质骨的结构性骨块以及一些松质骨碎块，从髂骨取的骨瓣质量更好。取下骨块后将其修整为与舟骨腰部大小一致的楔形骨块，使皮质面厚度与舟骨掌侧缺损的长度一致。

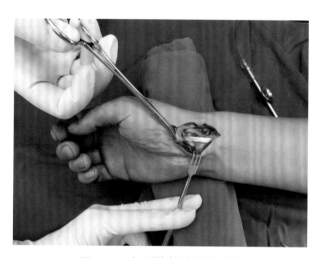

图 12-3　切开桡侧腕屈肌腱鞘

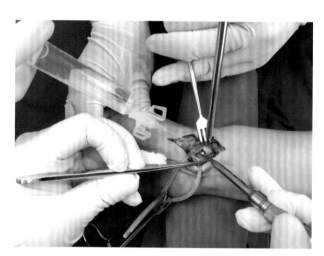

图 12-5　用微型磨钻充分清除舟骨内的陈旧纤维组织及硬化骨，直至露出健康的松质骨。注意用冰盐水持续冲洗，以减轻磨钻高温对骨髓腔的影响

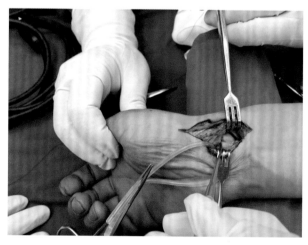

图 12-4　将肌腱向尺侧牵开，纵行切开桡侧腕屈肌腱鞘底部，纵行切开腕关节囊掌侧韧带，显露舟骨掌侧面

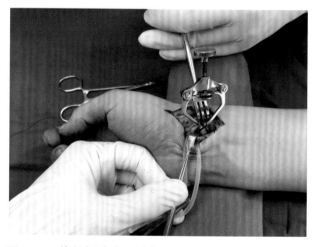

图 12-6　将骨折端陈旧纤维组织及骨髓腔内囊性变的组织清理干净，测量骨缺损量

**3. 骨瓣移植**　先在舟骨髓腔内填入松质骨碎块（图12-7），然后将结构性骨块填入舟骨缺损处，使远近端骨块与植入骨块紧密对合（图12-8），在C型臂的引导下打入导针，并植入空心钉固定，使骨折端加压固定（图12-9）。逐层修复掌侧关节囊韧带，缝合切口。

**4. 术后处理**　术后用前臂掌侧石膏托固定，待拆线后改为管型石膏固定6周，拍片评估愈合情况。之后每个月复查一次，直至骨折愈合。拆除石膏后进行主、被动屈伸锻炼，并逐渐增加锻炼强度。

## 三、优缺点

此术式相对简单易行，掌侧入路能充分显露舟骨掌侧面，能保持背侧软组织链的相对完整，从而保护了残存的血运。掌侧的楔形植骨能充分矫正舟骨的驼背畸形，恢复腕关节力学的稳定结构，

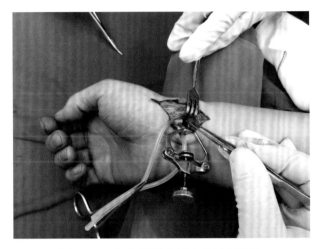

图12-7　先在髓腔内植入松质骨碎块

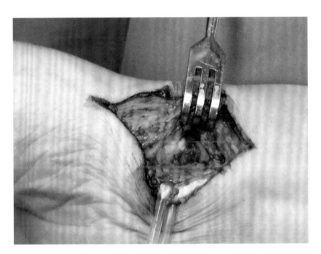

图12-8　将带皮质的结构性骨块植入舟骨掌面的缺损处，使远近端骨块与植入骨块嵌合紧密

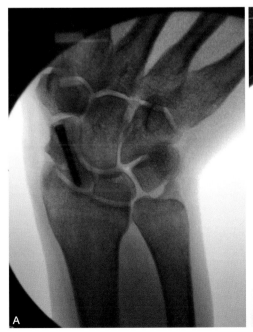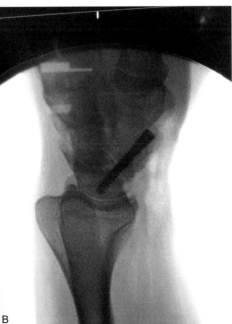

图12-9　植入空心螺钉固定的正位片（A）和侧位片（B）

避免了腕关节进行性关节炎的发生。该术式的缺点是骨块不带血运，需要舟骨自身骨质爬行替代。如果舟骨血运差，仍然会发生骨折不愈合。所以对于舟骨有缺血改变、舟骨近端骨折以及骨折不愈合病程长的病例，要谨慎选择。

## 参考文献

[1] Barton NJ. Experience with scaphoid grafting. J Hand Surg Br, 1997, 22B(2): 153-160.

[2] Cooney WP. Bone-grafting techniques for scaphoid nonunion. Tech Hand Upper Extrem Surg, 1997, 1: 148-167.

[3] Green DP. The effect of avascular necrosis on Russe bone grafting for scaphoid nonunion. J Hand Surg (Am), 1985, 10A: 597-605.

[4] Hastings H, Zaidenberg CR, Mih AD. Vascularity of the distal radius: clinical implications for harvesting bone grafts. Current Trends Hand Surg, 1995: 167-175.

[5] Herbert TJ. Treatment of established nonunion.//Herbert TJ. The Fractured scapboid. St. Louis: Quality Medical Publishing, 1990: 91-120.

[6] Ruby LK, Stinson J, Belsky MR. The natural history of scaphoid nonunion. A review of fifty cases. J Bone Joint Surg (Am), 1985, 67A: 428-432.

[7] Shin AY, Bishop AT, Berger RA. Vascularized pedicle bone grafts for disorders of the carpus. Tech Hand Upper Extrem Surg, 1998, 2: 94-109.

# 带第一、二鞘管间支持带浅层动脉血管蒂的桡骨远端骨瓣移植

# 第13章

陈山林 著

## 一、背景介绍及适应证

舟骨骨折不愈合的治疗有近 100 年的历史。最早期，人们不相信植骨手术的疗效。Matti 和 Russe[1] 采用植骨术治疗舟骨骨折不愈合（图 13-1）的愈合率达到 80% 以上。之后 Fisk[2, 3] 和 Fernandez[4] 采用植骨术加钢针固定术，也取得了较好的疗效。之后，人们开始认识到骨折后局部和近侧断端血运情况对骨愈合的影响，发现如果血运不好，则传统植骨方法的愈合率在 50% 以下。因此，外科医生开始尝试各种带血运骨移植的办法。1983 年，Braun[5] 采用以旋前方肌肌瓣为蒂的桡骨远端骨瓣移植，治疗了 5 例舟骨骨折延迟愈合患者，愈合率达 100%。

Fernandez[6] 采用的方法是在植骨固定的同时在舟骨近极钻孔，然后将第二掌骨间血管束植入此孔内。结果在 11 例患者中，有 10 例愈合。

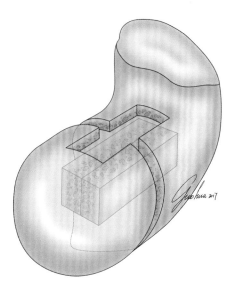

图 13-1　改良 Matti-Russe 植骨术

Kuhlmann[7] 使用的是以桡动脉腕掌支为蒂的桡骨远端骨移植，治疗了 3 例 Matti-Russe 植骨失败的病例，也全部愈合。但这些方法因各种原因并未被大家普遍接受，带血运骨移植治疗舟骨骨折不愈合的热情也逐渐冷却。直到 1990 年，美国《手外科杂志》（*Journal of Hand Surgery*，JHS）刊登了 Zaidemberg[8] 撰写的使用桡动脉逆行支为蒂的桡骨远端骨移植治疗舟骨骨折不愈合的方法一文，带血运骨移植治疗舟骨不愈合的热情才被重新点燃。后来，Mayo 医生 [9, 10] 对桡骨远端背侧的血运模式进行了深入研究，进一步完善了手术方案，并将此血管统一命名为第一、二鞘管间支持带浅层动脉（1, 2 intercompartmental supraretinacular artery, 1, 2 ICSRA）。1, 2 ICSRA 为蒂的桡骨远端背桡侧骨瓣移植治疗舟骨骨折不愈合设计合理，操作简单，易于掌握，在世界范围内应用广泛。目前，这种技术不仅用于治疗血运差的骨折不愈合，还用于治疗绝大多数舟骨腰部骨折不愈合，特别是没有严重驼背畸形的舟骨腰部骨折不愈合。其禁忌证是已经有桡舟关节退行性改变的不愈合。对于儿童来讲，应用时也要小心。对于特别靠近近极关节面的骨折不愈合，尽量不要选择这种方式。

利用牙科技术跨过舟骨骨折线开一骨槽。从髂骨取皮松质骨，将其修剪成两片，然后将松质骨相对"贴"在一起，形成皮质骨位于外侧、松质骨位于中央的一块骨块，嵌入骨槽内。皮质骨是为了固定，松质骨是为了促进成骨。

## 二、解剖基础

供应桡骨远端的血管是一些纵行血管，结构恒定，与周围解剖结构的空间位置关系也比较固定。对于支配尺桡骨远端背侧的营养血管，可以

根据其与伸肌鞘管的关系而命名。

在伸肌支持带浅层，有两条恒定的鞘管间血管，分别称作 1, 2 和 2, 3 ICSRA，分别位于相应名称的鞘管之间。这些血管深方的支持带紧附在其深方的分隔鞘管的骨结节上，营养血管正是由此处进入桡骨。另外两条分别位于第四、五鞘管基底桡侧，称为第四、五伸肌鞘管动脉（the 4th and 5th extensor compartmental arteries, 4th ECA and 5th ECA）。

1, 2 ICSRA 起自距桡腕关节近端 5 cm 处的桡动脉，走行于肱桡肌下方，至伸肌鞘管处浅出，继续向远端跨过桡腕关节，在鼻烟窝内与桡动脉和桡腕弓汇合。1, 2 ICSRA 是四根血管中最细的。其远端起源血管就是以前 Zaidemberg 等所描述的升支灌注血管。以其为血管蒂的缺点是骨瓣的旋转弓很短，而且由它发出的骨滋养动脉较细，数量较少。但其优点是血管位置表浅，易于显露，骨瓣切取处与舟骨很近，因此，对于治疗舟骨骨折不愈合而言最为理想。

## 三、手术方法

使用一个桡背侧切口即可切取骨瓣并显露舟骨（图 13-2）。抬高患肢驱血，在止血带的控制下操作（不要用驱血带驱血）。选择背桡侧小弧形或反"S"形切口显露舟骨和取骨处（图 13-3A）。切开皮肤，在皮下组织内分离并保护桡神经浅支和头静脉。将皮肤牵向两侧，显露第一和第二伸肌

鞘管。在第一、二伸肌鞘管之间，在伸肌支持带浅层即可看到 1, 2 ICSRA 和伴行静脉（图 13-3B）。分离血管至其远端起点处，使用橡皮条保护血管蒂。以桡骨茎突以近 1.5 cm 处骨皮质为中心，设计矩形截骨范围。切开第一、二伸肌鞘管。在截骨区域近端，切断 1, 2 ICSRA 和伴行静脉，电凝止血。沿标记线切开骨膜，向外侧做骨膜下剥离，清晰地显露截骨处。在处理远端骨膜之前，首先要小心地分离血管蒂。用橡皮条牵起后，再切开下方骨膜并适当向远端剥离，显露最远端截骨处。选择最薄且窄的骨刀截骨，截骨深度控制在 1 cm 左右。凿开远端骨皮质时一定要小心地保护好血管蒂部。然后用最窄的骨刀或骨膜剥离器小心地撬起矩形骨块（图 13-3C）。进一步游离血管蒂部，使骨块有一定的自由度（图 13-3D）。此时可以松开止血带，观察植骨块的血运情况。然后，在取骨区再取出一些松质骨备用。

沿桡骨远端桡背侧关节缘稍远端切开关节囊，在前方切开至桡舟头韧带的起点处，充分显露桡骨茎突。为了清晰地显示舟骨及不愈合处，一般建议首先切除桡骨茎突。

切除不愈合处所有的纤维组织。使用骨刀或微型电锯做一个跨过骨折线的骨槽，以容纳移植的植骨块（图 13-3E）。如果近极骨块太小，不能做骨槽，则需要修正植骨块，使其嵌入近极的凹陷窝内，使用微型电钻打磨周缘硬化骨。在 C 型臂 X 线机透视下预置 3~4 枚 1.0 mm 克氏针。

按骨槽大小小心地修剪植骨块形状，使其可以"轻松"地嵌入骨槽内。再将骨块取出，冲洗伤口。把松质骨填入骨槽四周腔隙内，把骨块嵌入骨槽内（图 13-3F）。将预置克氏针经过植骨块穿入舟骨近极。通过透视确定植骨块和钢针的位置，把剩余的松质骨填入植骨块周围的间隙内。再次冲洗关节腔。保护血管蒂，缝合关节囊，用拇人字支具固定（视频 13-1）。

如果存在舟骨短缩或成角畸形，需要在中间填入植骨块校正的情况下，可以选择背桡侧入路。首先处理舟骨处。如果需要楔形植骨，要将血管置于掌侧。如前所述，切取足够大小的植骨块。仔细修剪植骨块，使其与缺损范围相匹配。然后将植骨块插入，用钢针或加压螺钉固定。如前所述，关闭伤口。

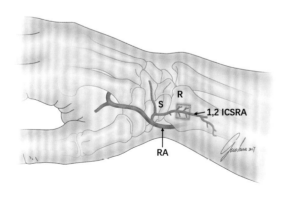

RA. 桡动脉；S. 舟骨；R. 桡骨；1, 2 ICSRA. 第一、二伸肌鞘管间支持带浅层动脉

图 13-2　手术切口及骨瓣切取示意图。黑线为手术切口

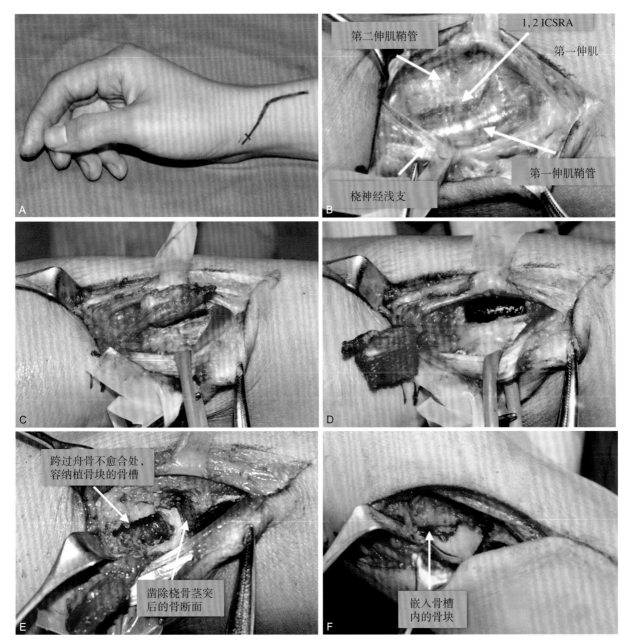

图 13-3　手术方法。A. 选择背桡侧小弧形切口。B. 保护桡神经浅支，在第一、二鞘管之间显露 1, 2 ICSRA。C. 以桡骨茎突以近 1.5 cm 处为中心，设计截骨范围并截骨。D. 游离骨瓣蒂部，使其有一定的旋转活动度。E. 切除桡骨茎突，切开关节囊，显露舟骨及不愈合处；跨过不愈合处，做一矩形骨槽，以容纳骨瓣。F. 修整骨瓣，使其能完整地嵌入骨槽内

## 四、优缺点

　　1, 2 ICSRA 为蒂骨瓣治疗舟骨骨折不愈合的手术，方法简单，通过一个切口即可完成取骨、植骨和固定。对于大部分舟骨骨折不愈合来讲，这是一种值得推荐的常规"武器"。不过因为舟骨体积小，不规则，而骨瓣血管蒂短，所以将骨块嵌入舟骨骨槽内并不容易，术后植骨处"突出"并不罕见。另外，骨块的固定也不容易。我们选择的方式是使用 3 枚克氏针或空心加压螺钉沿舟骨轴线固定，偶尔还需要再用一枚克氏针垂直植骨块骨面固定。1, 2 ICSRA 为蒂骨瓣设计的初衷是为了治疗近端骨折块血运差的舟骨骨折不愈合，比如近极骨

折不愈合。不过，对于真正近端骨块缺血的情况，1,2 ICSRA 治疗后愈合率并不高，往往需要选择吻合血管骨移植等方法。当然，随着关节镜下植骨技术的普及应用，1,2 ICSRA 的适应证也逐渐减少。

## 参考文献

[1] Russe O. Fracture of the carpal navicular. Diagnosis, non-operative treatment, and operative treatment. J Bone Joint Surg (Am), 1960, 42-A: 759-768.

[2] Fisk GR. Carpal instability and the fractured scaphoid. Ann R Coll Surg Engl, 1970, 46(2): 63-76.

[3] Fisk GR. The wrist. J Bone Joint Surg (Br), 1984, 66(3): 396-407.

[4] Fernandez DL. A technique for anterior wedge-shaped grafts for scaphoid nonunions with carpal instability. J Hand Surg (Am), 1984, 9(5): 733-737.

[5] Braun C, Gross G, Buhren V. Osteosynthesis using a buttress plate—a new principle for stabilizing scaphoid pseudarthroses. Unfallchirurg, 1993, 96(1): 9-11.

[6] Fernandez DL, Eggli S. Non-union of the scaphoid. Revascularization of the proximal pole with implantation of a vascular bundle and bone-grafting. J Bone Joint Surg (Am), 1995, 77(6): 883-893.

[7] Kuhlmann JN, Mimoun M, Boabighi A, et al. Vascularized bone graft pedicled on the volar carpal artery for non-union of the scaphoid. J Hand Surg (Br), 1987, 12(2): 203-210.

[8] Zaidemberg C, Siebert JW, Angrigiani C. A new vascularized bone graft for scaphoid nonunion. J Hand Surg (Am), 1991, 16(3): 474-478.

[9] Shin AY, Bishop AT. Pedicled vascularized bone grafts for disorders of the carpus: scaphoid nonunion and Kienböck's disease. J Am Acad Orthop Surg, 2002, 10(3): 210-216.

[10] Steinmann SP, Bishop AT, Berger RA. Use of the 1,2 intercompartmental supraretinacular artery as a vascularized pedicle bone graft for difficult scaphoid nonunion. J Hand Surg (Am), 2002, 27(3): 391-401.

# 游离股骨内侧髁骨瓣移植治疗难治性舟骨骨折不愈合

第14章

陈山林 著

## 一、背景介绍及适应证

舟骨骨折不愈合的治疗从来就不是一个简单的问题，特别是对于植骨术后失败者以及近极骨折缺血性坏死等难治性不愈合，处理起来更为棘手[1]。如果采用传统植骨方法，愈合率甚低，即使选择鞘管间支持带浅层动脉为蒂的桡骨远端骨瓣移植等方法，文献报告愈合率也仅为50%。对于这些复杂骨折，Larson等认为游离骨瓣移植不仅能重建血运，还可提供有效支撑作用的结构骨移植，效果满意[2]。

临床上，能够用来治疗舟骨骨折的游离骨瓣有髂骨瓣和股骨内侧髁骨瓣等。1994年，Doi[3]介绍了以膝降动脉关节支为营养支的股骨下端游离骨移植的方法，治疗了10例伴缺血性坏死的舟骨骨折不愈合，结果显示全部愈合，平均愈合时间为12周。自2008年开始，北京积水潭医院手外科应用游离骨瓣移植的方法治疗难治性舟骨骨折不愈合患者，也取得了满意结果（图14-1）。

## 二、解剖基础

膝降动脉关节支和膝上内侧动脉分支均为股骨内上髁的滋养血管。前者在大收肌裂孔的稍近处起自股动脉内侧，出现率为90%，直径1.5~2.0 mm，易于吻合。后者起自腘动脉内侧，出现率为100%。两者都可作为游离骨瓣的血管蒂，但膝降动脉更长、更粗，切取时也更容易，所以更常用。同时，膝降动脉还发出隐支，支配局部皮肤和皮下组织，所以适应证也更广（图14-2）。

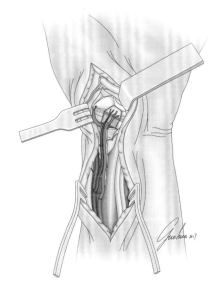

图 14-1 游离股骨内侧髁骨瓣并嵌入舟骨缺损处，将膝降动脉与桡动脉端侧吻合，伴行静脉端端吻合

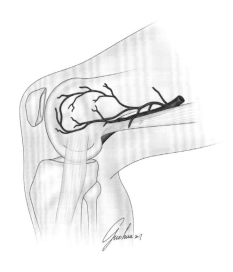

图 14-2 股骨内侧髁血运示意图。股骨内侧髁血运丰富，主要营养血管来自膝降动脉关节支（90% 存在）和膝上内侧动脉关节支（100% 存在）

## 三、手术方法

**1. 舟骨处理** 取桡侧腕屈肌腱桡侧纵行切口，远端经过舟骨结节后弧形偏向桡侧，近端至桡骨远端。将桡侧腕屈肌腱牵向尺侧，桡动脉牵向桡侧，显露腕掌侧关节囊。沿舟骨结节纵行切开关节囊，掀起附着在舟骨表面和邻近桡骨上的关节囊，显露舟骨及其骨折。用微型电锯去除远近端硬化骨缘，充分显露骨折断面并探查舟头关节。去除骨折间隙内的瘢痕组织，使用球形锉打磨硬化骨，直至露出健康松质骨为止（图14-3A—D、视频14-1）。探查桡骨茎突处关节面。如有退行性改变，切除桡骨茎突。

复位舟骨，因为掌侧皮质往往有缺失，所以要用背侧、尺侧和桡侧的皮质骨面来指导复位。在腕背垫一个毛巾卷，使腕关节过伸，有助于矫正驼背畸形。复位满意以后，使用一枚克氏针暂时固定，用微型C型臂X线机判断复位的情况，然后测量骨缺损的大小。

**2. 骨瓣切取** 为了方便两个手术组同时手术，宜切取同侧股骨内侧髁骨瓣。描记股骨内侧髁的体表投影，手术切口位于其纵轴线上，长约7 cm。切开皮肤及皮下，切开深筋膜，将股内侧肌拉向前方，显露股骨内侧髁及位于骨膜内的营养血管网。此处血管网近端多数起源于膝降动脉，少数源自膝上内侧动脉。循其主支向近端分离5~6 cm即可。挑选血管穿支丰富的部位并描记所需的骨块的范围。切开骨膜，向外侧适当剥离。用锐利的骨刀慢慢将骨瓣凿下。骨瓣要比测量的所需要的骨块大一些，以免一些意外情况发生。切断近端蒂部，取下骨瓣（图14-3E—G）。再挖取适量松质骨备用。

**3. 骨瓣移植** 将松质骨填入打磨后的舟骨髓

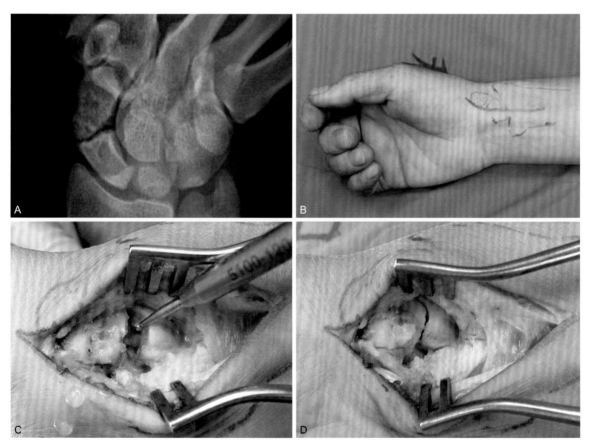

图14-3　患者，男，35岁，右腕疼痛12年。10年前行植骨固定术，术后骨折未愈合，近期疼痛加重。A. 术前X线表现。B. 腕部切口：腕掌侧、桡侧腕屈肌腱桡侧纵行切口。C. 纵行切开关节囊，显露骨折处。D. 清理骨折端，直至两端露出松质骨。E. 股骨内上髁骨瓣切取切口：描记股骨下段的体表投影，于其中线处画线，长度7~8 cm。F. 显露股骨内侧髁骨膜内的血管网，挑选血管穿支丰富的部位描记所需的骨块范围。G. 切取适当大小的股骨内侧髁骨瓣，血管蒂为膝降动静脉。H. 将骨块修整成合适大小并嵌入骨缺损内，将血管蒂与桡动静脉吻合

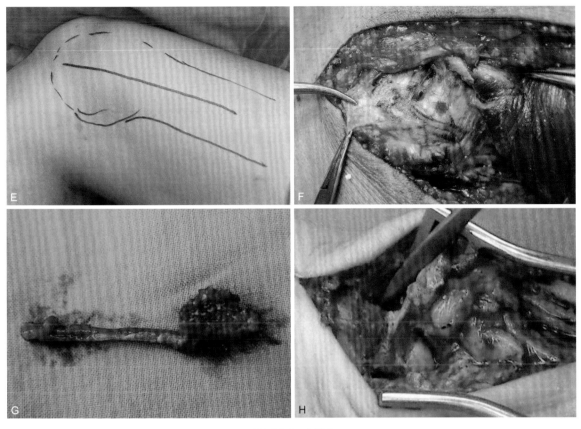

图 14-3 （续）

腔内。修整植骨块，使其与舟骨缺损处恰好契合（图 14-3H）。嵌入骨块后，用 2~3 枚克氏针固定。要使克氏针穿入近端皮质，但不要穿透近端软骨面或进入桡腕关节，也可选用空心钉固定。固定要在微型 C 型臂 X 线机的引导下进行。将骨瓣动脉与桡动脉端侧吻合，也可与桡动脉穿支端端吻合。将静脉蒂与桡动脉伴行静脉端端吻合。修补关

节囊，但要避开血管蒂部。

**4. 术后处理** 将前臂掌侧用石膏托固定。术后 2 天即鼓励患者拄拐下地。2 周后拆线，改为前臂管型石膏继续固定 6 周。拍片以评估愈合情况。之后每个月复查一次，拍片以判断骨的愈合情况。确定愈合以后，取出埋入皮内的克氏针，并开始主、被动屈伸活动，逐渐增加锻炼强度和频率。

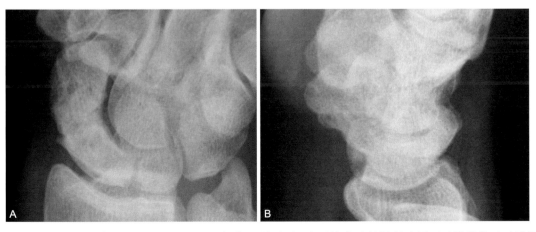

图 14-4 术后 3 个月舟骨位 X 线片（A）和侧位 X 线片（B）示均有连续性骨小梁通过植骨块远近端骨面

术后半年拍片，确定愈合情况（图 14-4 ），并评估功能恢复情况（图 14-5 ）。

## 四、优缺点

我们认为游离股骨内侧髁骨瓣移植有以下优点：供区血管恒定，解剖简单；血运可靠，愈合时间短；血管的直径与腕部匹配；供区损伤小；供区骨质与舟骨近似；受区常规要求掌侧入路，舟骨骨折处显露充分，便于局部操作。当然，在应用过程中发现也存在一些问题，例如，对骨块切取修整比髂骨移植费时费力；手术时间长；掌侧入路，需纵行切断掌侧重要韧带，造成的结果需要更长期的观察；对于下肢健壮的男性，要注意供区血肿形成等问题。另外，与局部带血管蒂骨移植相比，因要在其他部位取骨，因而增加了创伤，这也是一个缺点。

综上所述，吻合血管的游离股骨髁上骨瓣主要适用于难治性舟骨骨折，因其解剖恒定，愈合率高，愈合时间短，故值得在临床上加以推广。

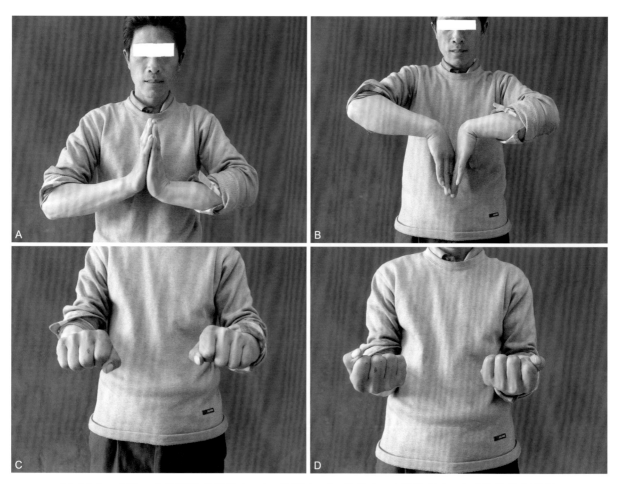

图 14-5　术后 5 个月腕关节背伸（ A ）、掌屈（ B ）、旋前（ C ）及旋后（ D ）功能的恢复情况

## 参考文献

[1] 陈山林, 田光磊, 李文军等. 游离股骨内侧髁骨瓣移植治疗难治性舟骨骨折不愈合. 中华骨科杂志, 2010, 30(5): 487-491.

[2] Larson AN, Bishop AT, Shin AY. Dorsal distal radius vascularized pedicled bone grafts for scaphoid nonunions. Tech Hand Up Extrem Surg, 2006, 10(4): 212-223.

[3] Doi K, Sakai K. Vascularized periosteal bone graft from the supracondylar region of the femur. Microsurgery, 1994, 15(5): 305-315.

# 舟月分离损伤切开复位韧带修复术　第15章

郭　阳　著

## 一、背景介绍及适应证

　　舟骨与月骨间的骨间韧带急性损伤甚至断裂会导致舟月分离。这种损伤可以单独存在，也可以伴随其他骨折，常见于桡骨远端骨折或舟骨骨折[1]。实验研究证实舟月分离可以是腕关节进行性不稳定的最早期表现[2]。舟月损伤多由间接暴力造成，多为高能量损伤，如高处坠落伤和摩托车祸伤等。受伤时腕关节处于背伸、尺偏以及旋后位。诊断依赖于病史、查体（如舟骨移位试验[3]，图15-1）、局部压痛、影像学检查（包括舟月间隙增大及Thomas征[4,5]，图15-2）、皮质环征和侧位像腕关节画线测量（头月角、桡月角和舟月角）等。当高度怀疑有舟月分离，但不能通过基本的常规影像学检查确诊时，应当拍摄补充体位，包括应力位和旋前旋后斜位等多种体位，以提高诊断的敏感度。关节镜检查

能够在直视下评估损伤部位，在明确诊断的同时进行治疗（详见第53章部分）。舟月分离的自然史显示，对这类损伤如果不予治疗，会逐渐形成创伤性骨关节炎[6,7]（图15-3）。

　　Geissler[1]根据韧带损伤的程度分为六期。

　　1. Ⅰ期为舟月骨间韧带部分损伤，通常是掌侧和近端部先出现损伤，舟月骨间韧带的完整性没有被明显破坏，在标准或应力位X线片上可以没有任何舟月间隙增宽的表现。因此，有些学者称此型为动态型不稳定前期损伤。查体时可看到局部滑膜炎表现及压痛阳性。在治疗上可以予保守治疗——石膏制动，或者更积极一些——腕关节镜探查，以确定损伤情况，必要时经皮克氏针固定6~8周。

　　2. Ⅱ期为可修复的完全损伤，舟月骨间韧带完全断裂，而外在韧带完整，舟骨无明显的旋转半脱位，腕骨排列大致正常，舟月骨间隙正常或

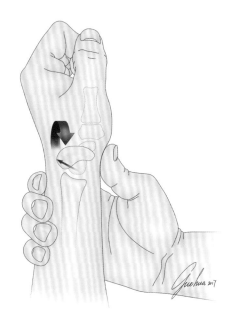

图15-1　舟骨移位试验。拇指用力抵住舟骨结节，腕关节由尺偏到桡偏并掌曲（弯曲箭头）。在正常情况下，舟骨不能掌屈。舟月韧带损伤后，舟骨近极会向舟骨窝背侧脱位，出现弹响并诱发疼痛，视为阳性

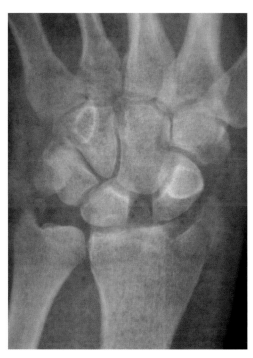

图15-2　Thomas征

159

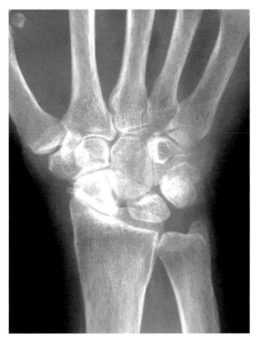

图 15-3　对舟月骨损伤不予处理，会继发创伤性骨关节炎

纤维为内在韧带（图 15-5）。外在韧带坚固，但其弹性模量较小，更容易在韧带中间部位发生断裂。内在韧带主要起源于软骨上，弹性纤维含量较少，更易发生撕脱损伤。连接舟骨与月骨的内在韧带称为舟月骨间韧带。它由三部分结构组成：掌侧韧带、背侧韧带和近端的纤维软骨膜。舟月骨间韧带背侧部由一束强韧的纤维组成，弹性模量最大，是维持舟骨与月骨稳定的关键结构[9]。舟月骨间掌

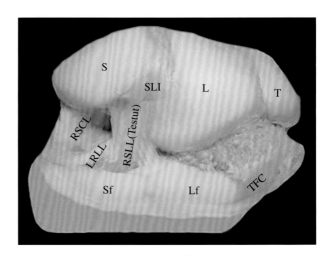

RSCL.桡舟头韧带；LRLL.长桡月韧带；RSLL.桡舟月韧带；Sf.桡骨舟骨窝关节面；Lf.桡骨月骨窝关节面；TFC.三角纤维软骨盘

图 15-4　腕关节标本，外在韧带

轻度增宽。应力位影像学检查可见舟月骨间隙增宽，为"动态型"不稳定损伤。损伤多为韧带止点撕脱伤，可伴有小的撕脱骨块，通常位于舟骨侧。手术时一般采用背侧入路直接修复韧带。因通过掌侧入路显露舟月骨间韧带时需要切开掌侧的外在韧带，因而有加重舟月分离的风险。

　　3. Ⅲ—Ⅴ期为无法修复的舟月韧带完全损伤，伴有明确的舟骨旋转半脱位，腕关节排列异常。手术可以采用背侧关节囊固定术或舟月骨间韧带重建术。

　　4. Ⅵ期为舟月骨间韧带完全损伤，出现关节软骨退行性改变，需要进行补救性手术治疗。

　　本章主要探讨采取切开复位韧带修复手术治疗急性舟月分离损伤，其他术式如腕关节镜下探查经皮克氏针固定、背侧关节囊固定术、舟月骨间韧带重建术及局限性腕关节融合术在其他章讨论。

## 二、解剖基础

　　腕关节由远近排腕骨组成，由韧带相互连接并维持稳定性。这些韧带可以分为外在韧带和内在韧带[8]。连接尺骨、桡骨和腕骨的较长纤维称为外在韧带（图 15-4），连接腕骨之间较短的掌、背侧

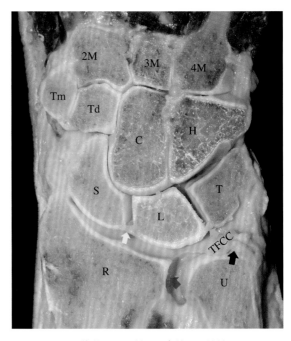

R.桡骨；U.尺骨；S.舟骨；L.月骨

图 15-5　腕关节冠状面解剖标本。黄色箭头示舟月骨间韧带

侧部的纤维较长，允许舟骨与月骨在矢状面做较大幅度的相对运动，其弹性模量是背侧韧带的一半左右，对于稳定舟骨和月骨仅起到次要作用。近端纤维软骨部的弹性模量最小，将桡腕关节与腕中关节分开。腕关节外在韧带可进一步分为三组：桡腕掌侧韧带、尺腕掌侧韧带和桡腕背侧韧带。其中桡腕掌侧韧带包括桡舟韧带、桡舟头韧带、长桡月韧带和短桡月韧带。这些韧带对稳定舟骨和月骨有一定的作用。当腕关节承受轴向应力时，由于腕关节韧带的作用，月骨与舟骨连接有共同的掌屈倾向，同时，月骨与三角骨连接有共同的背伸倾向，掌屈与背伸形成平衡，月骨处于中立位置。如果舟月韧带或月三角韧带断裂，则此平衡被打破，造成腕骨间不稳定甚至腕骨排列异常[10]。特别是合并了外在韧带损伤时，舟骨不再受限于其他近排腕骨，将产生异常的屈曲和旋前（也称舟骨旋转半脱位），导致腕关节异常负荷的传导，引起关节软骨的退行性改变。

## 三、手术方法

以 Lister 结节为中心，做背侧纵行或弧形切口（图 15-6A）。切开皮肤，在伸肌支持带浅层掀起皮下组织，显露伸肌支持带。Z 形切开第三、四伸肌鞘管，将拇长伸肌腱牵向桡侧，指总伸肌腱牵向尺侧，显露腕背关节囊。向近端分离解剖出骨间背侧神经血管束，将神经切除 2 cm，并结扎或电凝骨间背血管。根据 Berger 描述的方法切开关节囊，形成一个蒂在桡侧的关节囊瓣。充分显露舟骨背侧、舟月间隙和月骨背侧缘（图 15-6B）。评估舟骨有无旋转半脱位，桡腕关节和腕中关节的软骨面是否完整。清理舟月间隙内的纤维瘢痕组织，

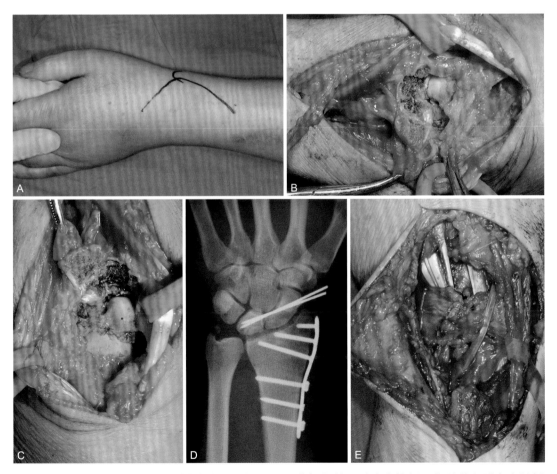

图 15-6　手术方法。A. 在 Lister 结节处做腕背弧形切口。B. 将拇长伸肌腱牵向桡侧，指总伸肌腱牵向尺侧，显露舟骨和月骨背侧，可见舟月韧带断裂。C. 对于此例患者，术中有足够的韧带结构以直接缝合。D. 用两枚克氏针固定舟月关节。E. 逐层加强缝合术中切开的鞘管以及关节囊

利用克氏针作为"操纵杆"辅助复位。在修复急性舟月骨间韧带损伤时，可能会有足够的韧带结构以供直接缝合（图 15-6C）。如果韧带存在撕脱损伤，应通过缝合锚将其重新固定于舟骨或月骨背侧缘的新鲜骨面。用克氏针固定舟月关节（图 15-6D），必要时固定舟头关节，以保护修复的韧带。逐层加强缝合术中切开的鞘管以及关节囊（图 15-6E），也起到一部分稳定作用。将克氏针保留 8 周，此后用支具继续固定 4 周。术后开始练习腕关节屈伸活动度。术后 6 个月内避免竞技性运动和重体力劳动。

## 四、优缺点

本术式的优点有：①可以在直视下确定舟骨与月骨的相对位置。②可以直接修复损伤的韧带。③能够直视并治疗相关的软骨损伤。根据我们的经验，大多数患者的腕关节疼痛消失或明显减轻，可以恢复大部分的活动度及握力。在影像学上仅有少部分腕关节出现轻度退行性改变，未出现明显的进展性腕关节塌陷。

该术式的缺点有：①单纯韧带修复难以抵抗舟骨与月骨间的分离应力，这可能与外在韧带同时受到损伤有关。②断裂韧带的断端发生缺血性改变，愈合能力低于预期。③术后制动时间较长，造成关节僵硬。

## 参考文献

[1] Geissler WB, Freeland AE, Savoie FH, et al. Intracarpal soft-tissue lesions associated with an intra-articular fracture of the distal end of the radius. J Bone Joint Surg (Am), 1996, 78: 357-365.

[2] Mayfield JK, Johnson RP, Kilcoyne RK. Carpal dislocations: pathomechanics and progressive perilunar instability. J Hand Surg, 1980, 5: 226-241.

[3] Watson H, Ashmead, Makhlouf M. Examination of the scaphoid. J Hand Surg Am, 1988, 13, 657-660.

[4] Frankel V. The Terry-Thomas sign. Clin Orthop Relat Res, 1977, 321-322.

[5] Frankel V. The Terry-Thomas sign. Clin Orthop Relat Res, 1978, 5: 311-312.

[6] Harrington R, Lichtman D, Brockmole D. Common pathways of degenerative arthritis of the wrist. Hand Clin, 1987, 3: 507-527.

[7] Watson H, Weinzweig J, Zeppieri J. The natural progression of scaphoid instability. Hand Clin, 1997, 13: 39-49.

[8] Feipel V, Rooze M. The capsular ligaments of the wrist: morphology, morphometry and clinical applications. Surg Radiol Anat, 1999, 21: 175-180.

[9] Berger RA. The ligaments of the wrist: a current overview of anatomy with considerations of their potential functions. Hand Clin, 1997, 13: 63-82.

[10] Kauer JMG. The mechanism of the carpal joint. Clin Orthop, 1986, 202: 16-26.

# 第3部分

# 尺腕关节、下尺桡关节损伤与疾病

# 第16章

# 尺骨茎突骨折切开复位内固定术

杨 辰 著

## 一、背景介绍及适应证

尺骨茎突骨折在临床上常见，常与桡骨远端骨折或腕关节骨折脱位合并发生。在桡骨远端骨折中 50%~65% 伴发尺骨茎突骨折[1]，单纯尺骨茎突骨折较少见。腕关节解剖和生物力学分析显示，桡骨远端关节面约占腕关节表面的 80%，承担腕关节约 82% 的轴向应力[2]，所以在腕关节损伤中，桡骨远端骨折最为常见，其对腕关节的影响也最为严重。然而，尺骨茎突骨折在临床上并未引起足够的重视，对其损伤机制、临床表现和预后的研究相对较少，故对其的治疗常被忽视，导致治疗不足。

在临床上尺骨茎突骨折是否影响下尺桡关节的稳定性以及是否需要积极的手术治疗尚存在争议。虽然有文献报道尺骨茎突骨折对下尺桡关节的解剖结构改变、影像学变化及功能并无明显影响[3-6]，但是越来越多的研究表明尺骨茎突在腕关节的生物力学中起着重要的作用。它是三角纤维软骨复合体（TFCC）的一个重要支撑结构[7-10]。Palmer[11] 等研究显示 TFCC 是维持下尺桡关节稳定的最重要组织。TFCC 的组成包括下尺桡掌侧韧带、下尺桡背侧韧带和尺侧腕伸肌鞘管等，其中又以下尺桡掌背侧韧带对维持下尺桡关节的稳定性起着最重要的作用。它们起于桡骨远端乙状切迹的掌背侧，止于尺骨头小凹和尺骨茎突基底。在前臂旋前时下尺桡掌侧韧带紧张，避免尺骨头向背侧脱位；在前臂旋后时下尺桡背侧韧带紧张，避免尺骨头向掌侧脱位。所以尺骨茎突基底骨折或骨折累及尺骨小凹时，就有可能引起 TFCC 损伤，导致下尺桡关节不稳定。May 等[12] 研究认为尺骨茎突基底骨折或骨折移位大于 2 mm 者出现下尺桡关节不稳定的风险显著增加。TFCC 损伤导致急性或慢性下尺桡关节不稳定，最终影响腕关节的功能，如腕尺侧疼痛、活动范围减少和握力下降等[2]。因此，尺骨茎突骨折导致急性下尺桡关节不稳定、骨折不愈合导致慢性下尺桡关节不稳定以及腕部功能障碍时，应积极考虑手术治疗，修复尺骨茎突骨折的完整性，重建下尺桡关节的稳定。

尺骨茎突骨折手术治疗的适应证为[12, 13]：①尺骨基底骨折或骨折累及尺骨小凹。②骨折移位大于 2 mm。③伴有下尺桡关节不稳定或半脱位。④关节镜检查发现下尺桡关节掌背侧韧带断裂尤其是深层韧带断裂者。⑤骨折块游离进入关节。⑥桡骨远端骨折术后需要早期功能锻炼者。

## 二、解剖基础

TFCC 是由关节盘及其同系物、下尺桡掌背侧韧带、尺侧副韧带、尺侧腕伸肌腱鞘深层、尺侧关节囊、尺月和尺三角韧带构成的一个三维结构，是下尺桡关节最主要的稳定结构，其中又以下尺桡掌背侧韧带最为重要。下尺桡掌背侧韧带均包括浅层和深层纤维，两层在桡骨附着处汇合。浅层部分包绕关节盘，止于尺骨茎突，但没有一个界限清楚的止点。深层的掌侧和背侧纤维在近止点附近汇聚，相互交错并形成一个联合腱（图 16-1），止于尺骨小凹[11]。因此，尺骨茎突是 TFCC 的一个重要支撑结构，类似一个支撑杆，为下尺桡关节及尺腕关节的稳定装置提供了一个坚强的附着点[2]。

## 三、手术方法

**1. 尺骨茎突骨折端的显露（图 16-2）** 将患肢置于手术台上，前臂于旋前位。于尺骨尺侧缘做纵行切口，自尺骨茎突尖以远 1 cm 向近端切开，切口长度示术中情况而定。切开皮肤，显露尺神经腕背支，并予以牵开保护。暴露骨折端。显露骨折端时注意保护止于或经过尺骨茎突的各韧带组织。在直视下复位骨折并予以相应固定（见下介绍）。

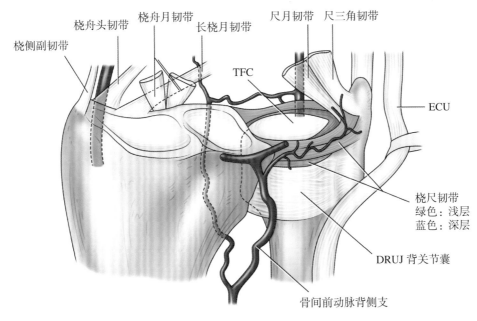

图 16-1　TFCC 的解剖结构

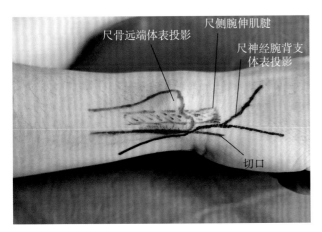

图 16-2　尺骨茎突骨折手术切口示意图

**2．术式选择**

（1）克氏针固定术：在直视下复位骨折端，用一枚克氏针固定或两枚克氏针交叉固定。适用于尺骨茎突骨折移位小、下尺桡关节稳定者。

①优点：手术简单，软组织剥离少，费用低廉。

②缺点：骨折端难以达到坚强固定，术后需用支具制动6周，骨折不愈合的风险较高，需二次手术取出内固定物。

（2）张力带固定术：于尺骨茎突向尺骨近端桡侧钻入两枚克氏针。在茎突以近约2 cm处自背侧向掌侧钻孔，需穿过两层皮质，并注意保护尺神

经腕背支。将钢丝穿过骨孔，其中一端从克氏针入点以远、贴近克氏针处横行穿过，再将钢丝两端缠绕拧紧呈"8"字样，剪去钢丝尾端并向骨面预弯，以免钢丝尾端刺入软组织。将克氏针尾端反向折弯180°，剪短，调整方向，并将尾端埋进软组织中。该方法适用于骨折端较大者（图16-3）。

①优点：手术相对简单，软组织剥离较少，骨折端固定较坚强，费用较低。

②缺点：术后需用支具制动4~6周。容易出现张力过大导致TFCC紧张而影响前臂的旋转功能，或张力带钢丝断裂等并发症。需再次手术取出内固定物等。

（3）螺钉固定术：如果尺骨茎突骨折块较大，也可以考虑螺钉固定。目前临床上可用于尺骨茎突骨折固定用的螺钉大致分为两类——普通螺钉和可加压的空心螺钉。前者包括常用的松质骨螺钉（图16-4）和可折断螺钉（图16-5），后者包括半螺纹加压螺钉（图16-6）和全螺纹无头加压螺钉（图16-7）。

普通螺钉固定术的手术方式是维持复位，用钻头在尺骨茎突上向尺骨近端桡侧钻入，测深，并选用合适长度的螺钉固定。

加压空心钉固定术的手术方式是维持复位，于尺骨茎突向尺骨近端桡侧钻入导针直至桡侧皮质。

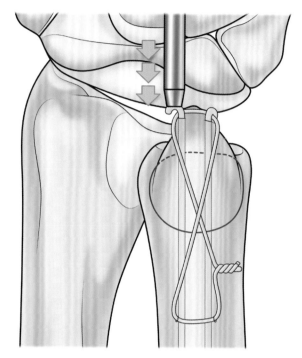

图 16-3  张力带固定术（重绘自 AO Foundation）

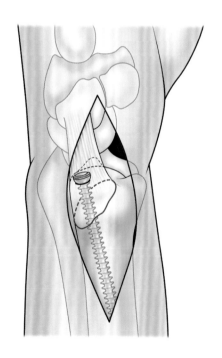

图 16-4  松质骨螺钉（重绘自 AO Foundation）

术中通过 C 型臂透视确认导针的位置正常后用空心钻头顺着导针钻孔，测深，选用合适规格的加压螺钉拧入，再退出导针。

该方法适用于骨折块较大者，在钻孔及拧入加压螺钉时要小心操作，避免骨折块崩裂。

①优点：手术较简单，软组织剥离少，骨折端固定牢靠，无须再次手术取出内固定物。

②缺点：费用较高昂，骨折块较小时易导致骨折块崩裂。

（4）钢板固定术：可用于尺骨茎突骨折的钢板都是经过特殊设计的异型钢板，常见的有钩钢板（hook plate）、雪橇板（sled plate）和针板（pin plate）三种。钩钢板远端的两个点状钩可以坚强"抓持"骨折块，椭圆形钉孔既可以滑动加压，也可锁定，并且各锁定孔方向各异，可提供角度稳定性，故钩钢板不仅可以用于单纯的尺骨茎突骨折，也可以用于累及尺骨远端关节面的尺骨头粉碎性骨折以及骨质疏松者的尺骨远端骨折。

①钩钢板固定术：显露骨折端，复位并维持。选用合适的钩钢板，沿尺骨纵轴放置并向近端移动，直至点状钩贴紧茎突尖部。于滑动孔钻孔，拧入一枚皮质螺钉，对骨折端适当加压。术中透视骨折端复位满意，固定物稳定可靠后，再拧入其他锁定螺钉。

②雪橇板固定术：显露骨折端，复位并维持。

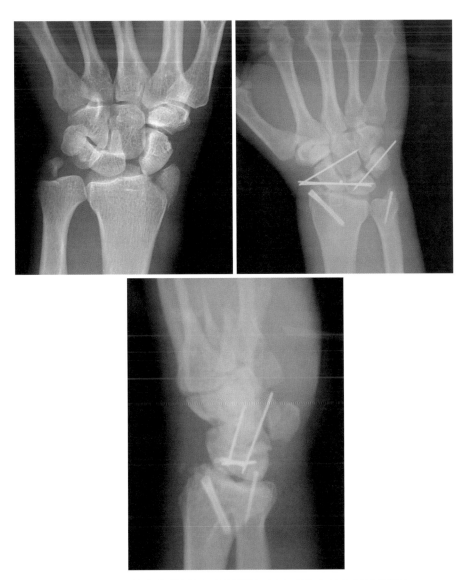

图 16-5　尺骨茎突骨折用可折断螺钉固定（陈山林和杨辰供图）

经茎突远端向尺骨近端桡侧置入两枚导针。退出导针，将雪橇板的两个针脚插入导针孔直至压紧，使回形部分紧贴骨面。在靠近回形部分处钻孔，放置限制板，并用螺钉拧紧固定。

　　③钉板固定术：显露骨折端，复位并维持。经茎突远端向尺骨近端桡侧置入一枚固定针，选用合适钢板。预弯远端，使其与尺骨茎突外形匹配，将其最远端孔顺固定针滑向尺骨茎突并贴覆压紧。于钢板近端孔向尺骨钻孔和测深，置入合适的螺钉以固定钢板近端。于钢板远端第二个孔平行固定针钻孔备用。将固定针剪短保留约

1 cm，尾端反向折弯 180°，调整方向，并将尾端埋进第二孔内。

　　①优点：骨折端固定牢靠，术后可早期开始功能锻炼。
　　②缺点：手术技术要求较高，费用高昂。

　　需要注意的是，无论采用哪种固定方式，骨折复位时切勿复位过度，以免 TFCC 张力过大，导致前臂旋转功能受影响。骨折固定后，术中均应再次检查有无下尺桡关节不稳定。如有不稳定，应及时予以相应的治疗。

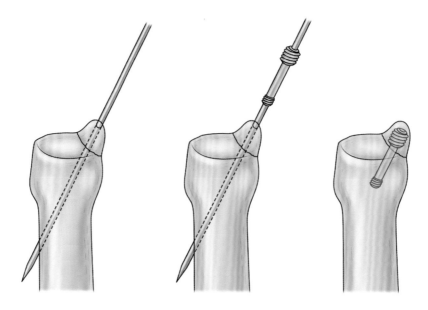

图 16-6 半螺纹加压螺钉

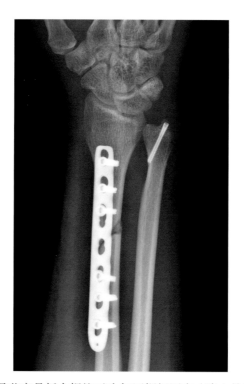

图 16-7 尺骨茎突骨折全螺纹无头加压螺钉固定（陈山林和杨辰供图）

**参考文献**

[1] Frykman G. Fracture of the distal radius including sequelae shoulder-hand-finger syndrome, disturbance in the distal radio-ulnar joint and impairment of nerve function. A clinical and experimental study. Acta Orthop Scand, 1967, 108: 1-155.

[2] Gogna P, Selhi HS, Mohindra M. Ulnar styloid fracture in distal radius fractures managed with volar locking plates: to fix or not? J Hand Microsurg, 2014, 6(2): 53-58.

[3] Kaukonen JP, Porras M, Karaharju E. Anatomical results after distal forearm fractures. Ann Clair Gynaecol, 1988,

77: 21-26.

[4] Lindau T, Adlercreutz C, Aspenberg P. Peripheral tears of the triangular fibrocartilage complex cause distal radioulnar joint instability after distal radial fractures. J Hand Surg, 2000, 25A: 464-468.

[5] Richards RS, Bennett JD, Roth JH, et al. Arthroscopic diagnosis of intra-articular soft tissue injuries associated with distal radial fractures. J Hand Surg, 1997, 22A: 772-776.

[6] Catalano LW Ⅲ, Cole RJ, Gelberman RH. Displaced intra-articular fractures of the distal aspect of the radius. Long-term results in young adults after open reduction and internal fixation. J Bone Joint Surg, 1997, 79A: 1290-1302.

[7] Hanck RM, Skahen JⅢ, Palmer AK. Classification and treatment of ulnar styloid nonunion. J Hand Surg, 1996, 21A: 418-422.

[8] Oskarsson GV, Aaser P, Hjall A. Do we underestimate the predictive value of the ulnar styloid affection in Colles

fractures ? Arch Orthop Trauma Surg, 1997, 116: 341-344.

[9] Stoffelen D, de Smet L, Broos P. The importance of the distal radioulnarjoint in distal radial fractures. J Hand Surg, 1998, 23B: 507-511.

[10] Tsukazaki T, Iwasaki K. Ulnar wrist pain after Colles' fracture. Acta Orthop Scand, 1993, 64: 462-464.

[11] Palmer AK, Werner FW. The triangular fibrocartilage complex of the wrist—anatomy and function. J Hand Surg, 1981, 6: 153-162.

[12] May MM, Lawton JN, Blazar PE. Ulnar styloid fractures associated with distal radius fractures: incidence and implications for distal radioulnar joint instability. J Hand Surg, 2002, 27A: 965-971.

[13] Logan AJ, Lindau TR. The management of distal ulnar fractures in adults: a review of the literature and recommendations for treatment. Strategies Trauma Limb Reconstr, 2008, 3(2): 49-56.

# 第17章

# 尺骨短缩截骨术治疗尺腕关节撞击综合征

刘 波 著

## 一、背景介绍及适应证

尺腕关节撞击综合征（ulnocarpal impaction syndrome）也称尺骨撞击综合征（ulnar impaction syndrome），是指尺骨头与尺侧腕骨（月骨和三角骨）发生撞击导致的一系列磨损退变性临床征象。其主要病理特点包括腕三角纤维软骨复合体（TFCC）磨损甚至穿孔，月骨和三角骨近侧软骨磨损，尺骨头软骨磨损，以及月三角韧带磨损性损伤。其病因与腕部尺骨比桡骨长有关，常见原因包括尺骨正向变异以及某些先天异常如马德隆畸形（deformity）等。此外，尺腕关节撞击综合征也可继发于桡骨的异常，如桡骨远端骨折后短缩畸形愈合、桡骨远端骺早闭以及 Essex-Lopresti 损伤后的桡骨近侧移位等[1-6]。

尺腕关节撞击综合征诊断的主要依据包括症状、体征及影像学检查。患者常诉逐渐加重的腕关节尺侧疼痛，尺偏用力时或用力后症状常加重。腕尺侧偶有肿胀和弹响，压痛常不明显。腕关节被动尺偏挤压时可诱发疼痛。严重者可出现下尺桡不稳定以及腕关节各方向活动受限。

腕关节 X 线片和 MRI 为最常用的影像学检查手段。X 线片可发现尺骨正向变异，月骨、三角骨和尺骨头的软骨下骨硬化或囊性变（图 17-1A）。MRI 可观察到 TFCC 和关节软骨的磨损情况，以及尺侧腕骨水肿情况（图 17-1B）。

腕关节镜在尺腕关节撞击综合征的诊断与治疗中也有着重要而独特的作用。对临床表现不典型或诊断不明确者，腕关节镜检查有助于明确诊断、鉴别或发现其他导致腕尺侧疼痛的病变。同时，对于诊断明确者，腕关节镜不仅可以帮助明确 TFCC、关节软骨和月三角韧带等关节内结构的受累范围和严重程度（图 17-1C），同时还可根据镜下发现进行相应的治疗，如 TFCC 的清创、软骨损伤边缘的清创和月三角韧带的热皱缩、合并 TFCC 损伤的缝合修复以及进行关节镜下尺骨头部分切除术（Wafer 术）等[7]。

尺腕关节撞击综合征的治疗方法包括保守治疗和手术治疗。保守治疗包括改变腕关节的用力方式、配带支具或护腕减少腕关节活动以及药物控制

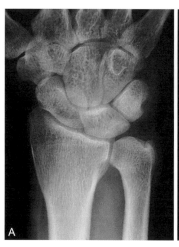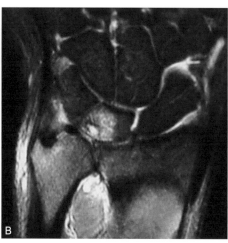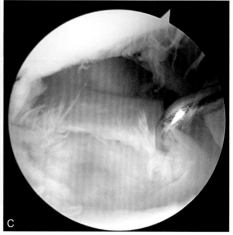

图 17-1 患者，26 岁，右腕尺侧用力后反复疼痛 1 年余，症状逐渐加重。A. X 线片可发现尺骨正向变异，月骨尺近侧与尺骨头局部软骨下骨囊性变。B. 腕关节 MRI 显示 TFCC 中央部穿孔，月骨尺侧骨髓水肿及囊性变。C. 腕关节镜探查证实 TFCC 中央部菲薄伴穿孔，月骨关节软骨磨损，符合尺腕关节撞击综合征

疼痛等，但保守治疗并不能改变该疾病发生的病理基础。手术治疗的方法需根据病因和病情而定，其中最为常用的术式为从尺骨干进行尺骨短缩截骨术。Milch 于 1939 年首次报道了从尺骨干水平短缩尺骨的方法治疗由于桡骨远端骺早闭继发的尺腕关节撞击综合征。在之后的很长一段时间，手术医生均徒手进行横行截骨。固定方法从钢丝绑扎或单纯螺钉固定，逐渐发展到现代常规采用的钢板螺钉固定。随着治疗技术的进步，精确截骨辅助系统和专用于尺骨短缩截骨术的加压钉板系统得到了越来越多的使用，使尺骨短缩截骨术可以更准确、更快速，并发症的发生率也更低[1-6]。

如前所述，尺骨短缩截骨术的主要适应证包括各种原因（包括特发性尺骨正向变异、先天畸形、继发于桡骨远端骨折畸形愈合和 Essex-Lopresti 损伤）导致的尺腕关节撞击综合征。此外，对适宜的患者，也可用于治疗轻度下尺桡关节炎（通过改变下尺桡关节的接触面而缓解症状）、某些类型的 TFCC 损伤或月三角韧带损伤（合并尺骨正向变异或动态尺骨正向变异，但没有显著不稳定症状者）。需要特别注意的是，对于 TFCC 或下尺桡韧带深层纤维止点撕脱，出现下尺桡关节明显不稳定症状的患者，如果只进行尺骨短缩截骨术，将使 TFCC 深层纤维更加远离其解剖止点，不但不能解决下尺桡关节不稳定的问题，而且可能使患者的症状加重。

## 二、解剖基础

术前必须了解正常下尺桡关节的解剖，并拍摄标准腕关节正、侧位 X 线平片来了解患者下尺桡关节的实际情况。拍摄标准腕关节正位片的体位是患者肩关节外展 90°，肘关节屈曲 90°，腕关节处于旋转和屈伸中立位。短缩截骨的目标是达到 -2 mm 的尺骨负向变异。同时，必须仔细评估桡骨乙状切迹的形态。Tolat 等根据桡骨远端乙状切迹的倾斜方向（与桡骨纵轴的夹角）不同，将乙状切迹分为三型：Ⅰ 型为垂直型，乙状切迹关节面与桡骨纵轴平行；Ⅱ 型为斜型，乙状切迹面向近侧倾斜；Ⅲ 型为反斜型，乙状切迹面向远侧倾斜。有学者认为Ⅲ型乙状切迹为尺骨短缩截骨术的相对禁忌证，因为短缩后尺骨头与乙状切迹间的接触

压力可能增大[8]。

## 三、手术方法

**1. 腕关节镜探查**　笔者一般先进行腕关节镜探查，从腕背关节镜 3 — 4 入路置入腕关节镜。对于症状不典型或诊断不确定者，如果镜下看到 TFCC 中央变薄、表面磨损甚至穿孔，对应的月骨或三角骨软骨软化甚至磨损剥脱，月三角韧带出现磨损等典型的尺腕关节撞击综合征的特征，可以帮助明确诊断。同时，可通过 4 — 5 入路或 6R 入路置入刨削刀头和射频头，对 TFCC 穿孔边缘和软骨损伤边缘进行清创，对异常反应性增生的滑膜进行切除，对磨损的月三角韧带进行清创和热皱缩。如果患者术前伴有 TFCC 损伤症状，镜下要特别注意检查是否合并 TFCC 创伤性撕裂，因为尺骨正向变异也是 TFCC 发生创伤性撕裂的一个危险因素。如果发现患者合并 TFCC 损伤，特别是深层纤维撕脱伤，必须同时进行缝合修复，否则可能导致患者手术疗效不满意，甚至症状加重。

**2. 尺骨短缩截骨术的入路与显露**　腕关节镜探查操作结束后，在气囊止血带控制下开始进行尺骨短缩截骨术。在前臂下段尺侧，尺侧腕伸肌与尺侧腕屈肌之间做纵行切口，长 7~8 cm（图 17-2）。切口远端位于尺骨头水平，在此部位要注意避免损伤尺神经背支（图 17-3）。根据尺骨下段及接骨板的形态，确定接骨板的最佳放置位置和截骨部位。一般可将接骨板放置于尺骨掌侧或尺掌侧的平坦骨面上，被尺侧腕屈肌覆盖，以避免接骨板在皮下造成软组织的激惹。如果尺骨形态异常，导致不能将接骨板放置在掌侧，也可放置在背侧尺侧腕伸肌的深面。在预定截骨区域进行骨膜下剥离。

**3. 短缩截骨与内固定**　如果采用普通加压接骨板徒手截骨，置入接骨板最远侧的螺钉，按预定截骨厚度标记截骨线，并沿尺骨纵轴画标记线，利于截骨后保持尺骨的旋转力线。旋转接骨板，使其离开截骨部位，用电锯进行截骨。可采用横向截骨（图 17-4）或斜向截骨（图 17-5）。一般推荐采用斜向截骨，以增大截骨后两侧骨面的接触面积，利于骨折愈合。间断进行近侧和远侧的平行截骨，截下预定厚度的尺骨薄片。注意锯片厚度和锯齿的偏距可增加 1~2 mm 的截骨厚度。截骨时持续冲

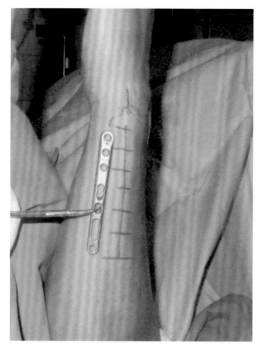

图 17-2　在前臂下段尺侧，尺侧腕伸肌与尺侧腕屈肌之间做纵行切口

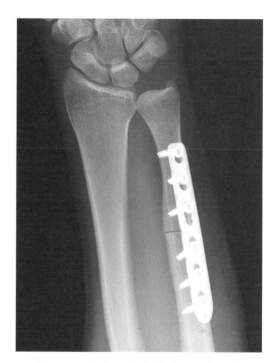

图 17-4　横向短缩截骨术后 X 线平片

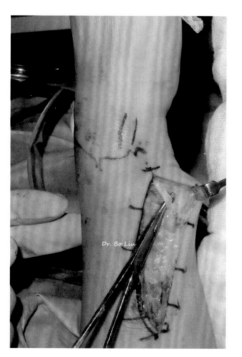

图 17-3　切口远端位于尺骨头水平，在此部位要注意避免损伤尺神经背支

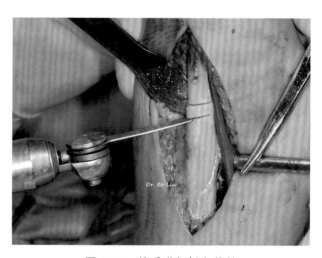

图 17-5　徒手进行斜向截骨

可在远、近侧段尺骨各置入粗克氏针或螺钉，用大复位钳等工具辅助加压合拢截骨端。用复位钳维持复位，置入垂直截骨线的拉力螺钉。然后顺序置入截骨线近侧的第一枚加压螺钉和近侧的其他螺钉。除了拉力螺钉，一般在截骨线远侧和近侧各置入 3 枚螺钉。

如果采用带有截骨模块的尺骨短缩专用截骨系统，不仅可以使手术操作更为方便快捷，还可更好地保证手术操作的准确性。不同厂家的专用

水，以避免热损伤。将接骨板旋转回位，置入截骨线远侧的全部螺钉。沿之前标记的纵轴线确定旋转力线正常，将截骨端合拢。如果截骨厚度较大，

尺骨短缩截骨系统有不同的设计，但其核心设计理念都是一致的，即设计截骨模块，并与尺骨短缩截骨专用的接骨板整合。与使用普通截骨板一样，先确定放置截骨板的位置。然后置入远侧螺钉，确定接骨板与尺骨的相对位置。临时置入部分近侧的螺钉，将接骨板稳定固定于尺骨。进行截骨时，专用于尺骨短缩的截骨系统往往不需要将接骨板移开，可以直接通过截骨模块进行截骨。截骨前，按术前规划调整截骨模块的截骨间隙，精确地控制截骨厚度（图17-6）。同时，截骨模块的使用有利于保证远、近侧截骨面的匹配，避免了徒手截骨的偏差（图17-7）。完成截骨后（图17-8），通过专用的复位加压装置，可更方便地进行截骨端的复位和加压（图17-9）。同样，除了拉力螺钉，一般在截骨线远侧和近侧各置入3枚螺钉。对图17-1患者采用尺骨短缩截骨系统进行截骨术后的X线平片见图17-10。

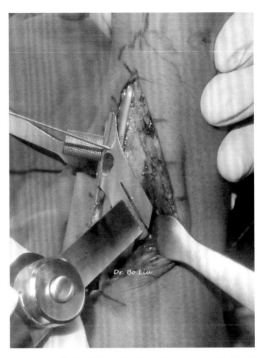

图 17-7　截骨模块的使用有利于保证远、近侧截骨面的匹配

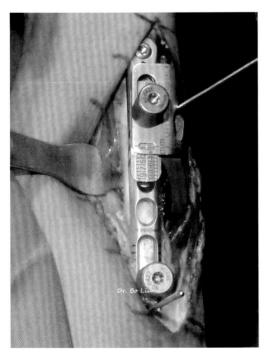

图 17-6　通过调整截骨模块的截骨间隙，精确地控制截骨厚度

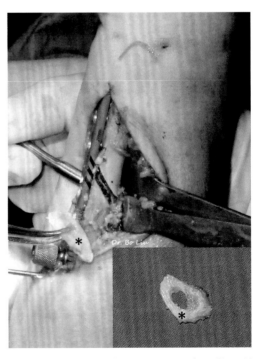

图 17-8　截骨模块辅助截骨后，取出完整的尺骨薄片（＊）

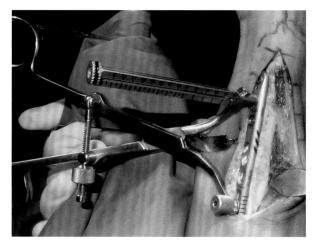

图 17-9　尺骨短缩专用截骨系统具有更方便的复位和加压设计

骨短缩截骨术为最常用的术式。与 Wafer 术和干骺端骨软骨截骨短缩术相比，尺骨短缩截骨术不仅可以通过精确的短缩对腕尺侧进行减压，还可间接拉紧尺腕关节撞击综合征患者中常合并损伤松弛的尺腕韧带和月三角韧带。同时，尺骨短缩截骨术不需要对尺骨头的关节面进行操作，避免了尺骨头关节面的进一步损伤。因此，理论上尺骨短缩截骨术是治疗尺腕关节撞击综合征的理想术式，许多临床研究结果也显示尺骨短缩截骨术的疗效好于其他术式。

尺骨短缩截骨术的并发症主要包括骨折不愈合、延迟愈合、畸形愈合、下尺桡关节不匹配以及皮下内固定物的激惹。近年来，由于带有截骨模块的尺骨短缩专用截骨系统得到了越来越多的应用，骨折不愈合、延迟愈合或畸形愈合并发症的发生率得以下降。对桡骨远端乙状切迹解剖形态的认识和关注，也使下尺桡关节不匹配的并发症越来越少见。皮下内固定物的激惹是目前尺骨短缩截骨术的主要并发症，因此，手术前需常规向患者交代这一并发症，并告诉患者截骨愈合后往往需要进行内固定物取出术。在文献中可见内固定物取出后早期发生尺骨骨折的报道，因此，需提醒患

## 四、优缺点

治疗尺腕关节撞击综合征的术式包括从尺骨干进行截骨的尺骨短缩截骨术、干骺端骨软骨短缩截骨术、切开或关节镜下尺骨头部分切除术（Wafer 术）等。本章介绍的从尺骨干进行截骨的尺

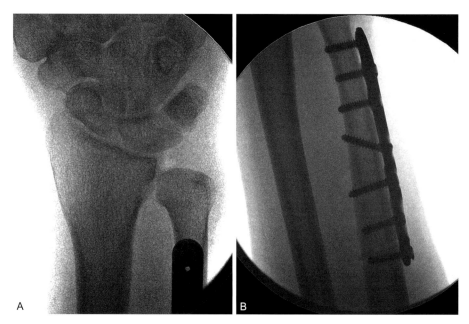

图 17-10　对图 17-1 患者采用尺骨短缩专用截骨系统进行截骨术后的 X 线平片。A. 正位片。B. 侧位片

者注意，在内固定物取出早期，需要避免可导致尺骨承受不适当应力的情况 [9-12]。

## 参考文献

[1] Adams BD. Distal Radioulnar Joint Instability. //Wolfe SW, Hotchkiss RN, Pederson WC, et al, eds. Green's operative hand surgery. 6th ed. Philadelphia: Elsevier, 2011: 523-560.

[2] Rayhack JM. Open ulnar shortening for ulnocarpal Impaction. //Slutsky DJ, ed. Principles and practice of wrist surgery. Philadelphia: Elsevier, 2010: 213-223.

[3] Tatebe M, Nishizuka T, Hirata H, et al. Ulnar shortening osteotomy for ulnar-sided wrist pain. J Wrist Surg, 2014, 3(2): 77-84.

[4] Doherty C, Gan BS, Grewal R. Ulnar shortening osteotomy for ulnar impaction syndrome. J Wrist Surg, 2014, 3(2): 85-90.

[5] McBeath R, Katolik LI, Shin EK. Ulnar shortening osteotomy for ulnar impaction syndrome. J Hand Surg (Am), 2013, 38(2): 379-381.

[6] Sammer DM, Rizzo M. Ulnar impaction. Hand Clin, 2010, 26(4): 549-557.

[7] Seo JB, Kim JP, Yi HS, et al. The outcomes of arthroscopic repair versus debridement for chronic unstable triangular fibrocartilage complex tears in patients undergoing ulnar-shortening osteotomy. J Hand Surg (Am), 2016, 41(5): 615-623.

[8] TolatAR, Sanderson PL, De Smet L, et al. The gymnast s wrist: acquired positive ulnar variance following chronic epiphyseal injury. J Hand Surg (Br), 1992, 17(6): 678-681.

[9] Chan SK, Singh T, Pinder R, et al. Ulnar shortening osteotomy: are complications under reported? J Hand Microsurg, 2015, 7(2): 276-282.

[10] Gaspar MP, Kane PM, Zohn RC, et al. Variables prognostic for delayed union and nonunion following ulnar shortening fixed with a dedicated osteotomy plate. J Hand Surg (Am), 2016, 41(2): 237-243.

[11] Luria S, Lauder AJ, Trumble TE. Comparison of ulnar-shortening osteotomy with a new trimed dynamic compression system versus the synthes dynamic compression system: clinical study. J Hand Surg (Am), 2008, 33(9): 1493-1497.

[12] Ahsan ZS, Song Y, Yao J. Outcomes of ulnar shortening osteotomy fixed with a dynamic compression system. J Hand Surg(Am), 2013, 38(8): 1520-1523.

# 第18章　尺骨头干骺端短缩截骨术

朱　瑾著

## 一、背景介绍及适应证

尺腕关节撞击综合征是造成腕尺侧疼痛常见的退行性病变。尺腕关节撞击综合征的发生原因多种多样，有先天性或获得性尺骨正向变异、桡骨远端骨折畸形愈合或桡骨头切除等。所有因素均导致尺腕关节传导应力慢性长期增加，从而出现尺腕关节的退变，包括三角纤维软骨复合体（TFCC）、尺骨头、尺侧腕骨及腕尺侧韧带会逐渐出现系列性的病变。Palmer[1]等针对此病变过程定义了TFCC Ⅱ型损伤的分型。

尺腕关节撞击综合征的临床表现多为腕尺侧疼痛，旋转尺偏时加重。体检时可发现腕关节屈曲尺偏时出现疼痛，旋前或旋后时可诱发症状或症状加重。X线检查显示尺骨静态或动态阳性征（图18-1）。腕关节MRI显示TFCC中央变薄或穿孔，月骨尺侧骨髓水肿，月骨、三角骨及尺骨出现囊性变，严重者出现腕尺侧骨关节炎表现（图18-2）。

尺腕关节撞击综合征的治疗主要是减少尺侧应力的传导。对于保守治疗无效的尺腕关节撞击综合征患者来说，有多种手术方法，但每一种方法都有利有弊。1941年，Milch[2]首次提出了尺骨短缩截骨远端治疗的方法，然后这种手术方法逐渐被广泛应用于临床。而且，随着对截骨的认识及骨科内固定技术及材料的发展，尺骨短缩截骨术做了很多改良，包括近干骺端截骨和斜行截骨等，并出现了多种专用于此手术的内固定物等。大量随访报告显示术后效果满意[3, 4]。但是同时尺骨短缩截骨术仍然存在很高的并发症，发生率为30%[5]，包括内固定材料激惹，需要二次手术移除固定钢板，以及截骨部位的延迟愈合、不愈合及再骨折[4, 6-11]（尺骨短缩截骨术的相关介绍可见第17章）。

1992年Feldon[12]首次报道了Wafer术，即尺

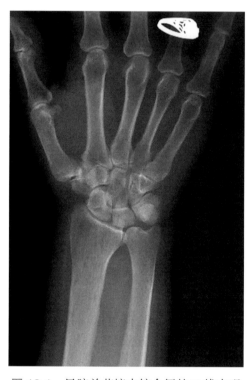

图18-1　尺腕关节撞击综合征的X线表现

骨头薄片切除术。其手术设计为切除尺骨头远端2~4 mm骨质。既可以采取开放手术，也可以在关节镜下进行[13]。Wafer术不存在内固定物及骨愈合方面的问题，但是切除过多会导致下尺桡关节对合不良，骨切除后持续出血导致下尺桡关节和尺腕关节内积血等问题[11, 12]，其并发症发生率分别为8.8%及21%[5]（Wafer术的相关介绍可见第50章）。

2007年，Slade[14]针对尺骨短缩截骨术及Wafer术的并发症出现原因进行了分析，首次提出尺骨头软骨下截骨，并用无头加压螺钉固定的手术方法。其设计思路在于软骨下截骨的愈合率高于尺骨干截骨，而且避免了Wafer术后关节内积血的问题。Barry及Macksoud[15]也描述了类似的无须内固定的手术方法，其7例病例均获得了骨性愈合，疼痛也

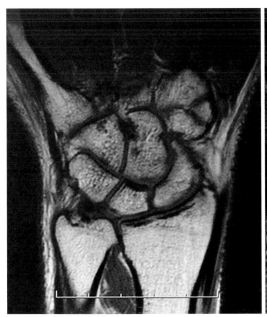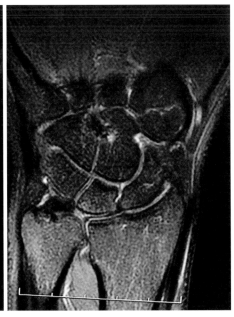

图 18-2　尺腕关节撞击综合征的 MRI 表现

得到了缓解，尺骨变异由术前平均 +1.29 mm 矫正至术后平均 -0.43 mm。但是，术后 14~38 个月随访时，尺骨变异变为 -0.2 mm，而且有 1 例在愈合后重新变为尺骨正向变异。2012 年，Hammert[16] 将此手术命名为尺骨头干骺端短缩截骨术（distal metaphyseal ulnar-shortening osteotomy, DMUSO），从而更加精确地确定截骨的位置。Greenberg[17] 在其尸体标本研究中也证实了 DMUSO 可以有效地减少每一个静态姿势尺腕关节的传导应力及动态活动时的平均及最大应力，而并不改变下尺桡关节的横向应力，在生物力学方面证明了其有效性。

2013 年，Yin[18] 报道了下尺桡关节关节镜下尺骨头干骺端短缩截骨的技术。截骨部位与 Hammert 的尺骨头干骺端短缩截骨术相同，所有过程均可在镜下完成，同样使用空心螺钉固定，但并无后续临床结果及随访的报道。

Khouri[19] 报道了其 8 例病例平均 13 个月的随访结果，所有病例均于术后 6~8 周获得骨性愈合。术后患肢与健侧对比，背伸为健侧的 84%，屈曲为健侧的 91%，桡尺偏及旋转可达到健侧的 95% 左右，但仅背伸具有统计学意义（P<0.003），握力及捏力也达到健侧的 88%~100%，上肢功能调查量表（Disability of Arm Shoulder and Hand, DASH）评分平均为 13 分，腕关节功能患者自评量表（Patient-Rated Wrist Evaluation, PRWE）为 19 分，密歇根手功能调查问卷（Michigan Hand Questionnaire, MHQ）评分为 88 分，临床结果满意。

Szabolcs[20] 报道了其 10 例患者的随访结果，平均 VAS 得分为 23.71 分，术后腕关节及手功能患者自评量表（Patient-Rated Wrist and Hand Evaluation, PRWHE）评分平均为 32.55 分，术后 Quick-DASH 评分平均为 28.65 分，大多数患者的腕关节活动范围及力量与健侧基本一致。

尺骨头干骺端短缩截骨术主要适用于保守治疗无效（包括生活或工作调整、非甾体抗炎药、支具或石膏固定）的尺腕关节撞击综合征的患者。

尺骨头干骺端短缩截骨术（DMUSO）的禁忌证为尺骨茎突撞击的患者。患者如存在明确的下尺桡关节炎，更适于行下尺桡关节置换或尺骨远端切除术。

## 二、手术方法

术前应使用标准的后前正位 X 线片测量尺骨形态，确定应切除的骨量。

患者取仰卧位，可采用局部神经阻滞麻醉。通常在截骨前常规进行腕关节镜检查，探查桡腕关节、腕中关节及下尺桡关节，明确尺腕关节撞击综合征的诊断及分期，并排除其他腕关节内病变。典型的尺腕关节撞击综合征镜下表现多为 TFCC 中央部分磨损或穿孔，月骨和（或）三角骨表面软骨软化、剥脱以及月三角韧带损伤等（图 18-3）。诊断明确，并确认不存在下尺桡关节炎时，可以进行进一步的截骨操作。

将手臂旋前，采用第五伸肌间隔尺侧纵行切口（图 18-4）。切口远端至尺骨头，长 4~5 cm。切开皮肤后应注意保护尺神经背支。锐性切开第五伸肌腱间隔，牵开小指固有伸肌腱，自第五伸肌腱间隔基底 L 形切开关节囊。L 形的横轴位于 TFCC 背侧韧带的近端，以避免影响下尺桡关节的稳定性。

充分暴露尺骨头远端干骺端，确定截骨部位。截骨应位于尺骨头远端与乙状切迹关节面的近端（图 18-5），保证截骨不影响尺骨远端关节面及 TFCC 在尺骨小凹处止点的完整。首先，根据截骨部位及预计的截骨长度，在尺骨上标记 V 形截骨线（图 18-6），并按照设计的截骨线置入两枚克氏针。截骨前置入两枚克氏针可以保证截骨垂直于骨干。使克氏针相交于尺骨尺侧皮质，而克氏针在尺骨桡侧皮质的距离即为截骨长度。术中透视确定克氏针置入位置满意（图 18-7）。

根据设计好的截骨长度，使用显微骨锯沿克氏针截除 2~5 mm 骨质（图 18-8），移除两枚定位克氏针。截骨时应注意保证尺侧皮质形成青枝骨折，以及尺侧骨膜和软组织完整。这样可有利于截骨端闭合，控制旋转，减少骨不愈合的风险。

闭合截骨端，使用复位钳或止血钳加压固定

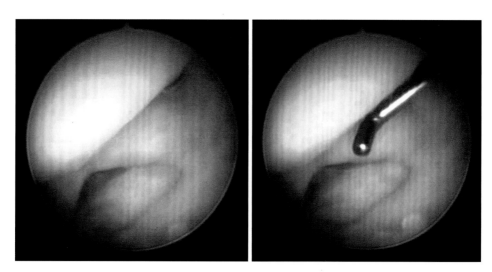

图 18-3　尺腕关节撞击综合征的镜下表现。可见明确的 TFCC 中央部分穿孔，月骨和（或）三角骨表面软骨软化和剥脱

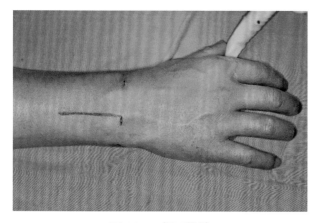

图 18-4　切口设计

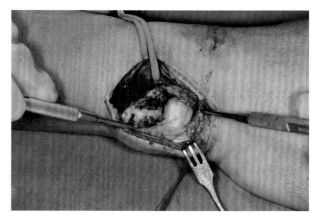

图 18-5　暴露尺骨头远端，截骨部位位于下尺桡关节近端

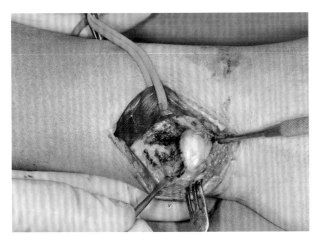

图 18-6 根据事先设计的截骨长度在尺骨上标记 V 形截骨线

（图 18-9），自尺骨头置入临时空心钉导针，垂直于截骨线，固定至尺侧皮质。术中透视确定复位及固定满意后，再次置入一枚克氏针，以防止截骨端旋转。沿导针钻孔，使用 1~2 枚无螺帽空心加压螺钉固定（图 18-10）。置入螺钉时应注意尽量于尺骨中心固定，避免造成术中尺骨头骨折。术中透视确定螺钉置入及固定满意后，移除临时固定的克氏针。

修复背侧关节囊及第五伸肌间隔（图 18-11），关闭切口，用短臂石膏掌托固定患肢。

患者术后即可以开始手指及肘关节的主被动活动，术后 7~10 天更换为可拆卸支具，逐渐开始腕关节轻度主动康复训练。早期活动可以刺激骨愈合。术后 4~6 周拍 X 线片或 CT，确定骨痂连续桥接截骨端后即可以开始无限制的腕关节活动（图 18-12）。

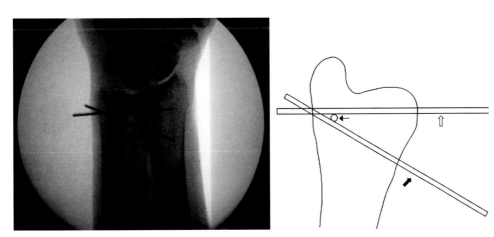

图 18-7 按照设计的截骨线置入 2 枚克氏针，使克氏针相交于尺骨尺侧皮质，而克氏针在尺骨桡侧皮质的距离即为截骨长度

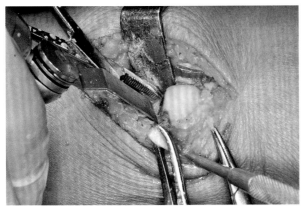

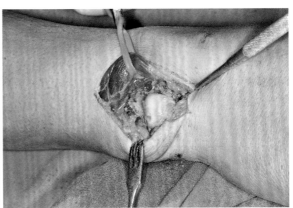

图 18-8 使用显微骨锯楔形截除 2~5 mm 骨质

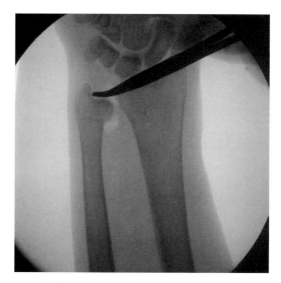

图 18-9 使用复位钳或止血钳加压固定闭合截骨端

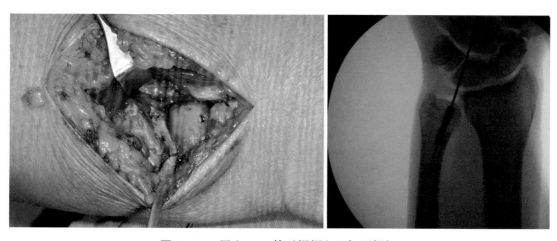

图 18-10 置入 1~2 枚无螺帽空心加压螺钉

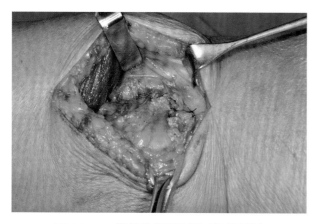

图 18-11 修复关节囊及第五伸肌间隔

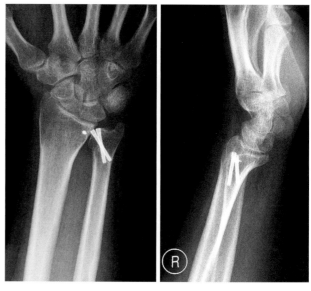

图 18-12 术后 X 线表现

# 三、优缺点

尺骨头干骺端短缩截骨术为闭合性楔形截骨的微创式式，手术切口远小于传统的尺骨短缩截骨术，设计的截骨部位不会影响下尺桡关节的稳定性及 TFCC 的完整性。尺骨撞击多发生于尺骨远端桡侧及月骨、三角骨之间，而尺骨头干骺端短缩截骨术截除的部分正是尺骨远端桡侧部分，可以有效地减轻尺骨撞击。闭合楔形截骨加上坚强内固定，可以使截骨部位早期愈合，早期进行腕关节康复，更快地恢复腕关节的功能。

尺骨头干骺端短缩截骨术的并发症包括感染、尺神经感觉支损伤、肌腱炎、术中尺骨头骨折、截骨愈合延迟或不愈合、内固定物失效和下尺桡关节炎等，但发生率很低。关于尺骨头干骺端短缩截骨术的文献报道很少，缺乏真正意义上的长期随访结果以及与其他术式之间的客观比较，还有待时间验证其有效性及优势。

## 参考文献

[1] Palmer AK. Triangular fibrocartilage complex lesions: a classification. J Hand Surg, 1989, 14A: 594-606.

[2] Milch H. Cuff resection of the ulna for malunited Colles fracture. J Bone Joint Surg, 1941, 23: 311-313.

[3] Chun S, Palmer AK. The ulnar impaction syndrome: follow-up of ulnar shortening osteotomy. J Hand Surg, 1993, 18A: 46-53.

[4] Loh YC, Van Den Abbele K, Stanley JK, et al. The results of ulnar shortening for ulnar impaction syndrome. J Hand Surg, 1999, 24B: 316-320.

[5] Katz DI, Seiler JG III, Bond TC. The treatment of ulnar impaction syndrome: a systematic review of the literature. J Surg Orthop Adv, 2010, 19(4): 218-222.

[6] Chen NC, Wolfe SW. Ulna shortening osteotomy using a compression device. J Hand Surg, 2003, 28(1): 88-93.

[7] Kawano M, Nagaoka K, Fujita M, et al. New technique for ulnar shortening osteotomy. Tech Hand Up Extrem Surg, 1998, 2(4): 242-247.

[8] McBeath R, Katolik LI, Shin EK. Ulnar shortening osteotomy for ulnar impaction syndrome. J Hand Surg, 2013, 38(2): 379-381.

[9] Rayhack JM. Technique of ulnar shortening. Tech Hand Up Extrem Surg, 2007, 11(1): 57-65.

[10] Rayhack JM, Gasser SI, Latta LL, et al. Precision oblique osteotomy for shortening of the ulna. J Hand Surg, 1993, 18(5): 908-918.

[11] Sunil TM, Wolff TW, Scheker LR, et al. A comparative study of ulnar-shortening osteotomy by the freehand technique versus the Rayhack technique. J Hand Surg, 2006, 31(2): 252-257.

[12] Feldon P, Terrono AL, Belsky MR. The "wafer" procedure. Partial distal ulnar resection. Clin Orthop Relat Res, 1992, (275): 124-129.

[13] Adams BD. Distal radioulnar joint instability. //Wolfe SW, Hotchkiss RN, Pederson WC, Kozin SH, eds. Greens Operative Hand Surgery. 6th ed. Philadelphia: Elsevier, 2010: 544-556.

[14] Slade JF III, Gillon TJ. Osteochondral shortening osteotomy for the treatment of ulnar impaction syndrome: a new technique. Tech Hand Up Extrem Surg, 2007, 11(1): 74-82.

[15] Palmer AK. The distal radioulnar joint. Anatomy, biomechanics, and triangular fibrocartilage complex abnormalities. Hand Clin, 1987, 3(1): 31-40.

[16] Hammert WC, Williams RB, Greenberg JA. Distal metaphyseal ulnar-shortening osteotomy: surgical technique. J Hand Surg, 2012, 37(5): 1071-1077.

[17] Greenberg JA, Werner FW, Smith JM. Biomechanical analysis of the distal metaphyseal ulnar shortening osteotomy. J Hand Surg, 2013, 38(10): 1919-1924.

[18] Yin HW, Qiu YQ, Shen YD, et al. Arthroscopic distal metaphyseal ulnar shortening osteotomy for ulnar impaction syndrome: a different technique. J Hand Surg, 2013, 38A: 2257-2262.

[19] Khouri JS, Hammert WC. Distal metaphyseal ulnar shortening osteotomy: technique, pearls, and outcomes. J Wrist Surg, 2014, 3: 175-180.

[20] Benis S, Goubau JF, Mermuys K, et al. The oblique metaphyseal shortening osteotomy of the distal ulna: surgical technique and results of ten patients. J Wrist Surg, 2017, 6(1): 39-45.

# 第19章 下尺桡韧带解剖重建术治疗慢性下尺桡关节不稳定

刘 波 著

## 一、背景介绍及适应证

前臂稳定、无痛、充分的旋转活动是上肢功能的重要组成部分。该功能需要下尺桡关节、骨间膜、上尺桡关节以及前臂肌肉均发挥正常的作用，而下尺桡关节是其中非常重要的一环。

下尺桡关节的骨性结构由圆柱状的尺骨头与凹陷的桡骨远端乙状切迹构成。其中尺骨头的曲率半径平均为 10 mm，而桡骨远端乙状切迹的曲率半径平均为 15 mm[1]。因此，从骨性结构而言，下尺桡关节是一个潜在不稳定的关节，其稳定性很大程度上是依靠关节周围的软组织结构，包括：①提供动态稳定性的旋前方肌和尺侧腕伸肌。②提供静态稳定性的三角纤维软骨复合体（TFCC）、骨间膜和下尺桡关节囊等结构，其中以 TFCC 最为重要[2, 3]。下尺桡关节不稳定分为轴向（纵向）不稳定及横断面不稳定。下尺桡关节轴向稳定性的维持主要依靠完整的上尺桡关节骨性结构及骨间膜。横断面不稳定是更为常见的下尺桡关节不稳定形式，除非特指，通常所说的下尺桡关节不稳定一般指此种不稳定，本章也主要讨论这一类下尺桡关节不稳定。横断面不稳定根据方向不同，包括背侧不稳定、掌侧不稳定及双向不稳定，其中背侧不稳定最为常见。

上述稳定结构异常均可导致下尺桡关节不稳定。临床上常见的引起下尺桡关节不稳定的原因包括：①下尺桡关节脱位。②桡骨或尺骨的骨折、不愈合或畸形愈合。③下尺桡关节的重要稳定结构损伤。常见的造成下尺桡关节急性脱位的原因是摔倒时手腕背伸旋前撑地造成的下尺桡关节背侧脱位。下尺桡关节掌侧脱位少见，主要见于摔倒时手处于旋后位触地，或旋后向上猛力托举重物的情况。一些类型的骨折容易合并下尺桡关节不稳定，如盖氏骨折、桡骨远端骨折以及累及 TFCC 深层纤维

止点的尺骨茎突基底骨折等。外伤导致的 TFCC 损伤，特别是深层纤维的完全撕脱、Essex-Lopresti 损伤以及类风湿性关节炎引起的韧带关节囊的松弛都可引起下尺桡关节不稳定[2-6]。

如果上述下尺桡关节的急性外伤未能得到及时、有效的处理，常可导致慢性下尺桡关节不稳定。如桡骨远端骨折畸形愈合，造成显著的背侧成角，可引起 TFCC 扭曲和下尺桡关节不稳定。慢性下尺桡关节不稳定最常见的原因为未愈合的 TFCC 尺侧深层止点撕脱伤。进入慢性期，伤后早期的疼痛和肿胀常可逐渐减轻，但手腕用力或旋转活动时的疼痛、无力、弹响和不稳感会持续存在。体格检查仍然是最重要的诊断手段。如果见到前臂旋前时尺骨头较对侧异常向背侧突出，伴琴键征（piano key sign）阳性，则提示尺骨头存在背侧半脱位。通过下尺桡关节冲击试验（ballottement 试验），在前臂旋转中立位、旋前位和旋后位分别检查尺骨远端的掌背向活动度，并与对侧比较，掌背向活动度异常增大是下尺桡关节不稳定的重要体征。通过 X 线可发现可能的桡骨骨折畸形愈合、尺骨茎突陈旧骨折以及尺骨头半脱位或脱位等。旋前位、中立位和旋后位 CT 是准确地评估下尺桡关节不稳定的影像学方法，同时也可评估桡骨远端乙状切迹的形态。MRI 有利于评估 TFCC 及其他软组织的损伤情况。腕关节镜下的探钩试验（hook test）阳性间接地说明 TFCC 深层纤维撕脱或失效，通过下尺桡关节镜可直接观察到 TFCC 深层纤维的损伤情况[2-6]。

对于慢性下尺桡关节不稳定者，可首先尝试改变手腕使用习惯及配带支具等保守治疗方法。如果症状持续，对生活、工作及运动的影响较大，则有手术治疗的指征。对于桡骨远端畸形愈合引起的不稳定，常需进行截骨纠正。对于陈旧 TFCC 损伤，如果尚可修复，可采用切开或腕关节镜辅助

进行缝合修复。如果 TFCC 不能直接修复，则有若干方法稳定下尺桡关节，包括关节外软组织非解剖性韧带重建、尺腕肌腱悬吊以及下尺桡韧带解剖重建等[2-6]。多数学者推荐采用更具生物力学优势的 Adams-Berger 下尺桡韧带解剖重建术。本章将主要介绍这一由 Adams 和 Berger 首先报道的术式[7, 8]。如果下尺桡关节已经发生明显骨关节炎或受类风湿性滑膜炎侵蚀，则不宜再进行下尺桡韧带重建术，应采取 Sauvé-Kapandji 术等补救性手术。

## 二、解剖基础

TFCC 是由关节盘、半月板同系物、掌侧尺桡韧带、背侧尺桡韧带、尺侧腕伸肌腱鞘深层、尺侧关节囊以及尺月和尺三角韧带构成的一个三维结构。其中掌侧尺桡韧带和背侧尺桡韧带是下尺桡关节最重要的稳定结构，包括浅层纤维和深层纤维。两层在桡骨附着处汇合。浅层部分包绕关节盘，止于尺骨茎突，但没有一个界限清楚的止点。深层掌侧和背侧纤维在近止点附近汇聚，相互交错形成一个联合腱，止于尺骨茎突基底凹陷部位（尺骨头凹），此处也是尺头韧带的尺骨附着点[9]。虽然过去一度有争议，现在多数学者公认 TFCC 深层纤维对维持下尺桡关节旋转稳定性的作用比浅层纤维更大。如果断裂，可导致下尺桡关节不稳定[2, 3]。

## 三、手术方法

1. 在腕背第五、六伸肌鞘管间做纵行切口，长 4~5 cm，切开第五伸肌鞘管，牵开小指固有伸肌腱。自基底处切开第五伸肌鞘管，显露下尺桡关节背侧关节囊。在关节囊做 L 形切口，切开背侧关节囊，显露下尺桡关节。

2. 于腕掌侧尺侧腕屈肌腱与掌长肌腱之间做纵行切口，长 4~5 cm。将尺侧腕屈肌腱和指屈肌腱牵向两侧，切开部分旋前方肌肌腹，显露桡骨远端掌尺侧。

3. 切取全长掌长肌腱，以备重建韧带使用（图19-1）。如果掌长肌腱缺如，可以切取一半尺侧腕屈肌腱束。

4. 创建桡骨隧道。在桡骨远端尺背侧，距离

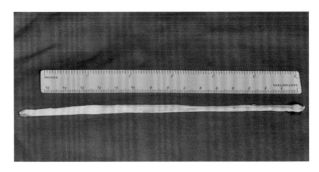

图 19-1　切取全长掌长肌腱以备移植

月骨窝和乙状切迹关节面各 5~8 mm 的位置打入空心钻导针。在透视下确认位置满意后，保护好腕掌和背侧的软组织，选择直径 3.5 mm 空心钻钻孔，从背侧钻入，掌侧穿出，创建桡骨隧道（图19-2）。

5. 在尺骨头凹与尺骨颈之间创建尺骨隧道。在尺骨茎突近端约 2.5 cm 处的尺骨颈处置入导针，指向远端的尺骨头凹穿出。也可屈曲腕关节后，从尺骨头凹置入导针，从尺骨颈穿出。透视下确认位置满意后，用直径 3.5~4.0 mm 空心钻钻孔创建尺骨隧道。

6. 将掌长肌腱从桡骨隧道背侧引至掌侧（图19-3）。经背侧切口，用蚊式钳经三角纤维软骨盘下方透过掌侧关节囊，将移植肌腱掌侧端引至下尺桡关节背侧切口（图19-4）。将移植肌腱背侧端也用蚊式钳在伸肌腱深方引至 TFCC 下方。将移植肌腱的两头均从尺骨头凹拉入尺骨隧道，从尺骨颈骨孔拉出（图19-5）。将移植肌腱的一端绕过尺骨颈前侧和尺侧腕伸肌腱鞘的下方，然后将前臂置于中立位，抽紧移植肌腱的两端后打结，缝合固定（图19-6）。将剩余的肌腱残端缝合固定在局部骨膜上。如果移植肌腱的长度不够绕过尺骨颈，可在尺骨颈部再钻孔，用缝合锚或挤压螺钉在拉紧移植肌腱后固定。检测下尺桡关节的稳定性。缝合下尺桡关节背侧关节囊和伸肌支持带，将小指固有伸肌腱浅置，关闭切口。

7. 术后用长臂石膏或支具固定前臂于旋转中立位 4~6 周。期间可进行手指屈伸活动锻炼和康复师指导下的腕、肘关节屈伸活动锻炼。6 周后开始进行前臂旋转活动锻炼和循序渐进的力量练习。术后 4~6 个月逐步开始负重和用力的锻炼。

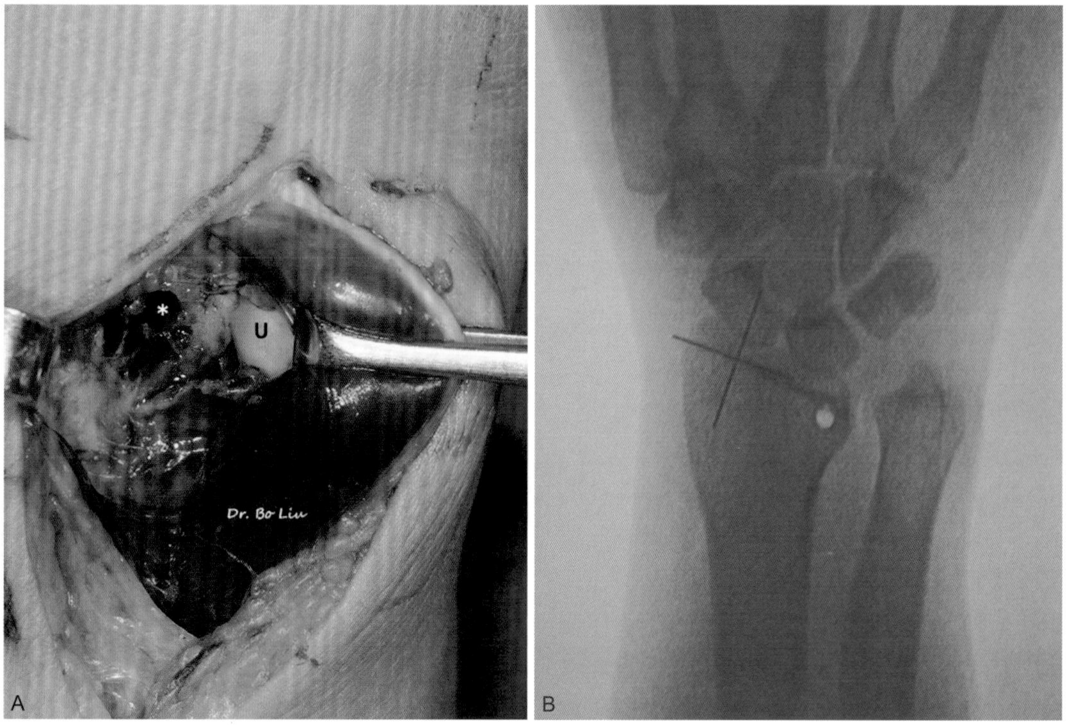

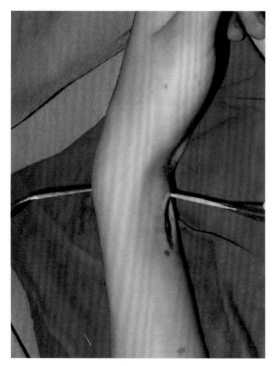

图 19-2　创建桡骨骨隧道。＊桡骨隧道；U，尺骨头

图 19-3　将掌长肌腱从桡骨隧道背侧引至掌侧

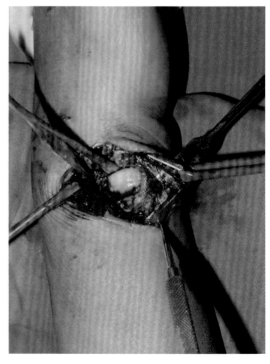

图 19-4　用蚊式钳经三角纤维软骨盘下方透过掌侧关节囊，将移植肌腱掌侧端引至下尺桡关节背侧切口

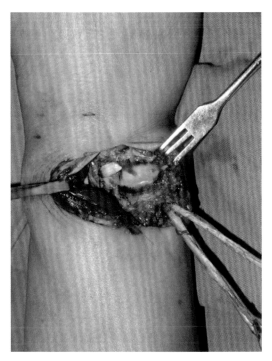

图 19-5 将移植肌腱的两头均从尺骨头凹拉入尺骨隧道，从尺骨颈骨孔拉出

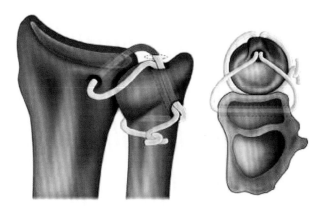

图 19-6 抽紧移植肌腱的两端后打结，缝合固定

# 四、优缺点

对于 TFCC 不可修复的慢性下尺桡关节不稳定，相比其他在关节外进行的非解剖性韧带重建和尺腕悬吊术，下尺桡韧带解剖重建术不仅经生物力学试验证实更具生物力学优势[10]，临床研究也显示可有效地改善慢性下尺桡关节不稳定的症状。术后多数患者关节的稳定性恢复，握力提高，可恢复原工作及业余体育活动，疗效比较满意。

术后经过专业的康复锻炼，较少出现旋转活动的丢失[4, 7, 8, 11, 12]。但下尺桡韧带解剖重建术的操作有一定难度，对骨隧道建立的准确性要求较高，手术需由有经验的医生完成。此外，该手术需部分切开下尺桡关节囊，术后需指导患者进行专业的康复训练，才可获得满意的关节活动度及功能。新近发展起来的腕关节镜辅助的下尺桡韧带解剖重建术对关节囊的切开更少，有利于患者获得更快、更好的康复[13]。

如果桡骨远端乙状切迹的形态异常显著影响下尺桡关节的骨性稳定性（如发育不良的较平坦的乙状切迹），即使进行了韧带解剖重建，仍不能完全改善下尺桡关节的稳定性，此时需同时进行乙状切迹截骨成形术[3, 14]。此外，如前所述，如果下尺桡关节已经发生明显的骨关节炎或受类风湿滑膜炎的侵蚀，则不宜再进行下尺桡韧带重建术，应采取 Sauvé-Kapandji 术等补救性手术。

## 参考文献

[1] Af Ekenstam F, Hagert CG. Anatomical studies on the geometry and stability of the distal radio ulnar joint. Scand J Plast Reconstr Surg, 1985, 19(1): 17-25.

[2] Shrivastava N, Szabo RM. Acute and chronic distal radioulnar joint instability. //Slutsky DJ, ed. Principles and practice of wrist surgery. Philadelphia: Elsevier, 2010: 538-550.

[3] Adams BD. Distal radioulnar joint instability. //Wolfe SW, Hotchkiss RN, Pederson WC, et al, eds. Green's operative hand surgery. 6th ed. Philadelphia: Elsevier, 2011: 523-560.

[4] 陈山林, 刘波, 童德迪, 等. 韧带解剖重建术治疗慢性下尺桡关节不稳定. 中华骨科杂志, 2012, 32(1): 52-57.

[5] Szabo RM. Distal radioulnar joint instability. J Bone Joint Surg, 2006, 88: 884-894.

[6] Kakar S, Carlsen BT, Moran SL, et al. The management of chronic distal radioulnar instability. Hand Clin, 2010, 26(4): 517-528.

[7] Adams BD, Berger RA. An anatomic reconstruction of the distal radioulnar ligaments for posttraumatic distal radioulnar joint instability. J Hand Surg, 2002, 27(2): 243-251.

[8] Adams BD, Divelbiss BJ. Reconstruction of the posttraumatic unstable distal radioulnar joint. Orthop Clin North (Am), 2001, 32(2): 353-363.

[9] Palmer AK, Werner FW. The triangular fibrocartilage complex of the wrist—anatomy and function. J Hand Surg (Am), 1981, 6(2): 153-162.

[10] Gofton WT, Gordon KD, Dunning CE, et al. Comparison of distal radioulnar joint reconstructions using an active joint motion simulator. J Hand Surg (Am), 2005, 30(4): 733-742.

[11] Seo KN, Park MJ, Kang HJ. Anatomic reconstruction of the distal radioulnar ligament for posttraumatic distal radioulnar joint instability. Clin Orthop Surg, 2009, 1(3): 138-145.

[12] Teoh LC, Yam AK. Anatomic reconstruction of the distal radioulnar ligaments: long-term results. J Hand Surg (Br), 2005, 30(2): 185-193.

[13] Tse WL, Lau SW, Wong WY, et al. Arthroscopic reconstruction of triangular fibrocartilage complex (TFCC) with tendon graft for chronic DRUJ instability. Injury, 2013, 44 (3): 386-390.

[14] Tham SK, Bain GI. Sigmoid notch osseous reconstruction. Tech Hand Up Extrem Surg, 2007, 11(1): 93-97.

# 尺骨远端切除术

邰永斌 著

第20章

## 一、背景介绍及适应证

下尺桡关节的骨关节炎在临床上比较常见，可由创伤、炎症、先天性和退行性疾病导致，有多种术式被用于治疗此类疾病[1, 2]。1913 年 Darrach 描述了通过切除尺骨远端来治疗 Colles 骨折畸形愈合的方法。其目的是缓解疼痛，改善运动功能。这种手术后来被广泛应用于治疗慢性下尺桡关节不稳定和关节炎等疾病，并以 Darrach 的名字来命名。对于年龄较大或对腕关节功能要求不高的患者而言，超过 80% 的患者可获得满意的疗效，但 Bowers 等认为切除尺骨远端会增加桡腕关节的负荷，切除尺骨远端也会使尺骨残端变得不稳定，发生动态桡骨和尺骨会聚甚至伸指肌腱断裂等。有趣的是，有时伸肌腱自发性断裂并非尺骨远端切除术的并发症，而是下尺桡关节炎的并发症，甚至这可能是让患者就诊的主要原因[3]。Mckee 和 Richards 等认为虽然动态桡骨和尺骨会聚是 Darrach 术后普遍出现的现象，但很少表现出症状[4]。桡骨与尺骨撞击的发生率仅为 8%，而其中有症状者不足一半。值得注意的是，一旦出现症状，治疗将非常困难[5, 6]。尺骨远端切除术的指征包括：老年人下尺桡关节退变，出现疼痛和骨关节炎改变；慢性下尺桡关节不稳定；各种创伤性或先天性因素导致的尺骨机械性障碍，前臂旋转功能受限，以及其他手术失败后。

## 二、解剖基础

下尺桡关节是一个活动的枢轴关节。由于尺骨头与桡骨远端乙状切迹的曲率半径不同，前臂正常活动时允许存在旋转和位移两种运动。只有 20% 的稳定性源于骨结构。关节的大部分稳定性由软组织提供，包括旋前方肌、尺侧腕伸肌、骨间膜、

下尺桡关节囊和三角纤维软骨复合体等。切除尺骨远端后，稳定尺骨的骨性结构被破坏，仅剩肌肉和骨间膜，因此，尺骨残端容易发生会聚和向背侧移位。尺骨残端的背侧移位容易导致伸肌腱的磨损甚至自发断裂。

## 三、手术方法

现通过病例讲解尺骨远端切除术。患者，男，82 岁，右侧中指、环指及小指背伸障碍 3 个月，平时有腕关节尺侧隐痛，旋转活动轻度受限。正位 X 线平片显示下尺桡关节退行性改变，尺骨正向变异，月骨近端尺侧缘和桡骨的乙状切迹有明显硬化骨。X 线侧位片可见尺骨远端向背侧半脱位（图 20-1）。

在腕背侧和前臂远端尺背侧分别做纵行切口，切口跨越腕背支持带，分别在远、近端切口内显露中指、环指和小指伸肌腱断端（图 20-2）。

在前臂远端尺背侧切口内显露尺骨远端，注意保护尺神经背侧皮支。行骨膜下截骨，切除尺骨远端约 2 cm（图 20-3）。

行腱固定尺骨残端。在尺骨残端背侧皮质上钻骨孔，取尺侧腕伸肌腱的 1/2 腱束，在止点切断，将肌腱游离端穿骨孔从髓腔内引出后，攀绕尺骨残端与自身缝合，以稳定尺骨残端（图 20-4）。

修复中指、环指及小指伸肌腱，自发性肌腱断裂由于断端磨损严重，一般需要进行肌腱移植（图 20-5）。

术后用长臂石膏固定肘关节于屈曲位、腕关节于旋后位，腕关节及手于伸直位。4 周后去除石膏，开始主动功能练习。

术后半年随访，双侧前臂旋转功能基本一致，影像学检查未见尺骨残端不稳定迹象（图 20-6）。

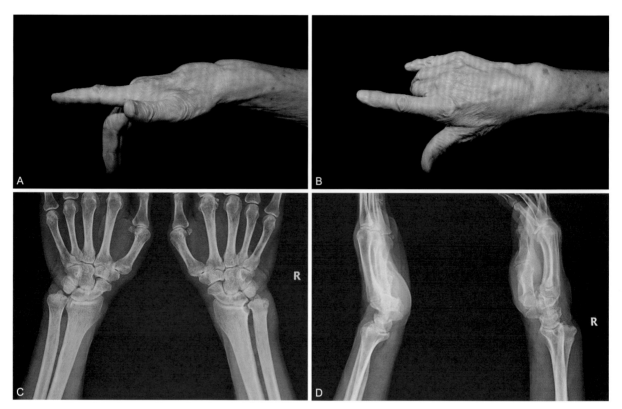

图 20-1　患者，男，82 岁，右手中指、环指和小指伸肌腱自发性断裂，下尺桡关节骨关节炎。A. 中指、环指与小指主动背伸受限。B. 腕关节背侧可见一包块，为伸肌腱断端回缩、瘢痕增生所致。C. 腕关节正位片示下尺桡关节退行性改变。D. X 线侧位片示尺骨远端向背侧半脱位

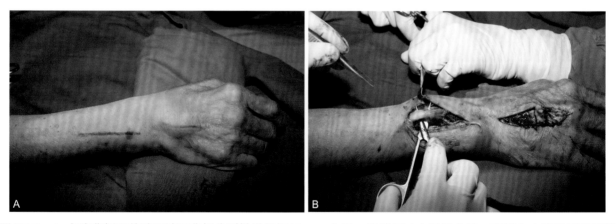

图 20-2　A. 在腕背侧和前臂远端尺背侧分别做纵行切口。B. 在远、近端切口内显露中指、环指和小指伸肌腱断端

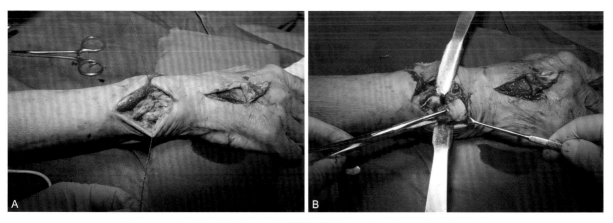

图 20-3　显露尺骨远端，使用线锯截骨（A），切除尺骨远端（B）

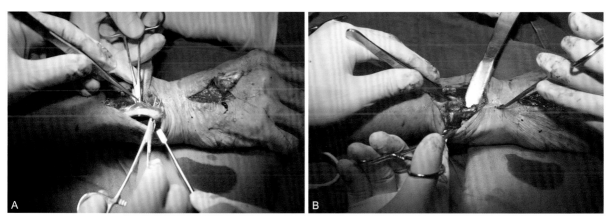

图 20-4　A.显露尺侧腕伸肌并纵行劈开，取 1/2 腱束自止点切断。B.将肌腱游离端攀绕固定尺骨残端

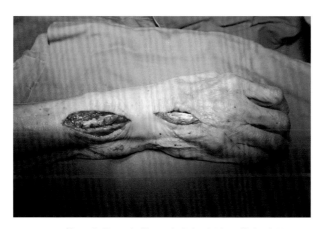

图 20-5　使用小指固有伸肌腱游离移植，修复中指、环指和小指伸肌腱

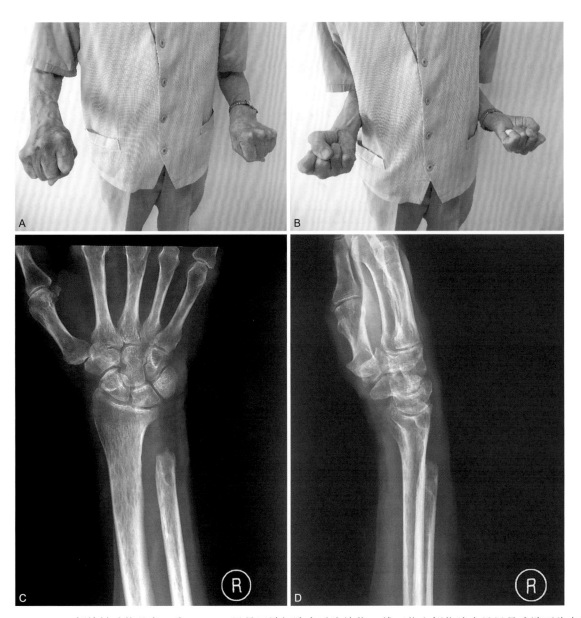

图 20-6 A、B. 双侧旋转功能基本一致。C、D. 尺骨远端切除术后腕关节 X 线正位和侧位片未见尺骨残端不稳定迹象

## 参考文献

[1] Zimmerman RM, Kim JM, Jupiter JB. Arthritis of the distal radioulnar joint: from Darrach to total joint arthroplasty. J Am Acad Orthop Surg, 2012, 20(10): 623-632.

[2] Lichtman DM, Ganocy TK, Kim DC. The indications for and techniques and outcomes of ablative procedures of the distal ulna. The Darrach resection, hemiresection, matched resection, and Sauvè-Kapandji procedure. Hand Clin, 1998, 14(2): 265-277.

[3] Bowers W. Distal radioulnar joint arthroplasty: the hemiresection-interposition technique. J Hand Surg (Am), 1985, 10(2): 169-178.

[4] McKee, MD, Richards, R. Dynamic radio-ulnar convergence after the Darrach procedure. J Bone Joint Surg (Br), 1996, 78(3): 413-418.

[5] Bieber EJ, Linscheid RL, Dobyns JII, et al. Failed distal ulna resections. J Hand Surg (Am), 1988, 13(2): 193-200.

[6] Breen TF, Jupiter JB. Extensor carpi ulnaris and flexor carpi ulnaris tenodesis of the unstable distal ulna. J Hand Surg (Am), 1989, 14(4): 612-617.

# Sauvé-Kapandji 术治疗下尺桡关节疾病

第21章

刘 波 著

## 一、背景介绍及适应证

很多原因可以导致下尺桡关节病变，从而引发腕尺侧疼痛、握力下降以及关节僵硬等一系列症状。桡骨远端或尺骨远端骨折的畸形愈合或桡骨远端骺早闭均可导致下尺桡关节不匹配，从而引发关节炎和疼痛。一些先天性异常如马德隆畸形，也可因为不匹配的下尺桡关节而引起症状。在慢性三角纤维软骨复合体（TFCC）损伤或下尺桡韧带损伤中，由于下尺桡关节不稳定，可导致下尺桡关节退变及疼痛。此外，炎症性关节炎，如类风湿性关节炎，也常累及下尺桡关节，造成关节破坏及疼痛[1-5]。

严重的下尺桡关节疾病需要手术治疗。Darrach 于 1912 年报道了尺骨头切除术，之后该术式逐渐被学界称为 Darrach 术。Darrach 术操作简单，早期功能恢复满意，但并非没有并发症。常见的并发症包括尺骨残端不稳定和腕骨尺侧移位（多见于类风湿性关节炎，由于失去了腕尺侧的支撑所致）。而且，许多患者抱怨尺骨头切除后腕尺侧外观变得空虚难看，尤其是手腕处于旋前位置时更为明显。为了避免上述并发症，之后的学者 Bowers、Watson 和 Feldon 分别报道了尺骨头部分切除术、保留尺骨茎突及其韧带附着部的改良术式[6-8]。

Baldwin 于 1921 年报道了在下尺桡关节近侧截除一段尺骨的术式，通过该术式成功地改善了桡骨远端畸形愈合导致的前臂旋转受限。1936 年，Sauvé 和 Kapandji 报道了类似手术，但不同点在于除了截除一段尺骨形成假关节外，同时还进行了下尺桡关节融合术[9]。之后，该术式被称为 Sauvé-Kapandji 手术。很多学者报道了利用该术式治疗各类下尺桡关节炎的满意结果。由于该术式的效果明显好于 Darrach 手术，术后患者疼痛明显改善或消失，旋转活动得以改善，恢复快，并发症少，因而被很多学者推荐为治疗下尺桡关节炎的理想术式。

Sauvé-Kapandji 手术的主要适应证包括保守治疗效果不满意的下尺桡关节炎（包括上述的创伤后关节炎、原发性关节炎、先天异常导致的关节炎以及炎症性关节炎）。其他一些原因引起下尺桡关节疾病者，Sauvé-Kapandji 手术也可用于治疗适宜的病例。例如，某些类型的尺腕关节撞击综合征，特别是下尺桡关节不匹配导致症状者，也可以通过 Sauvé-Kapandji 手术来治疗。当然，一般情况下，尺骨短缩截骨术是尺腕关节撞击综合征较好的治疗选择。慢性或不可修复性 TFCC 损伤导致的下尺桡关节不稳定，特别是下尺桡关节已经出现退变征象者，或复杂损伤导致下尺桡韧带难以重建或重建失败者，也可选择 Sauvé-Kapandji 手术来治疗（图 21-1）。

## 二、解剖基础

桡骨远端乙状切迹与尺骨头之间的对合不佳或病变是 Sauvé-Kapandji 手术要处理的主要病理部位。在进行下尺桡关节融合时，需要清除下尺桡关节相对关节面的软骨，以免融合失败。如果存在下尺桡关节的半脱位或脱位，需将下尺桡关节在复位位置进行融合。如果存在原发性或继发性尺骨正向变异或尺腕关节撞击综合征，可将下尺桡关节在尺骨中性或轻负向变异的位置进行融合。

尺侧腕伸肌（ECU）、尺侧腕屈肌（FCU）、旋前方肌（PQ）以及骨间膜均为尺骨的稳定结构。由于在 Sauvé-Kapandji 手术后尺骨近侧残端不稳定是一个潜在的并发症，因而手术中需要尽可能地保留上述稳定结构尺骨附着部位的完整性。

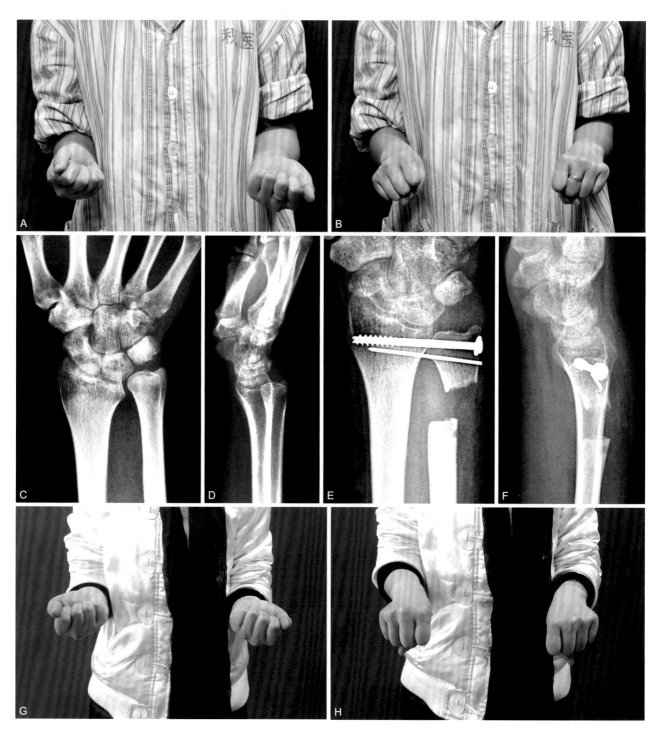

图 21-1　患者，女，36 岁，腕关节外伤后疼痛伴反复肿胀 10 年，旋转用力或托举重物时腕尺侧疼痛明显，下尺桡关节挤压研磨试验阳性，前臂旋转功能明显受限。A、B. 术前前臂旋后 45°，旋前 40°。C、D. 术前 X 线正、侧位片显示下尺桡关节分离，尺骨头背侧半脱位，尺骨正向变异，下尺桡关节面轻度硬化。E、F. Sauvé-Kapandji 术中以一枚螺钉及一枚克氏针固定融合下尺桡关节。G、H. 术后 1 年复查，前臂旋转活动度与健侧一致，旋转痛消失，功能满意

# 三、手术方法

**1. 入路与显露**　做腕尺侧切口并向前臂适当延伸，切开皮肤和皮下。注意尺神经背支自尺神经分出后，在尺腕关节水平从腕掌侧走行至手背，所以进行腕尺侧切口显露时，在切开远端需要注意避免损伤该神经支。纵行切开第五伸肌鞘管，将小指固有伸肌腱拉向桡侧。旋转尺骨头，确定下尺桡关节的位置，纵向切开下尺桡关节的背侧关节囊，显露下尺桡关节。尺侧腕伸肌腱鞘位于该关节囊切口的尺侧，注意避免损伤该结构。

**2. 尺骨颈部截骨形成假关节（图21-2）**　在尺骨头尺侧，在尺侧腕伸肌腱及其鞘管掌侧预置1~2枚导针，方向指向乙状切迹中心，但将针尖留置在尺骨头内，不穿过下尺桡关节。显露尺骨头颈交界部，切除尺骨颈部位的骨膜。注意保留旋前方肌在尺骨的附着，有利于维持截骨后尺骨近侧残端的稳定性。在尺骨颈部截除约2 cm长的一段尺骨。彻底冲洗清除截骨区域的骨屑，避免截骨部位新的成骨而导致假关节重新连接上。

**3. 融合下尺桡关节（图21-3）**　此时可将尺骨头旋后并脱位出下尺桡关节，显露乙状切迹及尺骨头的关节软骨。清除下尺桡关节面的软骨，将尺骨头复位，正确摆放尺骨头。注意尺骨头与乙状切迹的相对位置，以及尺骨头远侧与桡骨远端关节面的相对高度。将预制的导针穿过下尺桡关节至桡骨远端。测深后，拧入两枚埋头空心加压螺钉。在某些情况下，根据下尺桡关节融合接触面及患者骨质的不同，拧入一枚加压螺钉并保留一枚克氏针，或用两枚克氏针固定融合腕关节也是可以接受的。

有学者认为对类风湿的患者没有必要处理下尺桡关节，因为仅通过制动该关节就可能自发融合。但是为了避免融合失败，仍建议对所有患者的关节软骨进行处理。

**4. 稳定尺骨近侧残端**　尺骨近侧残端不稳定及尺桡撞击所致疼痛是Sauvé-Kapandji手术和Darrach手术最重要的并发症之一。有学者建议在术中要评估尺骨近侧残端在前臂旋转时的稳定性。术中如果发现尺骨近侧残端稳定性差，则需要采取措施稳定尺骨近侧残端。也有学者建议在Sauvé-Kapandji手术中常规进行尺骨近侧残端的稳定操作。

文献报道了多种稳定尺骨残端、避免尺桡撞击方法，大致分为两大类型：①采用软组织间隔物避免尺桡撞击，包括旋前方肌移位的动态软组织间隔，以及腕关节囊软组织瓣或异体肌腱等软组织间隔的方法。②采用肌腱束进行尺骨近侧残端稳定，包括采用尺侧腕伸肌腱束稳定、采用尺侧腕屈肌腱束稳定以及联合采用尺侧腕伸肌腱及尺侧腕屈肌腱

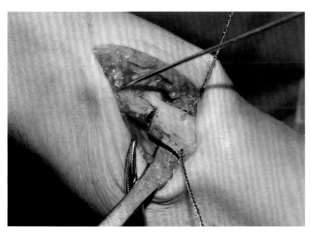

图21-2　在尺骨头尺侧以及尺侧腕伸肌腱掌侧预制导针，指向乙状切迹中心。切除尺骨颈部骨膜，进行截骨

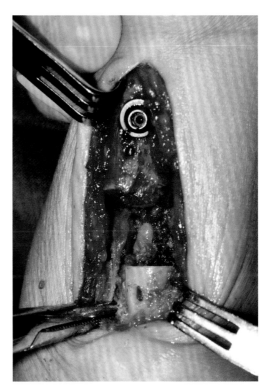

图21-3　以一枚螺钉及一枚克氏针融合固定下尺桡关节。注意在尺骨近侧残端皮质钻孔，以备肌腱束穿过并稳定尺骨残端

束的稳定方法。肌腱束可选择以远侧为蒂对尺骨近侧残端进行静态悬吊，也可选择以近侧为蒂对尺骨近侧残端进行动态稳定。笔者常采用以近侧为蒂的一半尺侧腕伸肌腱束稳定尺骨近侧残端。将尺侧腕伸肌腱纵劈为两束（图 21-4），将其中一束在截骨平面以远部位切断（图 21-5）。将切断腱束的游离端，从尺骨近侧残端背侧骨皮质预制的骨孔引入，然后从截骨端的髓腔引出（图 21-6），最后将该腱束在张力下与尺侧腕伸肌的另一腱束缝合（缝合部位位于截除尺骨段留下的空隙中），形成一个套索，以稳定尺骨近侧残端（图 21-7）。

## 四、优缺点

Sauvé-Kapandji 手术与 Darrach 手术相比，其优点为可以保留腕尺侧的骨与软组织支撑。由于保留了尺骨头，腕部的外观也更接近正常。与 Bowers、Watson 和 Feldon 手术相比，Sauvé-Kapandji 手术可允许对尺骨变异进行调整，有利于改善合并尺腕关节撞击综合征患者的症状，而且术后制动的时间也相对短一些，可更早地进行功能康复锻炼[10-14]。

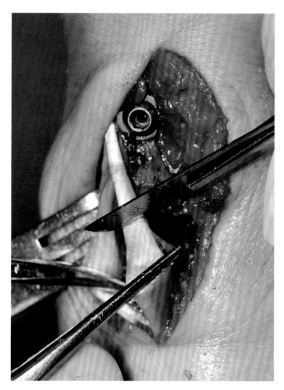

图 21-5 将其中一束尺侧腕伸肌腱在截骨平面以远部位切断

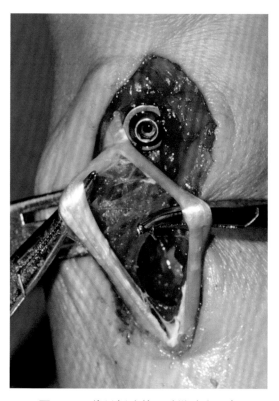

图 21-4 将尺侧腕伸肌腱纵劈为两束

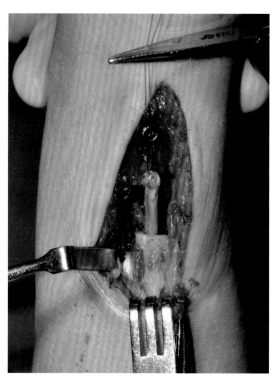

图 21-6 将切断腱束的游离端从尺骨近侧残端背侧骨皮质预制的骨孔引入，然后从截骨端的髓腔引出

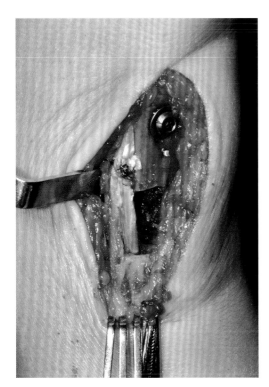

图 21-7　将该腱束在张力下与尺侧腕伸肌的另一腱束缝合，以稳定尺骨近侧残端

与任何术式一样，Sauvé-Kapandji 手术也存在潜在并发症。常见并发症包括：①下尺桡关节融合失败。②假关节部位骨质再次连接。③尺骨近侧残端不稳定和尺桡撞击。因此，如前所述，需要注意稳固地固定下尺桡关节融合部位，切除尺骨颈部位骨膜并彻底清理骨屑，对可能的尺骨近侧残端不稳定的问题进行预防性操作，从而避免上述并发症的发生。

## 参考文献

[1]　刘波，陈山林译 . Sauvé-Kapandji 关节融合术治疗桡尺远侧关节炎 . // Chung KC 著 . 手和腕关节手术技术 . 田光磊，陈山林，田文主译 . 北京 : 北京大学医学出版社，2010，124-132.

[2]　Lluch A. The Sauvé-Kapandji procedure: indications and tips for surgical success. Hand Clin, 2010, 26(4): 559-572.

[3]　Lluch A, Garcia-Elias MD. The Sauvé-Kapandji procedure. //Slutsky DJ, ed. Principles and practice of wrist surgery. Philadelphia: Elsevier, 2010: 335-344.

[4]　Adams BD. Distal radioulnar joint instability. //Wolfe SW, Hotchkiss RN, Pederson WC, et al. eds. Green's operative hand surgery. 6th ed. Philadelphia: Elsevier, 2011, 523-560.

[5]　Darrach W. Anterior dislocation of the head of the ulna. Ann Surg, 1912, 56: 802-803.

[6]　Bowers WH. Distal radioulnar joint arthroplasty: the hemiresection interposition technique. J Hand Surg (Am), 1985, 10: 169-178.

[7]　Watson HK, Ryu J, Burgess R. Matched distal ulnar resection. J Hand Surg (Am), 1986, 11: 812-817.

[8]　Feldon P, Terrono AL, Belsky MR. Wafer distal ulna resection for triangular fibrocartilage tears and/or ulna impaction syndrome. J Hand Surg (Am), 1992, 17: 731-737.

[9]　Sauvé L, Kapandji M. Nouvelle technique de traitement chirurgical des luxations récidivantes isolées de l'extrémité inférieure du cubitus. J Chir, 1936, 47: 589-594.

[10]　Chu PJ, Lee HM, Hung ST, et al. Stabilization of the proximal ulnar stump after the Darrach or Sauvé-Kapandji procedure by using the extensor carpi ulnaris tendon. Hand, 2008, 3: 346-351.

[11]　Kawabata A, Egi T, Hashimoto H, et al. A comparative study of the modified Sauvé-Kapandji procedure for rheumatoid arthritis with and without stabilization of the proximal ulnar stump. J Hand Surg (E), 2010, 35: 659-663.

[12]　Leslie BM, Carlson G, et al. Results of extensor carpi ulnaris tenodesis in the rheumatoid wrist undergoing a distal ulnar excision. J Hand Surg (Am), 1990, 15: 547-551.

[13]　O'Donovan TM, Ruby LK. The distal radioulnar joint in rheumatoid arthritis. Hand Clin, 1989, 5(2): 249-256.

[14]　Tsai TM, Stilwell J. Repair of chronic subluxation of the distal radioulnar (ulnar dorsal) using flexor carpi ulnaris tenodesis. J Hand Surg (Br), 1984, 9: 289-294.

# 第22章

# 尺骨头人工置换术

陈平德 著　刘　畅 译

下尺桡关节（DRUJ）是重要的负荷传递关节，同时还为旋前和旋后提供了稳定的关节。下尺桡关节炎可能导致旋前和旋后的疼痛和僵硬，握力也可能会下降。在严重的关节炎中，骨赘或尺骨头半脱位可能引起伸肌腱断裂。

## 一、解剖基础

前臂通过模拟双髁式关节完成旋前和旋后，其中下尺桡关节构成关节的远端。这个关节由桡骨远端的乙状切迹和尺骨头构成。众所周知，乙状切迹的曲率半径与尺骨的不同 [1]。因此，下尺桡关节的运动既包括旋转，也包括滑动。骨性结构的限制仅对稳定性起到很小的作用，而软组织支撑在稳定下尺桡关节方面更为重要。

三角纤维软骨复合体（TFCC）由不同的部分组成，包括掌侧和背侧的尺桡韧带、关节盘、尺腕韧带、半月板同源物和尺侧腕伸肌（ECU）腱鞘的底面。它们共同形成了一个具有多种功能的解剖结构。TFCC 除了作为下尺桡关节和尺腕关节的主要稳定结构外，还传递轴向载荷并起到缓冲作用 [2]。维持下尺桡关节稳定性的基本结构是掌侧和背侧的尺桡韧带。这些韧带起自桡骨乙状切迹的掌侧和背侧的边缘。在尺骨侧，这些韧带分为深层（近端）和浅层（远端）两部分。近端部分附着在尺骨小凹处，远端部分位于尺骨茎突的基底和中部。

通过下尺桡关节传递的轴向或横向载荷都很大。研究表明，在尺骨中性变异时，尺骨传递了 16% ~18% 的轴向负荷。2.5 mm 的尺骨负向变异会将轴向负荷降低至 4%，而 2.5 mm 的正向变异会增加轴向负荷至 42% [3, 4]。

## 二、背景介绍及适应证

累及下尺桡关节的疾病可能包括尺腕关节撞击综合征、下尺桡关节不稳定、关节炎和无明显关节病变的僵硬。有症状的关节炎可能导致手腕和前臂的功能受限，将限制前臂的旋转并导致握力下降。在严重的情况下，它可能导致背侧脱位和（或）伸肌腱断裂。几十年来，下尺桡关节炎的治疗主要依靠切除发生关节炎改变的尺骨头和残端稳定术、下尺桡关节融合术或近端假关节成形术 [5, 6]。尽管这些治疗通常可以治疗疼痛，但它们都对前臂的生物力学产生不利影响。尺骨残端不稳定仍然是这些切除手术富有挑战的并发症。

如前所述，下尺桡关节是重要的承重关节。它的完整性会影响前臂骨骼的稳定性和前臂旋转的效率。它也避免了在某些尺骨头切除手术中观察到的桡骨和尺骨的汇聚。用假体代替尺骨头还有其他好处。尺侧腕伸肌腱将被稳定在背侧位置，并避免其掌侧半脱位，而尺侧腕伸肌腱的掌侧半脱位将导致腕骨相对桡骨远端向旋后方向移位。这一点可在某些尺骨头脱位病例中观察到。至于假体的选择，目前尚无研究比较市场上可获得的假体之间的疗效。选择将取决于假体的预计寿命、市场可用性以及医生的偏好。

Alfred Swanson 是第一位行尺骨头置换术的医生。他改进了髓内硅胶柄假体以替代尺骨头 [7]。初期结果大部分令人满意，但中期随访发现假体的设计和材料存在严重问题 [8]。因此，在 20 世纪 90 年代初，两组医生研发了更合适的尺骨头假体，分别是 uHead（SBI）和 Herbert 尺骨头（Martin Medizin-Technik，德国图特林根）[9, 10]。目前尚不清楚这些设计差异在多大程度上影响了结果。然而，他们都强调保持尺骨稳定以恢复前臂生物力学的重要性。

## 三、手术方法

我们采用 uHead™（SBI）进行所有的尺骨头

置换术。uHead 假体是一种组配系统，包括具有多孔涂层的柄体和钴铬合金头。头大小有四种，可与四种直径的柄相匹配。在头部上方有缝线孔，用于软组织固定。钛涂层柄具有莫尔斯（Morse）锥度设计，以确保头柄之间的牢固匹配。柄体还分为标准型和颈部加长型，可匹配尺骨远端的骨质丢失。柄体可使用或不使用骨水泥。

在手术之前，采用模板以估计切骨量和尺骨柄的大小。对于手术过程，所有手术均采用臂丛神经麻醉或全身麻醉。将手臂放在透光桌上。使用气囊止血带用于提供无血视野。在腕背上做一个线形切口（图 22-1），并仔细保护尺神经腕背感觉支。切开伸肌支持带，进入第五伸肌间室（图 22-2）。然后切开下尺桡关节的关节囊，并在桡骨边缘留

有部分结构以供后续修复。暴露尺骨头，如果仍存在 TFCC，则仔细分离。保持第六伸肌间室完整，以保护尺侧腕伸肌腱。

在此阶段，可以评估关节表面、骨量丢失和软组织状况，以确定截骨水平。使用尺骨切除导板，将尺骨头切除，保留软组织包膜和 TFCC（图 22-3）。应清除乙状切迹或三角骨上的骨赘。应评估乙状切迹，以查看是否需要进行切迹成形术，因为平坦的背侧切迹会成为术后背侧半脱位的隐患。

尺骨头切除后，尺骨远端的游离端应能够背侧半脱位。在这个位置上，将尺骨残端挫至合适的大小。进行假体试模，选择合适的假体长度和尺寸（图 22-4）。我们必须确保将头部良好地放置

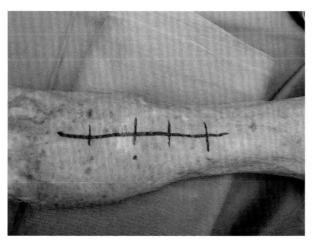

图 22-1 患者手背侧的线形皮肤切口，以下尺桡关节为中心

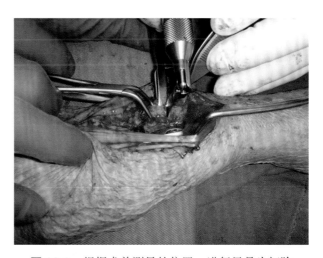

图 22-3 根据术前测量的位置，进行尺骨头切除

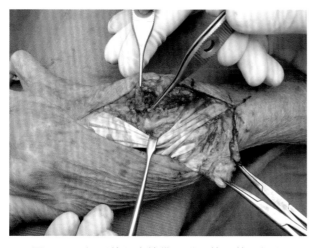

图 22-2 切开伸肌支持带，进入第五伸肌间室

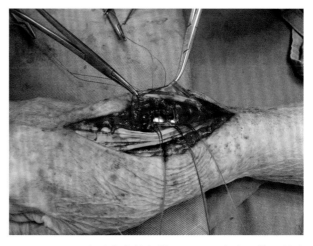

图 22-4 置入合适大小的假体，可以配合或不使用骨水泥。采用爱惜邦缝线标记 TFCC 和伸肌支持带

在切迹内而不撞击三角骨，并且可以完成全程的旋前和旋后。然后移除试模，以进行最终植入。

柄体可选择搭配或不使用骨水泥。如果使用骨水泥，可以在尺骨干预期柄体位置的稍近处开孔。孔的大小应足以插入较小尺寸的胃管，以用于吸引。在吸力产生的负压的帮助下放入抗生素水泥。最终假体可以在良好的水泥条件下置入。如果采用非骨水泥技术，则将尺骨干挫至合适的尺寸，然后将假体轻轻地压配到髓腔内（图22-5）。

接下来选择合适的尺骨头假体尺寸。留置缝线应穿过伸肌支持带和TFCC与尺骨头的缝合孔。将尺骨头采用莫尔斯锥度与柄体固定在正确方向时，缝线孔应位于尺背侧。拉紧缝线，良好锚定尺骨头处的软组织。然后将伸肌支持带重新缝合至乙状切迹。置入引流，并逐层闭合伤口。配带长臂支具4~6周，限制旋前和旋后，以利于软组织愈合。

## 四、病例随访

2006 — 2014年，我们对7位患者进行了9例尺骨头初次置换术。在这7位患者中，6位为女性，1位为男性。7位患者中有2位行双侧关节置换术，1位男性，1位女性。在9例尺骨头置换术中有4例进行了腕关节融合术，因此，在我们的研究中不考虑屈伸活动。所有患者均回访并接受评估。功能评估由我们团队的职业治疗师完成。评估运动范围、视觉模拟评分法（VAS）、患者满意度、DASH评分和Mayo腕关节评分。

术后旋前活动度平均值为72°±8°（60°~85°），旋后活动度为78°±13°（55°~90°）。使用VAS主观评分，术前平均疼痛评分为6分（1~9分），术后平均疼痛评分为3分（1~3分）。大多数患者对该手术非常满意，其平均值为7.4分（3~9分）。DASH平均得分为67.13±15.56分。根据Mayo腕关节评分，平均值为77.86±14.1（图22-6）。

## 五、术后并发症

**1. 远端尺骨吸收**　在9例置换术中，有5例观察到远端尺骨吸收。吸收在术后1年左右出现，通常是自限性的。它不影响假体的稳定性。在其他病例中也会观察到这种远端尺骨吸收（图22-7）。

**2. 松动**　有1例类风湿患者在置换术后发生非骨水泥柄的无菌性松动（图22-8）。在初次手术后24个月时发现松动，随后用骨水泥假体翻修（图22-9）。

在其他地区也可以使用其他类型的部分置换术或全关节置换术。Scheker[11]进行的下尺桡关节

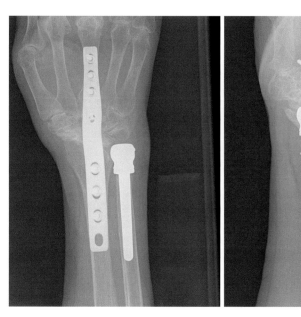

图 22-5　尺骨头置换术合并桡腕关节融合术

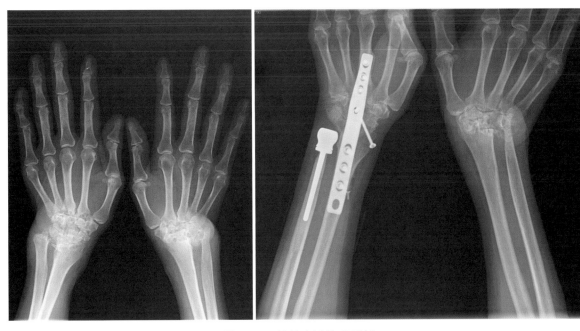

图 22-6 尺骨头置换术示例

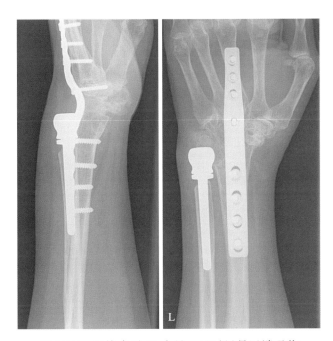

图 22-7 置换术后 13 个月，显示尺骨远端吸收

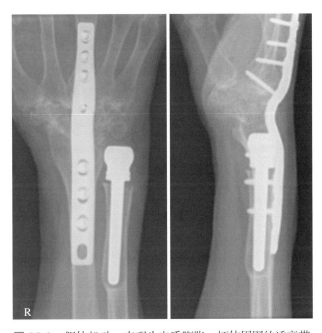

图 22-8 假体松动，表现为皮质膨胀，柄体周围的透亮带

全关节置换术结果令人满意，明显减轻了疼痛并提高了握力（图 22-10）。

维持稳定且无痛的下尺桡关节是我们治疗下尺桡关节炎的目标。假体置换术将作为前进的方向。尚需要更多的研究来确定最好的假体设计，从而使并发症最少。

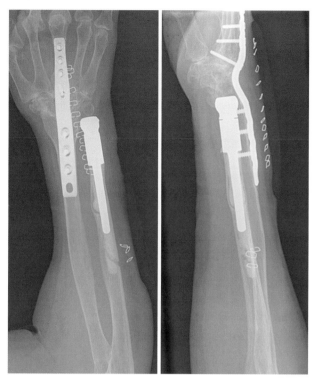

图 22-9　采用骨水泥型假体翻修松动假体

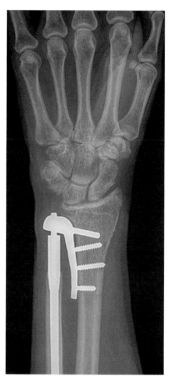

图 22-10　Scheker 进行的下尺桡关节全关节置换术

## 参考文献

[1]　af Ekenstam F. Anatomy of the distal radioulnar joint. Clin Orthop Relat Res, 1992, (275):14-18.

[2]　af Ekenstam F, Hagert CG. Anatomical studies on the geometry and stability of the distal radio ulnar joint. Scand J Plast Reconstr Surg, 1985, 19(1):17-25.

[3]　Palmer AK, Werner FW. Biomechanics of the distal radioulnar joint. Clin Orthop Relat Res, 1984, (187): 26-35.

[4]　Hagert CG.Distal radius fracture and the distal radioulnar joint-anatomical considerations. Handchir Mikrochir Plast Chir, 1994, 26(1): 22–26.

[5]　Darrach W. Partial excision of lower shaft of ulna for deformity following Colles's fracture. Ann Surg, 1913, 57(5): 764-765.

[6]　Kapandji AI. The Sauvé-Kapandji procedure. J Hand Surg (Br), 1992, 17(2):125-126.

[7]　McMurtry RY, Paley D, Marks P, et al. A critical analysis of Swanson ulnar head replacement arthroplasty: rheumatoid versus non-rheumatoid.J Hand Surg (Am), 1990, 15: 224-231.

[8]　Sageiman SD, Seiler JG, Fleming LL, et al. Silicone rubber distal ulnar replacement althroplasty. Techniq Hand Upper Extremity Surg, 1992, 17:689-693.

[9]　Timothy J, Van Schoonhoven HJ. Ulnar head replacement. Techniq Hand Upper Extremity Surg, 2007, 11(1): 98-108.

[10]　Willis AA, Berger RA, Cooney WP. Arthroplastyof the distal radioulnar joint using a new ulnar head endoprosthesis: preliminary report.J Hand Surg, 2007, 32A(2): 177-189.

[11]　Scheker LR. Implant arthroplasty for the distal radioulnar joint. J Hand Surg(Am), 2008, 33(9):1639-1644.

# 第4部分

# 腕掌关节损伤与疾病

# 第23章 第一腕掌关节损伤复位固定术

李忠哲 著

## 一、背景介绍及适应证

第一腕掌关节由第一掌骨基底和大多角骨组成，对手的功能极其重要，损伤后会引起疼痛、无力和捏握力量降低。Bennett 骨折和 Rolando 骨折是由拇指腕掌关节损伤引起的两种骨折脱位类型,皆为第一腕掌关节的关节内骨折。到目前为止，第一掌骨基底骨折脱位的治疗还没有形成统一的意见，这与骨折本身的复杂性和特殊性有关，治疗的分歧主要集中在是否需要解剖复位。

Livesley[1] 追踪了 17 例闭合复位石膏固定的患者，随访 26 年，发现所有患者的关节活动度和肌力均有下降。X 线片中有关节退行性改变和关节半脱位的征象，因此，他认为对于该骨折不应该采取保守治疗。Kjaer-Petersen[2] 的研究表明，如果复位之后仍然存在关节面对合不良，则之后发生症状性关节炎的概率较高。支持闭合穿针固定的如 Sälgeback[3]（1971）及 VanNiekerk[4]（1989）认为闭合复位经皮穿针可以达到与切开复位相同的疗效，在治疗时理应选择更简单的方法。Timmenga[5]（1994）与 Lutz[6]（2003）认为关节炎的发生率仅与复位程度有关，而与方法的选择无关。同时他们指出，由于骨折本身的复杂性，切开复位也仅能达到 60%~70% 关节面的精确复位。北京积水潭医院手外科总结的行切开复位的病例中只有 54% 的病例复位精确。因此，切开复位并不能保证骨折关节面 100% 的复位。因此，切开复位若非用螺钉固定并早期活动，并无优势，仅适用于闭合整复失败者。如果透视引导下的闭合复位能取得解剖复位，那么经皮穿针固定或外固定架固定可以作为有效的治疗方法。如果通过牵引复位失败或经皮穿针固定后遗留超过 2 mm 的关节面移位，都需要切开复位内固定。目前临床上常用的方法包括闭合复位经皮穿针内固定术和切开复位克氏针或螺钉内固定术等。近年来，随着微型外固定系统的开发和应用，为第一掌骨基底部骨折提供了新的治疗选择。北京积水潭医院手外科应用 Orthofix 微型动力型外固定架治疗第一掌骨基底骨折，经过随访也取得了比较满意的结果 [7]。

## 二、解剖基础及发病机制

Bennett 骨折实质上是骨折伴脱位，是部分屈曲的第一掌骨受到轴向压力后引起的掌骨基底的掌尺侧部分的关节内骨折。前斜形喙状韧带起自掌骨基底掌侧骨折块，止于大多角骨。此韧带可使骨折块保持原来的解剖位置，而同时掌骨的其他部分向桡背侧和近端半脱位。由于第一掌骨干在拇长展肌的牵拉下向背侧和近端移位，因而同时受到拇收肌和拇长伸肌腱的牵拉向尺侧成角。Rolando 骨折也是由相似的损伤机制造成的，在掌骨基底部可有不同程度的粉碎骨折块。在拇长展肌腱在基底部的牵拉作用下，可同时使掌骨干和桡背侧掌骨基底部的粉碎骨折块移位。

## 三、治疗方式的选择

**1. Bennett 骨折**　关节面解剖复位并不是第一腕掌关节骨折脱位治疗中过于追求的目标。一些 Bennett 骨折的患者 X 线片中可见关节面对合不良甚至有关节退行性改变，但无任何临床症状。反之，在第一腕掌关节骨关节炎的患者中由外伤骨折脱位引起的比例也非常小。尽管如此，尽量争取精准复位仍然是最为可靠的治疗要求。即使不能达到良好的关节对位，也要必须纠正关节脱位，这是最根本的治疗原则。争取关节面的精确复位、减轻第一腕掌关节负荷、纠正关节脱位以及促进骨折愈合应作为治疗的重点。

根据受伤的时间和骨折的严重程度，应首先尝试闭合复位。如果闭合复位可获得解剖复位，推荐使用经皮穿针固定或外固定架固定。

对于闭合复位的方法，我们推荐使用 Screw-home-torque 技术[8]，即纵向牵引第一掌骨并固定腕部，于拇指第一掌骨基底部施加应力，同时将第一掌骨极度旋前直至骨折复位。复位后在透视下将克氏针斜行穿过第一掌骨和大多角骨，可用 2 枚克氏针固定第一腕掌关节，不必要求克氏针穿过掌侧的骨折块。也可用 1 枚克氏针固定第一腕掌关节，另 1 枚克氏针固定第一、二掌骨基底。如果骨折块复位且关节面台阶小于 2 mm，可接受复位结果。术后用拇人字石膏制动。

对于外固定架固定方法，首先于大多角骨桡背侧呈会聚状打进 2 枚固定针，安装连接杆及针夹并延长螺栓，于第一掌骨中段背侧平行打进 2 枚固定针，方向垂直于骨面。掌骨固定针的打入方向以不影响伸肌腱滑动为宜。使用 Screw-home-torque 技术闭合复位骨折，锁定针夹及连接杆的关节。在 C 型臂 X 线机的透视下观察骨折复位和关节脱位纠正情况。术中可用延长螺栓延长牵引，从而给以适度的牵张力，防止侧副韧带挛缩和掌骨短缩（图 23-1、图 23-2）。

根据我们的研究，88 例 Bennett 骨折的病例中通过闭合复位后 63.6% 的病例达到了解剖复位。如果通过闭合复位难以达到可接受的复位要求，则需要切开复位内固定。采用 Wagner 切口，沿第一掌骨桡侧缘做纵行切口，于第一腕掌关节桡背侧向近侧桡侧延伸至桡侧腕屈肌腱的桡侧缘。在骨膜外牵开鱼际肌，纵行切开关节囊，外展旋后掌骨干后并向背侧脱位，以显露关节面和掌尺侧骨折块。在直视下用复位钳或骨膜剥离器辅助解剖复位关节面，并用 0.8 mm 或 1.1 mm 克氏针固定骨折块。如果固定力量不足，可另行穿针固定掌骨基底在第二掌骨或腕骨上以增加稳定性。术后用拇人字石膏固定 4 周后拔除关节固定针，6 周后拔除固定

骨折块的克氏针（图 23-3）。也可以在克氏针固定后应用微型外固定架固定第一腕掌关节以增加稳定性。如果骨折块较大，可以使用 1.5 mm 或 2.0 mm 拉力螺钉固定。可以经过临时固定的克氏针空洞引导钻头导入。螺钉应该位于不同的平面而且不宜过度加压，以防止关节面弧度改变。应用螺钉固定对术者的技术要求较高，存在骨折块碎裂的风险，应谨慎使用。但螺钉固定更为牢固可靠，术后 1 周左右就可以开始拇指主动功能锻炼（图 23-4）。

**2. Rolando 骨折**　Rolando 骨折是包含第一掌骨基底部的复杂关节内骨折，通常呈 T 形或 Y 形。CT 检查有助于判定骨折的粉碎程度和关节破裂范围。主要依据骨折的粉碎程度选择治疗方法。对于典型的三部分骨折，掌骨基底粉碎不严重，仍然可以首先尝试闭合复位克氏针固定或外固定架固定。相对于 Bennett 骨折，Rolando 骨折达到理想复位的概率下降，但仍然有一定的成功率（图 23-5）。如果闭合复位失败或复位不能达到要求，我们建议采用切开复位加多根克氏针内固定。如果骨折块足够大，也可采用钢板螺钉固定。如果骨折粉碎严重，关节面破损严重甚至合并骨缺损，由于无法将所有的骨折块复位固定，此时切开复位可能无效或失败。对于这一类骨折，我们建议行闭合复位外固定架牵引固定。由于外固定架可产生很好的纵向牵引力，通过骨膜合页的间接复位方式可以维持相对满意的复位结果。如果外固定架牵引后仍然有较大的骨折块不能较好地复位，可以结合有限切开加克氏针辅助固定，以争取获得相对满意的复位（图 23-6）。

对于过于粉碎的骨折不必强求解剖复位，否则可能反而造成骨折不愈合甚至手术失败。经过类似于外固定架牵引固定这种姑息性治疗后，如果患者术后疼痛持续，关节对合不良，我们建议行第一腕掌关节融合术或关节成形术作为补救手段。

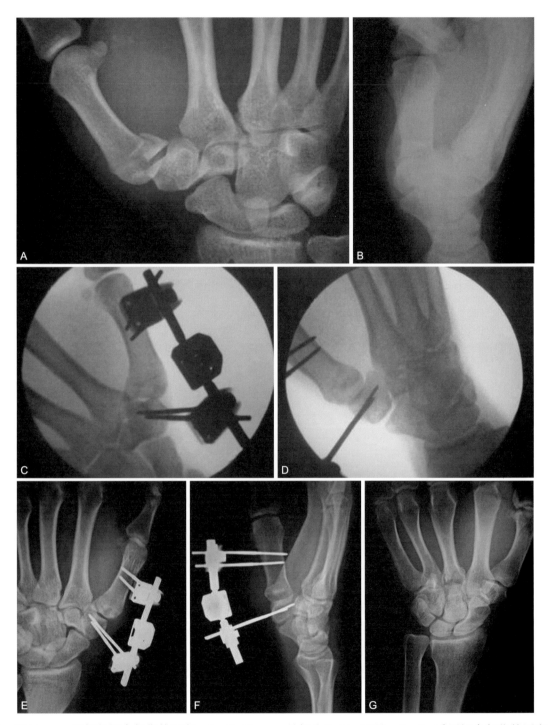

图 23-1 对 Bennett 骨折行闭合复位外固定。A、B. Bennett 骨折（Gedda Ⅰ型）。C、D. 采用闭合复位外固定架固定。E、F. 术后 5 周骨折愈合。G. 术后 4 年骨折愈合无关节脱位，未发现骨关节炎表现

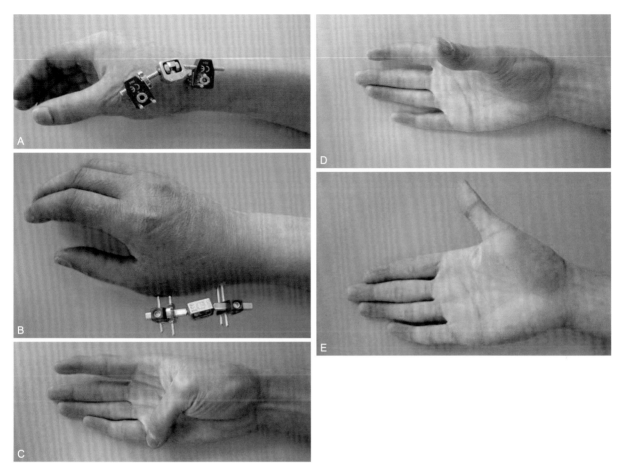

图 23-2　正位（A）和侧位（B）Orthofix 外固定架。C—E 示术后 1 年手功能恢复情况

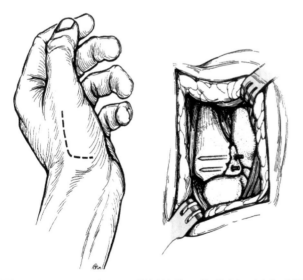

图 23-3　Wagner 切口，骨折块位于桡掌侧，用克氏针固定

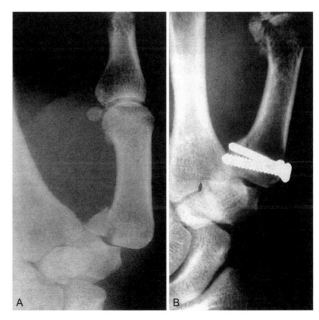

图 23-4　对 Bennett 骨折（A）采用切开复位螺钉固定（B）

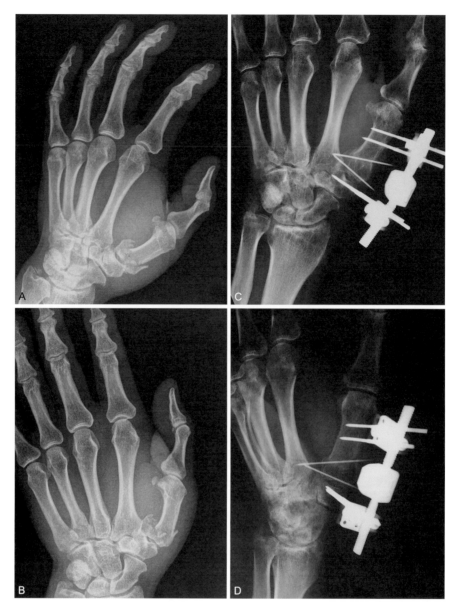

图 23-5　对 Rolando 骨折患者（A、B）采取外固定架加克氏针固定术后（C、D）

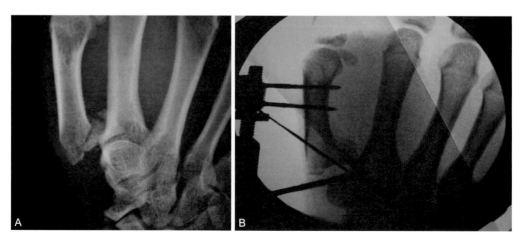

图 23-6　对爆裂型第一掌骨基底骨折（A）采取外固定架加克氏针固定（B）

## 参考文献

[1] Livesley PJ. The conservative management of Bennett's fracture-dislocation: a 26-year follow-up. J Hand Surg (Br), 1990, 15(3): 291-294.

[2] Kjaer-Petersen K, Langhoff O, Andersen K. Bennett's fracture. J Hand Surg (Br), 1990, 15(1): 58-61.

[3] Salgeback S, Eiken O, Carstam N, et al. A study of Bennett's fracture. Special reference to fixation by percutaneous pinning. Scand J Plast Reconstr Surg, 1971, 5(2): 142-148.

[4] van Niekerk JL, Ouwens R. Fractures of the base of the first metacarpal bone: results of surgical treatment. Injury, 1989, 20(6): 359-362.

[5] Timmenga EJ, Blokhuis TJ, Maas M, et al. Long-term evaluation of Bennett's fracture. A comparison between open and closed reduction. J Hand Surg (Br), 1994, 19(3): 373-377.

[6] Lutz M, Sailer R, Zimmermann R, et al. Closed reduction transarticular Kirschner wire fixation versus open reduction internal fixation in the treatment of Bennett's fracture dislocation. J Hand Surg (Br), 2003, 28(2): 142-147.

[7] Li Z, Guo Y, Tian W, et al. Closed reduction external fixator fixation versus open reduction internal fixation in the patients with Bennett fracture dislocation. Chin Med J (Engl), 2014, 127(22): 3902-3905.

[8] Edmunds JO. Traumatic dislocations and instability of the trapeziometacarpal joint of the thumb. Hand Clin, 2006, 22(3): 365-392.

# 第24章

# 第五腕掌关节损伤复位固定术

李忠哲 著

## 一、背景介绍及适应证

钩骨-掌骨关节骨折背侧脱位在治疗上一直存在争议。但随着解剖和生物力学研究的进展，早期诊断并早期采取适当的治疗已经成为共识。第四、五掌骨基底骨折和背侧脱位或半脱位大多数会伴发钩骨骨折。由于腕掌关节背侧的稳定结构遭到破坏，虽然复位比较容易，但维持复位比较困难，是一种不稳定骨折。因此，越来越多的学者倾向于使用内固定治疗此损伤。是否需要切开复位，则应根据损伤的类型和程度区别对待[1-3]。Marck[3]把切开复位内固定的适应证定义为：①闭合复位失败者。②开放性损伤或并发严重软组织损伤者。③陈旧损伤。Henderson[4]认为，对病程不足10天者闭合复位常可成功，超过3周者则往往需要切开复位。Prokuski[5]认为，造成闭合复位失败的主要原因是软组织过度肿胀，以及软组织或碎骨片嵌顿，而切开复位可有效地清理关节内碎屑，评估小的骨软骨损伤并进行治疗，可以准确地复位。

对于第四或第五掌骨基底关节内骨折，闭合复位克氏针内固定虽然牢靠，但复位难以精确[1]。即使闭合复位成功，关节仍然不稳定，仍有较高的再脱位概率。使用克氏针固定时，一旦发生移位，会导致固定失效。穿针时可能影响伸肌装置的滑动，影响环指与小指掌指关节的伸直，可能导致环指与小指近指间关节出现屈曲畸形[4]。骨折块较大者，可用螺钉和Herbert钉固定。虽然需再次手术取内固定，但可早期进行功能活动。在这一点上要优于克氏针[1-2]。使用螺钉固定时，骨折块的直径应至少为螺钉直径的3倍，否则容易碎裂[6]。对于掌骨基底或（和）钩骨背侧粉碎性骨折者，用AO微型钢板跨腕掌关节固定是一种好的选择[1-3]。通过桥接腕掌关节内固定可有效地撑开关节，在直视下精确复位关节内骨折，恢复关节面平整，同时复位和固定钩骨背侧关节内骨折或冠状面劈裂骨

折，其固定可靠，关节稳定，可早期进行功能活动。Schortinghuis[11]使用此法治疗了5例第四、五腕掌关节骨折背侧脱位患者，平均3.6个月取出钢板，3例手功能完全恢复，2例腕关节背伸轻度受限。第四、五腕掌关节骨折背侧脱位伴发的钩骨骨折一般为冠状面骨折，且多发生于远端，很少发生不愈合和骨坏死。桥接钢板固定钩骨一般位于钩骨远端，不妨碍钩骨的血运，内固定不会造成钩骨近端坏死。

## 二、解剖基础及发病机制

第五腕掌关节损伤，即钩骨-第五掌骨关节内骨折，常合并掌骨向近侧背侧半脱位，是相对常见的损伤。第五掌骨基底桡侧平面与第四掌骨基底相关节，共同与钩骨形成钩骨-掌骨关节。因此，不应该将此种损伤孤立起来单独讨论，而应该将第四、五腕掌关节损伤视为一个整体，即钩骨-掌骨关节损伤来看待。钩骨-掌骨关节骨折背侧脱位是多种损伤的总称，包括第四、五掌骨基底骨折和（或）脱位、钩骨远端关节面骨折或韧带损伤，有多种组合类型。发生率虽然不高，文献报道大多为个案和小宗病例报道，但可严重影响手的功能，理应予以足够的重视。发生钩骨-掌骨关节骨折背侧脱位后，关节的稳定性受到破坏。如不熟悉该部位的局部解剖和X线平片的影像特征，则可能满足于骨折或脱位的诊断而造成漏诊。

Cain[7]将钩骨-掌骨关节骨折背侧脱位分为Ⅰ型、Ⅱ型和Ⅲ型。Ⅰ型指存在第四掌骨骨折和第五腕掌关节的脱位或半脱位，又可分为Ⅰa型和Ⅰb型。Ⅰa型为第五掌骨基底脱位或半脱位，伴有腕掌关节背侧韧带损伤；Ⅰb型为第五掌骨基底脱位或半脱位，伴有钩骨背侧撕脱骨折。Ⅱ型指钩骨背侧粉碎性骨折。Ⅲ型指钩骨冠状面劈裂骨折（图24-1）。

钩骨-掌骨关节背侧骨折脱位既可由直接暴

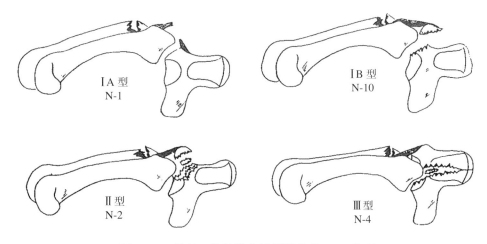

图 24-1 钩骨 - 掌骨关节骨折脱位的 Cain 分型

力所致，也可源于间接暴力，如手握拳击打硬物、摔倒后以手着地以及摩托车车祸伤等，其中拳击硬物最常见。诊断主要依靠放射学检查，其中 X 线平片最常用，如腕关节后前正位、前后正位及侧位平片。然而，对于钩骨 - 掌骨关节骨折脱位，由于骨影重叠而不能很好地显示。Bora[6] 认为正位投照第五掌骨基底和钩骨会有部分骨影重叠，无移位或轻度移位者容易漏诊，而 30° 前后旋前斜位投照则可以清楚地显示掌骨和钩骨的关节面。Niechajev[8] 发现旋前 30° 斜位可清楚地显示第五掌骨基底，而旋后 30° 更佳，可以清楚地显示第四、五掌骨基底间关节，因此，30° 前后斜位投照对第四、五腕掌关节损伤的诊断具有重要意义。Henderson[4] 认为侧位片更有诊断价值，原因是有部分病例的正、斜位片基本正常，只有在侧位片上能表现出脱位。综上所述，通过后前正位、30° 前后斜位及侧位摄影，多可准确地评估第四、五腕掌关节损伤的范围和程度。诊断不清者需做 CT 检查[9]。

## 三、治疗方式的选择

对于 Cain Ia 型骨折，应先尝试闭合复位，并于复位后测试稳定性。稳定者用石膏或支具外固定，不稳定者经皮穿克氏针固定。Ib 型骨折多不稳定，保守治疗很难获得好的疗效，并且在 X 线平片上容易低估钩骨骨折块的大小，故宜采用切开复位内固定术。Ⅱ 型骨折属于不稳定骨折，应做切开复位，并重建钩骨背侧的稳定结构。Ⅲ 型

损伤最容易漏诊，也最不稳定，需要采取切开复位内固定术[15]。

对于第四或第五掌骨基底关节内骨折，闭合复位克氏针内固定虽然牢靠，但复位难以精确[1]。即使闭合复位成功，关节仍然不稳定，故仍有较高的再脱位比率。使用克氏针固定时，一旦发生移位，会导致固定失效。穿针时可能影响伸肌装置的滑动，影响环指与小指掌指关节的伸直，可能导致环指和小指近指间关节出现屈曲畸形[10]。骨折块较大者，可用螺钉和 Herbert 钉固定，虽然需要再次手术取内固定，但可早期开始功能活动，这一点要优于克氏针[1-2]。使用螺钉固定，骨折块直径应至少为螺钉直径的 3 倍，否则容易碎裂[1]。掌骨基底或（和）钩骨背侧粉碎性骨折者，用 AO 微型钢板跨腕掌关节固定是一种好的选择[1, 3]。通过桥接腕掌关节内固定可有效地撑开关节，在直视下精确复位关节内骨折，恢复关节面平整，同时复位和固定钩骨背侧关节内骨折或冠状面劈裂骨折，其固定可靠，关节稳定，可早期开始功能活动。我们采用桥接钢板固定骨折和脱位，取得了非常满意的疗效。尤其是相对于克氏针或螺钉固定，复位更加稳定和精确，可满足早期功能锻炼的要求。在随访过程中没有发现再脱位和不稳定的情况，在整个随访期间也没有发现术后创伤性关节炎的病例。虽然本方法疗效满意，但也存在治疗费用相对较高，以及术后需要二次行钢板去除手术的缺点。我们建议取出钢板的时间在术后 4 个月。如果超过 1 年，钢板断裂的风险将明显增加。

## 四、手术方法及术后处理

　　在第四、五掌骨间以钩骨掌骨关节为中心做纵行皮肤切口，保护尺神经背侧支并牵开环指、小指伸肌腱和小指固有伸肌腱，显露第四、五掌骨基底和钩骨背侧韧带撕裂和骨折。复位脱位的第四、五腕掌关节，探查并恢复第五腕掌关节面的平整，用 0.8 mm 克氏针临时固定。如果决定用克氏针作为最终的固定方式，需要同时固定第四、五掌骨和钩骨 - 掌骨关节。如果用钢板固定，用 Stryker 5 孔直板复位固定第四掌骨骨折并桥接固定

第四腕掌关节，用 Stryker 6 孔直板复位固定第五掌骨基底骨折并桥接固定第五腕掌关节。钢板呈 V 形，在近端将其固定于钩骨远半段，同时固定钩骨背侧撕脱骨折块或冠状面骨折。使用 3-0 可吸收缝线修复背侧损伤的韧带和关节囊，检查复位的稳定性，并在 X 线透视下观察关节复位情况，拔除或保留临时固定克氏针。术后采用腕关节支具固定 3 周，固定期间掌指关节可主动屈伸活动。3 周后拆除支具，开始主动活动腕关节。术后 4 个月可拆除钢板（图 24-2 ）。

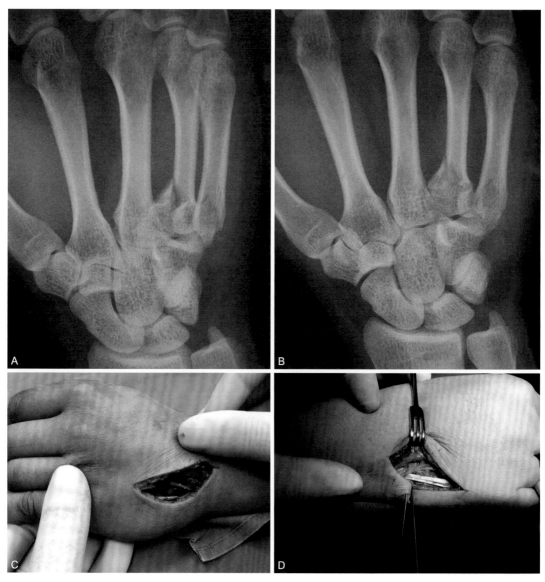

图 24-2　A、B. Cain Ⅰa 型钩骨掌骨关节脱位。C. 以钩骨掌骨关节为中心做弧形切口。D. 保护尺神经背支和小指伸肌腱。E. 显露钩骨和第四、五掌骨基底骨折脱位。F. 在复位骨折和脱位后用克氏针临时固定。E. 显露钩骨和第四、五掌骨基底骨折脱位。F. 在复位骨折和脱位后用克氏针临时固定。G. 将 Stryker 钢板分别跨关节固定钩骨掌骨关节。H、I. 固定完成后的 X 线片。J-N. 术后 1 年功能恢复情况

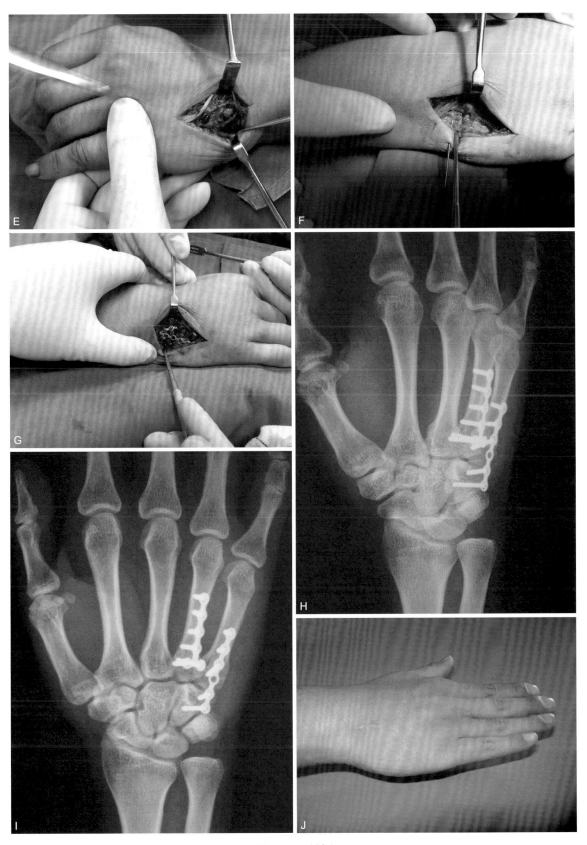

图 24-2 （续）

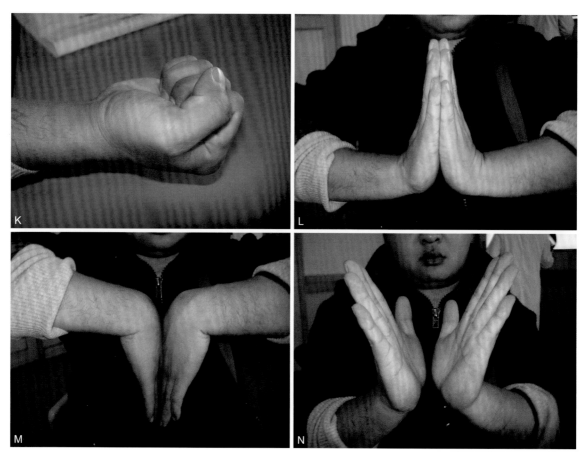

图 24-2 （续）

## 参考文献

[1] Schortinghuis J, Klasen HJ. Open reduction and internal fixation of combined fourth and fifth carpometacarpal (fracture) dislocations. J Trauma, 1997, 42(6): 1052-1055.

[2] Liaw Y, Kalnins G, Kirsh G, et al. Combined fourth and fifth metacarpal fracture and fifth carpometacarpal joint dislocation. J Hand Surg (Br), 1995, 20(2): 249-252.

[3] Marck KW, Klasen HJ. Fracture-dislocation of the hamatometacarpal joint: a case report. J Hand Surg (Am), 1986, 11(1): 128-130.

[4] Henderson JJ, Arafa MA. Carpometacarpal dislocation. An easily missed diagnosis. J Bone Joint Surg (Br), 1987, 69(2): 212-214.

[5] Prokuski LJ, Eglseder WJ. Concurrent dorsal dislocations and fracture-dislocations of the index, long, ring, and small (second to fifth) carpometacarpal joints. J Orthop Trauma, 2001, 15(8): 549-554.

[6] Bora FJ, Didizian NH. The treatment of injuries to the carpometacarpal joint of the little finger. J Bone Joint Surg (Am), 1974, 56(7): 1459-1463.

[7] Cain JJ, Shepler TR, Wilson MR. Hamatometacarpal fracture-dislocation: classification and treatment. J Hand Surg (Am), 1987, 12(5 Pt 1): 762-767.

[8] Niechajev I. Dislocated intra-articular fracture of the base of the fifth metacarpal: a clinical study of 23 patients. Plast Reconstr Surg, 1985, 75(3): 406-410.

[9] Kim JK, Shin SJ. A novel hamatometacarpal fracture-dislocation classification system based on CT scan. Injury, 2012, 43(7): 1112-1117.

[10] Kjaer-Petersen K, Jurik AG, Petersen LK. Intra-articular fractures at the base of the fifth metacarpal. A clinical and radiographical study of 64 cases. J Hand Surg (Br), 1992, 17(2): 144-147.

[11] Freeland AE, Finley JS. Displaced dorsal oblique fracture of the hamate treated with a cortical mini lag screw. J Hand Surg (Am), 1986, 11(5): 656-658.

# 第一腕掌关节成形术

# 第25章

杨 勇 著

## 一、背景介绍及适应证

第一腕掌关节是骨关节炎（osteoarthritis，OA）的好发部位，发病率为 7%～15%[1]。在绝经后的女性人群中，影像学证实第一腕掌关节骨关节炎的发病率高达 25%，其中 1/3 存在临床症状[2]。第一腕掌关节骨关节炎常造成拇指基底部位的疼痛和力量减弱，并导致拇指的活动度下降，从而影响手部的握力和捏力。随着病情的进展，还可以出现明显的腕掌关节脱位及拇指掌指关节过伸或偏斜等畸形。

基于影像学的表现，Eaton 和 Littler[3] 在 1973 年对第一腕掌关节骨关节炎进行了分期。1987 年，Eaton 和 Glickel[4] 对于该分期进一步完善。影像学分期主要是依据骨性改变、关节脱位以及骨赘的形成进行的（表 25-1）。对于 Eaton-Glickel 分期 Ⅱ～Ⅳ期经保守治疗无效的患者，常需要进行手术治疗来缓解关节疼痛和改善功能。

1949 年，Gervis[5] 最早描述了采取大多角骨切除术治疗第一腕掌关节骨关节炎，并取得了良好的早期疗效。然而，在此后的远期病例随访中，Gervis 等[6] 发现部分患者出现了手部力弱和关节明显不稳定。Kuhns 等[7] 试图在大多角骨切除后，利用克氏针来固定第一掌骨基底以防止其发生移位，但术后 2 年随访时发现第一掌骨向近端平均移位仍达 60%。1973 年，Eaton 和 Littler[3] 最早明确了前斜韧带是稳定第一腕掌关节的关键结构，并利用桡侧腕屈肌腱对该韧带进行重建。此后有多项研究从解剖及生物力学等方面证实了前斜韧带的重要作用[8-12]。1986 年，Burton 和 Pellegrini[13] 介绍了经典的韧带重建肌腱团填塞术（ligament reconstruction tendon interposition，LRTI）。该术式利用桡侧腕屈肌腱重建第一腕掌关节的前斜韧带，并将肌腱团填塞于大多角骨切除后所残留的间隙中。LRTI 在消除疼痛的同时，既维持了第一掌骨的稳定性，又保留了腕掌关节的活动度，从理论上来讲是最合理的第一腕掌关节成形术[13-16]。LRTI 的基本原则包括：①切除大多角骨以去除病变关节面。②重建前斜韧带以维持第一掌骨基底的稳定性，防止拇指序列的轴向短缩和桡背侧脱位。③进行肌腱或筋膜组织填充，以防止骨性结构间的相互撞击[13, 14]。

第一腕掌关节成形术的手术适应证为 Eaton-Glickel 分期 Ⅱ～Ⅳ期经保守治疗无效的患者，尤其适于年龄较大，并且对手部力量要求不高的患者。若患者经过系统的保守治疗如制动、口服非甾体抗炎药物和关节内注射等，超过 6 个月症状仍无改善或进一步加重，影响生活或工作质量时，可以考虑行第一腕掌关节成形术。

## 二、解剖基础

第一腕掌关节为双鞍状关节，具有内在不稳定性，必须依赖关节囊韧带的支持以维持其稳定。Eaton 等认为掌侧前斜韧带（或喙状韧带）是主要的稳定结构[3]。该韧带起自大多角骨掌侧缘，止于第一掌骨基底尺侧凸起处。尽管 Bettinger 等[17] 认为该韧带可解剖为浅、深两层，但鉴于手术重建此韧带时并不区分这两部分，因此其临床意义还尚

**表 25-1　Eaton 和 Glickel 基于影像学对第一腕掌关节炎的分期**

| 分期 | 影像学改变 |
| --- | --- |
| Ⅰ期 | 关节间隙正常或轻度增宽；关节面形状正常；关节脱位小于关节面的 1/3 |
| Ⅱ期 | 关节间隙变窄；关节脱位小于关节面的 1/3；骨赘或游离体的直径小于 2 mm |
| Ⅲ期 | 关节间隙进一步变窄；出现软骨下骨的硬化及囊肿；骨赘或游离体的直径≥2 mm；关节脱位≥关节面的 1/3 |
| Ⅳ期 | 除Ⅲ期的表现外，病变累及舟大多角关节、大小多角关节或第二腕掌关节 |

不清楚。桡背侧韧带起于大多角骨背侧，止于第一掌骨基底，主要限制第一掌骨的桡背侧移位。通过尸体解剖研究，Strauch 等[18] 认为此韧带是限制腕掌关节背侧脱位的主要结构。此外，位于第一、二掌骨基底之间的掌骨间韧带对于维持第一掌骨基底的稳定性也发挥着重要作用。

拇指的腕掌关节会因内在骨性不稳定、关节囊韧带过度松弛或过度使用而逐渐出现退行性改变。病变开始表现为滑膜炎和软骨磨损变薄。软骨的退行性改变从掌侧逐渐进展到背侧，最后累及整个关节软骨面，但很少累及第一掌骨基底背侧缘。Burton 和 Pelligrini 认为当出现上述改变时，前斜韧带的作用已经失效[13]。病理性的韧带松弛可导致在拿捏和握持时，第一掌骨基底出现异常的背侧移位。这是由于在拿捏和握持时，拇指处于屈曲 – 内收位，进而导致关节掌侧部分承受最大的轴向及剪切应力。

## 三、手术方法

采取韧带重建肌腱团填塞术[19]。患者取仰卧位，将患肢外展于侧方手术台上，在上臂气囊止血带的控制下进行手术，压力为 260 mmHg。设计并切取以第一腕掌关节为中心的背侧弧形切口，保护桡神经浅支，分别向两侧牵开拇短伸肌腱和拇长伸肌腱。游离并向近端牵开桡动脉背侧支，从而暴露第一腕掌关节背侧关节囊。纵行切开关节囊，向两侧锐性剥离软组织，充分暴露第一掌骨基底、大多角骨和舟骨远端。用骨刀切开大多角骨，并用咬骨钳完整切除，注意保护掌侧的桡侧腕屈肌腱。在第一掌骨基底分别用直径 3.0 mm 钻头自桡背侧向掌尺侧钻孔，4.0 mm 钻头自掌骨基底正中沿髓腔向远端钻孔，并使两孔交汇。在前臂掌侧中段以远做三处横行切口，暴露桡侧腕屈肌腱。自桡侧腕屈肌腱腱腹交界部向远端纵行劈开肌腱，并在腱腹交界部切断肌腱桡侧半，向远端游离至肌腱至接近第二掌骨基底处的止点。将肌腱束自第一腕掌关节切口抽出后，使其穿第一掌骨基底的骨孔进行前斜韧带的重建。将余下的肌腱束缠绕桡侧

腕屈肌腱尺侧半，最后部分编织成团充填于切除大多角骨后的间隙内。可用两枚克氏针分别固定第一、二掌骨基底和第一掌骨基底与舟骨，起支撑固定作用。松开止血带，仔细止血，逐层缝合关节囊及皮肤（图 25-1、图 25-2）。

术后用拇人字掌侧石膏托固定 2 周，2 周后拆线，更换为拇人字石膏管型固定 4 周。术后 6 周开始间断配带支具，并逐渐开始进行关节活动度的康复训练。术后 3 个月内，避免患肢持重和对抗性运动。

## 四、优缺点

第一腕掌关节成形术的优点是改善和消除了拇指近端的疼痛，并最大程度地保留了拇指的活动度。大多数患者术后症状改善明显。但第一掌骨基底仍向近端及桡背侧移位，进而可能造成疼痛和功能受限是该术式的主要缺点（图 25-3）。术后第一掌骨基底的移位可能与以下因素有关。首先，第一腕掌关节的应力较大。有研究表明，第一腕掌关节关节掌侧关节面承受的应力是指端应力的 13 倍[10]。其次，肌腱与韧带的组织结构存在差异[20]。桡侧腕屈肌腱重建的前斜韧带在反复的应力作用下，逐渐被拉长，导致关节松弛和不稳定。再次，LRTI 术式肌腱团的机械性支撑作用有限。大多角骨完整切除后残留的间隙较大，桡侧腕屈肌腱桡侧半腱束重建前斜韧带后，剩余的肌腱束有限，其形成的肌腱团并不能对该间隙进行充分的填塞。因此，Elfar 和 Burton[21] 建议用整束桡侧腕屈肌腱或异体组织进行填充，以加强肌腱团的机械性支撑作用，从而减轻第一掌骨的移位。

综上所述，第一腕掌关节成形术能够消除疼痛以及改善拇指的活动度，但并不能有效地阻止第一掌骨向近端和桡背侧的移位。尽管第一掌骨基底不同程度的移位对临床疗效并无显著影响，但应通过加强肌腱团的机械性支撑以及骨孔植骨促进腱骨愈合等术中技术的改良，以尽量减少第一掌骨的移位，进一步提高手术的疗效。

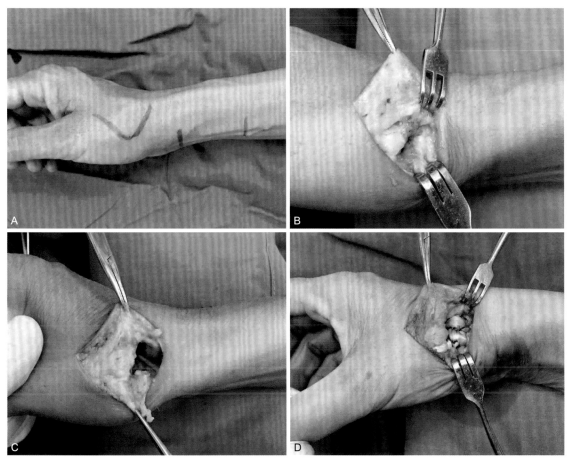

图 25-1　韧带重建肌腱团填塞术的手术步骤。A. 设计并切取以第一腕掌关节为中心的背侧弧形切口。B. 纵行切开关节囊，向两侧锐性剥离软组织，充分暴露第一掌骨基底、大多角骨和舟骨远端。C. 用骨刀切开大多角骨，并用咬骨钳完整切除，可见掌侧的桡侧腕屈肌腱。D. 桡侧半桡侧腕屈肌腱穿第一掌骨基底的骨孔进行前斜韧带的重建，余下的肌腱束缠绕桡侧腕屈肌腱尺侧半，形成团状充填于大多角骨间隙

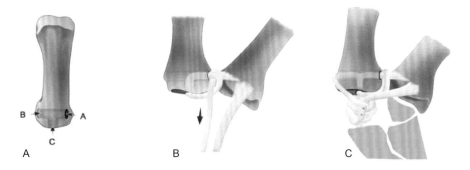

图 25-2　韧带重建肌腱团填塞术的示意图。A. 在第一掌骨基底分别用直径 3.0 mm 钻头自桡背侧向掌尺侧钻孔（由 B 至 A），4.0 mm 钻头自掌骨基底正中沿髓腔向远端钻孔（ C ），并使两孔交汇。B. 桡侧腕屈肌腱桡侧半，向远端游离至肌腱止点，将其穿第一掌骨基底的骨孔进行掌侧前斜韧带的重建。C. 将余下的肌腱束缠绕桡侧腕屈肌腱的尺侧半，形成团状肌腱团充填于大多角骨间隙

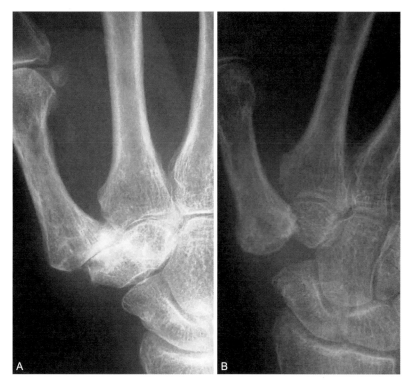

图 25-3　第一腕掌关节成形术后第一掌骨基底移位。A. 术前可见第一腕掌关节骨关节炎改变。B. 腕掌关节成形术后，第一掌骨出现不同程度的向近端和桡背侧移位

## 参考文献

[1] Haara MM, Heliövaara M, Kröger H, et al. Osteoarthritis in the carpometacarpal joint of the thumb. Prevalence and associations with disability and mortality. J Bone Joint Surg (Am), 2004, 86(7): 1452-1457.

[2] Armstrong AL, Hunter JB, Davis TR. The prevalence of degenerative arthritis of the base of the thumb in post-menopausal women. J Hand Surg (Br), 1994, 19(3): 340-341.

[3] Eaton RG, Littler JW. Ligament reconstruction for the painful thumb carpometacarpal joint. J Bone Joint Surg (Am), 1973, 55(8): 1655-1666.

[4] Eaton RG, Glickel SZ. Trapeziometacarpal osteoarthritis. Staging as a rationale for treatment. Hand Clin, 1987, 3(4): 455-471.

[5] Gervis WH. Excision of the trapezium for osteoarthritis of the trapezio-metacarpal joint. J Bone Joint Surg (Br), 1949, 31(4): 537-539.

[6] Gervis WII, Wclls T. A rcvicw of cxcision of thc trapezium for osteoarthritis of the trapezio-metacarpal joint after twenty-five years. J Bone Joint Surg (Br), 1973, 55(1): 56-57.

[7] Kuhns CA, Emerson ET, Meals RA. Hematoma and distraction arthroplasty for thumb basal joint osteoarthritis: a prospective, single-surgeon study including outcomes measures. J Hand Surg (Am), 2003, 28(3): 381-389.

[8] Pellegrini VD Jr. Osteoarthritis of the trapeziometacarpal joint: the pathophysiology of articular cartilage degeneration. I. Anatomy and pathology of the aging joint. J Hand Surg (Am), 1991, 16(6): 967-974.

[9] Pelligrini VD Jr. Osteoarthritis of the trapeziometacarpal joint: the pathophysiology of articular cartilage degeneration.II. Articular wear patterns in the osteoarthritic joint. J Hand Surg (Am), 1991, 16(6): 975-982.

[10] Bettinger PC, Linscheid RL, Berger RA, et al. An anatomic study of the stabilizing ligaments of the trapezium and trapeziometacarpal joint. J Hand Surg (Am), 1999, 24(4): 786-798.

[11] Nanno M, Buford WL Jr, Patterson RM, et al. Three-dimensional analysis of the ligamentous attachments of the first carpometacarpal joint. J Hand Surg (Am), 2006, 31(7): 1160-1170.

[12] 费起礼 , 刘巨荣 . 第一腕掌关节创伤性半脱位的韧带重建 . 中华骨科杂志 , 1996, 16(3): 194-195.

[13] Burton RI, Pellegrini VD Jr. Surgical management of basal joint arthritis of the thumb. Part II. Ligament reconstruction with tendon interposition arthroplasty. J Hand Surg (Am), 1986, 11(3): 324-332.

[14] Tomaino MM, Pellegrini VD Jr, BurtonRI. Arthroplasty

of the basal joint of the thumb. Long-term follow-up after ligament reconstruction with tendon interposition. J Bone Joint Surg (Am), 1995, 77(3): 346-355.

[15] Yang Yong, Tien HY, Kumar KK, et al. Ligament reconstruction with tendon interposition arthroplasty for first carpometacarpal joint osteoarthritis. Chin Med J (Engl), 2014, 127(22): 3921-3925.

[16] 杨勇, 田惠元, 陈山林, 等. 韧带重建肌腱团填塞术治疗第一腕掌关节骨关节炎的疗效分析. 中华骨科杂志, 2014, 34(10): 1030-1036.

[17] Bettinger P, Linscheid RL, Berger R, et al. An anatomic study of the stabilizing ligaments of the trapezium and trapeziometacarpal joint. J Hand Surg, 1999, 24: 786-798.

[18] Strauch RJ, Behrman MJ, Rosenwasser MP: Acute dislocation of the carpometacarpal joint of the thumb: an anatomic and cadaveric study. J Hand Surg, 1994, 19: 93-98.

[19] Scheker LR, Boland MR. Dynamic suspension-sling arthroplasty with intermetacarpal ligament reconstruction for the treatment of trapeziometacarpal osteoarthritis. Eur J Plast Surg, 2004, 27: 185-193.

[20] Berger RA. The gross and histologic anatomy of the scapholunate interosseous ligament. J Hand Surg (Am), 1996, 21(2): 170-178.

[21] Elfar JC, Burton RI. Ligament reconstruction and tendon interposition for thumb basal arthritis. Hand Clin, 2013, 29(1): 15-25.

# 第26章

# 第一腕掌关节融合术

杨 勇 著

## 一、背景介绍及适应证

对于 Eaton-Glickel Ⅱ 期和 Ⅲ 期经保守治疗无效的第一腕掌关节骨关节炎患者，有多种手术方式可以选择，包括大多角骨切除术、腕掌关节成形术以及腕掌关节融合术等。其中，在腕掌关节融合术后，患者能够获得无痛、稳定、有力的拇指，因此，传统观点认为该术式适用于相对年轻的重体力劳动者。近年来的研究发现，老年患者在第一腕掌关节融合术后也能够取得满意的疗效[1]。

第一腕掌关节融合术后，为了代偿丧失的腕掌关节活动度，周围关节需要更大的运动幅度。因此，第一腕掌关节融合术的最佳适应证为 Eaton-Glickel Ⅱ 期和 Ⅲ 期（图 26-1），并且对拇指力量和稳定性要求较高，但对活动度要求相对较低的患者[2]。

## 二、解剖基础

第一腕掌关节融合术后，拇指的活动范围必然受到影响。为了在关节融合后拇指仍能发挥最大功能，需要将拇指固定在最佳位置，即"握持位"。在该位置时，拇指腹自然地位于屈曲示指的中节桡侧[3, 4]。因此，第一腕掌关节融合的"标准体位"为：腕掌关节掌侧外展 30°~40°、桡侧外展 35°、旋前 15° 和背伸 10°[5]。

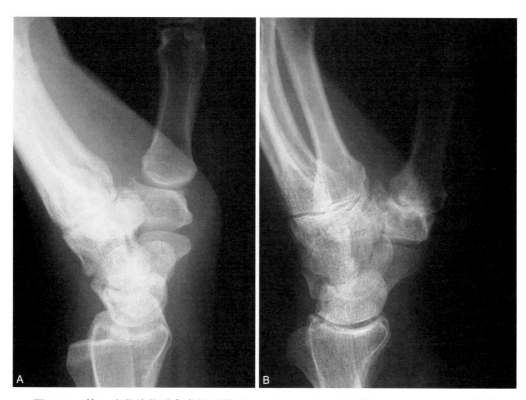

图 26-1　第一腕掌关节融合术的适应证。A. Eaton-Glickel Ⅱ 期。B. Eaton-Glickel Ⅲ 期

## 三、手术方法

患者取仰卧位，将患肢外展于侧方手术台上，在上臂气囊止血带控制下进行手术，压力为260 mmHg。做以第一腕掌关节为中心的桡背侧纵行直切口，从第一掌骨中段至桡骨茎突水平。保护桡神经浅支，分别向两侧牵开拇长展肌腱和拇短伸肌腱，游离并向近端牵开桡动脉背侧支，从而暴露第一腕掌关节背侧关节囊。纵行切开关节囊，向两侧行骨膜下锐性剥离。充分暴露第一掌骨基底、大多角骨和舟骨远端。若舟 - 大多角骨关节存在骨关节炎的改变，则应放弃腕掌关节融合术，而改用其他术式。

用骨刀、咬骨钳及磨钻切除第一掌骨基底和大多角骨远端残存的关节软骨和软骨下骨，暴露松质骨面。将第一腕掌关节融合于腕掌关节的"标准体位"。常用的固定方式包括：克氏针、钢丝张力带、T 形接骨板以及螺钉和无头加压螺钉等（图26-2）。术中根据患者的骨质和内固定物情况决定是否进行骨端植骨。若患者骨质密度好，并且融合骨端接触充分，则无须植骨。若是高龄或骨质相对疏松的患者，则建议取髂骨植骨，以确保骨端的顺利融合。冲洗切口，逐层缝合关节囊、骨膜以及皮肤（图 26-3）。切口留置橡皮引流条，敷料包扎。

术后用拇人字掌侧石膏或支具固定 3~6 周（图26-4），此后开始康复锻炼。术后 3 个月避免患肢持重及对抗性运动。待 X 线明确骨端已经融合牢固后，可以开始正常使用。

## 四、优缺点

第一腕掌关节融合术后，患者的疼痛症状明显改善或消失，拇指的稳定性好，捏力和握力恢复可靠。然而，术后常见的问题包括融合骨端不愈合、继发邻近关节骨关节炎和拇指的活动范围受限。既往文献报道的骨端不愈合率达 0~29%[6-9]。腕掌关节融合后，掌指关节的活动度代偿性增大75%，舟 - 大多角骨关节的活动度增大 25%[10]，因此，导致继发性舟 - 大多角骨关节和掌指关节的骨关节炎达 0~40%[7, 11, 12]。此外，拇指活动范围的减少和手部无法平放于桌面上也是第一腕掌关节融合术的不足[2, 6]。

综上所述，第一腕掌关节融合术是治疗第一腕掌关节骨关节炎的可靠术式。通过术前选择合理的适应证、术中细致的操作以及术后系统的康复，

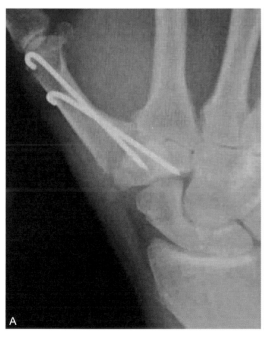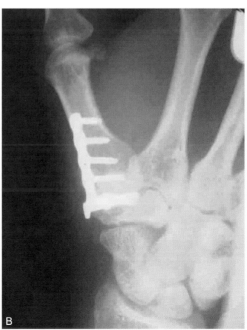

图 26-2　第一腕掌关节融合术最常用的固定方式。A. 克氏针固定。B. 接骨板螺钉固定

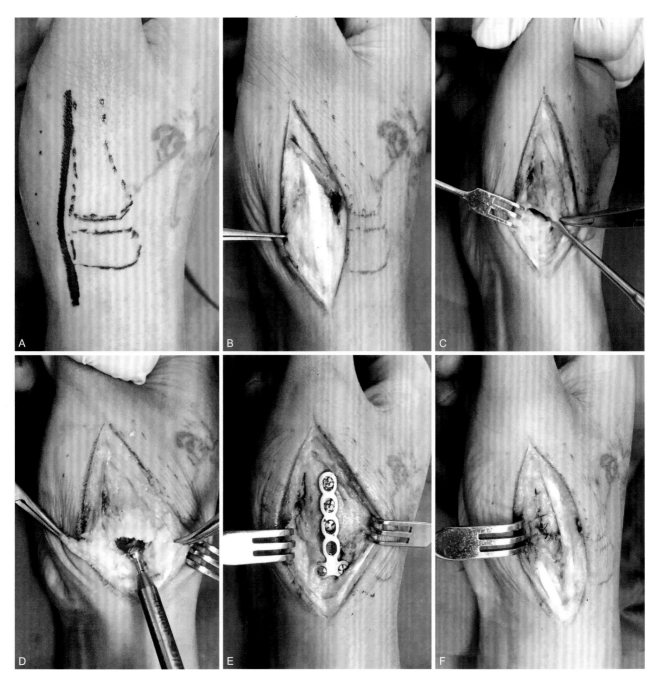

图 26-3 第一腕掌关节融合的手术步骤。A. 切取以第一腕掌关节为中心的桡背侧纵行直切口。B. 分别向两侧牵开拇长展肌腱和拇短伸肌腱。C. 纵行切开关节囊，向两侧行骨膜下锐性剥离，充分暴露第一掌骨基底、大多角骨和舟骨远端。D. 用骨刀、咬骨钳及磨钻切除第一掌骨基底和大多角骨远端残存的关节软骨和软骨下骨，暴露松质骨面。E. 对融合骨端处理完毕后，用 T 形钛板和螺钉固定融合骨端。F. 逐层缝合关节囊、骨膜以及皮肤

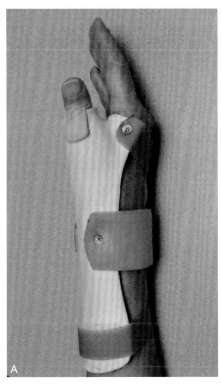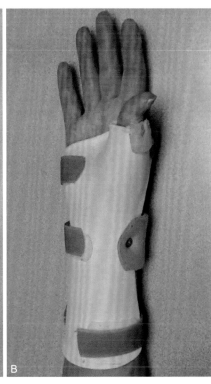

图 26-4　拇人字支具的固定范围为远端至拇指指间关节，将其他四指固定至掌指关节，近端至前臂近端 1/3 水平

绝大多数患者能够取得满意的疗效。

## 参考文献

[1] Fulton DB, Stern PJ. Trapeziometacarpal arthrodesis in primary osteoarthritis: a minimum two-year follow-up study. J Hand Surg (Am), 2001, 26(1): 109-114.

[2] Kenniston JA, Bozentka DJ. Treatment of advanced carpometacarpal joint disease: arthrodesis. Hand Clin, 2008, 24(3): 285-294.

[3] Leach RE, Bolton PE. Arthritis of the carpometacarpal joint of the thumb. Results of arthrodesis. J Bone Joint Surg (Am), 1968, 50(6): 1171-1177.

[4] Eaton RG, Littler JW. A study of the basal joint of the thumb. Treatment of its disabilities by fusion. J Bone Joint Surg (Am), 1969, 51(4): 661-668.

[5] Naidu S, Temple JD. Arthritis. //Beredjiklian PK, Bozentka DJ, Editors. Review of hand surgery. Philadelphia: Elsevier, 2004: 171-187.

[6] Hayashi M, Uchiyama S, Nakamura K, et al. Arthrodesis of the carpometacarpal joint of the thumb with plate fixation and bone grafting: a retrospective review. J Orthop Sci, 2015, 20(2): 302-306.

[7] Chamay A, Piaget-Morerod F. Arthrodesis of the trapeziometacarpal joint. J Hand Surg (Br), 1994, 19(4): 489-497.

[8] Forseth MJ, Stern PJ. Complications of trapeziometacarpal arthrodesis using plate and screw fixation. J Hand Surg (Am), 2003, 28(2): 342-345.

[9] Rizzo M, Moran SL, Shin AY. Long-term outcomes of trapeziometacarpal arthrodesis in the management of trapeziometacarpal arthritis. J Hand Surg (Am), 2009, 34(1): 20-26.

[10] Carroll RE, Hill NA. Arthrodesis of the carpo-metacarpal joint of the thumb. J Bone Joint Surg (Br), 1973, 55(2): 292-294.

[11] Cavallazzi RM, Spreafico G. Trapezio-metacarpal arthrodesis today: why? J Hand Surg (Br), 1986, 11(2): 250-254.

[12] Kvarnes L, Reikerås O. Osteoarthritis of the carpometacarpal joint of the thumb. An analysis of operative procedures. J Hand Surg (Br), 1985, 10(1): 117-120.

# 第5部分

# 慢性腕关节疼痛的补救性手术

# 桡骨茎突切除术

## 第27章

杨 勇 著

## 一、背景介绍及适应证

桡骨茎突切除术（radial styloidectomy）是治疗局限于桡舟关节病变的常用术式。最常见的桡腕关节炎包括舟月进行性塌陷（SLAC）和舟骨骨折不愈合腕骨进行性塌陷（SNAC）关节炎，其病变早期均局限于桡骨茎突尖端（Ⅰ期）和舟骨窝（Ⅱ期）[1]。桡骨茎突切除术操作简单。对于早期病变，通过该术式均可显著改善患者的症状。目前，腕关节镜下行桡骨茎突切除术也已经成为常规的手术方式[2]。

然而，多条腕关节外部韧带起点均位于桡骨茎突，如腕掌侧的桡侧副韧带（radial collateral ligament, RCL）、桡舟头韧带（radioscaphocapitate ligament, RSC）和长短桡月韧带，以及腕背侧的背侧桡腕韧带（dorsal radiocarpal ligament, DRL，图27-1）。上述韧带对于维持桡腕关节的稳定性具有

关键作用。此外，桡骨茎突的尺偏型轮廓对于桡腕关节桡侧的稳定性也起到重要作用。因此，桡骨茎突切除后，导致上述稳定因素的破坏，可能会继发桡腕关节过伸和腕骨尺侧移位等腕关节不稳定。

## 二、解剖基础

Siegel 等[3]的腕关节解剖学研究证实，桡舟头韧带的起点距离桡骨茎突尖端 4 mm，长桡月韧带起点距离桡骨茎突尖端 10 mm。当斜行截骨距离桡骨茎突尖端 3 mm 时，桡侧副韧带的起点完全被切除；当斜行截骨距离桡骨茎突尖端 6 mm 时，92%的桡舟头韧带和 21% 的长桡月韧带起点被切除；当斜行截骨距离桡骨茎突尖端 10 mm 时，95% 的桡舟头韧带和 46% 的长桡月韧带起点被切除。

Nakamura 等[4] 开展的进一步生物力学实验证

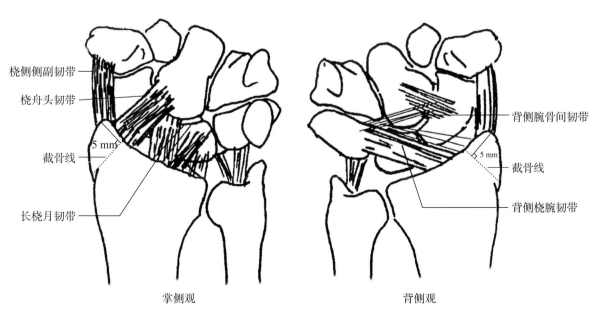

图 27-1　多条腕关节外部韧带的起点位于桡骨茎突。腕掌侧有桡侧副韧带、桡舟头韧带和长桡月韧带，腕背侧有背侧桡腕韧带

实，桡骨茎突切除的范围越大，桡腕关节不稳定就越显著。当斜行截骨距离桡骨茎突尖端6 mm时，桡侧、掌侧和尺侧的稳定性分别降低35%、25%和16%；当斜行截骨距离桡骨茎突尖端10 mm时，桡侧、掌侧和尺侧的稳定性分别降低50%、25%和34%。仅桡腕关节背侧的稳定性无明显下降。因此，多数学者建议桡骨茎突切除术的范围应当小于5 mm。

## 三、手术方法

腕关节镜下桡骨茎突切除术见第56章，本章介绍切开的桡骨茎突切除术。麻醉生效后，将患肢外展于侧方手术台，在上臂气囊止血带控制下进行手术，压力为260 mmHg。做以桡骨茎突为中心的腕桡侧长约4 cm的纵行切口，逐层切开皮肤和皮下组织。在皮下组织中分别找到桡神经浅支和头静脉，分别向远、近端游离后，向两侧牵开保护。于伸肌支持带浅层向两侧剥离并掀起皮瓣，暴露腕背第一背侧间室。切开该间室背侧的伸肌支持带，游离并向掌侧牵开拇长展肌腱及拇短伸肌腱，暴露桡骨茎突尖端。紧贴骨面分别向掌、背侧进行骨膜下剥离，至少暴露出距离桡骨茎突尖端5 mm的范围。在距离桡骨茎突尖端5 mm处用骨刀或微型摆锯斜行截骨。截骨线与桡骨长轴夹角40°，切除桡骨茎突（图27-2、图27-3）。术毕，逐层缝合切口，留置引流条，包扎切口，术后无须石膏制动。

## 四、优缺点

桡骨茎突切除术的主要优点是直接切除病灶，手术简单，疗效肯定。但术前需要对病变的范围进行准确的判断。若病变范围累及整个桡舟关节或甚至累及腕中关节及桡月关节时，单纯桡骨茎突切除并不能缓解患者的症状。此外，桡骨茎突切除的范围有限，过多地切除桡骨茎突会造成桡腕关节不稳定，导致继发的桡腕关节过伸和腕骨尺侧移位等，进而引起相应的腕关节症状。

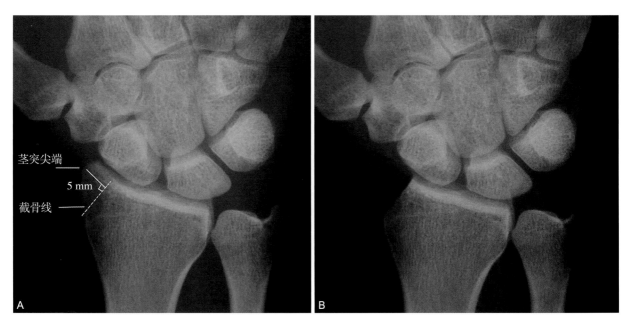

图 27-2　桡骨茎突切除前后 X 线检查。A. 桡骨茎突切除前，在距离桡骨茎突尖端 5 mm 处用骨刀或微型摆锯斜行截骨，截骨线与桡骨长轴夹角 40°。B. 桡骨茎突切除后

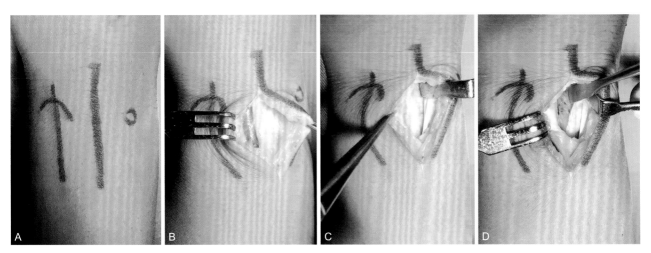

图 27-3 桡骨茎突切除的手术步骤。A. 皮肤切口。B. 显露头静脉及桡神经浅支。C. 牵开伸肌腱，紧贴骨膜下剥离显露桡骨茎突。D. 利用骨刀按照术前设计截除桡骨茎突

## 参考文献

[1] Strauch RJ. Scapholunate advanced collapse and scaphoid nonunion advanced collapse arthritis—update on evaluation and treatment. J Hand Surg (Am), 2011, 36(4): 729-735.

[2] Levadoux M, Cognet JM. Arthroscopic styloidectomy. Chir Main, 2006, 25 Suppl 1: S197-201.

[3] Siegel DB, Gelberman RH. Radial styloidectomy: an anatomical study with special reference to radiocarpal intracapsular ligamentous morphology. J Hand Surg (Am), 1991, 16(1): 40-44.

[4] Nakamura T, Cooney WP 3rd, Lui WH, et al. Radial styloidectomy: a biomechanical study on stability of the wrist joint. J Hand Surg (Am), 2001, 26(1): 85-93.

# 第28章

# 舟骨远极切除术

刘　坤　著

## 一、背景介绍及适应证

舟骨远极切除术作为一种操作简单、制动时间短且效果较为可靠的手术方式，在慢性舟骨骨折不愈合合并关节退行性改变、舟骨 - 大多角骨 - 小多角骨（STT）关节炎及桡 - 舟 - 月关节融合术中得到了广泛的应用。

Downing[1] 于 1951 年首先提出切除舟骨远极骨块和桡骨茎突来治疗舟骨骨折不愈合。1999 年，Malerich[2] 等报道了对 19 例慢性舟骨骨折不愈合合并骨关节炎病例进行舟骨远极切除术，平均随访 49 个月。术后患者关节活动度增加了 85%，握力增加了 134%，13 例患者疼痛完全缓解。由此肯定了舟骨远极切除术疗效可靠，并且得到了 Ruch[3] 和 Soejima[4] 等的验证，开始被广泛应用。

Crosby（1978 年）[5]、Linscheid（1990 年）[6] 和 Garcia-Elias（1999 年）[7] 等采用舟骨远极切除术来治疗 STT 关节炎，从最初的关节面切除、肌腱或软组织间置物填塞，发展到舟骨远极 1/4 切除而不填塞任何间置物，治疗效果得到了改善，可显著缓解疼痛，增加握力和捏力，并保留腕关节的屈伸活动度。

另外，在桡腕关节发生骨关节炎而需要行桡 - 舟 - 月关节融合术时，同时进行舟骨远极切除术可增加腕中关节的活动度，最大限度地保留腕关节的活动度[8]。

术后，由于舟骨缺乏远端韧带的固定，会出现桡月角增大，发生背伸中间链节不稳定（DISI）。Malerich[9] 等报道了 19 例病例术后 20 年的随访结果，除 2 例因为疼痛分别行近排腕骨切除术和腕关节融合术外，剩下的患者超过半数在 X 线片上显示腕中关节炎，但无症状。因此，我们认为陈旧性舟骨骨折不愈合存在腕中关节炎（如 SNAC Ⅲ、Ⅳ期）应列为此术式的相对禁忌证。此外，我们建议在切除舟骨远极前进行腕关节镜检查。如果镜下

发现 SNAC Ⅲ 和Ⅳ期关节软骨破坏仅局限于很小的范围，仍然可以采用舟骨远极切除术。镜下还需要明确舟月韧带的完整性，舟月韧带完全撕裂是手术的禁忌证。

## 二、解剖基础

腕关节的韧带连接非常复杂，对于腕骨的稳定起着极其重要的作用。附着于舟骨的掌侧韧带包括舟大多角韧带、舟小多角韧带、舟头韧带、桡舟头韧带、桡侧副韧带及舟月掌侧韧带，背侧韧带包括舟大多角韧带、舟小多角韧带、腕骨间背侧韧带、背侧桡腕韧带和舟月背侧韧带（图 28-1）。当切除舟骨远极时，其远极附着的舟大多角韧带、舟小多角韧带和舟头韧带等失去了稳定舟骨的作用，不能对抗轴向应力通过三角骨产生的腕骨背伸力矩，从而出现 DISI。

## 三、手术方法

现以 STT 关节炎为例讲解舟骨远极切除术的具体步骤。

取腕关节桡背侧斜行切口，长约 5 cm。从 Lister 结节开始，沿着舟骨远极的方向延伸，逐层切开皮肤和皮下组织（图 28-2A、B）。

显露桡神经浅支，用橡皮条牵开保护。切开腕背第一、二鞘管，将拇长展肌腱和拇短伸肌腱向桡侧牵拉，拇长伸肌腱向尺侧牵拉。游离深部紧贴关节囊的桡动脉及其伴行静脉，向尺侧牵开保护。

切开关节囊，显露舟骨远极和 STT 关节。小心剥离舟骨附着的背侧腕骨间韧带，切断 STT 关节囊和韧带，显露整个 STT 关节。

从舟骨远极 1/4 处横行钻入一枚直径 1.0 mm 克氏针（图 28-2C），在 C 型臂 X 线机的透视下确

认其位置，辅助定位截骨点（图 28-2D）。使用微型电锯在克氏针近端截骨，再以克氏针作为手柄，辅助切除远极骨块（图 28-2E）。再次透视，确认切除骨量充分，远极骨块无残留（图 28-2F）。

在舟骨与大、小多角骨之间的空隙内填入适当大小的肌腱球作为间置物，防止舟骨与大、小多角骨撞击。用微型骨锚将背侧腕骨间韧带重新固定至大多角骨背侧基底（图 28-2G），以减轻 DISI 畸形，修复关节囊（图 28-2H），逐层关闭伤口。然而，肌腱球的作用并不确定。

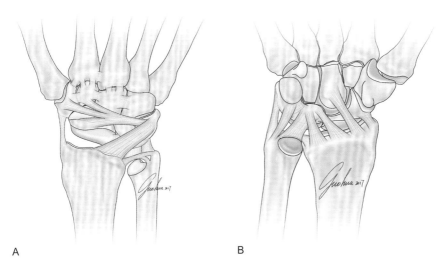

图 28-1　腕关节韧带连接示意图。A. 腕关节背侧韧带。B. 腕关节掌侧韧带

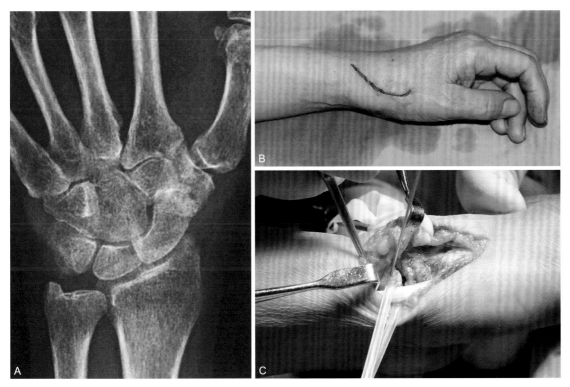

图 28-2　患者，女，55 岁，左腕疼痛半年。A. 术前 X 片表现。B. 腕部切口：做腕关节桡背侧斜行切口。C、D. 切开关节囊，显露 STT 关节后，从舟骨远极 1/4 处钻入克氏针，辅助定位截骨点。E、F. 切除舟骨远极骨块，在透视下确认。G、H. 截骨区以异体肌腱团填塞，用微型骨锚将背侧腕骨间韧带固定至大多角骨背侧基底，修复关节囊

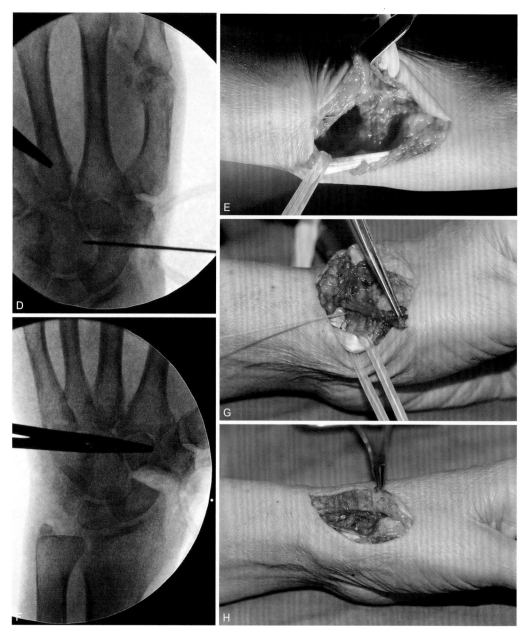

图 28-2（续）

术后前臂用掌侧石膏托或支具固定腕关节 2 周。2 周后开始腕关节屈伸活动，逐渐增加锻炼强度和频率。

术后腕关节 X 线平片见图 28-3，腕关节活动度体位相见图 28-4，显示效果良好。

## 四、舟骨骨折不愈合

手术步骤与 STT 关节炎大体相同。不同点在于：①术中需要用克氏针辅助定位骨折线。②存在 SNAC 时，切口要向近端延长，部分切开腕背第

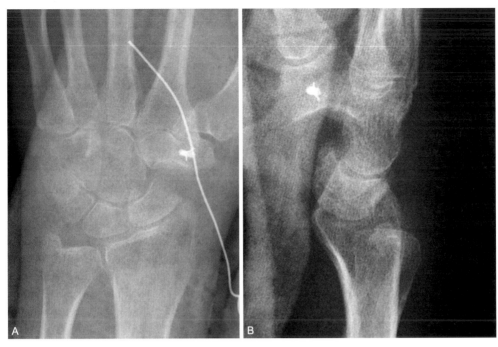

图 28-3 术后腕关节正、侧位 X 线片。A.正位。B.侧位

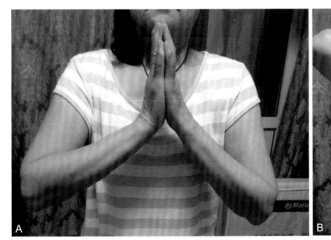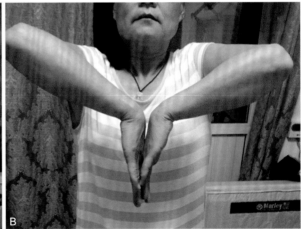

图 28-4 术后半年腕关节活动度体位相

一、二、三鞘管，充分显露并切除桡骨茎突及其增生的骨赘。

## 五、优缺点

舟骨远极切除术的优点为：①手术操作简单，损伤小，能最大限度地保留腕骨间韧带。②术后腕关节仅用石膏或支具固定2周，制动时间短。③疗效肯定，能有效地缓解疼痛，增加握力和捏力，改善关节活动度。④长期效果良好，不会导致显著的腕关节塌陷。⑤当腕中关节炎或全腕关节炎进展加重时，仍然可以行舟骨切除术、四角融合术或全腕关节融合术来补救。

缺点为在舟骨远极切除后，腕骨力线常常出现改变，桡月角增大，出现非分离性 DISI。原来通过舟骨的轴向负荷集中至头月关节，增加了腕中关节退变的可能性。

综上所述，舟骨远极切除术适用于 STT 关节炎、SNAC（Ⅰ期、Ⅱ期）和桡 - 舟 - 月关节融合病例。手术创伤小，制动时间短，长期效果良好，值得推荐。

## 参考文献

[1] Downing FH. Excision of the distal fragment of the scaphoid and styloid process of the radius for nonunion of the carpal scaphoid. West J Surg Obstet Gynecol, 1951, 59(3): 217-218.

[2] Malerich MM, Clifford J, Eaton B, et al. Distal scaphoid resection arthroplasty for the treatment of degenerative arthritis secondary to scaphoid nonunion. J Hand Surg (Am), 1999, 24(6): 1196-1205.

[3] Ruch DS, Papadonikolakis A. Resection of the scaphoid distal pole for symptomatic scaphoid nonunion after failed previous surgical treatment. J Hand Surg (Am), 2006, 31(4): 588-593.

[4] Soejima O, Iida H, Hanamura T, et al. Resection of the distal pole of the scaphoid for scaphoid nonunion with radioscaphoid and intercarpal arthritis. J Hand Surg (Am), 2003, 28(4): 591-596.

[5] Crosby EB, Linscheid RL, Dobyns JH. Scaphotrapezial trapezoidal arthrosis. J Hand Surg(Am), 1978, 3(3): 223-234.

[6] Linscheid RL, Lirette R, Dobin JH. L'artrose degenerative scaphotrapezienne. //Saffar P, ed. La rizoarthrose (monographies du GEM). Paris: Expansion Scientifique Francaise, 1990: 185-194.

[7] Garcia-Elias M, Lluch AL, Farreres A, et al. Resection of the distal scaphoid for scaphotrapeziotrapezoid osteoarthritis. J Hand Surg (Br), 1999, 24(4): 448-452.

[8] Garcia-Elias M, Lluch A. Partial excision of scaphoid: is it ever indicated? Hand Clin, 2001, 17(4): 687-695.

[9] Malerich MM, Catalano LR, Weidner ZD, et al. Distal scaphoid resection for degenerative arthritis secondary to scaphoid nonunion: a 20-year experience. J Hand Surg (Am), 2014, 39(9): 1669-1676.

# 舟骨近极切除术

武竞衡 著

# 第29章

## 一、背景介绍及适应证

舟骨近极骨折不愈合（nonunion of proximal pole of the scaphoid）合并缺血性坏死的治疗一直以来都是一个困扰临床手外科医生的技术难题（图29-1）[1]。舟骨的形状、骨折的方向、类型和舟骨血运的关系都是影响手术方案的选择和预后效果的因素。一般来讲，由于在解剖结构上舟骨近极血运的特殊性，即使是无明显移位的或是微小移位的近极骨折，都容易发生骨折延迟愈合、不愈合或缺血性坏死。而且骨折越靠近近极和输送养分的血管，就越容易发生上述并发症[2]。

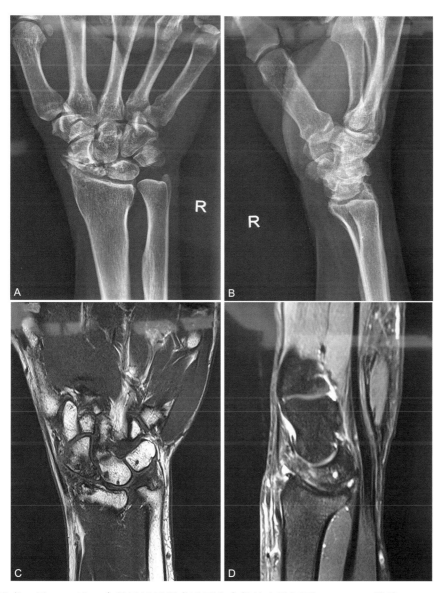

图 29-1　患者，男，48岁，舟骨近极骨折术后不愈合伴缺血性坏死。A、B. X线片。C、D. MRI检查

231

直到 1960 年，舟骨部分或是完全切除术一直被推荐为严重的舟骨损伤的治疗方法之一。但舟骨部分或是完全切除后会导致腕中关节的结构改变，从而继发腕关节不稳定。患者通常伴有腕关节活动疼痛、活动度下降及握力降低等症状。

目前，对于早期 SNAC 最广泛推荐的治疗方法是带血管蒂的骨移植（vascularized pedicle bone graft）[3]。但是如果重建手术已失去了最佳时机，则要选择挽救性手术，包括腕骨部分切除术、腕关节部分或全腕关节融合术。植入舟骨近极的仿生假体也是在缺血性坏死的近极无法重建，但是桡骨与舟骨间的软骨部分还完整的情况下的治疗方案之一。舟骨近极切除术（excision of the proximal pole of the scaphoid）则是针对近极骨折不愈合，且预后较差或是近极已发生缺血性坏死的治疗方法。

## 二、解剖基础

依据舟骨近极骨折的位置与舟月韧带之间的关系，将其分为两种类型的骨折（图 29-2）[4]。Ⅰ型，累及舟月韧带以近的骨折；Ⅱ型，累及舟月韧带以远的骨折。Ⅰ型骨折包括体积相对较小的骨软骨骨折，比Ⅱ型骨折愈合更难。Ⅱ型骨折因有更多的关节囊附着，故比Ⅰ型骨折的血运更好。但是对于Ⅱ型骨折，如果发生移位，反而更容易造成腕关节不稳定。Ⅰ型骨折因为骨折涉及的骨块较小，切除后不影响舟月韧带的完整性，因此也不会有潜在的发生桡舟关节炎的风险。相比之下，Ⅱ型骨折的骨块较大，单纯切除是不够的[5]。Wagner[6] 报道了对 18 例舟骨近 1/3 骨折不愈合单纯行部分切除术。术后随访 2 年，仅 6 例关节活动无痛。所以在这种情况下，更推荐的是 Herbert 于 1984 年报道的于腕背侧入路逆行微小螺钉近极固定法[7]。

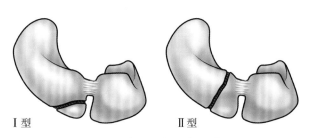

图 29-2　舟骨近极骨折的类型

## 三、手术方法

**1. 舟骨桡背侧入路**　与常用的掌侧入路相比，桡背侧入路可更好地显露舟骨，并可避免切断重要的桡腕掌侧韧带和桡动脉的重要掌侧分支，舟骨的近侧部分和桡骨茎突也可更好地显露。在桡骨远端的舟骨窝部做背侧弧形横切口，桡侧方至桡骨茎突，尺侧至月骨处（图 29-3）。切开第二、三伸肌鞘管间的伸肌支持带，将其向尺侧反折（图 29-4）。在舟骨部位斜行切开关节囊（图 29-5），或

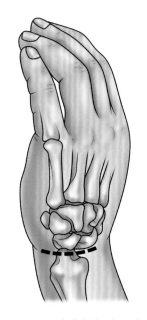

图 29-3　腕背侧切口入路

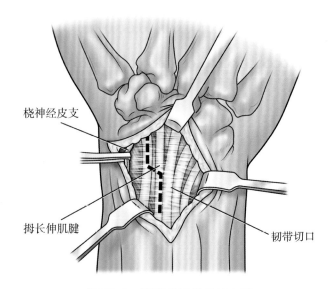

桡神经皮支

拇长伸肌腱

韧带切口

图 29-4　腕背支持带切口入路

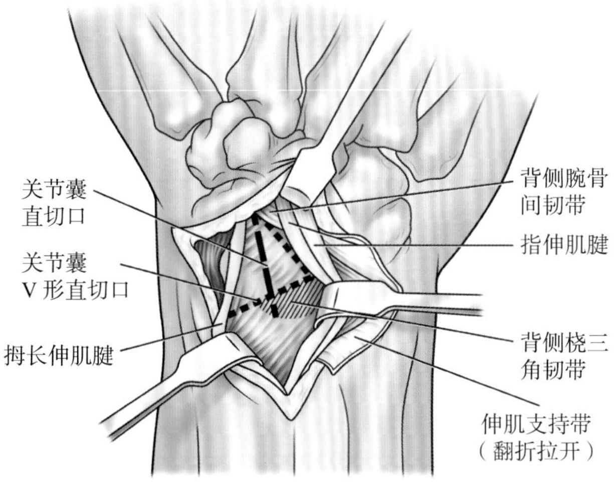

采用保留背侧韧带的关节囊切口（图 29-6A、B）。显露桡骨茎突、桡骨远端的舟骨窝和舟骨近侧 2/3。

我们在手术中也曾尝试于桡骨远端第二、三伸肌鞘管之间做纵行切口（图 29-7A），切开伸肌鞘管间的伸肌支持带。将腕伸肌牵向桡侧，拇长伸肌牵向尺侧，显露关节囊。在舟骨部位斜行切开关节囊，显露舟骨近端（图 29-7B）。

**2. 鼻烟窝入路** 在腕部鼻烟窝处做 S 形切口。分离该处皮下的桡神经浅支和头静脉，并将其向两侧牵开。于腕背侧伸肌支持带拇长伸肌腱鞘的位置切开该鞘管，分离牵开拇长伸肌腱，于其腱鞘底部向两侧及远端分离，显露腕关节囊。沿桡骨下端背侧缘及第二掌骨基底部的方向将关节囊做"⊥"

关节囊直切口

关节囊V形直切口

拇长伸肌腱

背侧腕骨间韧带

指伸肌腱

背侧桡三角韧带

伸肌支持带（翻折拉开）

图 29-5 腕关节囊切口入路

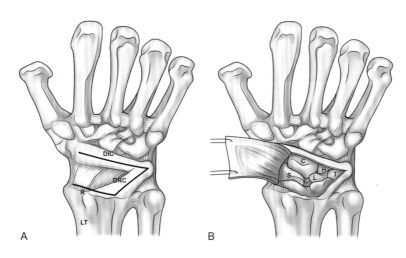

A

B

图 29-6 保留背侧关节囊的切口入路

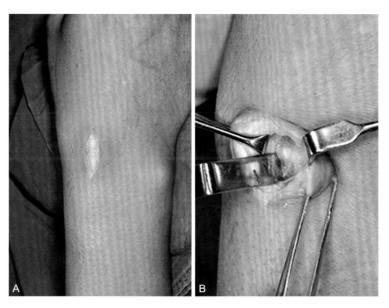

图 29-7 桡骨远端背侧切口入路。A. 皮肤切口。B. 关节囊切口

形切开，显露腕关节。在此切口内，可看到桡骨远端关节面，大、小多角骨以及头状骨、舟骨和月骨。根据上述各腕骨的解剖位置关系和关节软骨面的创伤变化，即可找出缺血性坏死的舟骨近极。

将腕关节置于掌屈位，用小咬骨钳将坏死的舟骨近极咬除并尽量保留附着在舟骨部位的舟月骨间韧带。冲洗关节腔及伤口。如需用肌腱移植填塞舟骨近极缺损处，可于前臂远端桡侧做纵行切口，将桡侧腕长伸肌腱从肌腱起始部劈裂成两半，切断桡侧半并向远端游离，直至接近其止点处。将此肌腱卷曲缝合成舟骨的假体，填塞于舟骨缺损的位置上。

对伤口彻底止血后，缝合关节囊和腕背侧伸肌支持带。应将拇长伸肌腱置于腕背侧伸肌支持带皮下，以免发生粘连。缝合皮下和皮肤，伤口放置橡皮引流条。

**3. 术后处理**　术后患者可以早期进行功能锻炼，或在理疗师的指导下在家里进行关节活动度的训练。可于术后 5~7 天拆除石膏或支具。术后 4~6 周逐渐增加腕关节活动度和力量的功能康复训练 [3]。术后半年评估功能恢复情况（图 29-8）及 X 线片（图 29-9）。

## 四、优缺点

舟骨近极切除术是操作简单易行的手术方法，尤其针对已发生缺血性坏死的舟骨近极以及近极骨折继发的舟月关节炎是行之有效的治疗方案。舟骨切除术后的长期随访结果与舟骨完全切除是相似的。由于头状骨依然缺少近端的支撑，会继发腕关节不稳定。患者在开始的一段时间内表现得很好，但之后由于关节的不稳定和滑膜炎的发生，会导致腕关节的退变，最终会再次寻求治疗。因此，在舟骨近极切除术的同时多会选择头月关节融合术及腕中关节融合术（四角融合术）[9]，或向舟月间隙植入金属、硅胶假体（球形、椭圆形或与切除的舟骨近极形状相似的假体）或肌腱球等纤维样组织填塞等方法 [3]。如今，发展迅速的手腕关节内镜检查

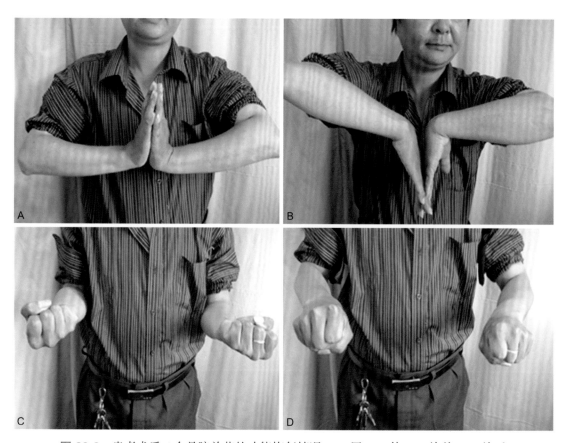

图 29-8　患者术后 6 个月腕关节的功能恢复情况。A. 屈。B. 伸。C. 旋前。D. 旋后

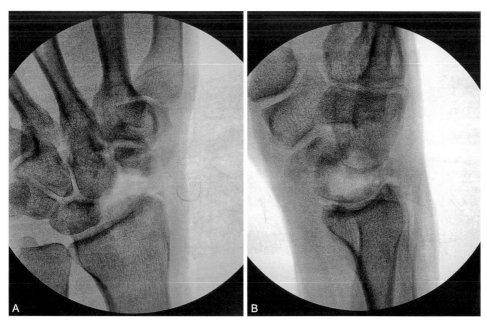

图 29-9 术后随访患者的 X 线片。A. 腕关节正位片。B. 腕关节侧位片

技术促使无创植入技术成为可能，从而降低术后发病率，而提高预后效果[10]。

综上所述，舟骨近极切除术是主要适用于近极骨折不愈合、且预后较差或近极已发生缺血性坏死的治疗方法，操作简单，预后率高。术前对骨折类型及解剖结构的判断是选择手术方案和提示预后效果的关键。

## 参考文献

[1] Slade JF 3rd, Dodds SD. Minimally invasive management of scaphoid nonunions. Clin Orthop Relat Res, 2006, 445: 108-119.

[2] Green DP. The effect of avascular necrosis on Russe bone grafting for scaphoid nonunion. J Hand Surg (Am), 1985. 10(5): 597-605.

[3] Jones DB Jr, Burger LI, Bishop AT, et al. Treatment of scaphoid waist nonunions with an avascular proximal pole and carpal collapse. A comparison of two vascularized bone grafts. J Bone Joint Surg (Am), 2008, 90(12): 2616-2625.

[4] Garcia-Elias M. Kinetic analysis of carpal stability during grip. Hand Clin, 1997, 13(1): 151-158.

[5] Garcia-Elias M. The treatment of wrist instability. J Bone Joint Surg (Br), 1997, 79(4): 684-690.

[6] Wagner CJ. Fractures of the carpal navicular. J Bone Joint Surg (Am), 1952, 34 A(4): 774-784.

[7] Herbert TJ, Lanzetta M. Idiopathic avascular necrosis of the scaphoid. J Hand Surg (Br), 1994, 19(2): 174-182.

[8] Gras M, Wahegaonkar AL, Mathoulin C. Treatment of avascular necrosis of the proximal pole of the scaphoid by arthroscopic resection and prosthetic semireplacement arthroplasty using the pyrocarbon adaptive proximal scaphoid implant (APSI): long-term functional outcomes. J Wrist Surg, 2012, 1(2): 159-164.

[9] Garcia-Elias M, CD Oneyup. Ank N, Linsdeid RL. et al. Wrist kinematics after limited intercarpal arthrodesis. J Hand Surg (Am), 1989, 14(5): 791-799.

[10] Slade, JF 3rd, Gillon T. Retrospective review of 234 scaphoid fractures and nonunions treated with arthroscopy for union and complications. Scand J Surg, 2008, 97(4): 280-289.

# 第30章

# 近排腕骨切除术

朱　瑾著

## 一、背景介绍及适应证

近排腕骨切除术（proximal row carpectomy，PRC）是指切除腕骨近排的舟骨、月骨及三角骨，使远排腕骨中的头状骨向近端移位，近侧关节面与桡骨远端关节面的月骨窝形成新的关节（图 30-1）。该手术最初于 1944 年由英国伦敦的 T. Stamm[1] 用于治疗一例舟骨骨折不愈合患者，之后被临床采用。其设计思路是将复杂的腕关节转变为简单的铰链关节，手术简单，易推广，既可以缓解疼痛，又能保留腕关节的部分活动，但因其改变了正常的关节对合，因而远期发生退化性疼痛性关节炎的可能性大；由于腕高减小，改变了肌腱张力，因而术后会出现握力下降；另外，活动范围也减小。因此，近排腕骨切除术曾经被描述为补救性手术。

近排腕骨切除术是由头状骨近端与桡骨远端月骨窝形成的球窝关节取代病变的腕关节。2004年 Hogan[2] 报道了近排腕骨切除术后桡腕关节应力的变化。新形成的关节与正常的头月关节相比，接触面积增加了 37%，压力增加了 57%，但接触位点较术前向桡侧移位 5.5 mm。随着腕关节屈伸，会出现掌背侧移位，有利于分散压力，且术后握力下降也可以减少压力，因此，虽然近排腕骨切除术后理论上会增加骨关节炎发生的概率，但是临床上实际发生率并不是很高。

虽然近排腕骨切除术一直被描述为补救性手术，手术方法也在不断尝试改良，包括桡骨茎突切除、骨间背侧神经关节支切断、头状骨部分切除以使头钩关节面连续[3] 以及关节囊充填[4,5,6] 等，但是在其应用的近 80 年来，大量临床随访结果显示，术后功能结果是基本满意的。几宗长期随访结果[7-10] 均表明近排腕骨切除术后，患者可以获得 60°~85° 的活动范围，与健侧对比有 64%~91% 的握力，恢复术前工作的比例高达 70%~100%，满意率也达到 82%~96%。虽然术后发现部分病例出现桡头关节退化，关节间隙减小，但是与随访的临床结果并不相关。2012 年，梅奥诊所[11] 总结了大宗长达 15 年以上的近排腕骨切除术随访结果，从腕关节评分等多方面进行评估，虽然得出的结论显示在腕关节活动、握力及客观评分等方面与术前相比并无显著性差异，但是患者保留了长期的腕关节活动，而且需要手术翻修的比例仅为 14.8%，也进一步证实了近排腕骨切除术不仅是一种补救性手术。另外，根据其随访结果，对于合并的手术步骤中，只有骨间背侧神经终末关节支切断对于术后结果评估有统计学意义上的改善。Harvey Chim[12] 总结了既往文献中对于近排腕骨切除术手术的评估结果，认为近排腕骨切除术后患者可以保持至少 10 年的功能活动范围，握力下降至健侧的 68%，虽然近 80% 的患者出现桡头关节退行性改变，但是与临床主、客观结果并不相关，其余多篇文献均支持这一结论[13-17]。然而，同时也指出，对于小于 35~40 岁[13] 的年轻患者或重体力劳动者，关节退变的发生率及严重程度都明显加重，应慎重选择。

近排腕骨切除术适用于保守治疗（物理治疗、

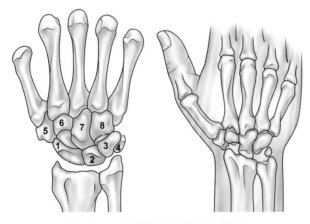

图 30-1　近排腕骨切除术示意图

使用腕关节支具以及应用非甾体抗炎药物）无效的、未累及头状骨近端及桡骨远端月骨窝关节面的腕关节退化性疾病，而无论其导致关节退化的原因是什么，如骨关节炎（OA）、舟月分离腕骨进行性塌陷（SLAC）、舟骨骨折不愈合腕骨进行性塌陷（SNAC）、腕骨间病变（月骨周围脱位）和月骨缺血性坏死等，也适用于假体置换失败后，有时也可以用于治疗腕关节痉挛性或挛缩性畸形。

近排腕骨切除术的禁忌证为：①腕关节退化性改变已经累及头状骨近端和桡骨远端月骨窝关节面的患者，不适于近排腕骨切除术。然而，Imbriglia[18]认为软骨表面磨损或周边部位的退化不影响临床结果，但对于中央部位＞3 mm的软骨损伤，应考虑其他手术。②对于类风湿性关节炎，因关节损伤范围广泛，疼痛及关节不稳定，不宜采用该手术。③35岁以下的年轻患者或重体力劳动者，关节退变的发生率及严重程度都明显增加，手术失败率及翻修率均高于高龄患者，应考虑其他手术。

## 二、手术方法

**1. 切口** 可为横行或纵行切口，多采用纵行切口，沿第三掌骨轴线设计纵行直切口，在伸肌支持带浅层掀起皮瓣，将浅静脉及皮神经保留在皮瓣内（图30-2）。

**2. 切开骨间背神经** 自第三伸肌间隔切开伸肌支持带，将指总伸肌腱及示指固有伸肌腱牵向尺侧，拇长伸肌腱及桡侧腕伸肌腱牵向桡侧（图30-3），暴露位于Lister结节尺侧的骨间背神经（PIN）终末关节支，并予以切断（图30-4）。

**3. 切开关节囊** 可以纵行、横行、V形或T形切开关节囊，暴露腕骨，探查头状骨近端及桡骨远端月骨窝关节面是否基本完好（图30-5）。

**4. 暴露并切除近排腕骨** 切除近排腕骨时，可以利用克氏针作为操纵杆，完整切除，或者逐一咬除，使头状骨自然地与近端桡骨远端月骨窝形成新的关节（图30-6）。在切除过程中应注意保留掌侧关节囊及桡腕韧带（尤其是桡舟头韧带），以防止术后出现腕骨尺侧偏移。切除近排腕骨后，术中行X线透视，以确定近排腕骨被完整切除（图30-7）。

**5. 确认无桡骨茎突撞击** 被动活动腕关节，确定桡偏活动时无桡骨茎突撞击。如术中发现存在撞击，可以同时切除桡骨茎突，注意不要切除过

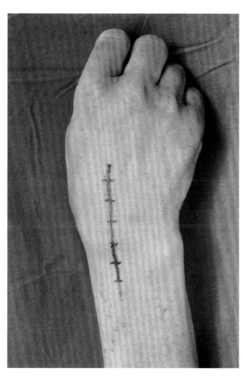
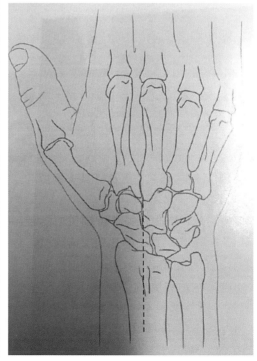

图 30-2　近排腕骨切除术纵行切口设计

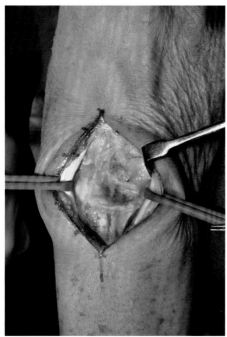
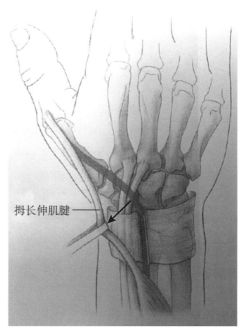

图 30-3 自第三伸肌间隔切开伸肌支持带

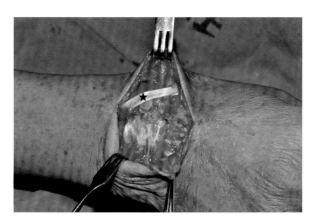

图 30-4 暴露 PIN 终末关节支并予以切断，箭头所示为 PIN 终末关节支。★符号所示为拇长伸肌腱

多（小于 4 mm[19]），尤其是不要伤及桡舟头韧带的起点部分，以免出现腕关节不稳定。

**6. 修复相关韧带** 修复腕关节背侧关节囊及韧带，修复伸腕支持带。拇长伸肌腱一般浅置，放置引流，关闭切口（图 30-8）。

**7. 术后处理** 术后将腕关节制动于 15°~20°背伸轻度尺偏位 4 周，术后 4~6 周开始在腕关节支具的保护下进行主动无负重的功能锻炼。术后 6 周后去除支具保护，开始加强力量练习。术后 3 个月开始不受限制的活动。

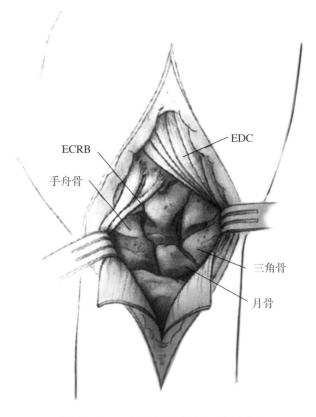

图 30-5 T 形切开关节囊，暴露腕骨

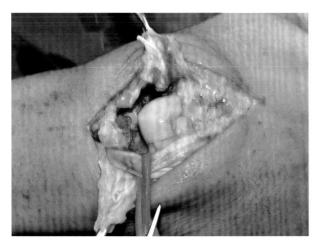

图 30-6 切除近排腕骨，使头状骨自然地与近端桡骨远端月骨窝形成新的关节

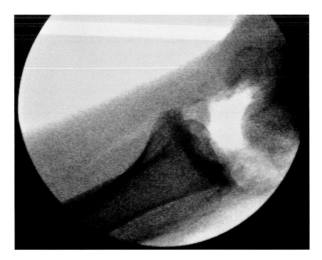

图 30-7 切除近排腕骨后，通过 X 线透视确定近排腕骨被完整切除

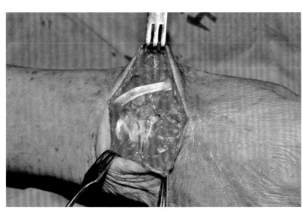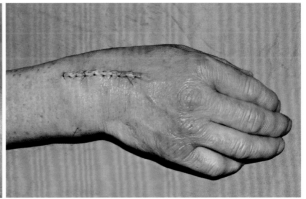

图 30-8 修复腕关节背侧关节囊、韧带及伸肌支持带，浅置拇长伸肌腱

## 三、优缺点

近排腕骨切除术对于治疗由 SNAC、SLAC、月骨脱位、月骨周围脱位及月骨缺血性坏死等导致的桡腕关节骨关节炎非常有效。手术方法简单，不需要内固定，易于推广，术后可以早期康复，无骨质愈合或内固定失效等风险。大多数患者术后结果良好，可以有效地缓解疼痛，并且能维持长期的腕关节功能活动范围。

缓解疼痛的原因是去除了病变的关节软骨及切断神经的终末关节支[18]，切断骨间背侧神经终末关节支对于术后结果评估有统计学意义上的改善[11]。术中还可以同时进行桡骨茎突切除术、头状骨部分切除术和关节囊间置等方法，以改善手术效果。

但近排腕骨切除术应注意慎用于类风湿性关节炎及 35 岁以下的年轻患者或重体力劳动者。类风湿性关节炎患者因关节损伤范围广泛、疼痛及关节不稳定，年轻的重体力劳动者关节退变的发生率及严重程度明显高于 40 岁以上的病例群体，手术的失败率及翻修率均高于高龄患者，应考虑其他手术。术前应告知患者二期手术的可能，包括桡骨茎突切除、清创、间置其他组织、关节融合术或关节置换术等。

## 参考文献

[1] Stamm TT. Excision of the proximal row of the campus. Proc R Soc Med, 1944, 38: 74-75.

[2] Hogan C, McKay P, Degan G. Changes in radiocarpal loading characteristics after proximal row carpectomy. J

Hand Surg, 2004, 29A: 1109-1113.

[3] Saloman GD, Eaton RG. Proximal row carpectomy with partial capitate resection. J Hand Surg, 1996, 21(1): 2-8.

[4] Placzek JD, Boyer MI, Raaii F, et al. Proximal row carpectomy with capitate resection and capsular interposition for treatment of scapholunate advanced collapse. Orthopedics, 2008, 31(1): 75.

[5] Eaton RG. Proximal row carpectomy and soft tissue interposition arthroplasty. Tech Hand Up Extrem Surg, 1997, 1(4): 248-254.

[6] Kwon BC, Choi SJ, Shin J, et al. Proximal row carpectomy with capsular interposition arthroplasty for advanced arthritis of the wrist. J Bone Joint Surg, 2009, 91(12): 1601-1606.

[7] Jorgensen EC. Proximal row carpectomy: an end result of twenty-two cases. J Bone Joint Surg, 1969, 51A: 1104-1111.

[8] Inglis AE, Jones EC. Proximal row carpectomy for diseases of the proximal row. J Bone Joint Surg, 1977, 59A: 400-403.

[9] Jebson P, Hayes EP, Engber W. Proximal row carpectomy: a minimum 10-year follow-up study. J Hand Surg, 2003, 28A: 561-569.

[10] DiDonna ML, Kiefhaber TR, Stern P. Proximal row carpectomy: study with a minimum of ten years of follow-up. J Bone Joint Surg, 2004, 86A: 2359-2365.

[11] Ali MH, Rizzo M, Shin AY, et al. Long-term outcomes of proximal row carpectomy: a minimum of 15-year follow-

up. Hand, 2012, 7: 72-78.

[12] Chim H, Moran SL. Long-term outcomes of proximal row carpectomy: a systematic review of the literature. J Wrist Surg, 2012, 1: 141-148.

[13] Wall LB, Didonna ML, Kiefhaber TR, et al. Proximal row carpectomy: minimum 20-years follow-up. J Hand Surg, 2013, 38(8): 1498-1504.

[14] Mulford JS, Ceulemans LJ, Nam D, et al. Proximal row carpectomy vs four corner fusion for scapholunate (Slac) or scaphoid nonunion advanced collapse (Snac) wrists: a systematic review of outcomes. J Hand Surg, 2009, 34(2): 256-263.

[15] Croog AS, Stern PJ. Proximal row carpectomy for advanced Kienböck's disease: average 10-year follow-up. J Hand Surg, 2008, 33(7): 1122-1130.

[16] Liu M, Zhou HT, Yang ZM, et al. Clinical evaluation of proximal row carpectomy revealed by follow-up for 10 29 years. Int Orthop, 2009, 33(5): 1315-1321.

[17] Lumsden BC, Stone A, Engber WD. Treatment of advanced-stage Kienböck's disease with proximal row carpectomy: an average 15-year follow-up. J Hand Surg, 2008, 33(4): 493-502.

[18] Imbriglia JE, Broudy AS, Hagberg WC, et al. Proximal row carpectomy: clinical evaluation. J Hand Surg, 1990, 15(3): 426-430.

[19] Nakamura T, Cooney WP, Lui WH, et al. Radial styloidectomy: a biomechanical study on stability of the wrist joint. J Hand Surg, 2001, 26(1): 85-93.

# 舟骨切除四角融合术

粟鹏程 著

第31章

## 一、背景介绍及适应证

根据 Waston 的分期，舟月分离腕骨进行性塌陷（SLAC）和舟骨骨折不愈合腕骨进行性塌陷（SNAC）最初的退变是发生在桡骨茎突与舟骨之间的关节面，即 I 期。然后逐渐累及整个桡舟关节，即 II 期。当头月关节也发生关节炎时，为 III 期。当发生 III 期塌陷时，推荐采取舟骨切除和四角融合术（头状骨、月骨、三角骨和钩骨）。舟骨切除是为了缓解桡舟关节的疼痛，而头月骨之间的关节炎通过关节融合来缓解疼痛，同时增加了腕骨之间的稳定性。即使头月关节没有关节退变，切除舟骨之后也应该融合头月关节，否则会继发头状骨下沉、腕中关节不稳定和腕中关节退变，最终仍然会产生新的疼痛部位。最初尝试头月关节融合术时失败率较高，可能与内固定方式有关。因此，Waston 建议将尺侧的两个腕骨（三角骨和钩骨）也包含到融合的范围内，即四角融合术（图 31-1）。

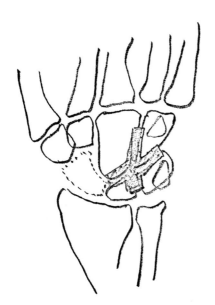

图 31-1　四角融合术示意图。进行四角融合术时首先需要切除舟骨，然后融合尺侧四块腕骨（头状骨、月骨、钩骨和三角骨）的相对关节面

据报道此术式可以增加融合的成功率。由于内固定方式的改进，尤其是空心螺钉的应用提高了腕骨间融合率，因此，单独的头月关节融合术现在仍然有其适应证。最初的手术方式还包括舟骨的硅胶假体植入，但现在基本已经被摒弃。手术的整体目标是缓解关节疼痛，并保留一定的关节活动度。

经过大量临床病例证实，舟骨切除四角融合术在 90% 的情况下可以有效地缓解关节疼痛，维持握力，短期和中期随访效果稳定。不足之处是腕关节活动度会有较大降低。Ashmead 报道术后活动度为健侧的一半左右。Siegel 在随访 66 个月后，发现有 4/11 的患者再次出现疼痛，需要改为全腕关节融合术[1]。

舟骨切除四角融合术的适应证为 SLAC 和 SNAC III 期，即桡舟关节炎和头月关节炎。

## 二、手术方法

**1. 切除舟骨**　切除舟骨是治疗 SLAC 的第一步，可以消除桡舟关节炎引起的疼痛。可以行舟骨整块切除，但操作起来有困难，多数情况下是分块切除。有时需要在掌侧另做一个切口切除舟骨远极。据报道，即使舟骨远极残留少许骨质，在不引起桡骨茎突撞击的情况下，也不影响手术效果。在切除过程中需要注意保留桡舟头韧带的完整性。如果损伤该韧带，可能会引起腕骨尺侧移位。

**2. 四角融合**　最初的手术方式为咬除头状骨、钩骨、月骨和三角骨的相对侧关节面，取髂骨或桡骨远端松质骨在骨缺损处进行植骨，维持腕骨的相对关系。内固定方式可以选择克氏针、骑缝螺钉、空心螺钉或者环形钢板（图 31-2）。曾经很流行环形钢板固定，但后来许多研究发现环形钢板固定有较高的不愈合率，现在逐渐少有人采用。对于植骨与否，现在也有不同的看法。由于关节面切除后即使将腕骨之间直接对合固定，腕关节高度

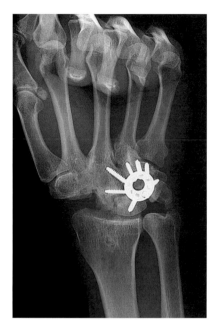

图 31-2　利用环形钢板做四角融合术

的减少也是很轻微的，不至于使生物力学产生很大变化，影响可以忽略不计，因此，有人推荐可以直接做四块腕骨的融合，不需要植骨，除非残留腕骨之间对合之后仍有很大间隙，担心不愈合的情况。当只做头月关节融合时，一般学者认为必须进行植骨[2]。因为如果直接对合头状骨和月骨的话，会损失中间柱的腕骨高度，而尺侧柱的高度未变，有可能引起尺腕撞击和腕尺侧疼痛。而行四角融合术时，中间柱和尺侧柱同时缩短，是不会引起尺腕撞击的。由于头状骨与钩骨之间的韧带稳定结构特别强，可以视为一个整体，即使不做头钩骨之间的融合，也有足够的稳定性，因此有人将手术简化为双柱融合，即头月关节融合和钩三角关节融合（图 31-3 ）。此时只需要将头月关节和钩三角关节相对的软骨面去掉，顺向空心螺钉分别固定两个关节即可。研究报道，治疗效果与四角融合术相当。

　　另一种舟骨切除四角融合术的衍化手术为通过舟骨和三角骨切除进行的头月关节融合术。据报道切除三角骨之后相对于四角融合术可以增加术后的活动度，减少头月骨之间的应力，增加融合率。同样，由于尺侧柱已被切除，因此头月骨之间可以不需要植骨。这种手术尤其适合 SLAC 或 SNAC Ⅲ 期同时伴有尺骨正向变异的腕关节。相对

于四角融合术，可以减少尺腕撞击的发生[3]。

　　在进行腕骨间融合之前，首先要纠正月骨的位置，这一点非常关键（图 31-4 ）。术前最常见的是背伸中间链节不稳定（ DISI ），即月骨的背倾。如果月骨在背倾的位置上进行了融合，术后腕关节的背伸会严重受限。同样，如果月骨在掌倾的位置上进行了融合，会影响腕关节的掌屈。因此，推荐先将月骨纠正到中立位，然后再进行腕骨间融合。进行术中透视是非常必要的（图 31-5 ）。

　　**3. 桡骨茎突的处理**　目前对于切除桡骨茎突

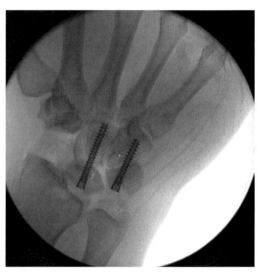

图 31-3　改良的双柱融合。用 2 根空心螺钉分别融合头月关节和钩三角关节

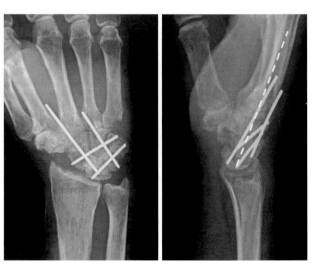

图 31-4　融合腕骨时，需要纠正月骨的掌倾或者背倾成角。注意在侧位片上月骨轴线应该与头状骨和第三掌骨轴线保持一致

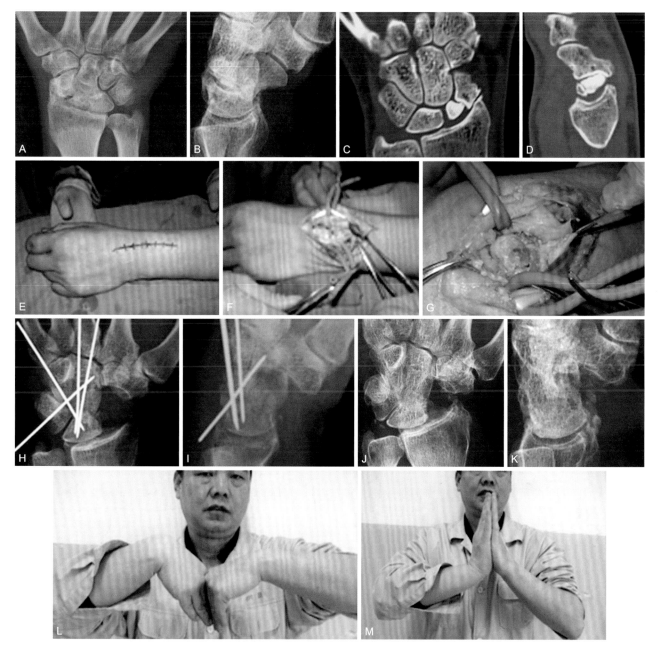

图 31-5　A－D. 舟骨骨折不愈合继发腕关节炎，舟骨近极硬化（SNAC Ⅱ期）伴舟骨掌倾成角。E. 在腕关节背侧做纵行切口。F. 牵开伸肌腱。G. 切开关节囊。F－I. 切除舟骨，纠正月骨掌倾成角，融合尺侧四块腕骨，用克氏针固定。J、K. 术后 X 线片显示骨质愈合。L、M. 腕关节无痛，屈伸活动度保留约 50%

越来越趋于保守，尽量不切除。在腕骨间融合后可以检查活动过程中桡骨茎突是否发生撞击。在多数情况下是没有撞击的，此时可以不用切除桡骨茎突。如果桡骨茎突的确与腕骨发生撞击，可以尽量少切除一部分，达到没有撞击的目的即可。一般认为在 4 mm 以内，不要超过桡舟头韧带的起点，以维持韧带完整，防止腕关节尺侧移位[4]。

**4. 术后处理**　腕关节制动 6~8 周。手指可以早期活动。

## 三、讨论

对于 SLAC 和 SNAC Ⅰ期来说，关节炎局限于桡骨茎突，治疗时可以仍然以重建舟月韧带或舟骨骨折为主，桡骨茎突切除作为辅助。

SLAC 或 SNAC Ⅱ期时，关节炎累及整个桡舟关节，即使重建了舟月韧带或者进行了舟骨骨折植骨内固定术，仍然有可能持续存在关节疼痛，因此，此时不再适合做修复的手术，而是采用补救性手术。最常采用的术式为近排腕骨切除术和舟骨切除四角融合术。前者的具体手术方式见第 30 章。近排腕骨切除术操作相对简单、历史悠久、疗效肯定，没有骨不愈合的风险，没有内植物，没有再次手术取出的必要，恢复快，关节活动度保留相对较多。缺点在于头状骨的头部与桡骨关节面的弧度不一致，有发生关节退化性改变的风险，但实际上很少为此再做手术，握力降低比四角融合术要多，但患者在生活中一般体会不出来。采取近排腕骨切除术的前提条件是头状骨和桡骨的月骨窝关节面没有退变。一般推荐用于年龄超过 50 岁及骨愈合能力低的患者。舟骨切除四角融合术的主要优点是腕高无明显降低，可以较好地保持握力。主要缺点是手术技术要求较高，有发生骨不愈合的风险。有些内植物需要再次手术取出，花费相对较高，术后活动度大约为正常腕关节的一半左右，长期疗效有争议。推荐用于年轻、腕关节活动和负重要求较高的患者。

SLAC 或 SNAC Ⅲ期的患者头状骨关节面有破坏，不适合做近排腕骨切除术，而更适合做上述的舟骨切除头月关节融合术或四角融合术以及其衍生手术。如果一定要做相对简单的手术，可以在近排腕骨切除术之后，利用腕背关节囊或者游离阔筋膜等结构填入关节腔做筋膜关节成形术，也可以较好地缓解疼痛，但效果维持的时间不确定。

如果桡月关节也发生退变，或者四角融合术失败，或继发桡腕关节炎，最终的治疗可以根据患者的实际情况采用人工腕关节置换术，或者全腕关节融合术。

## 参考文献

[1] Slutsky DJ. Principle and practice of wrist surgery. New York: Saunders Elsevier, 2010.

[2] William P. Cooney Ⅲ WP 著 . 腕关节诊断与手术治疗 . 2 版 . 易传军 , 陈山林 , 田光磊主译 . 北京 : 人民卫生出版社 , 2016.

[3] Wolfe SW, Hotchkiss RN, Pederson WC, 等著 . 格林手外科学 . 6 版 . 田光磊 , 蒋协远 , 陈山林主译 . 北京 : 人民军医出版社 , 2012.

[4] Chung KC 著 . 手和腕关节手术技术 . 田光磊 , 陈山林 , 田文主译 . 北京 : 北京大学医学出版社 , 2010.

# 局限性腕关节融合术

栗鹏程 著

# 第32章

## 一、桡月关节融合术

当桡月关节出现破坏，腕中关节和桡舟关节相对还完好时，可以考虑桡月关节融合术。本术式最初由 Chamay 在 1983 年提出。这样可以保留一定的腕关节活动度，虽然有可能以后继发腕中关节或邻近关节的退变，需要再做全腕关节融合术或者关节置换术补救，但至少在一段时期内可以获得一个无痛或轻微疼痛的、有一定活动度的关节（图 32-1）[1]。相对于关节置换术，桡月关节能更承受负重，更适合年轻、对负重功能要求高的患者。术后一般活动度仅能保留到正常的 40% 左右，屈伸范围大约在 60°（图 32-2）。

**1. 适应证**

（1）炎性关节破坏：包括类风湿性关节炎、狼疮性关节炎和痛风等，甚至可以包括色素沉着绒毛结节性滑膜炎（PVNS）。这些疾病的特点是桡腕关节受累较重。相对而言，腕中关节软骨一般保留较好，当然在后期也可能受累。下尺桡关节也是经常受累的关节。

（2）骨关节炎和创伤性关节炎：真正的只累及桡腕关节的骨关节炎相对少见，更多的是外伤后造成桡骨和月骨相对关节软骨剥脱或压缩，如 Diepunch 骨折后关节面不平整而继发的关节炎。当然，对于这种关节炎而言，行关节软骨移植也是一种选择。

（3）月骨缺血性坏死：有人推荐将桡月关节融合术作为月骨坏死的治疗手段之一，但坏死的月骨愈合率极低。有人改良了该手术，利用带血管的桡骨瓣移植提高了融合率。这种方式适合于月骨近侧关节面有破坏的情况。如果关节面良好，笔者认为应该先考虑其他改变力线或者改善月骨血运的手术思路[2]。

**2. 手术方式**

（1）在腕关节背侧做纵行切口，保护桡神经

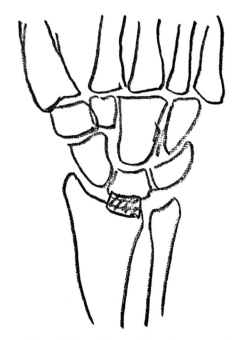

图 32-1 桡月关节融合术的手术示意图。融合桡月关节，利用桡舟和头舟关节，保留一定的活动度。为避免尺腕与桡舟之间的撞击，植骨位置必须达到腕关节高度

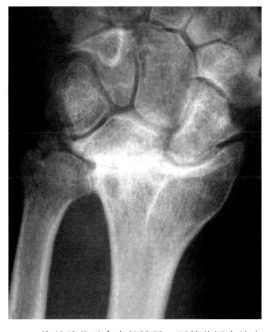

图 32-2 桡月关节融合术的结果，屈伸范围大约在 60°

245

浅支和尺神经背侧支，在伸肌腱浅层将皮瓣向两侧全层掀开。切开第三、四伸肌鞘管，保留其结构，术毕需要原位缝回。关节囊的切开方式有多种，有H形、逆行舌形瓣以及保留韧带的关节囊切开法等，区别不大。

（2）首先探查桡腕关节和腕中关节软骨面，确定是否适合做桡月关节融合术。如前所述，当仅有桡月相对关节破坏，桡舟关节以及腕中关节面完好时，才适合行桡月关节融合术。用咬骨钳或磨钻去除月骨近侧关节面和桡骨月骨窝关节面，直到达到良好的松质骨。在月骨中立位时融合关节。在桡月关节之间需要进行骨移植，以支撑出高度。可以从髂骨取骨移植，也可以利用切除下来的尺骨头骨质做移植。同样，在融合时要注意月骨的位置，需要避免月骨的背倾或者掌倾成角。因为在炎性关节病中，经常需要同时处理下尺桡关节炎，同时切除尺骨头。此时并不用担心尺骨头切除之后引起的腕关节尺偏问题，因为桡月关节融合术本身可以很好地解决这个问题。

（3）固定方式有多种，可以根据个人喜好选择，如克氏针、骑缝螺钉、空心螺钉和微型钢板等。据报道克氏针和骑缝螺钉的愈合率相对较低，个别报道不愈合率甚至高达25%。相对而言，空心螺钉和微型钢板的愈合率较高。Gaulke采用背侧钢板固定，愈合率为100%。

（4）关闭关节囊，修复伸肌鞘管。可将拇长伸肌腱浅置或者放回鞘管下方，关闭伤口。由于固定强度有疑问，所以术后一般需要用石膏或者支具保护4~6周。期间手指可以正常活动。

**3. 讨论**

（1）在处理炎性关节破坏时，滑膜切除、前臂背侧骨间神经切除、下尺桡关节探查及尺骨头切除等手术方式同样重要，桡月关节融合术只作为手术的一部分。当月骨骨质不良，估计融合难度大时，可以转行其他补救手术。特别是桡舟关节和桡月关节均累及的情况，此时更适合桡舟月关节融合术。

（2）桡月关节融合术后，腕关节的活动度将明显降低。但由于患者术前疼痛等原因，其活动范围本身就不是正常的，因此这种降低一般都可以接受。手术后腕关节应力改为通过腕中关节、桡舟关节和舟月韧带传导。术后有可能继发桡舟关节炎、舟月韧带松弛及舟骨旋转半脱位而引起疼痛。但这种退行性改变过程一般很长，需要数年甚至十几年的时间。即使最终仍需要行全腕关节置换术或者全腕关节融合术，这个折中的手术也是值得的。

（3）桡月关节融合术后，可以同时纠正炎性关节病引起的腕骨尺侧移位。

## 二、桡舟月关节融合术

当桡舟关节或桡月关节出现关节炎时，可以采用桡舟月关节融合术，将产生疼痛的关节退行性改变处融合，以缓解疼痛（图32-3）。可以将本手术视为桡舟关节融合术或桡月关节融合术的扩大，融合面积的扩大可以提高骨愈合率，但同时也有可能进一步降低腕关节活动度。同时进行舟骨远极的切除，可以部分提高术后的腕关节活动度（图32-4）。

**1. 适应证**

（1）桡舟关节和桡月关节的退行性改变：任何原因（骨关节炎或炎性关节病等）引起的局部关节退行性改变，特别是桡骨远端关节面压缩骨折引起的桡舟关节或者桡月关节创伤性关节炎，腕关节的其他间隙良好。

（2）月骨缺血性坏死：当月骨碎裂塌陷严重

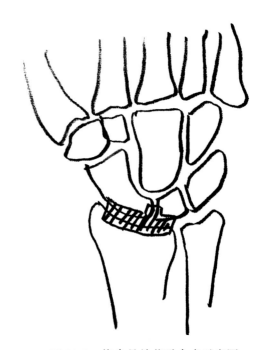

图32-3 桡舟月关节融合术示意图

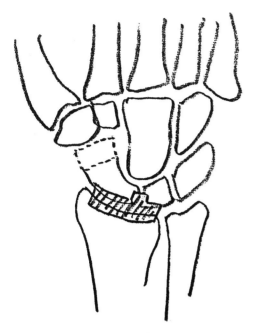

图 32-4　一种改良的桡舟月关节融合方法

时，也可以切除月骨，做单独的桡舟关节融合。这样可以稳定桡舟骨的关系，利用腕中关节（头舟关节）保留一定的腕关节活动。

**2．手术方式**

（1）在腕关节背侧做纵行切口，可以略偏桡侧。保护桡神经浅支和纵向的浅静脉。牵开伸肌腱。

（2）以远端为蒂舌形切开关节囊，显露桡舟关节和桡月关节，切除桡舟关节与桡月相对的关节软骨面，直到良好的松质骨。

（3）纠正腕骨之间的旋转，常见的是舟骨掌屈畸形和月骨的背屈畸形（DISI）。用克氏针维持相对关系（图 32-5）。

（4）取髂骨并充分植骨。

（5）切除舟骨远极，以增加术后活动度。

（6）缝合关节囊，逐层关闭伤口。术后腕关节用石膏制动 6~8 周。手指可以早期活动。

**3．讨论**

（1）多数情况下，适合做桡月关节融合术的病例同样适合做桡舟月关节融合术。因为桡骨和月骨的接触面积小，增加舟骨近侧半一起融合可以提高融合率（图 32-6）。由于切除了舟骨远极，理论上桡舟月关节融合术后的活动度应该与单独的桡月关节融合术接近。

（2）当仅为桡舟关节退变时，单独的桡舟关节融合术可能更为合适，融合率也比较高。这样能够保留更多的正常关节面和骨质，为以后的补救手术预留更多余地。

## 三、舟骨–大–小多角骨关节融合术

舟骨 – 大 – 小多角骨（STT）关节指的是舟骨、

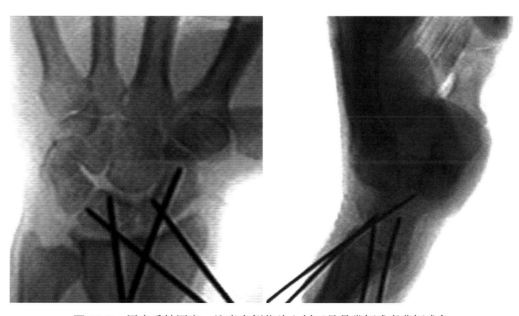

图 32-5　用克氏针固定，注意在侧位片上纠正月骨掌倾或者背倾成角

大多角骨与小多角骨之间的关节。STT 关节融合术最适用于 STT 关节炎，其他适应证还包括舟骨旋转性半脱位（舟月分离的结果）和月骨缺血性坏死等（图 32-6、图 32-7）。

**1. 适应证**

（1）STT 关节炎：发生机制假说为当舟骨周围韧带发生松弛改变时，舟骨远极会出现向桡掌侧移位的趋势，舟骨与大小多角骨之间的关节出现剪切应力和软骨磨损。最容易出现关节炎的部位是舟骨远极的尺侧和大多角骨基底。STT 关节炎可以伴发拇指腕掌关节炎。Melon 在拇指腕掌关节炎的分型中，将 STT 关节炎作为其中一个亚型，即大多角骨周围关节炎。STT 关节炎也可以单独出现，解剖研究发现在 83.3% 的尸体标本上可以出现 STT 关节炎。但临床上 STT 关节炎的诊断并不多见，主要依靠压痛部位，X 线平片上关节间隙改变、软骨下硬化、骨赘和囊性变等表现来诊断。大多数 STT 关节炎的疼痛程度不严重，患者可以忍受。少数患者会寻求手术治疗。

（2）舟骨旋转性半脱位（rotatory subluxation of the scaphoid, RSS）：是舟月分离的曾用名。对 RSS 的治疗目前更流行 Garcia 的背侧韧带重建术。在舟月韧带重建术效果堪忧的年代，曾流行用 STT 关节融合术治疗 RSS。以 Waston 为代表，他报道了 800 例 STT 关节融合术，疼痛缓解率达 70%，术后腕关节屈伸范围和握力都为正常的 70%~80%。

（3）月骨缺血性坏死：即月骨无菌性坏死。其发病机制仍有争议，治疗方式也不一而足。Waston 推荐将 STT 关节融合术作为一种选择。手术的目的是将应力通过桡侧柱传导，减低月骨的应力，从而缓解症状，减少月骨的退化性改变。但由于桡月关节应力增加，后期桡月关节加速退化性改变引起疼痛的也不少见。

**2. 手术方式**

（1）在 STT 关节表面做纵行切口，注意保护桡神经浅支。

（2）彻底切除大多角骨、小多角骨和舟骨相对缘的关节面，直到健康的松质骨。

（3）用克氏针维持原有的 STT 关系和桡侧柱的高度，在骨缺损处植入大量松质骨。

（4）保持舟骨掌屈角度为 55°~60°。

（5）术后容易出现桡骨茎突和舟骨的撞击，所以常规切除桡骨茎突，注意保留掌侧韧带的起点。

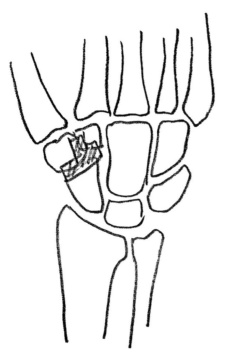

图 32-6 STT 关节融合术示意图。维持大、小多角骨和舟骨之间的相对位置，需要植骨。一般采用克氏针固定

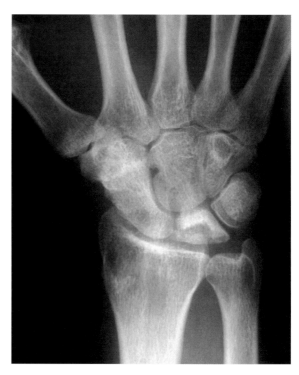

图 32-7 STT 关节融合术后的效果

（6）术后严格固定6~8周。

**3．讨论**

（1）大多角骨与舟骨之间的关节炎也被视为拇指腕掌关节退变的一种特殊形式。此时除 STT 关节融合术之外，也可以选择大多角骨切除和韧带重建肌腱填塞手术（ligament reconstruction tendon interposition, LRTI）。LRTI 是一种久经考验的手术，效果稳定，疼痛缓解率高。有多种改良的手术方式，包括是否需要填塞肌腱以及韧带重建选择哪个肌腱等很多衍生的手术，和单独的大多角骨切除加克氏针维持，即关节的血肿成形手术。手术方法简单，据报道效果与其他手术类似。

（2）STT 关节融合术曾经作为月骨缺血性坏死的首选手术，特别是由 Waston 加以大力推广。但长期随访显示桡舟关节退变的发生率较高，而且有一定的不愈合率。加之对月骨缺血性坏死认识的深入，对不同分期有针对性的治疗，因而 STT 关节融合术并不是唯一选择。

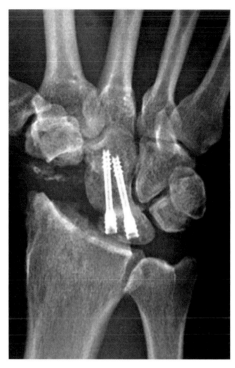

图 32-8　经典的头月关节融合术结果

## 四、头月关节融合术

头月关节融合术同四角融合术一样，适用于 SLAC 或 SNAC Ⅱ至Ⅲ期的腕关节炎。手术的第一步为切除舟骨，消灭桡舟关节炎，舟骨切除后腕中关节会出现不稳定。如果放任不管，就会出现严重的头状骨近侧移位和继发性关节炎，因此有必要稳定头月关节。由于头月关节之间接触较少，加之最初的固定方式多为克氏针固定，力学强度较差，因而骨不愈合的发生率较高。因此，Waston 推荐将四角融合术作为头月关节融合术的替代手术（见第 31 章）。近年来，随着空心螺钉等固定方式的提出，头月关节融合术的愈合率有了较大提高（图 32-8），因此单独的舟骨切除及头月关节融合术也重新流行起来 [3]。获得愈合的头月关节融合术术后效果与四角融合术类似。

**1．适应证**

（1）SLAC 或 SNAC Ⅱ至Ⅲ期腕关节炎。

（2）其他原因引起的腕中关节退变，如滑膜肿瘤和局部炎性改变。

**2．手术步骤**

（1）在腕关节背侧做纵行切口，保护浅神经和浅静脉，牵开肌腱。

（2）切开关节囊，切除舟骨。切除头状骨与月骨之间相对的关节面，直到良好的松质骨面。

（3）取髂骨植骨或者利用切除的舟骨修剪出来的松质骨进行植骨。融合时注意纠正月骨的掌屈中间链节不稳定（VISI）或者 DISI 畸形。维持中间柱的高度，避免头月关节融合时高度降低，引起尺侧柱相对较高，而继发尺侧撞击。内固定可以选择克氏针或者空心螺钉 [4]。

（4）缝合关节囊。术后制动6~8周。

**3．讨论**

（1）近年来有学者报道在舟骨切除及头月关节融合术后同时切除三角骨，这样可以增加腕关节的活动度（图 32-9），尤其适用于同时合并尺骨正向变异的患者。切除三角骨之后，避免了尺侧撞击。该手术也可以视为近排腕骨切除术的改良，用月骨替代了头状骨头部，使桡腕关节更为匹配，从而延缓了关节炎的发生。这种手术设计有一定的合理性，以后可能会流行起来。

（2）头月关节融合术与四角融合术一样，保持了腕骨的高度，防止握力降低。但由于腕中关节消失，术后活动度会降低一半左右，特别是背伸功能。

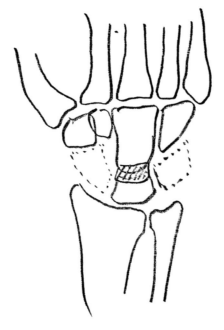

图 32-9　头月关节融合术示意图。必须切除舟骨。改良的方法为同时切除三角骨，可以增加腕关节活动度，避免了经典方法中间柱与尺侧柱高度不一致可能产生的问题

## 参考文献

[1] Slutsky DJ. Principle and practice of wrist surgery. New York: Saunders Elsevier, 2010.

[2] Wolfe SW, Hotchkiss RN, Pederson WC, 等著 . 格林手外科学 . 6 版 . 田光磊 , 蒋协远 , 陈山林主译 . 北京 : 人民军医出版社 , 2012.

[3] William P. Cooney III WP 著 . 腕关节诊断与手术治疗 . 2 版 . 易传军 , 陈山林 , 田光磊主译 . 北京 : 人民卫生出版社 , 2016.

[4] Chung KC 著 . 手和腕关节手术技术 . 田光磊 , 陈山林 , 田文主译 . 北京 : 北京大学医学出版社 , 2010.

# 全腕关节融合术

第33章

陈山林 著

## 一、背景介绍及适应证

腕关节结构复杂，由15块骨头、多个关节（桡腕关节、腕中关节、腕掌关节和下尺桡关节及20个腕骨间关节）、20余条韧带，还有三角纤维软骨复合体（TFCC）等结构组成。有这么多结构，而且组成腕关节的核心组件——7块腕骨的形状都不规则，说明腕关节一定是有特殊重要的功能。实际上，从"桡偏背伸"到"尺偏掌屈"的所谓"掷飞镖"动作是人类发展过程中最为重要的进化之一。与其他关节相同，无痛、稳定和功能范围内的活动是腕关节发挥功能的三要素。对于因损伤、退变或其他原因造成的腕关节疾病，治疗的目的都是力争达到三者之间的平衡。不过，对于一些严重疾病，不能做到三者兼顾，无痛和稳定就是治疗的底限。全腕关节融合术就是因为较为肯定地满足了这两点要求，所以至今对于严重腕关节炎性疾病仍然是临床上常用的武器。

全腕关节融合术的临床应用已有将近100年。1918年，美国爱荷华医生Steindler[1]率先报道使用腕关节融合术治疗脊髓灰质炎患儿和痉挛性偏瘫患者的畸形腕关节，并肯定了这种方法的疗效。1920年，美国旧金山医生Ely[2]报道采用切取胫骨骨条桥接在桡骨与第三掌骨基底之间的全腕关节融合术治疗腕关节结核。1923年，Gill报告使用桡骨远端背侧皮松质骨移植完成全腕关节融合术。1987年，Wood[3]在Gill方法的基础上辅以张力带钢丝固定，取得了较为满意的治疗结果（图33-1）。1942年Abbott等[4]以及1971年Carroll[5]都描述过类似的全腕关节融合术（图33-2）。对于骨质疏松严重的老年类风湿患者，经第三掌骨、腕关节及桡骨远端的髓内钢针固定方法简单，临床应用也较为广泛。

采用腕关节背侧钢板螺钉固定的方法融合腕

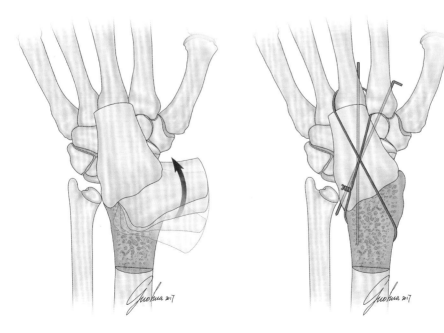

图 33-1　改良 Gill 法全腕关节融合术

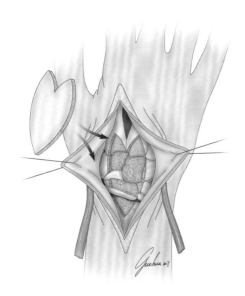

图 33-2 Carroll 全腕关节融合术

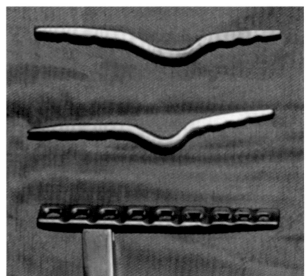

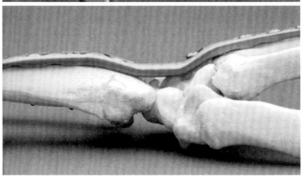

图 33-3 不同弧度的预弯钢板，可以与腕关节背侧更好地贴附。远端部分更薄，所用螺钉更细

关节也有近半个世纪的历史。1972 年，Meuli[6] 首先介绍了使用 AO 技术融合腕关节。1974 年，Larsson[7] 报道了应用内固定钢板的 AO 方法的 23 例腕关节融合术病例，并取得了满意的疗效。后来，AO 公司又研制了可满足几种用途的预弯腕关节融合钢板，不仅可以更好地贴合腕关节背侧，而且远端部分更薄，螺钉也更细，适合固定第三掌骨，也避免了对指伸肌腱激惹等问题（图 33-3）。1993 年，Hastings[8] 介绍了新型钢板的临床疗效。1996 年，又报告了应用 AO 特型钢板固定与其他方法的对照研究，发现在治疗结果及并发症方面差异都有显著性[9]。此后应用 AO 特型钢板融合腕关节越来越普及。

全腕关节融合术的适应证为：

（1）全腕关节疾病（图 33-4），保守治疗无效，不适合做关节置换术。

（2）既往部分融合失败。

（3）既往全腕关节融合或置换失败。

（4）拟行肌腱移位重建手的重要功能，但因条件所限，需要将腕关节稳定在合适位置。

（5）桡骨远端和腕骨因节段性肿瘤切除、感染或创伤，造成明显骨丢失后的重建。

（6）骨质较好的各种腕关节炎。

当然，全腕关节融合术毕竟牺牲了腕关节屈伸活动。对于特殊职业者、年龄小的非重体力劳

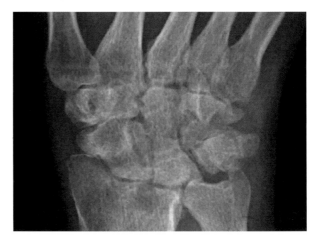

图 33-4 桡腕关节、腕中关节和腕掌关节间隙变窄，疼痛严重。该患者是重体力劳动者，符合全腕关节融合术的适应证

动者要谨慎选择。对于活动期的类风湿和结核等情况，应先行药物控制和配带支具等治疗。

## 二、解剖及生理基础

腕关节由四个大关节——桡腕关节、腕中关节、腕掌关节和下尺桡关节以及多个腕骨间小关节组成（图33-5）。腕关节的生理活动包括屈伸、桡尺偏和旋转。旋转活动实际上宜归入前臂关节功能为好。前臂关节由上、下尺桡关节和骨间膜构成。腕关节的屈伸和桡尺偏活动主要发生在桡腕关节和腕中关节。腕掌关节贡献很少。不过，如果只融合桡腕关节和腕中关节，则通常作为"支柱组件"的第二、三腕掌关节会代偿性地增加一点儿活动度。如果病变已累及腕掌关节，那么这种活动度的增加可能会造成后期疼痛。因此，目前全腕关节融合术的范围包括桡腕关节、腕中关节（舟头和头月关节）以及第三腕掌关节（图33-6）。

关于腕关节融合的理想角度，理论上讲，应该因人而异。不过，在临床上，将腕关节融合在背伸20°、尺偏5°位即可满足绝大多数患者的生活和工作需要。

## 三、手术方法

在手背中央、第二与第三掌骨之间做纵行或纵弧形切口。切口经过腕背、桡骨远端Lister结节，

止于桡骨远端背侧（图33-7A）。在伸肌支持带浅层向两侧掀起皮肤和皮下组织，清晰地显露伸肌支持带（图33-7B）。在伸肌支持带表面设计尺侧为蒂的切口（图33-7C），沿第三伸肌鞘管尺侧切开，游离拇长伸肌腱远近端并移向桡侧，再切开第二伸肌鞘管，将拇长伸肌腱和桡侧腕长、短伸肌腱牵向桡侧。打开第四伸肌鞘管桡侧，掀起尺侧伸肌支持带，将指总伸肌腱牵向尺侧。在桡骨远端桡背侧分离骨间背侧神经，切除1~2 cm（图33-7D）。纵行或"工"字形切开关节囊，用咬骨钳去掉增生滑膜，清理已破坏的关节面（图33-7E）。掀起桡侧腕短伸肌腱止点，在骨膜上剥离第三掌骨背侧的软组织，完整显露第三掌骨近段、腕关节背侧和桡骨远端的背侧部分。用骨刀去除Lister结节，使桡骨远端背侧放置钢板的部分为一平面。去除第三掌骨基底背侧皮质，以便清晰地显露需要融合的腕掌关节。屈曲腕关节，进一步显露桡骨远端、近排腕骨和头状骨近极关节面，用咬骨钳或微型磨钻去除关节软骨，包括第三腕掌关节的软骨。从桡骨远端取松质骨，填入关节间隙内。如果同时切除尺骨头，也可以从尺骨头取骨植骨。不切除尺骨头时，要注意向桡腕间隙内植入足量松质骨，否则后期可能会出现尺腕关节撞击综合征，而影响治疗结果。选择AO预塑形钛合金钢板，将

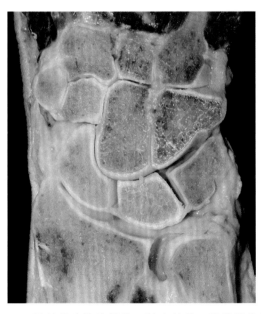

图33-5　腕关节由桡腕关节、腕中关节、腕掌关节和下尺桡关节四个大关节以及多个腕骨间小关节组成

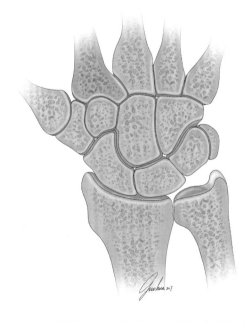

图33-6　全腕关节融合术的范围包括桡腕关节（桡舟月）＋腕中关节（舟月头）＋第三腕掌关节

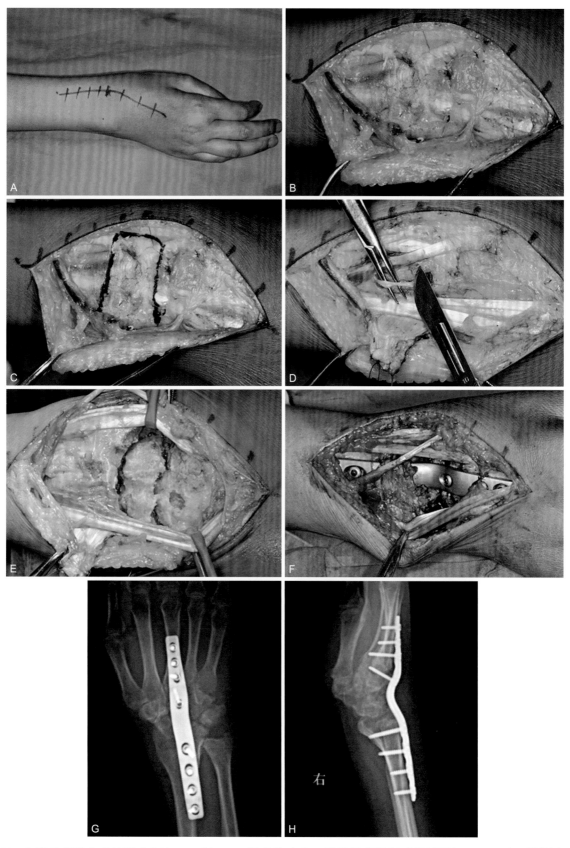

图 33-7 全腕关节融合术的手术方法。A. 以 Lister 结节为中心，设计腕背纵行或纵弧形切口。B. 向两侧掀起皮肤，显露伸肌支持带。C. 在第二、三伸肌鞘管处切开支持带，以尺侧缘为蒂，向尺侧掀起支持带，将拇长伸肌腱、桡侧腕长伸肌腱及腕短伸肌腱牵向桡侧，指伸总肌腱牵向尺侧。D. 在桡骨远端尺背侧游离骨间背侧神经终支，切除 1~2 cm。E. 切开关节囊，清扫滑膜，清理已破坏的软骨面。F. 采用预弯钢板固定。G. 术后后前正位 X 线片。H. 术后侧位 X 线片

腕关节融合在 10°~20° 背伸位。多数情况下，因为滑膜炎严重，关节囊不易修复。建议将伸肌支持带缝合在钢板表面，覆盖钢板，将伸肌腱浅置在伸肌支持带浅层（图 33-7F）。伤口内放置负压引流管，缝合皮肤。拍 X 线片确定融合情况（图 33-7G、H）。

术后护理措施为：①用厚敷料和石膏制动手和腕 10 天。②使用可拆卸的短臂支具固定至术后 6 周。③ 6 周后去除支具。④ 8 周时开始力量训练。⑤ 10 周时允许完全使用。⑥ 4 个月后拍 X 线片。融合成功后，即可拆除钢板。

## 四、优缺点

全腕关节融合术最大的优点就是治疗结果相对可靠，对于重症腕关节炎性疾病以及不可修复的严重腕关节创伤可以有效地缓解疼痛，恢复日常生活和工作能力，对于重体力劳动者和老年患者都适用。背侧特型钢板融合技术的应用已有半个世纪的时间，只要没有严重骨质疏松等情况，几乎都可以获得预期的结果。除了本章所述的手术方法外，有的作者还提出可以切除近排腕骨，取其松质骨部分植骨，也可获得满意的疗效。有的作者认为融合第三腕掌关节与否可能并不影响最终结果。不过，虽然腕关节特型融合钢板已经考虑到细节问题，并做了处理，比如远端部分更薄，螺钉更细，但还是可能存在激惹指伸肌腱的问题，因此一般建议，在融合术后 5 个月左右及早做二次手术取出钢板。需要两次手术，是这类方法存在的问题之一。

## 参考文献

[1] Steindler A. Orthopaedic operations on the hand. JAMA, 1918, 71(16): 1288-1291.

[2] Ely L. W. Orthopaedic operations on the hand. JAMA, 1920, 75, 1707-1709.

[3] Wood MB. Wirst arthroesis using dorsal radial bone graft. J Hand Surg (Am), 1987, 12: 208-212.

[4] Abbott LC, Saunders JB de CM Bost FC. Arthrodesis of the wrist with the use of grafts of cancellous bone. J Bone Joint Surg (Am), 1942, 24: 883-898.

[5] Carroll RE, Dick HM. Arthrodesis of the wrist for rheumatoid arthritis. J Bone Joint Surg (Am), 1971, 53: 1365-1369.

[6] Meuli HC. Reconstructive surgery of the wrist joint. Hand, 1972, 4: 88-90.

[7] Larsson SE. Compression arthrodesis of the wrist. A consective series of 23 cases. Clin Orthop Relat Res, 1974: 146-153.

[8] Hastings H, Weiss A, Strickland J. Arthrodesis of the wrist. indication, technique and functional consequences for the hand and wrist. Orthopade, 1993, 22: 86-91.

[9] Hastings H, Weiss AP, Quenzer D, et al. Arthrodesis of the wrist for post-traumatic disorders. J Bone Joint Surg (Am), 1996, 78: 897-902.

# 第34章

# 神经支切除术治疗腕关节疼痛

易传军 著

有多种病因和疾病可导致慢性腕关节疼痛，比如创伤性关节炎、类风湿性关节炎、腕关节不稳定、月骨缺血性坏死、舟骨骨折不愈合腕骨进行性塌陷（SNAC）以及桡骨远端畸形愈合等损伤和疾病。对于腕关节而言，绝大多数非急诊术式主要是针对疼痛进行治疗。当采取保守治疗的方法如制动、支具固定、口服非甾体类抗炎药和关节内注射糖皮质激素等均无法缓解慢性腕关节疾病的症状时应选择手术方法来治疗。手术治疗首先针对原发病变或者继发病变。手术方法包括关节镜下或切开操作，进行骨间韧带撕裂的清创、功能不全的韧带重建或修复、近排腕骨切除以及完全或部分腕关节融合。其中有些术式虽然可以减轻疼痛，但会严重减少关节活动度（ROM）并影响握力，手术结果得不偿失。对于患者来说，如果治疗腕关节疼痛会导致活动度丧失或者患者无法耐受较大的手术操作，那么应当选择腕关节神经支切除术。与传统方法相比，该方法可在减轻腕关节慢性疼痛的同时尽可能保留一点腕关节功能和活动度，甚至明显改善。更为可贵的是，腕关节的深部感觉、对应皮肤的感觉和通过腕关节的运动均未累及。

## 一、历史回顾

关节的神经切断术就是切断支配关节的神经支，切断关节与大脑间的感觉传导通路（Aδ 纤维和 C 纤维），从而缓解各种原因导致的关节疼痛症状，以期在减轻疼痛的同时尽可能保留关节的活动度和功能。采用切断关节的感觉神经传导来治疗退行性关节炎引起的疼痛的理念最先是由 Camitz 于1933 年提出的。他采用闭孔神经关节支切断术以治疗慢性骨关节炎，但临床结果并不太成功。基于解剖研究，Tavernièr 改进了该技术，1949 年报道优良率为 75%。1954 年，Marcacci 描述了膝关节神经切断术，其后踝关节和肩关节神经切断术

分别在 1954 年和 1955 年被 Nyakas 和 Kiss 报道 [1]。

时至今日，神经支切断术被经用于各种疾病引起的慢性疼痛的治疗。比如，子宫骶骨或骶骨前神经切除治疗痛经 [2]、肋间神经切除治疗难治性癌性疼痛 [3]、腹股沟疝修复 [4]、剖宫产的腹股沟神经切除 [5]、前庭神经切除治疗梅尼埃病的难治性眩晕 [6]、翼管神经切除治疗血管收缩性鼻炎 [7] 以及鼓神经切除治疗慢性腮腺炎 [8] 等。

实际上，早在 1857 年，Riidinger 就对腕关节的神经支配进行了研究。在此基础上，Wilhelm[9] 进一步对腕关节的神经支配进行了详细研究，并在1958 年以德语发表了这篇经典性论文。研究证实，支配腕关节囊的有关神经包括骨间后神经、骨间前神经（AIN）、前臂外侧皮神经的关节囊穿支、前臂后侧皮神经、正中神经、尺神经背侧感觉支及其关节囊穿支。以该解剖为基础，1958 年 Wilhelm 采用神经切断成功地治疗了一例因舟骨骨折不愈合引起的腕关节疼痛。该研究在 1966 年以德语发表 [10]。作者将其描述为"手外科新的治疗策略"。这篇论文也的确成为腕关节神经切断术的经典文献。该方法也得以在德语区迅速推广。在其 2001 年的英文论文中，Wilhelm[1] 对这些研究和技术进行了详细描述。

在 Wilhelm 的报道后，Buck-Gramcko[11] 回顾了 313 例因不同的腕关节疾病而接受了腕关节全神经支切除术的病例。文献中描述的手术技巧基于原有的解剖研究，包括经 5 个切口切除 10 个关节支，随访 2 年的结果显示 69% 的患者结果满意。Rostlund 等 [12] 改良了手术技术，经过 4 个大的切口可进行神经切除。Grechenig 等 [13] 改良了 Buck-Gramcko 的手术技术。他们在 5 个切口的基础上又增加了一个切口。他们报道了 22 例继发于腕关节关节炎、不稳定和慢性疾病而导致慢性腕关节疼痛的病例，其中 17 例结果很满意。Van de Pol 等 [14] 认为可以通过应用乙酰胆碱酯酶的方法来标记神

经，从而可以通过 2 个切口同时将腕关节囊的骨膜掀起来以达到神经切除的目的。无论采用何种技术进行全腕关节神经切断术，相对于在美国盛行的部分切断术，这种技术仍广泛应用于日本、欧洲的德语区和法语区 [15]。

应该说，最早将部分神经切断术应用于腕关节疾病治疗的是 Dellon 等。早在 1978 年，Dellon 和 Seif[16] 就研究了骨间后神经在腕关节的分布，并主张利用骨间后神经切断术治疗腕背侧囊肿引起的腕关节疼痛，其后在 1984 年与 Mackinnon[17] 等 [18] 研究认为骨间前神经终末支与腕关节疼痛有关，并采用掌侧入路切断该神经。其后，他们将技术简单化，采用背侧单一切口并同时切断骨间前神经和骨间后神经 [19]，但其文章晚于 Berger 发表。Berger 等分别在 1998 年和 2002 年 [20, 21] 报道了通过单一切口下骨间前神经和骨间后神经切断术的技术和方法。作者认为腕关节神经支配以骨间前神经和骨间后神经为主，通过前臂远端背侧的单一切口即可完成该手术，并且可取得良好的手术效果。解剖研究证实，骨间后神经的纤维分布至腕关节背侧 2/3 关节囊和韧带 [14, 22]，因此是背侧的主要感觉神经。尽管骨间前神经对于掌侧没有如此决定性的作用，但仍然是腕关节掌侧最重要的感觉神经。由于并发症相对小，疼痛控制效果不差于全腕神经切除术，采用的人更多，在美国为多数医生所偏爱。其主要优点在于操作简单、手术风险低和恢复时间短。实际上，早在 Berger 之前的 1985 年，捷克医生 Zeman[15] 就描述了同时切断骨间后神经和骨间前神经的方法。遗憾的是，该技术是在旋前方肌近端切断骨间前神经。旋前方肌是下尺桡关节重要的稳定结构，该技术因此受到批评而未被采用。Berger 提出的改进办法就是在旋前方肌远端切断骨间前神经。实际上，解剖研究证实，骨间前神经在支配旋前方肌后就发散分布，跨过桡骨远端的掌侧骨膜和关节，因此实际上该处是难以完全切断该神经的 [14]。

## 二、腕关节的神经支配

根据 Hilton 法则，支配关节的神经由跨越该关节的神经提供。腕部皮肤由正中神经、尺神经、桡神经浅支和前臂外侧皮神经的分支支配。一般认为，桡背侧皮肤由桡神经浅支支配，尽管有些区域存在前臂外侧皮神经的交叉支配。尺背侧皮肤由尺神经背侧感觉支支配，掌尺侧皮肤则由尺神经的掌皮支的分支支配，掌桡侧则由正中神经的掌皮支支配。

Wilhelm[1] 研究证实的支配腕关节的神经如前所述。从这些神经发出共 10 组关节支支配腕关节，分区负责腕关节的感觉并相互交叉和交通（图 34-1）。

Fukumoto 等 [22] 在 1993 年又对腕关节的神经支配进行了进一步的研究和阐述。通过标本实验，他们发现骨间背神经支配桡侧腕短伸肌与尺侧腕伸肌之间的桡腕关节及腕中关节的背侧区域，由此认为骨间背神经是腕关节背侧最主要的支配神经。他们的研究还定义了前臂外侧皮神经的支配区，包括桡腕关节桡侧面、腕中关节和第一腕掌关节。桡神经浅支的分支支配第一、二腕掌关节的其余部分。他们还发现尺神经背侧感觉支的一个分支起自尺骨茎突近端约 2 cm 处，向稍远端穿伸肌支持带，支配尺腕关节、腕中关节尺侧部及第四、五腕掌关节的关节囊。第三、四、五腕掌关节掌侧则由尺神经深支的关节支支配。正中神经掌皮支支配邻近舟骨结节的腕横韧带，豆三角关节则由尺神经的一个分支进行支配。

根据神经支配的重要性，他们把各支配神经分为主要神经和次要神经两类。主要神经支配包括骨间后神经、前臂外侧皮神经以及从尺神经主干发出的关节支。次要神经支配包括骨间前神经、正中神经掌皮支、尺神经深支和背侧支、桡神经浅支至第一掌骨间隙的分支发出的相应分支。在所有这些支配腕关节的神经支中仅有尺神经深支是无法独立分离出来的，因为此神经还同时支配手内在肌。

Van de Pol 等 [14] 的研究认为，桡骨远端的骨膜有神经分别与骨间前神经、骨间后神经、前臂外侧皮神经和桡神经浅支相连，但认为 Fuckmoto 等发现的前臂后皮神经与腕关节感觉相关的情况不属实。这可作为手术切口和神经切断的参考。

腕部韧带和关节囊中的机械感受器的存在可接收关节压力、运动和速度等本体感觉。这种感觉既辅助关节的平衡和运动，也作为关节的保护性感觉存在。关节感觉完全甚至部分丧失可导致关节因本体感觉缺损而破坏，导致 Charcot 关节，比如糖

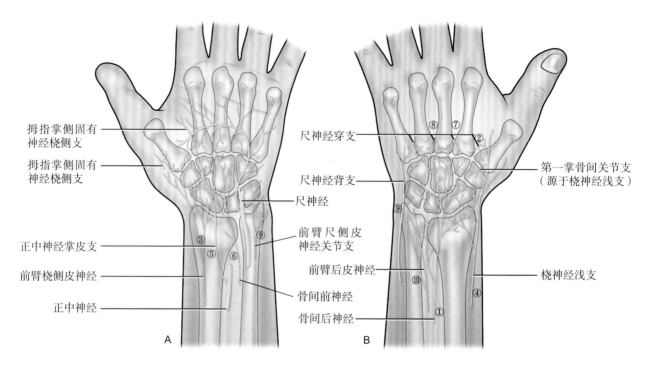

拇指掌侧固有神经桡侧支

拇指掌侧固有神经桡侧支

正中神经掌皮支

前臂桡侧皮神经

正中神经

尺神经穿支

尺神经背支

尺神经

前臂尺侧皮神经关节支

前臂后皮神经

骨间前神经

骨间后神经

第一掌骨间关节支（源于桡神经浅支）

桡神经浅支

1. 骨间后神经（PIN）；2. 第一掌骨间关节支（主要源于桡神经浅支）；3. 前臂外侧皮神经（图注为前桡侧皮神经）；4. 桡神经浅支；5. 正中神经掌侧皮支；6. 骨间前神经（AIN）；7、8. 掌骨间穿支（来自尺神经深支）；9. 尺神经皮支的关节支（应包括尺神经背侧支和掌侧感觉的分支）；10. 前臂后皮神经

图 34-1　腕关节的神经支配及诊断性注射点。A. 掌侧观。B. 背侧观。其中数字代表诊断性注射点，也是需要切断的关节支（改编自：Buck-Gracko D. Denervation for the midcarpal joint. J Hand Surg Am, 1977, 2: 54-61.）

尿病患者完全足背关节的破坏。对于此现象有两种解释。采用腕关节神经切断术，无论是完全切断还是部分切断，都有因此而加重腕关节破坏的担忧，本身感觉的丧失也有导致腕关节不稳定之嫌。令人惊奇的是，部分神经切断术，甚至是完全切断术，术后出现 Charcot 关节甚至因此而导致的关节位置感丧失的情况都不曾发生[21, 23, 24]。可能是因神经部分残留而保留此感觉，或者，即便是完全切断关节感觉，其表面的皮肤、肌腱和肌肉内的感受器也足以提供本体感觉[23-25]。

# 三、神经支切除术的适应证

## （一）概况

　　该术式主要试图通过切断支配神经以减轻腕部疼痛，因此主要适用于各种疾病引起的慢性疼痛的成年患者。在保守治疗无效的前提下，为了减轻疼痛并尽可能地保留一定的腕关节功能和活动度，采取该术式。其通常作为传统破坏性手术如关节融合术和切除等的替代方案，也可与一些手术合并使用。通常不可将该术式用于未成年人，尤其是骨骺未闭合者。对于弥漫性腕关节炎如严重的类风湿患者、对手术有不切实的过高期待以及术前采取诊断性注射后无任何好转者禁忌采用。尤其需要强调的是，存在关节不稳定者禁忌采用。

　　需要患者明确的是，这种术式有一定的并发症，如神经瘤形成、感觉缺失以及少见的永久麻木。神经切除无效时可能需要进一步手术治疗，同时会导致退行性关节炎以及腕关节不稳定[11, 26-28]。

　　很多作者都报道了采用腕关节神经切除术治疗腕关节多种疾病，包括原发性骨关节炎、创伤性关节炎、桡骨远端关节内骨折、月骨缺血性坏死、腕骨骨折、骨折脱位、舟月分离、舟骨骨折不愈合腕骨进行性塌陷、舟月进行性塌陷、三角纤维软骨复合体疾病、神经性疾病和红斑狼疮[1, 11, 12, 27-30]。

## （二）术前诊断性注射

与其他神经切断术治疗慢性疼痛相同，术前应对切断神经使用局麻药物进行诊断性注射，观察疼痛缓情况，并预估手术可能获得的效果。很多研究者认为，术前诊断性注射的效果与术后疼痛缓解及 DASH 评分结果呈正相关，甚至认为只有在经过局麻药注射确认之后才可进行手术[30]。

然而，一些研究结果显示，手术效果与术前诊断性注射的效果并不相关。Weinstein 和 Berger[21]发现注射后疼痛的缓解与术后疼痛的频率和疼痛程度均不相关，注射后疼痛的缓解和握力的改善与术后 DASH 评分不相关。Radu 等[31]报道，术前诊断性注射获得良好疼痛缓解的病例并不比术前注射疼痛缓解不佳者有更好的手术效果。这些结果似乎提示术前针对性注射的效果并不能预示手术疗效。一种可能是经皮注射并未真正找到对应神经，从而低估了手术疗效。另一种可能是广泛的浸入注射可麻痹未计划手术切断的神经，注射后疼痛的缓解优于手术效果。

注射一般使用 1% 利多卡因（不含肾上腺素），通过局部麻醉来阻滞腕关节拟切除的各个神经支。由于腕关节的神经支较多，所以要求进行多个部位的阻滞来观察效果。根据 Buck-Gramcko 所研究的腕关节神经支配解剖，术者可定位神经阻滞的最佳位置（图 34-1）。神经阻滞效果好的位置即为手术切除神经支的位置。

# 四、手术技术

## （一）全腕关节神经支切除术

全腕关节神经支切除术是由 Wilhem[1] 最先提出的，并由 Buck-Gramcko 在德国推广[11]。该术式采用 5 个切口，切除来自以下 10 条神经的关节支：①骨间后神经（PIN）；②骨间前神经（AIN）；③桡神经浅支（感觉支）；④正中神经掌侧皮支；⑤正中神经至腕关节掌侧的关节支；⑥前臂外侧皮神经；⑦前臂内侧皮神经；⑧前臂后皮神经；⑨尺神经背侧皮支；⑩尺神经掌侧皮支（浅支）至腕关节的分支。

为了尽可能完全切除腕关节的神经支，需做 5 个切口。最常见的切口方式由 Buck-Gramcko 描

述（图 34-2），掌背侧神经支配见图 34-1。手术操作在 Bier 麻醉或腋路阻滞麻醉下进行。术前驱血，使术野无出血。

切口一（图 34-2，切口 a）在腕关节背侧近端。Wilhem[1] 和 Buck-Gramcko[11] 描述为近端的横行切口，以完成骨间后神经的切断和切除，后人改为前臂远端背侧、在下尺桡关节近端的纵行切口，一并完成骨间后神经和骨间前神经的切断和切除（图 34-5）。骨间后神经可沿骨间膜定位，并将其与骨间动脉分离，切除 1 cm 的神经段。也可通过切除 1~1.5 cm 的骨间膜来显露骨间前神经，然后切除。

切口二是手桡背侧切口（图 34-2，切口 b）。该切口位于第一腕掌关节背侧，为 2 cm 长的弧形切口，用于显露并切断桡神经浅支至第一掌骨间隙和拇指背侧神经的关节支，并在桡神经主干深面切除关节支。显露清楚腕关节的分支，保护好桡神经的皮支，然后再进行切除。

切口三为前臂远端桡掌侧切口（图 34-2，切口 c）。该切口起于舟骨结节，向近端弧形延长至前臂桡侧，并延向背侧。在该切口内需要显露正中神经掌皮支、前臂桡侧皮神经和桡神经浅支至腕关节桡掌侧、桡侧以及桡背侧的关节支，需将从皮下穿行至上述三个方向的分支均切断，也就是图 34-2 中区域①。正中神经掌皮支位于桡侧腕屈肌腱与桡动脉之间，切断关节支的位置在大鱼际根部，如图 34-2A 近端横行虚线所示。在 Wilhem[1] 和 Buck-Gramcko[11] 的原始描述中，该切口还用于切除骨间前神经的终末支，在旋前方肌远端将涉及腕关节的所有分支切断并切除一小段神经支，如图 34-4 左图近端横行虚线所示。

切口四为位于第二、三腕掌关节背侧的横行切口（图 34-2，切口 d）。该切口用于切断经掌骨间隙由掌侧穿至背侧的关节支，分别位于第二和第三掌骨间隙内。术中将伸肌腱牵起，用电刀在第二和第三掌骨基底将软组织切除直到骨组织，如图 34-2A 近端横行虚线所示。

切口五位于腕关节背尺侧（图 34-2，切口 e）。在该切口内需要显露尺神经背侧支、尺神经浅支（感觉支）和前臂内侧皮神经的关节支，显露尺神经浅支和关节支，切除相应关节支。此外，Wilhem[1] 和 Buck-Gramcko[11] 还认为前臂后皮神

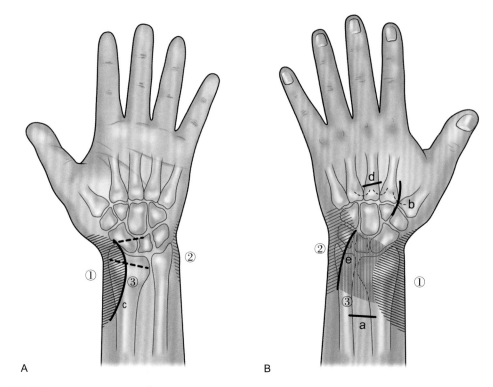

①桡神经浅支和前臂外侧皮神经关节支切除；②尺神经背侧支关节支；③背侧神经切除；虚线——需要通过切断神经与关节囊间的组织完成神经切断的区域；实线——手术切口（a、b、c、d、e）

图 34-2　全腕神经切断术切口（A. 掌侧；B. 背侧）。掌侧一个切口，背侧四个切口（改编自 Buck-Gramcko D. Denervation of the wrist joint. J Hand Surg Am, 1977, 2:54-61. ）

经终末支也加入腕关节尺侧的感觉，需一并切除，也就是图中③区的神经。

## （二）局限性神经切除术（骨间前神经和骨间后神经）

如前所述，Berger 首先描述了腕关节部分神经切断术，其后该技术被广为采用。研究者还进行了类似研究，把腕关节神经切断术细分为中央神经切除（Berger 技术）、尺侧神经切除和桡侧神经切除。如此根据不同的需求，选择性切断对应区域的神经支。

前面论述已经提及，腕关节中央部分主要的神经支配为骨间后神经和骨间前神经，这正是 Berger 技术的基础所在。另外，腕关节的桡侧以及拇指的腕掌关节主要由桡神经浅支、正中神经掌皮支和前臂外侧皮神经的关节支支配。同样，腕关节尺侧主要由尺神经背侧皮支和尺神经主干或浅支发出的关

节支支配。但是，根据研究，骨间前神经和骨间后神经分别从掌侧和背侧参与下尺桡关节（DRUJ）的感觉。而下尺桡关节和第六伸肌鞘管（尺侧腕伸肌腱）底部还富于神经末梢。有作者也因此认为是该处病变会造成疼痛明显的原因，并且神经损伤也是腕尺侧疼痛的原因之一，而且下尺桡关节病变不适于单独采用 Berger 技术进行治疗[15, 32]。

**1. 腕关节中央神经切除术（Berger 技术）**　与全腕关节神经切断术相同，需要术前诊断性注射。术前用利多卡因和丁哌卡因进行骨间前神经和骨间后神经的麻醉阻滞。记录阻滞后腕关节疼痛的变化。如果疼痛减轻，术者可以进行骨间神经 2~3 次阻滞或采取手术。

骨间前神经和骨间后神经复合切除的适应证已在上述部分讨论过，包括继发于腕关节退行性关节炎、动力型或静力型腕关节不稳定的慢性腕关节疼痛，月骨缺血性坏死以及其他慢性腕关节疼痛。

术前应向患者充分交代术式及其目的，让患者充分理解手术并不能解决病因，但可以缓解疼痛。

在作者平日的工作中，对于可能引起腕关节慢性疼痛的损伤和病变，比如桡骨远端骨折、月骨缺血性坏死、腕关节不稳定、尺腕关节撞击综合征以及下尺桡远关节炎等病变和损伤，在手术过程中，我们常规在第四伸肌鞘管底部显露骨间后神经终末支，切断并切除 1~1.5 cm。

在腋路臂丛麻醉或全麻插管麻醉下进行手术，在下尺桡远关节近端 1 cm 做长 4~5 cm 的纵行切口。纵行切开伸肌支持带，将第四伸肌鞘管向尺侧掀起。在第四伸肌间室底部桡侧显露骨间后神经。切除 1 cm 骨间膜或将其纵向切开后仔细分离，显露骨间前神经及伴行的骨间前动脉。将骨间前神经与动脉分离，并切除 1 cm 神经段（图 34-3）。不必修复骨间膜。松开止血带并仔细止血，关闭伤口（图 34-4）。

**2. 腕关节尺侧神经切断术**　如前所述，Dellon 等认为，对于因 TFCC 损伤引起的疼痛，同样的暴力可能同时损伤其支配神经，因此认为可以通过神经切断术治疗这类疼痛，最起码对于

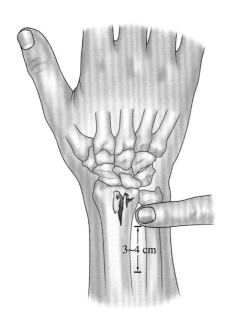

图 34-3　做背侧切口的同时切断骨间后神经和骨间前神经。该切口位于下尺桡关节近端一横指，桡、尺骨间向近端 3~4 cm（改编自 Berger RA. Partial denervation of the wrist: a new approach. Tech Hand Up Extrem Surg, 1998, 2: 25-35.）

Palmar IA 型患者是有效的治疗。Dellon 报道在采用诊断性注射的基础上使用关节支切断成功地治疗腕尺侧疼痛的病例[33]，但也仅属于个案报道，尚未见到其他类似的病例报道。

即使如此，在处理尺侧疼痛，比如处理尺腕关节撞击综合征时，是否可以在做尺骨短缩截骨的同时行关节支切断，以缩短术后疼痛时间并获得更好的手术疗效，还需要进一步研究。

**3. 腕关节桡侧神经切断术**　Wilhelm 描述了全腕神经切断术，但并没有描述桡侧神经切断术。Dellon 提出并报道使用腕关节桡侧伸肌腱切断术治疗第一腕掌关节骨关节炎，其后他总结并详细描述了该技术[34,35]。

第一腕掌关节骨关节炎是一种常见疾病，常规治疗方案包括保守治疗（休息、热敷和支具等）、腕掌关节成形术和关节融合术。神经切断术作为治疗方案，还缺乏认同，以及足够的病例积累和总结。

研究证明，正中神经掌皮支、前臂桡侧皮神经、桡神经浅支和骨间后神经均有关节支支配第一腕掌关节的感觉。与其他神经切断术相同，诊断性注射仍然作为手术前必需的常规要求。

手术采取第一腕掌关节，即大鱼际根部光滑区和非光滑区的衔接部做弧形切口。在切口近端显露桡神经浅支和前臂外侧皮神经并予以保护。首先，沿桡神经浅支，在第一腕掌关节背尺侧向桡掌侧关节囊寻找桡神经浅支至关节的分支，用低剂量双极电刀烧灼后再切断。然后，沿前臂外侧皮神经，在桡动脉分支和拇长展肌腱止点附近寻找至关节的分支，同样电灼并切断。最后，在第一腕掌关节的掌侧，将鱼际肌筋膜及其起点部分掀起，显露正中神经掌皮支至该关节的分支，同样电灼并切断[34,35]。

## 五、手术效果

尽管腕关节全神经支切除可以有效地减轻腕关节疼痛并保留活动度，但文献报道的结果并不相同，好或优的结果从 12% 到 95% 都有[1, 11, 36]。1972 年 Geldmacher 等[13]报道了他的治疗结果，优良率占 72%，满意率占 13%（成功率为 85%）。这些患者因退行性关节炎而接受全神经支切除[30]。Buck-Gramcko[11]报道了他的患者中有 95% 的疼痛有缓解，然而仍有 26% 遗留不同程度的疼痛，但

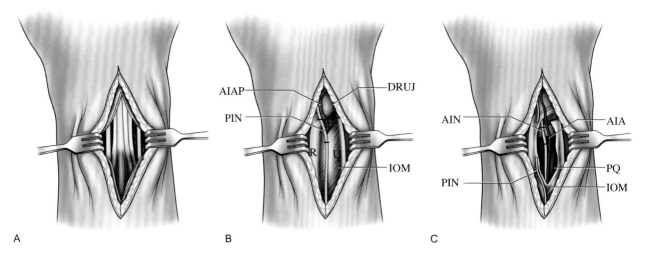

图34-4　图示单一背侧切口同时切断骨间后神经（PIN）和骨间前神经（AIN）。A. 前臂远端背侧切口，切开深筋膜后显露伸肌腱。B. 牵开伸肌腱后显露桡骨（R）和尺骨（U），并在远端显露下尺桡关节（DRUJ），可见骨间前动脉背侧支（AIAp）穿过骨间膜（IOM）加入骨间后动脉，骨间后神经位于骨间膜表面。C. 切断并切除一段骨间后神经之后切开骨间膜，在旋前方肌（PQ）背侧（深面）显露骨间前神经（改编自：Berger RA. Partial denervation of the wrist: a new approach. Tech Hand Up Extrem Surg, 1998, 2: 25-35.）

其严重性都有减轻。1983年Ekerot[36]报道他的病例中有56%的患者疼痛缓解。这些病例包括舟骨骨折不愈合、月骨缺血性坏死、骨关节炎和创伤后关节炎，均接受了全神经切除术。Ishida等[28]报道了另一个截然不同的结果，仅有12%的疼痛缓解率，24%的患者对手术结果感到满意。

在另一项对腕关节全神经支切除术的71例患者的长期随访中，Schweizer等[29]的研究表明在随访9.6年时，35例患者基本无疼痛，70例患者中有61例回到原来的工作岗位。然而，在70例患者中有13例疼痛无改善甚至更严重，10例患者有再次手术史。结果最好的病例是舟月分离，结果最差的是桡骨端陈旧性骨折，年龄与结果无对应关系。

为了避免全神经支切除的多个切口和广泛的分离，腕关节神经支部分切除用于治疗慢性腕关节疼痛已经获得普遍认可。尽管有研究表明与全神经切除相比，部分神经切除也能有效地缓解慢性腕关节疼痛，但这种术式的结果也不尽相同[19, 20, 22]。单独行骨间后神经切除连同腕关节背侧手术的操作简单，但其效果无法与全神经支切除术相比。Delon[19]报道单独行骨间后神经切除的患者90%有主观上的疼痛缓解。但造成腕关节疼痛的病因很多，40例腕关节疾病中包括17例非特异性"腕关

节扭伤"的诊断。尽管结果不错，但很多术者都反对常规行骨间后神经切除术。在一项腕关节神经支配和免疫组化特性的研究中，Hagert等[37]认为骨间后神经对腕关节的本体感觉以及背侧韧带的再生和神经再支配至关重要。这些作者推测切除了骨间后神经终支会影响整个腕关节背侧韧带复合体，并建议手术操作尽可能不要损伤该神经。这些作者承认需要进一步的研究来阐明骨间后神经的真正作用，因为该神经与腕关节的韧带反射特性有关。

## 六、小结

神经支切除术已经被证明是治疗疼痛的有效方法，并已经被应用于多个关节，对于缓解关节疼痛及解决相关问题取得了明显的效果。腕关节神经支切除术并发症少，对缓解慢性疼痛效果好，并能保留腕关节的大部分活动度，使这一术式颇具吸引力。此外，如果神经支切除结果失败，并不会影响进一步的手术治疗。对于慢性腕关节疼痛的患者，腕关节神经支切除术为手外科医生提供了一种重建或挽救手术的可选方法，尤其需要探索该方法与其他方法合并使用，以获得更好的止痛效果。

# 参考文献

[1] Wilhelm A. Denervation of the wrist. Tech Hand Up Extrem Surg, 2001, 5(1): 14-30.

[2] Latte PM, Proctor ML, Farquehar CM, et al. Surgical interruption of pelvic nerve pathways in dysmenorrhea: a systematic review of effectiveness. Acta Obstet Gynecol Scand, 2007, 86: 4.

[3] Lai YY, Chen SC, Chien NC. Video-assisted thoracoscopic neurectomy of intercostal nerves in a patient with intractable cancer pain. Am J hosp Lalliat Care, 2007, 23: 475.

[4] Mui WL, Ng CS, Fung HH, et al. Prophylactic illioinguinal neurectomy in open inguinal hernia repair: a double-blind randomized controlled trial. Ann Surg, 2006, 244: 27.

[5] Whiteside JL, Barber MD. Illioinguinal/illiohypogastric neurectomy for management of intractable right lower quadrant pain after cesarean section: a case report. J Reprod Med, 2005, 50: 857.

[6] Perez R, Ducati A, Garbossa D, et al. Retrosigmoid approach for vestibular neurectomy on Meniere s disease. Acta Neurochir, 2005, 147: 401.

[7] Robinson SR, Wormald PJ. Endoscopic vidian neurectomy. Am J Rhinol, 2006, 20: 197.

[8] Vasama JP. Tympanic neurectomy and chronic parotitis. Acta Otolaryngol, 2000, 120: 995.

[9] Wilhelm A. Zur Innervation der Gelenke der oberen Extremitat. Z Anat Entwicklungsgesch, 1958, 120: 331-371.

[10] Wilhelm A. Articular denervation and its anatomical foundation. A new therapeutic principle in hand surgery. On the treatment of the later stages of lunatomalacia and navicular pseudarthrosis. Hefte Unfallheilkd, 1966, 86: 1.

[11] Buck-Gracko D. Denervation for the midcarpal joint. J Hand Surg (Am), 1977, 2: 54-61.

[12] Rostlund T, Somnier F, Axelsson R. Denervation of the wrist joint——an alternative in conditions of chronic pain. Acta Orthop Scand, 1980, 51: 609.

[13] Geldmacher J, Legal HR, Brug E. Results of denervation of the wrist and wrist joint by Wilhelm s method. Hand, 1972, 4: 57.

[14] Van de Pol GJ, Koudstaal MJ, Schuurman AH, et al. Innervation of the wrist joint and surgical perspectives of denervation. J Hand Surg (Am), 2006, 31: 28.

[15] Ferreres A. First commentary on partial wrist denervation: the evidence behind a small fix for big problems. J Hand Surg, 2018, 43A: 278-280.

[16] Dellon AL, Seif SS. Anatomic dissections relating the posterior interosseous nerve to the carpus and the etiology of dorsal wrist ganglion pain. J Hand Surg (Am), 1978, 3(4): 326-332.

[17] Dellon AL, Mackinnon SE, Daneshvar A. Terminal branch of anterior interosseous nerve as source of wrist pain. J Hand Surg (Br), 1984, 9(3): 316-322.

[18] Kupfer DM, Lee GM, Shoemaker W, et al. Simplified approach to wrist denervation for triangulofibrocartilage complex disruption. J Reconstr Microsurg, 1999, 15: 621.

[19] Dellon AL. Partial dorsal wrist denervation: resection of the distal posterior interosseous nerve. J Hand Surg (Am), 1985, 10: 527.

[20] Berger RA. Partial denervation of the wrist: a new approach. Tech Hand Up Extrem Surg, 1998, 2: 25-35.

[21] Weinstein L, Berger RA. Analgesic benefit, functional outcome, and patient satisfaction after partial wrist denervation. J Hand Surg, 2002, 27A: 833-839.

[22] Fukumoto K, Kojima T, Kinoshita Y, et al. An anatomic study of the innervation of the wrist joint and Wihelm's technique for denervation. J Hand Surg (Am), 1993, 18: 484-489.

[23] Gay A, Harbst K, Hansen DK, et al. Effect of partial wrist denervation on wrist kinesthesia: wrist denervation does not impair proprioception. J Hand Surg (Am), 2011, 36(11): 1774-1779.

[24] Patterson RW, Van Niel M, Shimko P, et al. Proprioception of the wrist following posterior interosseous sensory neurectomy. J Hand Surg (Am), 2010, 35(1): 52-56.

[25] Moberg E. The role of cutaneous afferents in position sense, kinaesthesia, and motor function of the hand. Brain, 1983, 106(1): 1-19.

[26] Rostlund T, Somnier F, Axelsson R. Denervation of the wrist joint——an alternative in conditions of chronic pain. Acta Orthop Scand, 1980, 51: 609.

[27] Foucher G, Da Silva JB, Ferreres A. Total denervation of the wrist. Apropos of 50 cases. Rev Chir Orthop Reparatrice Appar Mot, 1992, 78: 186.

[28] Ishida O, Tsai TM, Atasoy E. Long-term results of denervation of the wrist joint for chronic wrist pain. J Hand Surg (Br), 1993, 18: 76.

[29] Schweizer A, von Kanel O, Kammer E, et al. Long-term follow-up evaluation of denervation of the wrist. J Hand Surg (Am), 2006, 31: 559.

[30] Grechenig W, Mahring M, Clement HG. Denervation of the radiocarpal joint. A follow-up study in 22 patients. J Bone Joint Surg (Br), 1998, 80: 504.

[31] Milone MT, Klifto CS, CatalanoⅢ LW. Partial wrist denervation the evidence behind a small fix for big problems. J Hand Surg (Am), 2018, 50(3): 272-277.

[32] Dellon L. Second commentary on partial wrist denervation: the evidence behind a small fix for big problems. J Hand Surg, 2018, 43A: 281-282.

[33] Dellon AL. Ulnar wrist denervation. //Joint Denervation. New York: Springer, 2019: 61-74.

[34] Dellon AL. Volar denervation and osteophyte resection to relieve volar CMC joint Pain. Case Rep Plast Surg Hand

Surg, 2017, 9: 13-16.

[35] Dellon AL. Radial wrist denervation. //Joint denervation. New York: Springer, 2019: 45-60.

[36] Ekerot L, Holmberg J, Eiken O. Denervation of the wrist. Scand J Plast Reconstr Surg, 1983, 17: 155.

[37] Hagert E, Garcia-Elias M, Forsgren S, et al. Immunohisto-chemical analysis of wrist ligament innervation in relation to their structural composition. J Hand Surg (Am), 2007, 32: 30.

# 第6部分

# 腕骨坏死

# 第35章

# 带第四、五伸肌鞘管动脉血管蒂的桡骨远端骨瓣移植治疗月骨缺血性坏死

陈山林 著

## 一、背景介绍及适应证

1910 年奥地利放射学家 Robert Kienböck 首先描述了月骨缺血性坏死（Kienböck 病）[1]，因而习惯上以他的名字命名。月骨缺血性坏死病因不明，就目前研究结果来看，是多种因素共同作用的结果，影响因素包括尺骨变异、月骨形状、月骨的特殊血运模式、职业或非职业性的应力载荷、三角纤维软骨复合体（TFCC）的顺应性、先天性或后天性疾病等。各个年龄均可发病，常见于 20～25 岁的重体力劳动者，多累及单侧。典型的临床表现是腕关节的慢性疼痛、腕背侧肿胀、腕关节活动范围受限、握力或捏力下降等。通常通过 X 线片即可以得到准确的诊断，但对于早期患者需要 CT 或 MRI 来确认。关节镜的价值在于判断关节软骨的情况以及是否合并舟月分离等伴发情况。

月骨坏死的分型方法有多种，最常用的还是 Lichtman 分型[2-4]（根据 X 线表现）。① I 期：X 线表现正常；骨扫描正常或有热区；MRI 显示月骨有水肿表现。② II 期：月骨硬化，但月骨的形状保持不变。③ III 期：月骨碎裂并伴有塌陷。④ III A 期：月骨塌陷，无舟月分离。⑤ III B 期：月骨塌陷，伴舟月分离。⑥ IV 期：桡腕关节或腕中关节炎（或两者兼有）。

I 期患者在临床上很难及时诊断，治疗上也没有定式，倾向于随访观察。IV 期患者因存在关节炎，因而在治疗方法上倾向于各种补救手术，包括局限性腕关节融合术或近排腕骨切除术等。II 期和 III 期患者在临床上最常见，治疗也存在争议。推荐的手术策略包括月骨减压术（桡骨短缩术或局限性腕关节融合术等）、骨移植血运重建术（各种带血管蒂骨瓣移植术）以及补救手术（近排腕骨切除术及局限性腕关节融合术等）。背侧第四、五伸肌鞘管动脉（ECA）为蒂的骨瓣移植因解剖恒定、切取容易以及血管蒂长等优点而逐渐受到青睐，治

疗中期月骨缺血性坏死时，疗效确定，是优选推荐的方法之一[5]。

## 二、解剖基础

桡骨远端背侧有四条源自桡动脉和骨间前动脉（AIA）背侧支的营养血管。这些血管均纵向走行，并发出分支营养桡骨远端。这四条血管与周围的解剖标志结构有恒定的空间位置关系，也因此而被命名。其中两条位于第一,二和第二,三伸肌鞘管之间、伸肌支持带浅层，称为第一,二和第二,三伸肌鞘管间支持带浅层动脉（1, 2 ICSRA and 2, 3 ICSRA）。另外两条分别位于第四、五鞘管基底桡侧，称为第四、五伸肌鞘管动脉。1, 2 ICSRA 起自桡腕关节近端 5 cm 处的桡动脉，发出后于肱桡肌下方行向远端，至伸肌鞘管处浅出，继续向远端跨过桡腕关节，在鼻烟窝内与桡动脉和桡腕弓汇合。2, 3 ICSRA 起自骨间前动脉或其背侧支。行向远端后在伸肌支持带处浅出，跨过 Lister 结节后与腕背血管弓汇合，也发出交通支与第四 ECA 汇合。第四 ECA 起自骨间前动脉背侧支或第五 ECA 并与骨间背侧神经终支伴行，走行在桡骨远端背尺侧，跨过桡腕关节背侧，与背侧腕骨间动脉弓及桡腕弓汇合。第四 ECA 发出多个分支营养桡骨远端背侧的松质骨。第五 ECA 的管径最粗，起自骨间前动脉背侧支，向远端走行于第五伸肌鞘管基底桡侧（或第四、五伸肌鞘管间隔），跨过桡腕关节后与背侧腕骨间动脉弓汇合。在走行途中，发出分支与第四 ECA、2, 3 ICSRA 以及尺骨远端的背斜动脉相交通。因为管径粗大，交通支多，而且位于偏尺侧，因而可避开关节囊切口，因此作为逆向供血的源血管有优势。其缺点是发出的营养支较少。

这四条纵行血管跨过桡腕关节后都与背侧桡腕弓和背侧支持带浅层动脉弓汇合，因此，每一

条都可以作为远端蒂营养血管，从桡骨远端背侧切取骨瓣后逆向转移，用于腕骨坏死及骨缺损的治疗。其中以第四、五 ECA 为蒂的桡骨远端逆行骨瓣集合了管径粗、营养支多及血管蒂长等优点（图35-1），在临床上最常用。

## 三、手术方法

以月骨为中心做腕背纵行切口，使用上臂气囊止血带，可以不驱血。切开皮肤和皮下组织，向两侧掀起皮下，充分显露伸肌支持带。切开第五伸肌鞘管，将小指固有伸肌腱牵向尺侧，显露位于鞘管基底的第五 ECA 及伴行静脉。向近端追踪其起源——骨间前动脉发出背侧支处。将骨间膜切开，充分显露骨间前动脉及其发出分支处。辨别第四 ECA 及与其伴行的骨间背侧神经终支，仔细将血管束和神经分开，并向远端追踪至近桡腕关节处。在月骨背侧沿背侧桡三角韧带走行切开关节囊，显露月骨。确认月骨关节面完整。将月骨背侧用 1~1.2 mm 克氏针钻孔。在透视下确认克氏针位置准确，用空心钻扩髓，再用圆头磨钻进一步打磨，用刮匙刮除坏死骨。将死骨刮除干净后，可用血管钳撑大月骨空壳。操作时要小心保护月骨

含软骨面的骨壳不受损，并确保不要出现塌陷和骨折。制备好容纳植骨块的骨隧道后，以第四 ECA 为轴心，在桡腕关节近端 1~1.3 cm 处为中心点标记取骨范围。切开骨膜，向标记范围以外剥离骨膜。将第四、五 ECA 血管蒂系统充分游离，用橡皮条保护好，在骨间前动脉发出分支处的近端将其结扎。然后用微小骨刀根据所需骨块大小凿取骨块，保护骨块表面近端的骨膜及第四 ECA 血管系统与骨块的连续性。这样就形成了远端向近端（第四、五 ECA 血管蒂系统）供血的骨瓣。松止血带，观察切取后骨瓣的血运情况，确定骨瓣有血运供应。冲洗月骨骨隧道，然后在桡骨远端背侧截骨处挖出部分松质骨，填入月骨骨隧道四周。仔细修整植骨块，使其与月骨的骨隧道匹配。在骨隧道的边缘预置两根 4-0 PDS Ⅱ缝线，以备固定骨块。将骨瓣完全嵌入月骨内，透视下确认月骨形态完整及植入骨块位置满意，打结并预置缝线以固定骨块（也可用直径 1 mm 克氏针固定骨块，图35-2）。

为了降低月骨承受的压力，防止月骨再血管化过程中出现塌陷，可使用直径 1.2 mm 克氏针临时固定舟头关节和三角头关节。

术中拍 X 线片确认骨瓣在月骨的位置合适后，冲洗关节腔，疏松缝合关节囊，注意保护血管蒂。

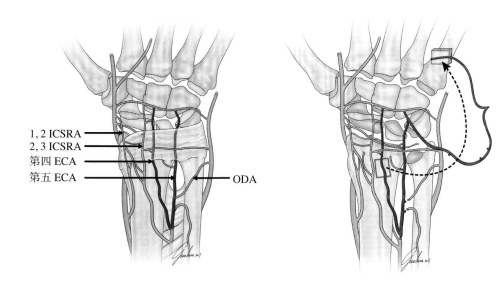

1, 2 ICSRA
2, 3 ICSRA
第四 ECA
第五 ECA
ODA

图 35-1　第五 ECA 的管径最粗，起自骨间前动脉背侧支，向远端走行于第五伸肌鞘管基底桡侧（或第四、五伸肌鞘管间隔），跨过桡腕关节后与背侧腕骨间动脉弓汇合。在走行途中发出分支与第四 ECA、2, 3 ICSRA 以及尺骨远端的背斜动脉相交通。以第四、五 ECA 为蒂的桡骨远端逆行骨瓣血管蒂长，管径较粗大，旋转后可以到达全部腕骨和掌骨基底处

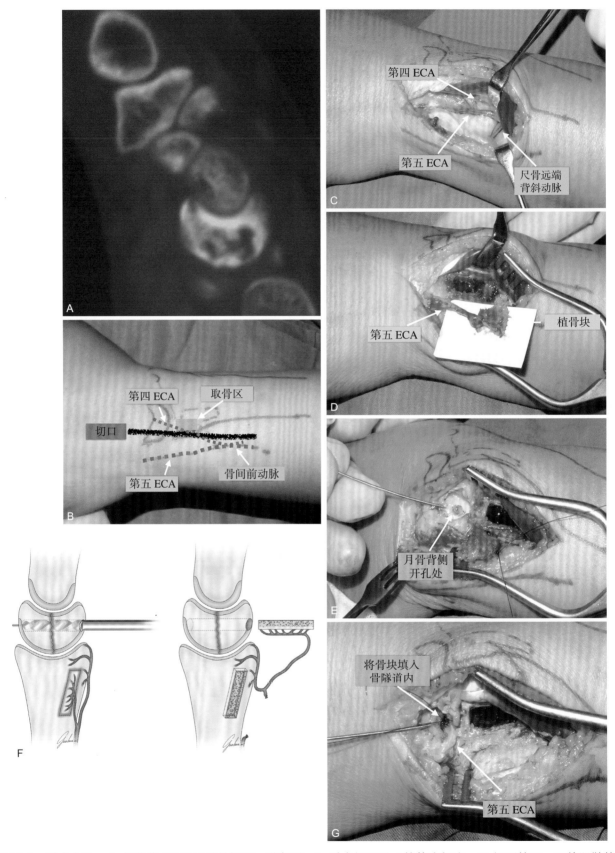

图 35-2　手术方法。A. 矢状位 CT 显示月骨坏死，形态可。B. 手术切口及血管体表标志。C. 切开第四、五伸肌鞘管，于鞘管基底处显露第五 ECA 和第四 ECA。D. 以第五 ECA 和第四 ECA 为蒂，在桡骨远端尺背侧凿取骨瓣。E. 切开背侧关节囊，显露月骨背侧部分。F. 在月骨背侧钻孔。G. 将骨块嵌入

缝合伸肌支持带，可将小指固有伸肌腱置于伸肌支持带浅层。缝合皮下组织和皮肤。包扎伤口，石膏制动保护2~3周。拆线后可以用管型石膏继续固定。术后4周去除固定骨块的克氏针，开始功能练习，12周去除临时固定腕中关节的克氏针。用保护性支具配带至术后14周。

每个月拍摄X线平片判断骨愈合情况。如条件允许，每半年或一年做MRI检查，以了解血运重建情况。一般来讲，术后6个月不会看到月骨再血管化的表现，至少在1年左右才可以看到。完全再血管化需要2~3年。

## 四、优缺点

以第四＋第五ECA为蒂桡骨远端骨瓣移植解剖恒定，切取容易；血管蒂长，游离度大，旋转后可达全部腕关节，适应证广；桡骨远端松质骨多，适合做取骨部位，因此，不仅可以作为治疗月骨缺血性坏死的方法，也可以治疗其他腕骨坏死或骨折不愈合（图35-3）。

然而，是否手术后可肯定重建月骨血运，逆转坏死过程，以及是否需要与桡骨短缩等其他改变应力的方法同时应用，目前还没有定论。另外，

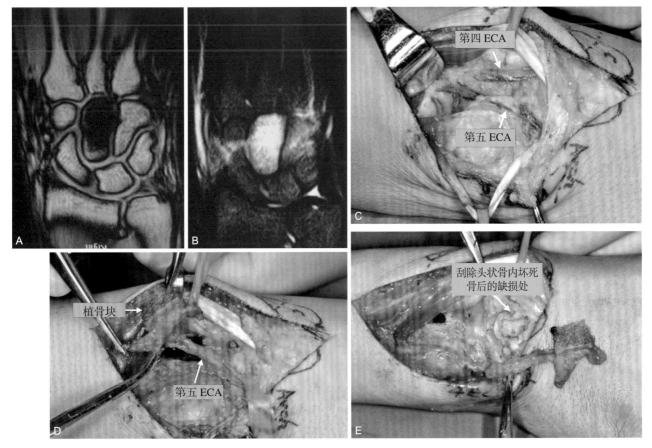

图35-3　第四、五ECA为蒂桡骨远端骨瓣移植治疗头状骨缺血性坏死。A、B. T1及T2加权像显示头状骨缺血性坏死表现。C.显露第四、五ECA。D.掀起骨瓣。E.切开关节囊，显露头状骨背侧，刮除坏死骨。F.将骨瓣嵌入头状骨内。G.缝合关节囊和伸肌支持带，将小指固有伸肌腱置于支持带浅层。H.术后X线情况

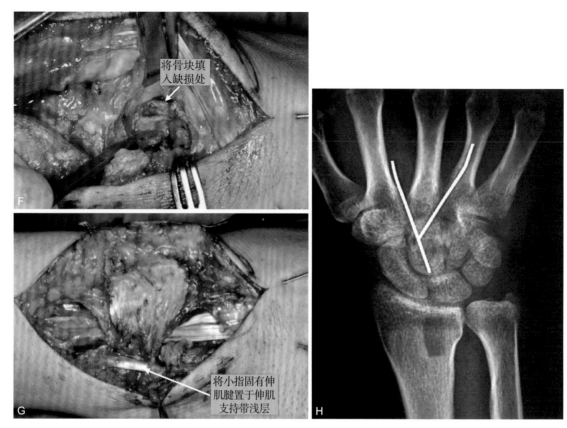

将骨块填入缺损处

将小指固有伸肌腱置于伸肌支持带浅层

图 35-3 （续）

月骨背侧的面积小于掌侧，在此处安全开窗并非易事，并且关于骨隧道的参数也没有具体规定。因此，对于客观疗效情况，还要进行更科学的临床研究。

## 参考文献

[1] Wagner JP, Chung KC. A historical report on Robert Kienböck (1871 – 1953) and Kienböck's Disease. J Hand Surg (Am), 2005, 30(6): 1117-1121.

[2] Lichtman DM, Alexander AH, Mack GR, et al. Kienböck's disease——update on silicone replacement arthroplasty. J Hand Surg (Am), 1982, 7(4): 343-347.

[3] Lichtman DM, Degnan GG. Staging and its use in the determination of treatment modalities for Kienböck's disease. Hand Clin, 1993, 9(3): 409-416.

[4] Lichtman DM, Mack GR, MacDonald RI, et al. Kienböck's disease: the role of silicone replacement arthroplasty. J Bone Joint Surg (Am), 1977, 59(7): 899-908.

[5] Sheetz KK, Bishop AT, Berger RA. The arterial blood supply of the distal radius and ulna and its potential use in vascularized pedicled bone grafts. J Hand Surgery, 1995, 20(6): 902-914.

# 头状骨短缩截骨术治疗月骨缺血性坏死

第36章

李文军 著

## 一、背景介绍及适应证

虽然早在 1910 年学者们就认识了月骨缺血性坏死这种疾病，但到目前为止，其具体病因依然不清楚，可能与机械性因素、创伤性因素、解剖学因素或系统性因素有关[1]。根据这些相关的病因，学者们设计了各种各样的手术方式来试图达到缓解疼痛、改善功能并延缓疾病发展的目的。头状骨短缩截骨术就是其中的手术方式之一[2]。1986 年 Almquist 最先设计了头状骨短缩截骨联合头钩关节融合来治疗月骨缺血性坏死，目的是想通过头状骨的缩短来减少腕关节活动时施加于月骨的应力，从而改善并逐步恢复月骨的内部血运，预防月骨的塌陷，达到最终治疗的目的。随后 Almquist 采用单纯短缩截骨或联合头钩关节融合的系列报道证实了手术效果良好[3, 4]。随着临床应用的增加，Horii 的力学研究证实此种方法会导致舟骨 - 大 - 小多角骨（STT）关节的应力明显增加，最终会出现远排腕骨的整体下移，会造成月骨应力的增加[5]。为了改变这种下移的力学状态，Moritomo 设计了仅对月骨相关节的头状骨截骨，称为"部分头状骨短缩截骨术"，也取得了很好的临床效果[6]。国内宫绪等[7]的实验结果证实单纯头状骨短缩截骨术可通过桡腕关节应力的重新分布，有效地减少经头状骨传递至月骨的轴向负荷。Gay 等[8]的研究结果表明，对于尺骨中性变异出现月骨缺血性坏死的患者，单纯头状骨短缩截骨术的效果优良率在 80%。对于 Lichtman Ⅰ 到 Ⅲ A 期月骨无菌性坏死的患者，可以采用头状骨短缩截骨术来治疗，尤其是尺骨中性变异的患者，是该术式的最佳适应证。此手术有利于月骨的血运重建以及月骨骨结构及功能的恢复。

## 二、解剖基础

头状骨是最大的腕骨，占据了整个腕骨的中心，是腕骨横弓的基石。其掌侧面粗糙，并有一定程度的凹陷，构成了腕管的底，也是腕关节掌侧韧带附着的关键部位。头状骨近端 1/3 是头部，比较大，呈一个不规整的椭圆形，包含三个关节面，分别在桡侧与舟骨、近端与月骨、内侧与钩骨相关节，并且在不同的腕关节活动位置中其关节面对合程度不同，但整个内侧面扁平的部分几乎都与钩骨相关节。其远端扁平，与第三、四掌骨以及第二掌骨基底尺侧突相关节，桡侧与小多角骨相关节，内侧与钩骨相关节。头状骨的血运是从掌侧和背侧同时供应的。大多数营养血管是从远端进入，然后逆行营养骨的其他部分。主要血运来自背侧腕骨间与掌骨基底间的血管弓，占 67%。掌侧的血运来源于尺动脉返支、掌侧桡腕弓与掌深弓之间的交通支，占 33%。其中 30% 的掌侧和背侧血运有交通支形成[9-12]（图 36-1 至图 36-4）。

## 三、手术方法

**1. 麻醉与体位** 采用区域阻滞麻醉或全身麻醉。患者取仰卧位，将患肢置于手术桌上，上臂

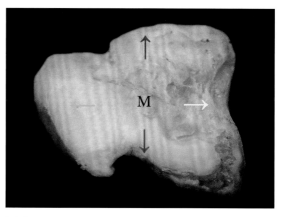

M 为内侧面，蓝色箭头示背侧，绿色箭头示近端，黄色箭头示远端，粉色箭头示掌侧

图 36-1 头状骨大体图

271

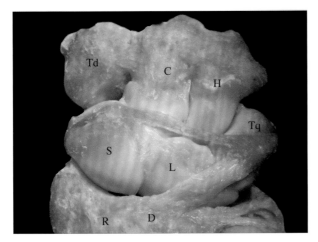

Td. 小多角骨；C. 头状骨；H. 钩骨；Tq. 三角骨；S. 舟骨；L. 月骨；R. 桡骨远端；D. 背侧

图 36-2 头状骨及其周围关节大体图

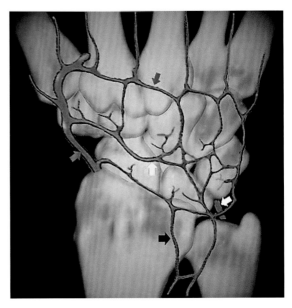

图 36-4 腕骨间掌侧血管网示意图。蓝色箭头示掌深弓，绿色箭头示掌浅弓，白色箭头示掌侧腕骨间血管弓，黑色箭头示掌侧桡腕弓，粉色箭头示桡动脉，黄色箭头示尺动脉，红色箭头示骨间掌侧动脉

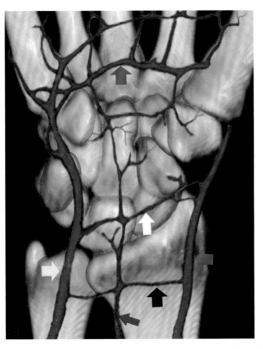

图 36-3 腕骨间背侧血管网构成示意图。蓝色箭头示背侧掌骨基底间的血管弓，白色箭头示尺动脉，粉色箭头示桡动脉，黄色箭头示背侧腕骨间的血管弓，黑色箭头示骨间前动脉背侧支

截骨的部位放置在中间孔。截骨位置最好在头状骨中远 1/3 部位，再靠近近端会影响远端骨块的血运。如果中远 1/3 部位远端的骨块只能固定一个螺钉，可以加克氏针固定，或直接用无头全螺纹加压钉固定。术中采用电锯截骨，在截骨的同时要用冰盐水降温，以最大限度地减轻截骨面骨质的热损伤。截骨 2 mm 后复位头状骨，用克氏针临时固定，通过微型 C 型臂判断复位，用钢板固定，或采用合适长度的无头加压螺钉。再次用 C 型臂透视，示固定满意后冲洗伤口，缝合关节囊及皮肤（图 36-5 至图 36-8）。

3．术后处理 采用前臂掌侧石膏托固定。术后 2 天即鼓励患者挂拐下地。2 周后拆线，改为前臂管型支具继续固定 6 周，拍 X 线片评估愈合情况。如果是钢板螺钉固定，愈合后去除（图 36-8）。

## 四、优缺点

我们认为采用头状骨短缩截骨术治疗月骨缺血性坏死有以下优点：保留了月骨，基本保留了腕骨高度；基本保留了头状骨小多角骨关节和舟头关节，从而对腕关节中最重要的舟骨的活动干扰较小。此外，手术操作简单，创伤小，尤其适用

绑缚止血带。

2．手术切口与头状骨截骨固定 以钢板螺钉固定为例说明，以头状骨为中心，在腕背侧做纵行切口，长约 3 cm。牵开指伸肌腱，纵行切开腕关节囊，显露头月关节及头状骨，然后保护头月关节面，选五孔小钢板，将其放置在头状骨背侧，

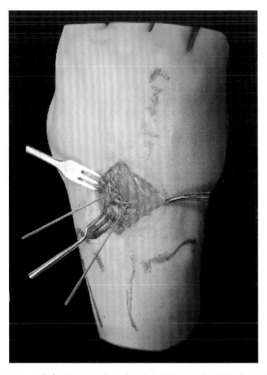

图 36-5　手术切口照片（本图由北京积水潭医院郭阳医生提供）

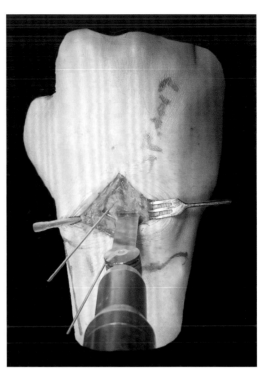

图 36-7　术中截骨照片（本图由北京积水潭医院郭阳医生提供）

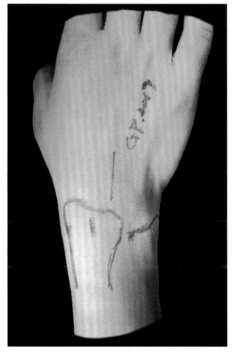

图 36-6　术中截骨平面定位照片（本图由北京积水潭医院郭阳医生提供）

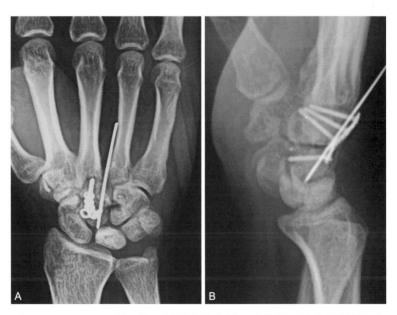

图 36-8　Lichtman ⅢA 期，尺骨中性变异，头状骨短缩截骨钢板加克氏针固定术后 X 线正位片（A）与侧位片（B）（本图由北京积水潭医院郭阳医生提供）

于尺骨中性变异且坏死程度轻的年轻患者。当然，在应用过程中发现也存在一些问题，例如，如截骨部位的选择不当，有造成头状骨头部坏死的风险。此外，截骨量多少的选择以及头状骨下移的程度与速度也需要在临床上进一步研究。

总之，头状骨短缩截骨术作为一种降低月骨应力的方法，简单、有效、创伤小，非常适用于尺骨中性变异的年轻月骨坏死患者。

## 参考文献

[1] Innes L, Strauch RJ. Systematic review of the treatment of Kienböck's disease in its early and late stages. J Hand Surgery, 2010, 35(35): 713-7, 717.

[2] Beredjiklian PK. Kienböck's disease. J Hand Surg, 2009, 34: 167-175.

[3] Almquist EE. Kienböck's disease. Clin Orthop, 1986, 202: 68-78.

[4] Almquist EE. Capitate shortening in the treatment of Kienböck's disease. Hand Clin, 1993, 9: 505-512.

[5] Horii E, Garcia-Elias M, An KN, et al. Effect on force transmission across the carpus in procedures used to treat Kienböck's disease. J Hand Surg, 1990, 15A: 393-400.

[6] Moritomo H, Murase T, Yoshikawa H. Operative technique of a new decompression procedure for Kienböck disease: partial capitate shortening. Tech Hand Up Extrem Surg, 2004, 8(2): 110-115.

[7] 宫旭, 路来金, 杨涛, 等. 中华手外科杂志, 1999, 15(3): 146-147.

[8] Gay (Am), Parratte S, Glard Y, et al. Isolated capitate shortening osteotomy for the early stage of Kienböck disease with neutral ulnar variance. Plast Reconstr Surg, 2009, 124(2): 560-566.

[9] Apergis E. Fracture-dislocations of the wrist. New York: Springer-Verlag, 2013, 7-37.

[10] Cooney WP. Vascular and neurologic anatomy of the wrist. //Cooney WP, Linscheid RL, Dobyns JH, eds. The wrist. Diagnosis and operative treatment, 1998, Missouri: Mosby: 106-123.

[11] Panagis JS, Gelberman RH, Taleisnik J. The arterial anatomy of the human carpus. Part Ⅱ: the intraosseous vascularity. J Hand Surg (Am), 1983, 8: 375-382.

[12] Freedman DM, Botte MJ, Gelberman RH. Vascularity of the carpus. Clin Orthop, 2001, 383: 47-59.

# 桡骨截骨术治疗月骨缺血性坏死

# 第37章

李文军 著

## 一、背景介绍及适应证

早在 1910 年，Kienböck 就描述了月骨坏死的临床和放射学特点，随后 Stahl 对本病进行了基于影像学的分期 [1, 2]。虽然认识月骨缺血性坏死已经有一个多世纪了，但到目前为止，其具体病因依然不清楚，可能与机械性或创伤性因素、解剖学因素和系统性因素有关 [3]。根据这些病因，学者们采用各种方式来进行针对性的治疗，其中包括制动的保守治疗，以及关节平衡术 [4]、腕骨部分融合术 [5] 和带血运的骨移植 [6, 7] 等。1928 年 Hulten 就注意到本病与尺骨负向变异之间的联系。他的研究表明，78% 的月骨缺血性坏死伴有尺骨负向变异。据此经验，他设计并最先报道了桡骨短缩截骨治疗月骨缺血性坏死 [8]。随后很多学者研究了尺骨负向变异所带来的腕关节生物力学改变与月骨缺血性坏死的关系。研究结果表明，尺骨负向变异会导致月骨承受的剪切力增加，从而导致骨折和血运的改变 [3, 4]。在尺骨负向变异患者中，桡骨截骨术通过减少关节的桡侧倾斜角度，以减少桡月关节间的压力 [9]，最终实现了月骨血运的恢复和修复，达到缓解疼痛、保留月骨以及保留腕高的目的。目前，在世界范围内，桡骨截骨术是在月骨缺血性坏死治疗中应用最广泛的手术之一 [10-12]，主要适用于 Lichtman Ⅱ期、ⅢA 期和ⅢB 期，尤其是合并尺骨负向变异的年轻患者。

## 二、解剖基础

月骨的血运来源不同，有些是由掌背侧共同营养，约占 67%；有些是由单独的掌侧血管营养，约占 33%。背侧的血运来自背侧桡腕弓和背侧腕骨间弓的血管，也有来自骨间前动脉的背侧分支供血。进入月骨的血管组成三种类型的吻合，包括 Y型、I 型和 X 型（图 37-1），其中 Y 型占 59%，I 型 31%，X 型占 10%[13, 14]。

为了更好地发挥手部功能，人类上肢的关节进化都是辅助手部活动的需求而发展的，因此，上肢的关节除了要具有很好的运动功能外，稳定也是必不可少的。如果近端没有灵活的关节功能，手就不可能很好地放置在最需要的位置。反之，如果上肢近端没有很好的稳定，手就不可能拎得动更重的东西。腕关节常常被学者们认为是上肢最不重要的关节，融合后并不会造成患者的功能影响，其实这个观点是不全面的。腕关节融合对于患者来讲有很多不便，如洗手背、拧门把手、操控方向盘以及肛周护理等动作。这会给患者的日常生活带来很多问题。其实腕关节也是一个很重要的关节。腕关节作为一个整体，其稳定性和灵活性是由其完整的骨结构、韧带结构、本体感觉以及强有力的周围肌肉来共同维持的。依据解剖组成和力学特性，很多学者把腕关节分为三个柱，包括以活动功能为主的外侧柱、起关键屈伸作用的中间柱以及起旋转作用的尺侧柱三个立体的部分。其中力学的传递主要在桡腕关节，即桡侧柱和中间柱，占 80%~90%，而尺侧柱的力学传递占 10%~20%。Rossak 的研究表明，在腕关节轻度尺偏和背伸时，尺侧柱的力学传递可达 30%[8]。

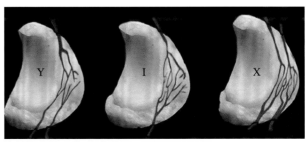

图 37-1　月骨的血运示意图，分为 Y 型、I 型和 X 型

## 三、手术方法

**1. 麻醉与体位**　采用区域阻滞麻醉或全身麻醉。患者取仰卧位，将患肢置于手术桌上，上臂绑缚止血带。

**2. 手术切口与截骨固定**　取腕掌侧 Henry 切口，在桡侧腕屈肌与桡动脉之间进入，将桡侧腕屈肌及拇长屈肌牵向尺侧，将桡动脉牵向桡侧并保护，切开旋前方肌。剥离后，用骨撬牵开显露桡骨。笔者采用尺骨短缩截骨系统进行截骨。首先将钢板放置在桡骨掌侧。将远近端固定后，用电锯截骨需要的长度，然后滑动后加压截骨面固定，并拧入剩下的螺钉（图 37-2、图 37-3）。如果是采用普通加压接骨板做固定，先将钢板放置在合适的部位，然后将远端钻孔，拿掉钢板，再将桡骨远端切断，并用摆锯截除术前测量的长度，一般为 2～4 mm，然后加压固定，使桡骨与尺骨远端尽量等长，但这种截骨方式的精确程度就没有截骨系统好了。截骨时注意不要改变桡骨远端的轴向排列，然后将预先测量使用的钢板重新放置到合适的位置，加压固定截骨面。术后用短臂石膏固定 2 周，但允许手部的功能训练。拆线后就可以去除石膏，进行不负重活动了。手术中的一个要点是：如果采用普通的非截骨系统，需要先在截骨完成之前将钢板放置在桡骨远端。确定截骨面后，在截骨部位远端的螺孔上钻孔。先不做固定，然后去除钢板再截骨，并重新放置钢板固定。这样能保证桡骨的对线，也能简化手术。

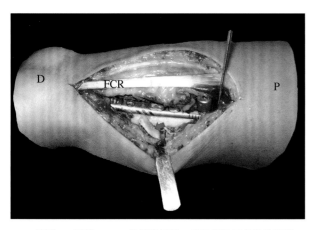

D. 远端；P. 近端；FCR. 桡侧腕屈肌；蓝色箭头示截骨的长度

**图 37-2　尺骨短缩截骨系统截骨**

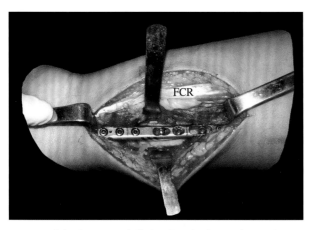

FCR. 桡侧腕屈肌；蓝色箭头示截骨线（加压固定无间隙）

**图 37-3　截骨固定**

## 四、优缺点

桡骨截骨的首要目标是为了挽救月骨，其手术技术相对简单，并不干扰腕关节的内部结构，仅是通过改变桡骨长度来部分改变施加于月骨的应力，从而达到改善月骨血运的目的，在保留月骨的同时还保留了腕关节的活动及腕高。但这类手术需要再次去除内固定。另外，有一些患者有正中神经激惹的症状。

尽管桡骨截骨术并不能使月骨坏死完全恢复正常，但其可以通过改变桡骨高度来降低施加于月骨的压力，从而保留了月骨和腕关节的活动，是治疗月骨缺血性坏死的有效方法之一，尤其适用于 Lichtman Ⅱ 期、Ⅲ A 期、Ⅲ B 期且合并尺骨负向变异的年轻患者。

**参考文献**

[1] Innes L, Strauch RJ. Systematic review of the treatment of Kienböck's disease in its early and late stages. J Hand Surgery, 2010, 35(35): 713-7, 717.

[2] Stahl S, Hentschel PJ, Santos SA, et al. Comparison of clinical and radiologic treatment outcomes of Kienböck's disease. Orthop Surg Res, 2014, 10(1): 133.

[3] Ebrahimzadeh MH, Moradi A, Vahedi E, et al. Mid-term clinical outcome of radial shortening for Kienböck disease. J Res Med Sci, 2015, 20(2): 146.

[4] Trail IA, Linscheid RL, Quenzer DE, et al. Ulnar lengthening and radial recession procedures for Kienböck's disease: long-term clinical and radiographic follow-up. J Hand Surg (Br), 1996, 21: 169-176.

[5] Graner O, Lopes EI, Caralho BC, et al. Arthrodesis of the carpal bones in the treatment of Kienböck's disease, painful ununited fractures of the navicular and lunate bones with avascular necrosis, and old fracture dislocations of the carpal bones. J Bone Joint Surg (Am), 1966, 48-A: 767-774.

[6] Shin AY, Bishop AT. Vascularized bone grafts for scaphoid nonunions and Kienböck's disease. Orthop Clin North (Am), 2001, 32(2): 263-277.

[7] Mathoulin C, Haerle M. Vascularized bone graft from the palmar carpal artery for treatment of scaphoid nonunion. J Hand Surg (Br), 1998, 23(3): 318-323.

[8] Almquist EE, Burns JF Jr. Radial shortening for the treatment of Kienböck's disease——a 5-to 10-year follow-up. J Hand Surgery, 1982, 7(4): 348.

[9] Watanabe K, Nakamura R, Horii E, et al. Biomechanical analysis of radial wedge osteotomy for the treatment of Kienböck's disease. J Hand Surg, 1993, 18A: 686-690.

[10] Salmon J, Stanley JK, Trail IA. Kienböck's disease: conservative management versus radial shortening. J Bone Joint Surg (Br), 2000, 82: 820-823.

[11] Watanabe T, Takahara M, Tsuchida H, et al. Long-term follow-up of radial shortening osteotomy for Kienböck disease. J Bone Joint Surg (Am), 2008, 90: 1705-1711.

[12] Weiss AP, Weiland AJ, Moore JR, et al. Radial shortening for Kienböck disease. J Bone Joint Surg (Am), 1991, 73: 384-391.

[13] Freedman DM, Botte MJ, Gelberman RH. Vascularity of the carpus. Clin Orthop, 2001, 383: 47-59.

[14] Gelberman RH, Bauman TD, Menon J, et al. The vascularity of the lunate bone and Kienböck's disease. J Hand Surg (Am), 1980, 5(3): 272-278.

# 第38章

# 月骨摘除治疗月骨缺血性坏死

殷耀斌 著

## 一、背景介绍及适应证

对于月骨缺血性坏死的治疗，目前尚没有一致性的观点。对于 Lichtmann Ⅲ 期及 Ⅳ 期的患者，往往需要考虑行挽救性手术，包括月骨摘除、月骨摘除合并肌腱团填塞、近排腕骨摘除、局限性关节融合或者全腕关节融合等。早在 1931 年，Mouat[1] 就报道了月骨摘除治疗月骨缺血性坏死的方法，5 例患者中有 4 例获得了良好的效果。随后也不断有学者报道这一术式获得了良好的临床效果。1996 年，Michael[2] 报道了 1 例单纯月骨摘除治疗月骨缺血性坏死后 32 年的病例。患者能够从事重体力劳动，从未出现腕关节疼痛。Michael 对以往月骨摘除治疗月骨缺血性坏死的文献进行了总结，一共有 82 例月骨摘除病例，其中 50 例（61%）的治疗效果为优，17 例（21%）为良，9 例（11%）为中，6 例（7%）为差。可见大多数接受月骨摘除的病例获得了良好的效果。

单纯的月骨摘除治疗月骨缺血性坏死往往被认为是不够的。为了避免月骨摘除后出现腕关节塌陷，许多医生对月骨摘除进行了改良，填塞入肌腱球、硅胶假体或者热解碳假体，并报道获得了良好效果。Carroll[3] 报道了 10 例月骨摘除联合筋膜填塞随访 10 年的结果，所有患者均获得了疼痛缓解及活动的改善，而且没有患者出现腕骨塌陷。同样，Ueba[4] 报道了 15 例使用掌长肌腱或者跖肌腱填塞的患者，疼痛均缓解，而且握力是健侧的90.2%，活动度较术前增加了 14.2°，没有出现腕骨塌陷。Yajima[5] 也支持这种术式，对 12 例Ⅲ B 期及 9 例Ⅳ期患者采用肌腱填塞、钢针固定舟骨 - 大 - 小多角骨（STT）关节或者舟头关节，获得了疼痛缓解、活动改善并且握力增加。Mariconda[6] 随访了 26 位患者接受月骨摘除并自体掌长肌腱移植的患者，平均随访 125 个月。尽管大多数患者在 MRI 上显示疾病进展，但 26 例中有 14 例完全无痛，21 例仍从事体力劳动，18 例恢复了术前工作。

北京积水潭医院自 20 世纪 70 年代开始也采取月骨摘除并自体掌长肌腱或者异体肌腱移植治疗晚期月骨缺血性坏死，获得了满意的效果。

## 二、解剖基础

月骨位于近排腕骨的中心，呈新月状，表面绝大部分有关节软骨覆盖，掌背侧均有韧带附着，滋养血管从此进入。由于月骨缺血性坏死是一种缺血性坏死性疾病，所以许多学者对月骨的血运进行了深入研究。当滋养血管进入月骨后，滋养血管分支呈 I、X 或 Y 形分布。7%~23% 的月骨接受单一血液供应 [7, 8]。有学者推测，对于仅接受单一血管滋养或者滋养血管在月骨内分支较少者，在受到急性或者反复慢性损伤后更容易发展成为 Kienböck 病。

1928 年，Hulten[9] 发表了对比正常个体与月骨缺血性坏死患者尺骨变异情况的经典研究。在他的病例中，正常对照组中尺桡骨远端关节面平齐的占 51%，而尺骨负向变异者占 23%。月骨缺血性坏死组仅有 5 例尺骨位于中立位，而大多数（23 例中的 18 例）存在尺骨负向变异。然而，D'Hoore 等 [10] 对比了 125 例正常腕关节与 52 例月骨缺血性坏死患者，发现尺骨变异与月骨缺血性坏死无显著的统计学相关性。桡骨远端倾斜度作为月骨缺血性坏死的潜在因素而被研究。Tsuge 和 Nakamura 发现月骨缺血性坏死患者的桡骨倾斜度小 [11]。

## 三、手术方法

在腕背做直行或者 S 形切口，于腕背第三、四鞘管间隙切开腕背侧支持带。分离并牵开拇长伸肌腱，将拇长伸肌腱、桡侧腕长伸肌腱和腕短伸肌腱向桡侧牵开，将指伸肌腱及示指固有伸肌腱向尺侧牵开，显露腕关节背侧的关节囊。注意显露骨间后神经。疼痛症状严重者，可切去 1 cm 长的骨间后神经来减轻症状。

沿桡骨 Lister 结节及第三掌骨基底方向将关节囊做十字切开，显露腕关节。在此切口内，可看到桡骨远端关节面、舟骨、月骨、三角骨和头状骨。根据各腕骨的解剖位置和关节软骨面的改变，可找到病变的月骨。如不确定，可通过透视定位。

将腕关节置于掌屈位，用小骨凿将月骨凿碎，然后用小咬骨钳逐块取出。用大量生理盐水冲洗，以避免残留骨屑（图 38-1）。

取自体掌长肌腱或者异体肌腱，以 5-0 普理灵缝线将肌腱编制缝合成肌腱球，填塞入月骨空腔。为了防止肌腱球脱出，可将掌侧关节囊与肌腱球缝合 1~2 针。认真止血，冲洗伤口，逐层缝合关节囊、伸肌支持带及皮肤。

术后 2 天换药，14 天拆线。术后 4 周内前臂掌侧用石膏固定腕关节于功能位，鼓励患者畸形屈伸手指练习。4 周后拆除石膏，在理疗师的帮助下进行腕关节功能锻炼。

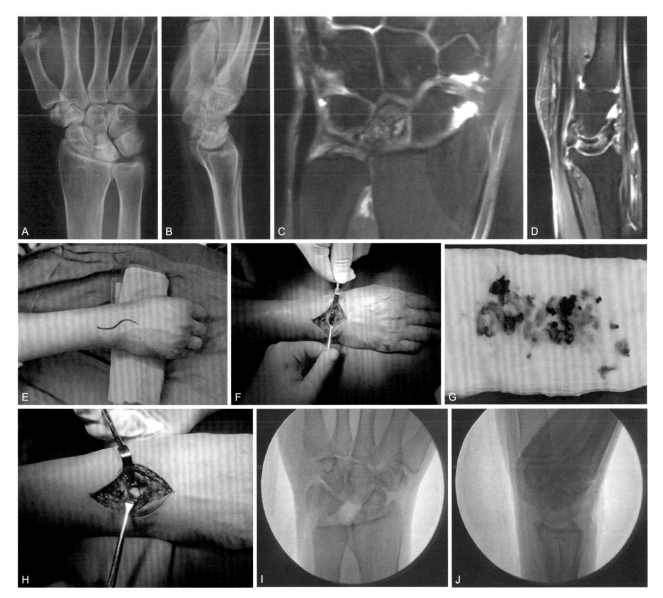

图 38-1　患者，男，46 岁，因腕关节疼痛 1 年就诊，行月骨摘除。A、B. X 线片提示月骨缺血性坏死。C、D. MRI 提示月骨异常信号改变。E. 手部切口画线。F. 摘除月骨。G. 月骨碎屑。H. 异体肌腱团填塞。I、J. 术中透视影像

## 四、优缺点

　　尽管大多数综述性文章认为这一术式仅仅是过去的一种治疗方法，认为月骨摘除后腕关节塌陷是不可避免的，但是临床上月骨摘除后腕关节未必塌陷。即便塌陷了，也未必引发坏的治疗结果。实际上，临床报道中大多数患者获得了良好的效果。月骨摘除肌腱球填塞的最大优点是操作简单，手术医生容易掌握，而且较其他术式对患者造成的损伤小，恢复快。在Innes的系统综述中，月骨摘除肌腱球填塞的方式获得的无痛率是最高的[12]。虽然临床效果肯定，但目前仍缺乏大宗病例长期随访的结果，需要进一步研究。

### 参考文献

[1] TB Mouat JW, Harding HE. Isolated fracture of the carpal semilunar and Kienböck's disease. Brit J Surgery, 1931, 19: 577-592.

[2] Wheatley MJ, Finical SJ. A 32-year follow-up of lunate excision for Kienböck's disease: a case report and a review of results from excision and other treatment methods. Ann Plast Surg, 1996, 37(3): 322-325.

[3] Carroll RE. Long-term review of fascial replacement after excision of the carpal lunate bone. Clin Orthop Relat Res, 1997, (342): 59-63.

[4] Ueba Y, Nosaka K, Seto Y, et al. An operative procedure for advanced Kienböck's disease. Excision of the lunate and subsequent replacement with a tendon-ball implant. J Orthop Sci, 1999, 4(3): 207-215.

[5] Yajima H, Kobata Y, Yamauchi T, et al. Advanced Kienböck's disease treated with implantation of a tendon roll and temporary partial fixation of the wrist. Scand J Plast Reconstr Surg Hand Surg, 2004, 38(6): 340-346.

[6] Mariconda M, Soscia E, Sirignano C, et al. Long-term clinical results and MRI changes after tendon ball arthroplasty for advanced Kienböck's disease. J Hand Surg (Eur), 2013, 38(5): 508-514.

[7] Gelberman RH, Bauman TD, Menon J, et al. The vascularity of the lunate bone and Kienböck's disease. J Hand Surg (Am), 1980, 5(3): 272-278.

[8] Panagis JS, Gelberman RH, Taleisnik J, et al. The arterial anatomy of the human carpus. Part II: The intraosseous vascularity. J Hand Surg (Am), 1983, 8(4): 375-382.

[9] Hultén O. Ueber die entstehung und behandlung der lunatummalazie (morbus Kienböck). Acta Chir Scand, 1928, 76: 121.

[10] D'Hoore K, De Smet L, Verellen K, et al. Negative ulnar variance is not a risk factor for Kienböck's disease. J Hand Surg (Am), 1994, 19(2): 229-231.

[11] Tsuge S, Nakamura R. Anatomical risk factors for Kienböck's disease. J Hand Surg (Br), 1993, 18(1): 70-75.

[12] Innes L, Strauch RJ. Systematic review of the treatment of Kienböck's disease in its early and late stages. J Hand Surg (Am), 2010, 35(5): 713-7, 717.

# 第7部分

# 肿　瘤

# 第39章

# 游离腓骨近端移植术重建肿瘤切除后的桡骨远端

李文军 著

## 一、背景介绍及适应证

桡骨远端是距离桡骨的桡腕关节面 3 cm 以内的部位。此部位是桡骨的松质骨与密质骨交界处，是桡骨干骺端部位，也是肿瘤好发的部位。根据北京积水潭医院骨肿瘤科的总结数据，桡骨远端最常见的好发肿瘤是骨巨细胞瘤，占绝大多数，约占 70.6%，普通型骨肉瘤占 7%，骨软骨瘤占 4.7%，动脉瘤样骨囊肿占 2.3%，内生软骨瘤占 1.9%，其他各种少见肿瘤占 13.6%（图 39-1）。

骨巨细胞瘤（giant cell tumor）可能起源于骨髓结缔组织间充质细胞，以基质细胞和多核巨细胞为主要结构，是一种潜在恶性或介于良、恶性之间的溶骨性肿瘤。好发年龄在 20~40 岁，性别差异不大。该疾病可导致病理性骨折。这也是患者就诊的原因之一[1-4]。桡骨远端骨巨细胞瘤占发病部位的 10%，但预后难以判断[5,6]。对于骨巨细胞瘤的治疗并无具体的统一方案，方法包括双膦酸盐治疗、干扰素治疗、病灶刮除残腔填充以及肿瘤段切除缺损重建等[7]。由于单纯刮除病灶的复发率较高，尤其是Ⅲ级骨巨细胞瘤，除了有较高的复发率之外，还有可能出现远处转移，所以应以手术切除整个瘤体为主要的治疗手段。由于腓骨近端与桡骨远端天然的相似性，所以目前治疗桡骨远端骨巨细胞瘤的常用术式为肿瘤段切除和腓骨近端取骨桡骨远端重建术[8]。腓骨近端移植主要适用于骨巨细胞瘤或骨肉瘤肿瘤段切除后的桡腕关节重建，尤其适用于生长期的儿童。

## 二、解剖基础

桡骨远端是包括桡舟关节、桡月关节和乙状切迹关节面以及具有平均 22° 尺偏和 11° 掌侧倾斜的独特立体结构。要想重建桡腕关节，就要尽可能恢复桡骨远端最基本的立体结构。腓骨近端关节面与桡骨远端关节面的倾角大小和方向以及关节面的曲率在冠状面和矢状面上基本一致。临床上大多采用腓骨近端移植重建桡骨远端[9-11]。研究表明，对侧腓骨锥状的腓骨头形态更接近桡骨茎突，适宜舟月关节面的滑动，因此，建议使用对侧腓骨近端作为供体进行桡骨远端重建[2]。

## 三、手术方法

在桡骨远端及腕背侧做 S 形切口（图 39-2），保护桡神经浅支、桡动脉和周围肌腱，显露桡骨远端并探查肿瘤边界。在肿瘤包膜外分离，在肉眼切除瘤体干净的情况下，尽可能保留足够长度的关节囊及韧带，以便重建腕关节。切除范围应不少于病灶边缘 2.5 cm，连同桡骨骨膜和肿瘤包膜一并切除。将标本送病理检查。如采用带血管移植，同时显露桡动脉及头静脉备用。

取对侧小腿上段后外侧弧形切口（图 39-2），

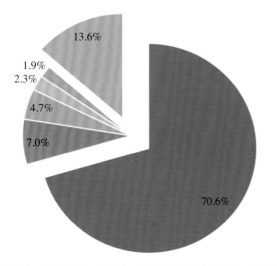

图 39-1 桡骨远端好发肿瘤数据图（引自 www.sarcoma-jst.net）

■骨巨细胞瘤 ■普通型骨肉瘤 ■骨软骨瘤 ■动脉瘤样骨囊肿 ■内生软骨瘤 ■其他肿瘤

充分暴露并保护腓总神经，显露腓骨近端，并找到腓动脉。根据桡骨缺损长度切取包含腓骨头的腓骨近端及该供体附着的肌袖，同时附带切取 1/2 股二头肌腱作为修复下尺桡关节用（图 39-3 至图 39-5）。

将取下的腓骨近端修整为合适长度后倒置，并与桡骨近残端用钢板固定，或者将两断端骨修整为梯形，折叠后用螺钉固定。远端用克氏针贯穿固定腕骨和移植的腓骨头。用保留下的腕关节囊和韧带与腓骨头上附着的股二头肌腱重建下尺桡关节及腓动脉腕关节囊，并用克氏针将重建后的下尺桡

关节固定。将桡动脉与腓动脉吻合，伴行静脉与头静脉吻合。术中需拍 X 线片，了解移植段骨、内固定位置及关节结构（图 39-6、图 39-7）。彻底止血后，放置引流管，并逐层缝合关闭切口，用石膏托固定[2, 12]。在供区将切取后的股二头肌腱残留部分和膝关节的腓侧副韧带结构用骨锚或 PDS Ⅱ

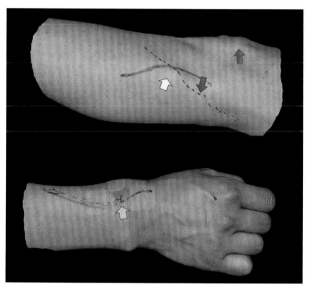

图 39-2 腕部及膝部切口线。蓝色箭头示腓总神经的走行位置，黄色箭头示腓骨头位置，粉色箭头示髌骨，绿色箭头示腕背切口线

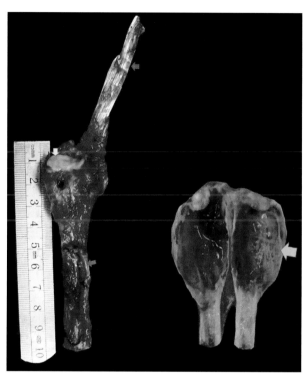

图 39-4 近端腓骨以及桡骨远端肿瘤断面图。蓝色箭头示股二头肌腱束，黄色箭头示腓骨近端关节面，粉色箭头示腓动脉，绿色箭头示骨巨细胞瘤断面肉眼观

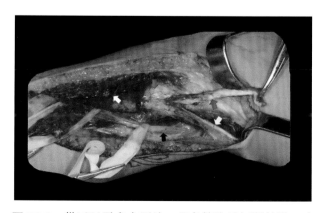

图 39-3 供区显露术中照片。蓝色箭头示切断的股二头肌腱束，黄色箭头示保留的股二头肌腱束，白色箭头示腓深神经肌支，黑色箭头示腓总神经（图片由北京积水潭医院陈山林医生提供）

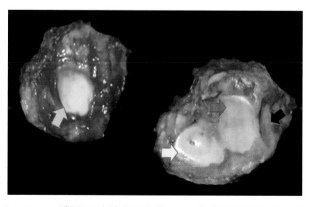

图 39-5 腓骨近端关节面与桡骨远端关节面对比图。绿色箭头示腓骨近端关节面，黄色箭头示桡骨茎突与舟骨窝关节面，蓝色箭头示月骨窝关节面，黑色箭头示桡骨乙状切迹关节面

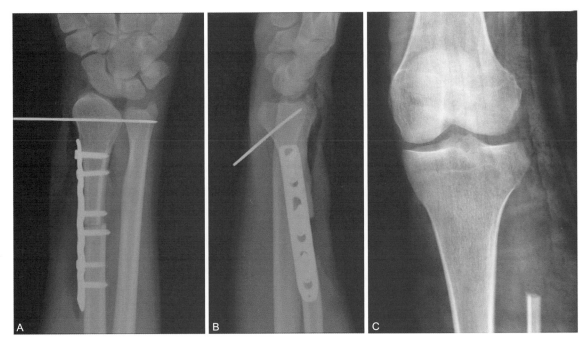

图 39-6 术中 X 线片。A. 术中内固定后腕关节 X 线正位片。B. 术中内固定后腕关节 X 线侧位片。C. 腓骨切取后膝关节 X 线正位片

肌腱缝线缝合固定在胫骨外侧髁部位。

吻合血管的骨移植患者术后常规使用抗痉挛、抗凝和抗炎药物。术后次日可以开始手指的功能活动和下肢不负重的功能活动。由于术中切断了股二头肌腱以及膝关节腓侧副韧带的止点并做了

重建，因而术后需要用保护性支具固定供侧下肢 4~6 周。根据骨愈合的情况（图 39-8），术后 8~12 周可以去除前臂支具，并逐渐开始腕关节功能训练（图 39-9）。

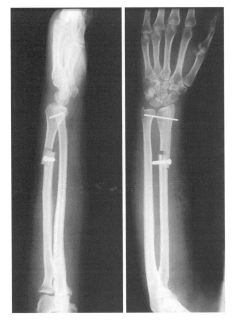

图 39-7 术中 X 线片。将两骨断端修整为梯形对合，用螺钉固定

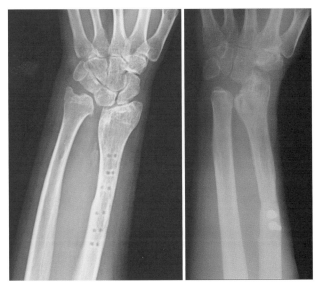

图 39-8 移植骨端愈合

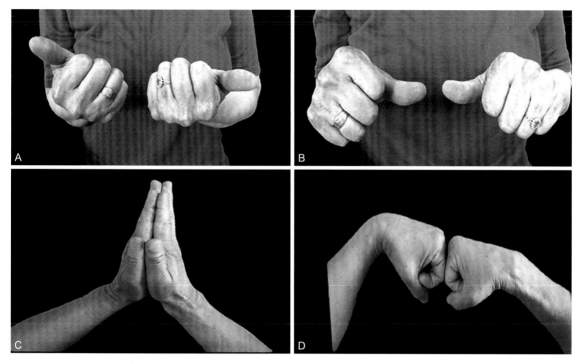

图 39-9　术后 4 年功能照片。A. 旋后。B. 旋前。C. 背伸。D. 屈曲，无明显疼痛

## 四、优缺点

　　腓骨近端移植重建桡骨远端骨关节缺损最大的优点是保留了部分腕关节功能，这对于年轻人来讲尤其重要，但其潜在的并发症是不容忽视的，包括骨不愈合、肿瘤复发、腓总神经损伤[9]、供区瘢痕、足跗长肌肌力下降以及踝、膝关节不稳定等[1]。此外，由于技术难度，对术者团队的能力要求也很高。根据切取的长度以及是否要求骨骺生长等情况选取以膝下外侧动脉、腓动脉、胫前动脉返支或联合供血的腓骨近端移植。

　　李文军等对 27 名患者进行带血管蒂与不带血管蒂腓骨头移植进行了平均时间 9 年的随访（9 名带血运移植，19 名不带血运移植）[2]。随访期间未见肿瘤复发病例。G/W 评分皆为优及良，PRWE评分为 10.5~38.0 分，握力恢复率达 75%~104%。对于长度大于 12 cm 的病例，不带血运病例的愈合时间为 8 个月，带血运病例的愈合时间不超过 6 个月。Sun 等对 18 名带血管蒂腓骨头移植患者进行了平均 72 个月的随访。MSTS 评分为 21~29 分，Mayo 腕关节评分为 40~56 分。平均骨愈合时间为 32 个月，随访期间未见复发及转移。所有患者对

治疗效果满意。Chung 等[5] 的研究表明吻合血管骨的愈合时间平均为 3~4 个月。Yang 等[13] 对 17 名患者进行了 4.3 年的随访，示 Mayo 腕关节评分优良者占 82.3%，平均握力恢复率达 77.2%，骨愈合时间为术后 3~5 个月[12]。

　　综上所述，对于桡骨远端骨巨细胞瘤患者，肿瘤段整体切除后采用游离腓骨近端移植重建桡骨远端的手术治疗效果可靠。该手术除了可以保证彻底切除肿瘤外，还能够保留部分腕关节功能，是这类疾病较好的治疗选择之一。

## 参考文献

[1] Mukherjee AN, Pal AK, Singharoy D, et al. Harvesting the free fibular graft: a modified approach. Ind J orthop, 2011, 45(1): 53.

[2] 李文军, 张友乐, 陈山林, 等. 带血供与不带血供腓骨近端移植重建桡骨远端骨关节的回顾性分析. 中华显微外科杂志, 2015, 38(1): 41-47.

[3] Turcotte RE. Giant cell tumor of bone. Orthop Clin North (Am), 2006, 37(1): 35-51.

[4] Murphey MD, Nomikos GC, Flemming DJ, et al. From the archives of AFIP. Imaging of giant cell tumor and giant cell reparative granuloma of bone: Radiologic-pathologic correlation. Radiographics, 2001, 21(5): 1283-1309.

[5] Peng-Fei S, Yu-Hua J. Reconstruction of distal radius by fibula following excision of grade Ⅲ giant cell tumour: follow-up of 18 cases. Int Orthop, 2011, 35(4): 577-580.

[6] 李文军，张友乐，陈山林，等. 桡骨远端骨巨细胞瘤患者的不同方式腓骨近端移植治疗. 中国骨与关节杂志，2016 (01): 24-28.

[7] 刘潭，陈卫东，商冠宁. 骨巨细胞瘤的临床治疗进展. 中国肿瘤外科杂志, 2013, 5(6): 377-379.

[8] Minami A, Kato H, Iwasaki N. Vascularized fibular graft after excision of giant-cell tumor of the distal radius: wrist arthroplasty versus partial wrist arthrodesis. Plastic and reconstructive surgery, 2002, 110(1): 112-117.

[9] Ferracini R, Gino G, Battiston B, et al. Assessment of vascularized fibular graft one year after reconstruction of the wrist after excision of a giant-cell tumour. J Hand Surgery, 1999, 24(4): 497-500.

[10] Asavamongkolkul A, Waikakul S, Phimolsarnti R, et al. Functional outcome following excision of a tumour and reconstruction of the distal radius. Int Orthop, 2009, 33(1): 203-209.

[11] 张登君，魏杰，郭秀生，等. 自体腓骨移植重建桡骨远端骨巨细胞瘤切除后的桡腕关节. 中华显微外科杂志，2013, 36(6): 548-552.

[12] Yang Y, Wang J, Huang P, et al. Distal radius reconstruction with vascularized proximal fibular autograft after en-bloc resection of recurrent giant cell tumor. BMC Musculoskeletal Disorders, 2016, 17(1): 346.

[13] Chung DW, Han CS, Lee JH, et al. Outcomes of wrist arthroplasty using a free vascularized fibular head graft for Enneking stage Ⅱ giant cell tumors of the distal radius. Microsurgery, 2013, 33(2): 112-118.

# 腕关节腱鞘囊肿的手术治疗

# 第40章

李文军 著

## 一、背景介绍及适应证

腱鞘囊肿是腕部最常见的软组织良性类肿瘤，可发生于任何关节处，但60%～70%的腱鞘囊肿发生于腕背侧，并通过蒂与关节相连。该蒂部可起源于舟月韧带，也可起源于腕背侧关节囊的其他位置[1]。舟月关节是腕背侧囊肿最常见的发病部位[2]。20%～30%的腱鞘囊肿发生于腕掌侧，其蒂的起源位置按照发生频率，依次为桡舟或桡月间隙、舟大多角关节或掌大多角关节，10%的囊肿发生手的屈肌腱鞘。其他关节、骨间隙或肌腱外结构发生囊肿的概率大大减少[3]。任何年龄皆可发病，20～40岁人群高发，创伤可能是诱因，男性发病率为25/100 000，女性发病率为43/100 000，腕部疼痛患者中有19%是由腱鞘囊肿[4]引起的，尤其以隐性为主。

腱鞘囊肿具体的发生机制并不清楚。目前主流观点是关节外的黏蛋白小滴聚集在一起，形成囊肿的主要部分，然后继发形成囊壁及蒂[5]。目前对此有三个理论：①急性或慢性关节压力可导致关节囊破损，滑液渗出至关节周围组织，继发凝胶状囊液及关节囊形成。其诱因为关节囊本身的结构异常。②关节压力可导致关节周围组织的黏蛋白聚集，最终形成囊肿。该理论认为在囊性结构形成之后囊肿及蒂部才与关节相关联。③在电镜下可观察到周围组织中存在间充质细胞，因此有理论认为关节压力可诱使间充质细胞分泌黏蛋白而形成腱鞘囊肿。从微观角度观察[1]，囊肿蒂内有曲折的管腔将囊肿与关节相连。Angelidesand、Andren 和 Eiken 使用关节造影观察到该结构，又因为造影剂并不从囊腔反向流入关节，因此假设其中有单向阀门装置。这一结构被认为是由围绕在蒂周围的大量"小囊肿"形成的。这些"小囊肿"与主要囊肿蒂相互沟通，并且可能参与管腔的构成，形成单向阀门结构[3, 6, 7]。此外，在电子显微镜下，囊肿壁由杂乱且松散排列

成层的胶原蛋白构成，基本没有细胞结构，且其中绝大部分为成纤维细胞或间充质细胞。需要强调的是，这些结构中没有滑膜结构，因此不能称之为真正的囊肿。尽管囊壁上有局部纤维蛋白降解区域，但目前尚未见到假性囊肿或周围组织整体有明显的降解、坏死或炎症表现。因此，目前的主流观点为"关节囊破损"理论，但该理论不能解释术后囊肿复发。关于周围假性囊腔的形成原因未知，但有可能为周围组织压迫所致[4, 8, 9, 11-12]。

腕部囊肿表现为1～2 cm的囊性结构，质韧如橡胶球，因与关节囊或腱鞘相固着，所以活动度较差。无皮温升高或起疹，透光好。一般通过临床体检即能诊断，但需要X线平片和超声等检查，以排除其他可能合并的问题。隐匿性腕关节囊肿需要MRI或超声进行诊断。作者推荐超声检查，其更经济、更方便。临床症状包括腕关节痛，可放射至同侧上肢，还表现为活动后疼痛、局部肿物、关节活动角度丢失及握力下降。掌侧腕关节囊肿可因压迫正中神经或尺神经分支而导致相关感觉区域感觉异常。引起疼痛的原因未知，可能是囊肿压迫骨间后神经的关节支所致[1, 4, 13]。Thornburg 认为最常见的主诉为无痛性肿物[14]。对于囊肿导致疼痛的结果并不一致，有研究表明少于1/3的患者会有轻微疼痛。有学者认为大部分患者无疼痛症状，也有研究认为70%～100%的患者存在疼痛，可认为即使存在疼痛，也不影响功能[2, 15-16]。笔者在临床上发现有些囊肿会合并舟骨撞击桡骨背侧缘。这可能是临床上囊肿造成腕关节背伸疼痛的原因之一。

在辅助检查中超声诊断的敏感度为88%，特异度为85%，准确度为87%，MRI的敏感度为80%，特异度为20%，最终以临床和病理诊断为标准[17, 18]。一些实性和囊性肿物需要与腱鞘囊肿相鉴别，比如表皮样囊肿、腱鞘巨细胞瘤、脂肪瘤和脂肪肉瘤。恶性肿瘤的活动度差，触诊质地不均匀。确诊需要病理检查。如不能确诊，需在影像

学检查后部分切除行活检或完全切除。尽管95%的腕部肿瘤为良性，但仍需要遵循肿瘤的手术原则[10]。

50%的腱鞘囊肿可自发缓解。治疗方法包括观察、保守治疗（抽吸及注射）以及手术切除[1]。采取抽吸囊液保守治疗及手术治疗患者的满意率分别为81%及83%。保守治疗的复发率高（15%、93%）[19]。手术治疗的复发率低，但是可存在并发症[20]，但手术治疗为金标准。尽管关节镜手术因为有诸多优点而逐渐流行，然而开放手术仍是主流术式[4, 21-22]。开放手术的复发率为8%~40%。若完整切除囊肿复合体（囊肿、蒂及关节囊开口），复发率可明显改善[13, 23-26]，背侧为1%~5%，掌侧为7%。有研究者认为复发率的高低与是否能完整切除囊肿复合体相关[1]。

对于保守治疗，目前主要的治疗方法为穿刺抽液。Zubowicz报道成功率为80%，其他文献报道成功率为30%~50%，屈肌腱鞘处腱鞘囊肿穿刺的成功率较高，为60%~70%[27]。掌侧的成功率不高，有损伤桡动脉和正中神经掌侧皮支的可能[28-30]。局部注射糖皮质激素是基于腱鞘囊肿为局部炎症这一错误理论所得出的治疗方法，对于腱鞘囊肿的治疗并无益处[21, 27, 31]。尚不明确注射透明质酸的治疗效果[5, 32, 33]。笔者认为，对于确认是囊肿的病例可以观察，穿刺并注射药物是一种侵入性治疗。一旦发生感染，后果是很严重的，并不推荐。

手术适应证为腱鞘囊肿引起疼痛、力量下降和活动受限。如合并腕关节疾病，如骨折或关节不稳定而需要手术，可以同时切除囊肿。笔者在临床上遇到的大多数患者在就诊时担心的并不是疼痛和活动受限，而是美观，以及肿块是否会像肿瘤那样出现转移或恶变。由于手术有瘢痕和复发情况发生，因而需要临床医生在解释时引起注意。此外，切忌单凭经验就肯定是腱鞘囊肿的诊断，以免万一是真正的实体肿瘤而耽误治疗。

## 二、解剖基础

腱鞘囊肿相关的手术解剖主要涉及手背神经、肌腱、血管和腕关节囊。其中手背神经主要是桡神经浅支和尺神经手背侧支，在腕背横切口显露时尤其要注意对其分支的保护，以免损伤后出现局部

麻木甚或疼痛。伸肌腱位于六个伸肌鞘管内。大多数背侧囊肿需要显露的是位于第四鞘管内的指总伸肌腱、示指固有伸肌腱和第三鞘管的拇长伸肌腱，以及第二鞘管内的桡侧腕长、短伸肌腱。有时需要将伸肌支持带部分切开，以更好地显露囊肿的蒂部。掌侧的囊肿大多位于桡侧，主要涉及桡侧腕屈肌以及桡动脉及其分支掌浅支。此外，在切除掌侧囊肿时，术者常常会小心保护熟知的尺神经和正中神经主干，但大多会忽略对正中神经掌皮支的保护，损伤后会导致手掌部位的疼痛。

## 三、手术方法

手术在臂丛麻醉（不推荐局部麻醉）下进行，术中使用止血带，用画线笔标记可触及的囊肿边缘（图40-1、图40-2）。在囊肿表面做横行切口（笔者更推荐纵行切口）。纵行切口除了有利于保护皮神经之外（图40-3），更容易分离囊肿和找到蒂部。将囊肿与皮下组织分开，避免用钳子和有齿镊夹捏囊壁，以免囊肿破裂。牵开腕背伸肌腱，必要时将腱外膜切开，以利于分离囊肿主体，直至分离到位于关节囊的蒂部（图40-4至图40-6）。有时由于囊肿与周围粘连严重且体积较大，可先切开囊肿，将囊内的冻胶样物质挤出，并从囊内找到蒂部的位置。将囊肿及关节囊附着点在直视下切除，避免损伤背侧韧带，将肿物送病理（图40-7、图40-8）。冲洗切口，放置引流管，用0/4 PDS II肌腱缝线关闭关节囊，逐层闭合切口。建议采用皮内缝合皮肤，以尽可能减小皮肤瘢痕的形成。

术后常规掌侧石膏托固定腕关节于功能位3周，手术后第2天即开始手指的不负重功能活动。术后2周拆线，3周去除石膏。

## 四、优缺点

术中一定要确认囊肿的大小、蒂的位置、囊肿粘连的范围以及囊肿复合体的完整切除。需要谨记的是切除物一定要做病理，不能想当然。手术的优点是可在直视下完整地切除囊肿。此外，临床上合并有背伸时腕部疼痛的患者需要在肿物切除后进一步触摸舟骨背侧缘有无增生，或测试有无舟骨撞击桡骨背侧缘的情况。如果存在此情况，就需要

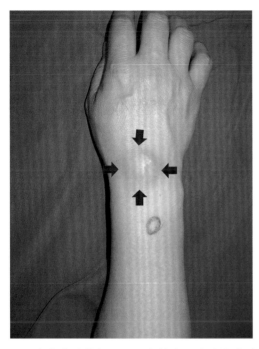

图 40-1　腕背囊肿背侧观。黑色箭头示大致的囊肿范围

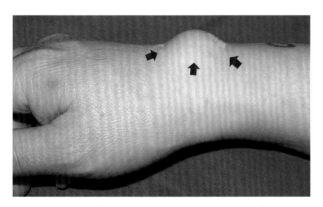

图 40-2　腕背囊肿侧面观。黑色箭头示大致囊肿范围

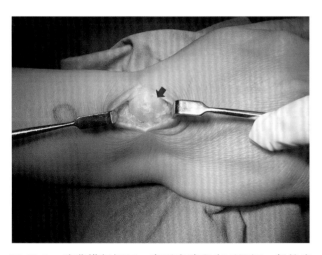

图 40-3　腕背横行切口，牵开皮肤和皮下组织，保护皮神经，显露囊肿。黑色箭头示囊肿

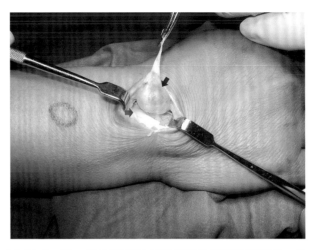

图 40-4　进一步分离囊肿与伸肌腱外膜的粘连部分。为了保证囊肿的完整性，切除腱外膜，以利于囊肿的分离。蓝色箭头示腕背支持带，绿色箭头示指总肌伸腱，黑色箭头示囊肿

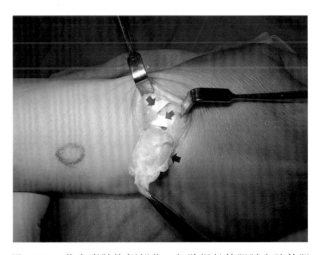

图 40-5　分离囊肿桡侧部分，切除拇长伸肌腱和腕伸肌腱膜。黑色箭头示囊肿，蓝色箭头示拇长伸肌腱，粉色箭头示桡侧腕伸肌腱

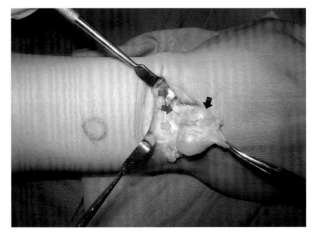

图 40-6　显露位于舟月间隙之间的囊肿蒂部。黑色箭头示囊肿，蓝色箭头示腕伸肌腱，绿色箭头示指总伸肌腱

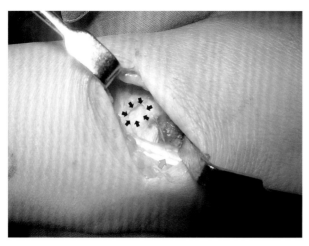

图 40-7　切除囊肿。黑色箭头示囊肿切除后的关节囊破口，用可吸收缝线关闭，绿色箭头示指总伸肌腱

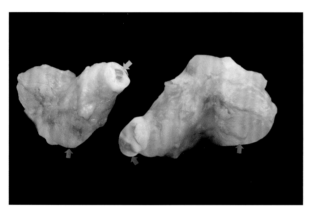

图 40-8　切除囊肿的完整外观。粉色箭头示完整的囊肿；绿色箭头示蒂部，此囊肿的蒂部比较厚；蓝色箭头示囊肿透亮的囊液

将发生撞击部位的增生骨去除。手术的缺点是手术创伤较大，而且是开放关节囊的手术。此外，各种并发症的出现也不容忽视，比如感染、神经瘤、瘢痕形成造成的外观问题、韧带损伤、肌腱损伤、血管和神经损伤以及握力下降等。术后最常见的并发症为腕部僵硬。Rizzo 报道[22] 术后 25% 的患者出现僵硬，需要 8 周及功能治疗来恢复最大功能。另外，囊肿复发也是需要术前跟患者及家属充分沟通的。笔者认为找到囊肿蒂部并完整切除以及术后石膏功能位的固定有助于降低囊肿复发，而术后尽快开始手部的功能活动是降低术后关节僵硬的有效手段。

**参考文献**

[1] Gude W, Morelli V. Ganglion cysts of the wrist: pathophysiology, clinical picture, and management. Current reviews in musculoskeletal medicine, 2008, 1(3-4): 205-211.

[2] Clay NR, Clement DA. The treatment of dorsal wrist ganglia by radical excision. J Hand Surgery (Br), 1988, 13(2): 187-191.

[3] Angelides AC, Wallace PF. The dorsal ganglion of the wrist: its pathogenesis, gross and microscopic anatomy, and surgical treatment. J Hand Surgery, 1976, 1(3): 228-235.

[4] Thornburg LE. Ganglions of the hand and wrist. J Am Acad Orthop Surg, 1999, 7(4): 231-238.

[5] Meena S, Gupta A. Dorsal wrist ganglion: current review of literature. J Clin Orthop Trauma, 2014, 5(2): 59-64.

[6] Andren L, Eiken O. Arthrographic studies of wrist ganglions. J Bone Joint Surg (Am), 1971, 53(2): 299-302.

[7] McEvedy BV. The simple ganglion. A review of modes of treatment and an explanation of the frequent failures of surgery. Lancet, 1954, 266 (6803): 135-136.

[8] Psalia JV, Mansel RE. The surface ultrastructure of ganglia. J Bone Joint Surg (Br), 1978, 60-B(2): 228-233.

[9] Loder RT, Robinson JH, Jackson WT, et al. A surface ultrastructure study of ganglia and digital mucous cysts. J Hand Surg, 1988, 13(5): 758-762.

[10] Nahra ME, Bucchieri JS. Ganglion cysts and other tumor related conditions of the hand and wrist. Hand Clin, 2004, 20(3): 249-260.

[11] Duncan KH, Lewis RC. Scapholunate instability following ganglion cyst excision: a case report. Clin Orthop Relat Res, 1988, 228: 250-253.

[12] Jagers M, Akkerhuis P, Van Der Heijden M, et al. Hyaluronidase versus surgical excision of ganglia: a prospective, randomized clinical trial. J Hand Surg, 2002, 27(3): 256-258 .

[13] Nishikawa S, Toh S, Miura K, et al. Arthroscopic diagnosis and treatment of dorsal wrist ganglion. J Hand Surg, 2001, 26(6): 547-549.

[14] Derbyshire RC. Observations on the treatment of ganglia with a report on hydrocortisone. Am J Surg, 1966, 112(5): 635-636.

[15] Paul AS, Sochart DH. Improving the results of ganglion aspiration by the use of hyaluronidase. J Hand Surg, 1997, 22(2): 219-221.

[16] Westbrook AP, Stephen AB, Oni J, et al. Ganglia: the patient's perception. J Hand Surg, 2000, 25(6): 566-567.

[17] Osterwalder JJ, Widrig R, Stober R, et al. Diagnostic validity of ultrasound in patients with persistent wrist pain and suspected occult ganglion. J Hand Surg, 1997, 22A: 1034-1040.

[18] Goldsmith S, Yang SS. Magnetic resonance imaging in the diagnosis of occult dorsal wrist ganglions. J Hand Surg, 2008, 33E: 595-599.

[19] Dias JJ, Dhukaram V, Kumar P. The natural history of untreated dorsal wrist ganglia and patient reported outcome 6 years after intervention. J Hand Surg, 2007, 32B: 502-508.

[20] Kim JY, Lee J. Considerations in performing open surgical excision of dorsal wrist ganglion cysts. Int Orthop, 2016, 40(9): 1935-1940.

[21] Osterman AL, Raphael J. Arthroscopic resection of dorsal ganglion of the wrist. Hand Clin, 1995, 11: 7-12.

[22] Rizzo M, Berger RA, Steinmann SP, et al. Arthroscopic resection in the management of dorsal wrist ganglions: results with a minimum 2-year follow-up period. J Hand Surg, 2004, 29: 59-62.

[23] Soren A. Pathogenesis, clinic, and treatment of ganglion. Arch Orthop Trauma Surg, 2004, 99: 247-252.

[24] Luchetti R, Badia A, Alfarano M, et al. Arthroscopic resection of dorsal wrist ganglia and treatment of recurrences. J Hand Surg (Br), 2000, 25: 38-40.

[25] Mathoulin C, Hoyos A, Pelaez J. Arthroscopic resection of wrist ganglia. Hand Surg, 2004, 9: 159-164.

[26] Shih JT, Hung ST, Lee HM. Dorsal ganglion of the wrist: results of treatment by arthroscopic resection. Hand Surg, 2002, 7: 1-5.

[27] Korman J, Pearl R, Hentz VR. Efficacy of immobilization following aspiration of carpal and digital ganglions. J Hand Surg, 1992, 17(6): 1097-1099.

[28] Bruner JM. Treatment of "sesamoid" synovial ganglia of the hand by needle rupture. J Bone Jt Surg (Am), 1963, 45: 1689-1690.

[29] Dias J, Buch K. Palmar wrist ganglion: does intervention improve outcome? J Hand Surg, 2003, 28(2): 172-176.

[30] Stephen AB, Lyons AR, Davis TRC. A prospective study of two conservative treatments for ganglia of the wrist. J Hand Surg, 1999, 24(1): 104-105.

[31] Nishikawa S, Toh S, Miura K, et al. Arthroscopic diagnosis and treatment of dorsal wrist ganglion. J Hand Surg, 2001, 26(6): 547-549.

[32] Watson HK, Rogers WD, Ashmead DIV. Re-evaluation of the cause of the wrist ganglion. J Hand Surg, 1989, 14(5): 812-817.

[33] Kang L, Akelman E, Weiss AP. Arthroscopic versus open dorsal ganglion excision: a prospective, randomized comparison of rates of recurrence and of residual pain. J Hand Surg, 2008, 33A: 471-475.

# 第8部分

# 儿童腕关节损伤与疾病

# 儿童桡（尺）骨远端骨折的手术治疗 第41章

徐　刚　王玉琨　著

## 一、背景介绍及适应证

桡（尺）骨远端骨折占儿童前臂骨折的75%，常见于青春前期和青春期。绝大多数病例通过保守治疗即可获得满意的结果。手术治疗首选闭合复位加经皮穿针，适用于骨折复位不良、复位丢失和漂浮肘损伤［同侧桡（尺）骨骨折加肱骨骨折］等[1]。切开复位内固定的适应证包括闭合复位失败（软组织嵌顿）、开放性骨折、血管损伤、前臂筋膜间隔综合征和再骨折等。对于生长潜力超过2年的患儿，桡骨远端骨折可接受的复位标准为矢状面成角＜10°~15°，冠状面成角＜5°~10°，短缩移位＜1 cm。如桡骨远端骨折位置可接受，尺骨远端骨折可以接受20°~30°的成角和完全移位[2]。对于生长潜力小于2年的患儿，应按照成人前臂骨折的原则予以处理。

## 二、解剖基础

尺桡骨远端二次骨化中心分别出现于1岁和7岁。尺骨远端二次骨化中心在16岁时闭合，桡骨远端二次骨化中心在尺骨远端二次骨化中心闭合半年之后闭合。尺桡骨远端的生长潜力占整个前臂的75%~80%，占整个上肢的40%[3]。

## 三、手术方法

使用标准入路显露尺桡骨远端。桡骨远端使用Henry入路，尺骨远端使用尺侧入路。避免使用同一切口（如掌侧弧形切口），并同时显露尺桡骨，以降低发生尺桡骨融合的风险。不可剥离下尺桡关节和桡腕关节的关节囊及其周围韧带，以免损伤尺桡骨远端骺板和骨骺。

对桡骨远端骨折可用1~2枚克氏针固定，或掌侧钢板固定。弹性髓内针不适用于桡骨远端骨折。

对于尺骨远端骨折可用1枚克氏针或弹性髓内针固定，或尺侧钢板固定。

钢板内固定的手术方法与标准的成人前臂骨折手术方法相同，本文不再赘述。与成人的不同之处在于：①桡骨可选择2.7 mm或3.5 mm有限接触锁定加压钢板或桡骨远端解剖钢板，尺骨远端可选择有限接触钢板或1/3管型钢板。②骨折端每侧固定四层皮质即可获得满意的固定效果。③如果能获得满意的复位，仅固定单骨最终也可获得与双骨固定相似的结果。④对于生长潜力超过2年的患儿，禁止使螺钉跨越或穿过骺板。⑤光滑的克氏针穿经骺板固定不会造成骺早闭。当使用2枚克氏针交叉固定桡骨远端骨折时，交叉点应避免位于骨折端。

术后应根据患儿的依从性和内固定方式合理地选择使用外固定。除了使用钢板固定的青春期患儿可以早期开始功能锻炼外，其他病例建议使用前臂石膏托或前臂U形石膏制动2~4周，年幼患儿甚至可以使用长臂石膏托制动。

## 四、优缺点

儿童前臂远端具有很强的生长塑形能力，可耐受较长时间的外固定，因此，绝大多数桡（尺）骨远端骨折通过保守治疗即可获得满意的结果。随着内固定器材的进步和术中透视设备的普及，手术治疗儿童桡（尺）骨远端骨折有逐渐增多的趋势。与保守治疗相比，手术可以提供更好的骨折复位效果并维持稳定，缩短外固定时间，使患儿更快地回归学习和日常生活。但手术治疗也存在感染、

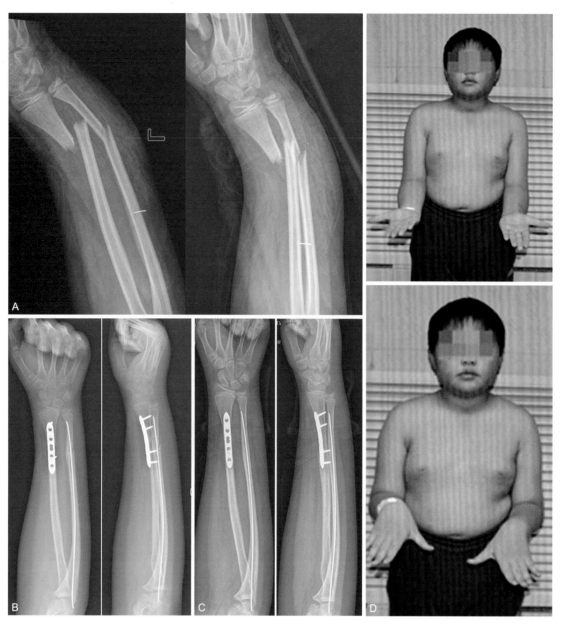

图 41-1　患者为 11 岁男孩，尺桡骨远端骨折。A. 术前 X 线片。B. 桡骨切开复位钢板固定，尺骨闭合复位弹性髓内针固定。C、D. 术后半年，骨折愈合，功能良好

需要二次手术去除内固定物和治疗费用高等问题。不恰当的手术治疗导致骨折延迟愈合、骨折不愈合和尺桡骨融合的风险更是远远高于保守治疗。因此，应严格掌握手术治疗的适应证，不可为了追求所谓"满意的"复位效果而盲目扩大手术适应证[4,5]。

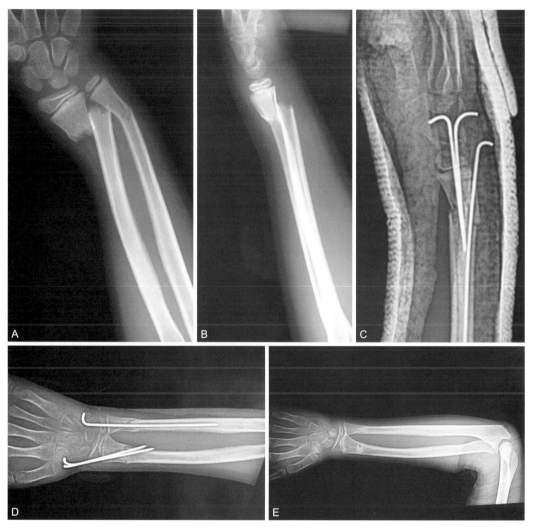

图 41-2 患者为 9 岁男孩，尺桡骨远端骨折。A. 术前 X 线片。B. 采用闭合复位，克氏针固定。C. 术后 2 个月，拔针。D、E. 术后 3 个月，骨折愈合

## 参考文献

[1] Noonan KJ, Price CT. Forearm and distal radius fractures in children. J Am Acad Orthop Surg, 1998, 6(3):146-156.

[2] Abzug JM, Zlotolow DA. Pediatric hand and wrist fractures. Curr Orthop Prac, 2012, 23(4): 327-330.

[3] Williams AA, Lochner HV. Pediatric hand and wrist injuries. Curr Rev Musculoskelet Med, 2013, 6(1): 18-25.

[4] Pannu GS, Herman M. Distal radius-ulna fractures in children. Orthop Clin N(Am), 2015,46(2): 235-248.

[5] Liao JCY, Chong AKS. Pediatric hand and wrist fractures. Clin Plastic Surg, 2019, 46(3): 425-436.

## 第42章 儿童桡骨远端骺早闭的手术治疗

徐 刚 王玉琨 著

## 一、背景介绍及适应证

损伤是造成骺早闭最常见的原因。除此之外，缺血、感染、辐射、肿瘤和反复应力刺激等也可导致骺早闭。桡骨远端骺损伤常见，但骨折后发生桡骨远端骺早闭少见，发生率为1%~7%。骺早闭是否会造成严重的后果取决于骺早闭的严重程度和剩余的生长潜力。桡骨的生长潜力75%位于远端。桡骨远端骺早闭导致的尺骨正向变异除了可造成腕关节桡偏畸形外，还可造成腕关节和前臂活动受限、下尺桡关节脱位、尺腕关节撞击和三角纤维软骨复合体（TFCC）撕裂等。通过影像学检查可早期发现骺早闭。因此，有学者建议受伤后每4~6个月复查一次，直至受伤后1年。MRI可明确骺早闭的范围[1]。

桡骨远端骺早闭的治疗方式包括观察、桡骨远端骺开放（骨桥切除）、尺桡骨远端骺阻滞及截骨矫形和延长等[2]。如患儿的腕关节无不适症状，尺桡骨长度不匹配尚未失代偿（长度差＜2 mm），并且残留生长潜力不大，可先观察。如骨桥面积＜50%且残留生长潜力＞2年（女孩＜10岁，男孩＜12岁），可试行骨桥切除加脂肪填充。如骨桥面积＞50%，则骨桥切除无效。当残留生长潜力＜2年时，对于桡骨远端部分骺早闭的病例，可行桡骨远端骺阻滞，以防止出现成角畸形。对于桡骨远端完全骺闭合的病例，可同时行尺骨远端骺阻滞，以防止发生尺骨正向变异。如骺开放或生长调控无效，则需行截骨矫形和延长等[3,4,5]。

## 二、解剖基础

桡骨远端骺板位于桡腕关节以外。骺板的血液供应来自于桡骨远端二次骨化中心，因此，即使是移位明显的桡骨远端骨折，也很少造成桡骨远端骺板的血运障碍。发生尺骨中性变异时，腕关节所承受的应力80%通过桡骨远端。当发生尺骨正向变异时，通过尺骨远端的应力明显增加，从而导致尺腕关节撞击和TFCC撕裂等。

## 三、手术方法

**1. 桡骨远端骺开放**

（1）骺开放的原则：必须彻底切除骨桥。必须填充骨桥磨除后残留的空腔以防止复发。常用自体脂肪，也可使用骨水泥或骨蜡等其他替代材料。手术入路应能够直接显露骨桥部位，并且距骨桥越近越好。

（2）对于边缘型骨桥，可在直视下切除骨桥，并切除周围的骨膜。对于中央型骨桥，可通过干骺端开窗或截骨显露骨桥。

（3）适用于生长潜力大的年幼患儿。

（4）术中计算机辅助导航可增加骺开放的成功率。

**2. 尺桡骨远端骺阻滞**

（1）可单独进行，也可与其他手术（骺开放或尺/桡骨截骨等）同时进行。

（2）方法多样，包括经皮/切开行骺板磨除/刮除（为永久阻滞，不可逆），也可行跨骺板螺钉阻滞（为临时阻滞，可逆）。

**3. 尺骨短缩截骨**

（1）可恢复下尺桡关节的对应关系和稳定性，改善腕关节的生物力学环境，缓解尺腕关节撞击和TFCC撕裂导致的疼痛。

（2）对于生长潜力大的患儿，在行尺骨短缩截骨的同时可行尺骨远端骺阻滞。

（3）尺骨的截骨部位应位于前臂骨间膜中央束以远。在确保钢板固定可靠的前提下，截骨部位应尽可能远，以减少截骨端不愈合的风险。

**4. 桡骨截骨**

（1）可单独进行，也可与前述其他手术同时进行。

（2）截骨方式包括撑开楔形、闭合楔形和穹窿截骨等，对桡偏＜10°的病例可行撑开楔形截骨。

（3）根据畸形的部位和截骨方式选择手术入路（掌侧或背侧）。将钢板放置在背侧易引起刺激症状，因此应尽可能选择掌侧入路。

**5. 骨延长**　在延长的同时可矫形，但对术者的技术要求较高。

图42-1和图42-2所示为对两例右侧桡骨远端

骺损伤采取手术治疗。

## 四、优缺点

文献中有关桡骨远端骺开放的病例较少，关于手术适应证的掌握和骺开放的成功率有待进一步观察。且该手术对手术技术和设备的要求较高，因此应慎重考虑。桡骨远端骺早闭少见，应根据患儿的症状、生长潜力、骺早闭（骨桥）的位置和面积、

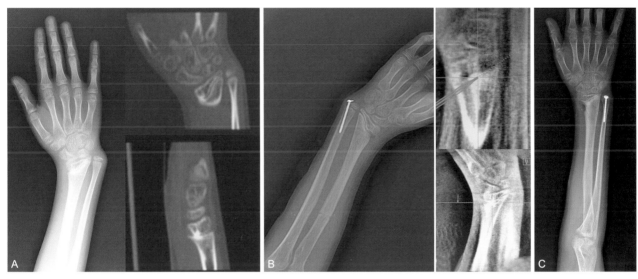

图42-1　患者为11岁男孩。8岁时高处坠落导致右侧桡骨远端骺损伤，9岁时出现腕关节进行性畸形。现为桡骨远端边缘型骨桥形成，腕关节桡偏畸形。A. 术前X线片。B. 行导航下桡骨远端骺开放和尺骨远端空心钉骺阻滞术。C. 术后1年，畸形明显改善

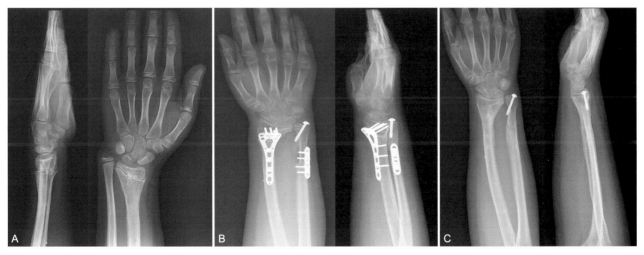

图42-2　患者为12岁男孩。9岁时摔伤导致右侧桡骨远端骺损伤，10岁时出现腕关节进行性畸形。现为桡骨远端边缘型骨桥形成，腕关节桡偏畸形伴桡骨短缩。A. 术前X线片。B. 行桡骨截骨矫形、尺骨短缩截骨和尺骨远端空心钉骺阻滞术。C. 术后20个月，畸形矫正满意

畸形程度和尺桡骨长度等多种因素制订个体化的治疗方案。

## 参考文献

[1]  Tang CW, Kay RM, Skaggs DL. Growth arrest of the distal radius following a metaphyseal fracture: case report and review of the literature. J Pediatr Orthop B, 2002, 11(1): 89-92.

[2]  Page WT, Szabo RM. Distraction osteogenesis for correction of distal radius deformity after physeal arrest. J Hand Surg(Am), 2009, 34(4): 617-626.

[3]  Murase T, Oka K, Moritomo H, et al. Correction of severe wrist deformity following physeal arrest of the distal radius with the aid of a three-dimensional computer simulation. Arch Orthop Trauma Surg, 2009, 12(9): 1465-1471.

[4]  Lonjon G, Barthel PY, Ilharreborde B, et al. Bone bridge resection for correction of distal radial deformities after partial growth plate arrest: two cases and surgical technique. J Hand Surg Eu, 2012, 37(2): 170-175.

[5]  Abzug JM, Little K, Kozin SH. Physeal arrest of the distal radius. J Am Acad Orthop Surg, 2014, 22(6): 381-389.

# 马德隆畸形的手术治疗

第43章

刘 波 陈山林 著

## 一、背景介绍及适应证

马德隆畸形（Madelung deformity）最早由德国医生 Otto Wilhelm Madelung 于 1878 年在德国外科学会年会上进行了系统报道。马德隆畸形的典型特征为桡骨远端掌、尺侧发育不良，导致腕关节及手向掌侧滑移下沉，尺骨头相对较长并向背侧半脱位。严重者整个前臂都可有缩短及形态异常（图43-1）[1, 2]。

马德隆畸形通常为双侧受累，女性的发病率高于男性。该畸形可家族性发病，但散发者也不少见。畸形常于青少年期（尤其是 8~14 岁）变得明显。早期往往无症状，部分患者逐渐发生腕部疼痛及力量下降。疼痛可发生于桡腕关节或尺骨远端。腕关节活动度常有下降，伸腕活动受限较为常见，旋转受限不严重[3-5]。

马德隆畸形被认为是由桡骨远端掌、尺侧骨骺异常生长阻滞所致。此外，在马德隆畸形中可发现的一条异常的韧带（Vickers 韧带），也被认为与马德隆畸形的发生有关。该韧带远端附着于月骨近侧，近端附着于桡骨远端掌、尺侧的骨骺和干骺部。有研究显示一些马德隆畸形与一种称为 Leri Weill 软骨骨生成障碍（Leri Weill dyschondrosteosis）的肢体中段性侏儒症相关。如果发现马德隆畸形患者为双侧发病且身材短小，则要考虑 Leri Weill 软骨骨生成障碍的诊断。创伤和感染等原因也可导致桡骨远端骨骺生长障碍，形成马德隆样畸形。是否存在异常的 Vickers 韧带被认为是鉴别马德隆畸形与马德隆样畸形的主要指标[3-5]。

X 线平片发现特征性的表现即可确定诊断（图43-2）。特征性 X 线表现包括：①桡骨远端尺偏角及掌倾角增大。②尺骨头背侧半脱位或脱位。③近排腕骨近侧失去正常弧形外观，成为三角形外观，月骨向掌、近侧滑移下沉。④严重者可合并整个前臂缩短，桡骨弧度异常增大和肘关节异常。多数马德隆畸形可在 X 线平片上发现 Vickers 韧带的间接

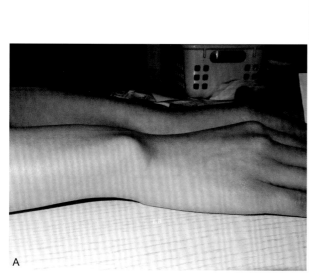
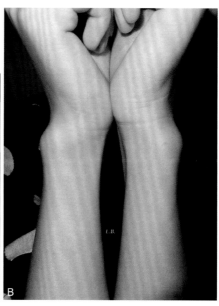

图 43-1　典型马德隆畸形的外观：腕关节及手向掌侧滑移下沉，尺骨头向背侧明显突出

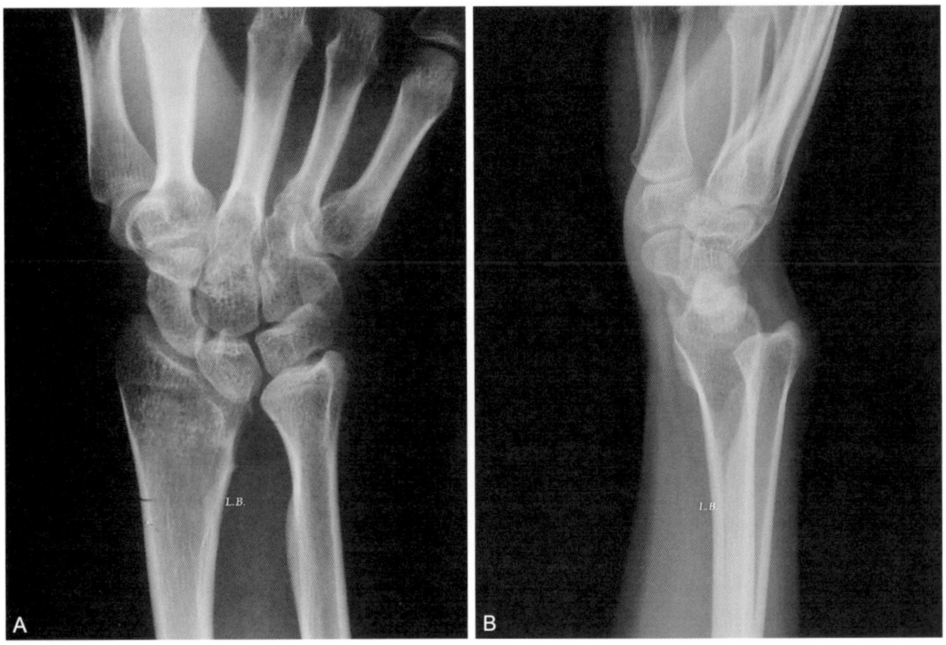

图 43-2　典型马德隆畸形的 X 线平片特征：桡骨远端尺偏角及掌倾角增大，尺骨头背侧半脱位，近排腕骨为三角形外观，月骨向掌、近侧滑移下沉

影像，即在桡骨远端尺侧的干骺端部位存在火焰状透亮骨切迹。MRI 可直接显示异常的 Vickers 韧带（图 43-3）[3-5]。

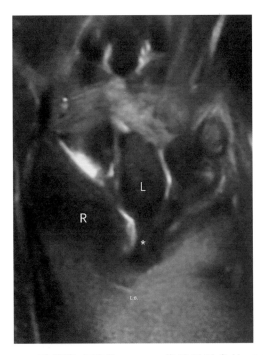

图 43-3　马德隆畸形的 MRI T2 像显示异常的 Vickers 韧带（星号）。该韧带起于桡骨远端（R）掌、尺侧的骨骺和干骺部，行向远侧，止于月骨（L）近掌侧

马德隆畸形治疗方法的选择取决于患者的年龄、畸形的严重程度及症状的严重程度。对于无症状的轻度畸形，不需要手术治疗，但需定期复查 X 线片。因为该畸形的自然史并不好预测。定期复查时如果发现畸形进行性加重，且患者年幼，尚有多年骨骼生长潜力，则需进行手术干预，防止畸形进行性加重。切除 Vickers 韧带在内的骺松解术是常用的术式。多数无症状的患者往往在接近骨骼成熟期才因畸形变得明显而前来就诊。此时，只要畸形外观尚可接受，通常不需要手术纠正畸形，无症状但难以接受的外观畸形是手术的相对适应证[1,3-6]。

马德隆畸形可导致腕关节疼痛，需仔细检查评估，确定疼痛的部位及其产生的原因。早期可尝试保守治疗（包括休息、配带支具以及调整使用和用力方式）。如果保守治疗效果不佳，再根据疼痛的部位及原因采用相应的手术治疗方式。大多数患者在接近骨骼成熟期才开始出现疼痛，此时骺松解术的作用有限。在这种情况下，可在进行骺松解术的同时进行桡骨截骨术（推荐采用穹顶状截骨术）。此外，如果疼痛主要局限于腕尺侧，主要由畸形导致的尺骨正向变异及尺腕撞击引起，可以进行尺侧减压手术（根据患者的年龄、畸形严重程度以及是否存在关节炎表现，可选择尺骨短缩截骨术、尺骨远端骺阻滞术和Sauvé-Kapandji术等）。如果疼痛不局限于腕尺侧，则需要考虑进行桡骨截骨术以减轻疼痛和纠正畸形。对于某些病例，可能需要同时进行桡骨截骨术与尺侧减压术。

## 二、解剖基础

Vickers韧带为马德隆畸形中特征性的异常韧带，起于桡骨远端掌、尺侧的骨骺和干骺部，行向远侧，止于月骨近掌侧。由于Vickers韧带的异常牵制，可导致桡骨远端掌、尺侧骨骺生长受限。因此，对于尚有较大骨骼生长发育潜力的患者，Vickers韧带松解术可防止畸形进行性加重[3-5]。

在马德隆畸形中，桡骨远端关节面的正常形态及走向发生异常改变。由于桡骨远端掌、尺侧骨骺生长障碍，使得桡骨远端的尺偏角和掌倾角增大，腕骨倾向于向掌侧滑移下沉，导致半脱位或脱位。因此，进行桡骨截骨纠正畸形时，需要注意同时进行冠状面（尺偏角）及矢状面（掌倾角）的纠正，才能最大程度地改善关节面的走行方向。因此，最常采用桡骨远端穹顶状截骨术进行双平面截骨[3-6]。

尺骨高度相对增高，可导致尺腕撞击，磨损三角纤维软骨复合体（TFCC）、月骨及三角骨近侧关节面以及月三角韧带。因此，尺骨侧的减压手术可减轻撞击，缓解尺腕撞击症状。

## 三、手术方法

如上所述，根据患者的年龄、疼痛部位、严重程度以及畸形情况的不同，常用的治疗马德隆畸形的手术方式包括：①骺松解术；②骺松解术结合桡骨穹顶状截骨术；③桡骨闭合式楔形截骨结合尺骨短缩截骨术；④桡骨撑开式楔形截骨术；⑤桡骨截骨结合尺骨远端切除术；⑥桡骨截骨结合Sauvé-Kapandji术等[1, 3-6]。本章主要介绍骺松解术和桡骨穹顶状截骨术。桡骨闭合式楔形截骨术、桡骨撑开式楔形截骨术、尺骨短缩截骨术和Sauvé-Kapandji术等术式在其他章节另行专门介绍。

**1. 骺松解术（physiolysis）** 做掌侧纵行切口，从掌长肌腱和桡侧腕屈肌腱的尺侧之间分离，保护

桡动脉和正中神经，找到旋前方肌远侧缘。将旋前方肌远侧缘向近侧牵开，可显露Vickers韧带（图44-4）。以从近侧向远侧的方向掀起包括Vickers韧带在内的桡骨远端骨膜瓣，在骨膜瓣下找到骺板。异常的骺板相对较窄且呈波纹状。小心保护月骨表面的软骨。切断Vickers韧带及任何束缚骺板的纤维和骨性组织（图44-5），开放桡骨远端掌、尺侧骺板。可移植脂肪块置入骺开放后的空隙内，以防止新的骨桥生成，并将移植的脂肪块固定在周围的软组织上。

**2. 桡骨穹顶状截骨术（radial dome osteotomy）** 从腕横纹稍近侧沿着桡侧腕屈肌腱的桡侧缘做一8~10 cm长的纵行掌侧切口（图43-6）。保护桡动脉，显露旋前方肌（图43-7）。从旋前方肌桡侧缘将其切开，注意保留部分组织袖以备缝合修复。将旋前方肌向尺侧反折，可显露Vickers韧带（图43-8）。将该韧带从桡骨干骺端部位切断，向远侧反折。此时桡骨远端的干骺端部分得以显露。在桡骨远端标记弧形截骨线（图43-9）。用弧形骨刀进行双平面的穹顶状截骨。将

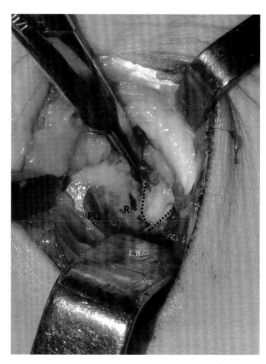

图43-4 前臂远端掌侧纵行切口，将旋前方肌（PQ）远侧缘向近侧牵拉，可显露Vickers韧带（边缘用虚线描绘）起于桡骨远端（R）掌、尺侧的骨骺和干骺部，行向远侧，止于月骨近掌侧

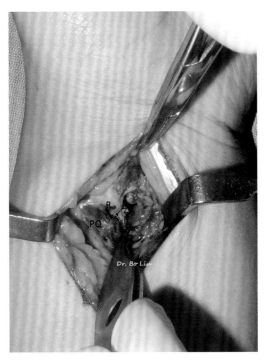

PQ，旋前方肌；R，桡骨

图 43-5 切断 Vickers 韧带并切除束缚骺板的纤维组织。Vickers 韧带附着于桡骨干骺端的残迹边缘用虚线描绘

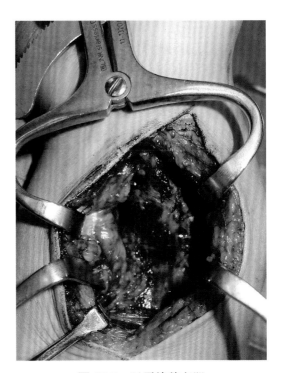

图 43-7 显露旋前方肌

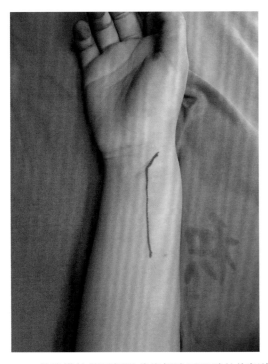

图 43-6 从腕横纹稍近侧沿着桡侧腕屈肌腱的桡侧缘做纵行掌侧切口

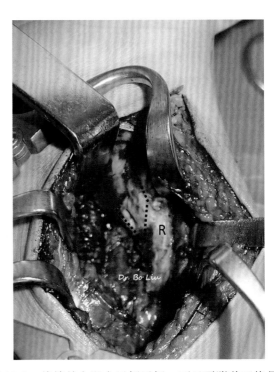

图 43-8 将旋前方肌向尺侧反折，可显露附着于桡骨干骺端（R）的 Vickers 韧带（边缘用虚线描绘）

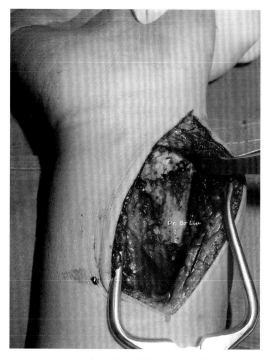

图 43-9 在桡骨远端标记弧形截骨线

远侧桡骨块从掌侧转动至背侧，以减小异常增大的掌倾角。同时，在冠状面旋转远侧骨块，以减少桡骨远端关节面的尺偏角。可使用从桡骨茎突置入远侧骨块的斯氏针作为操纵杆对远侧骨块进行位置调整。调整远侧骨块至对月骨形成有效覆盖后，将钢针推进穿过截骨面至近侧骨块进行固定（图 43-10、43-11）。用咬骨钳去除近侧骨块掌侧形成的台阶。背侧的台阶在截骨愈合后会重新塑形，可不处理。对于骨骼成熟的大龄患者，为增加固定的稳定性，可采用钢板螺钉进行最终的截骨固定。用可吸收缝线修复旋前方肌，关闭皮下组织和皮肤。配带长臂支具或管型石膏。术后 6 周去除钢针，继续用短臂管型石膏或支具保护截骨部位 4~6 周。

## 四、优缺点

对年龄较小的早期马德隆畸形患者，单纯进行骺松解术有机会获得满意的畸形纠正。尽管如此，大多数患者在初次就诊时已存在相当程度的畸

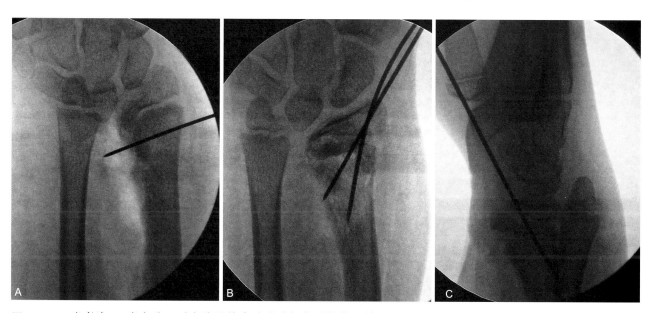

图 43-10 患者为 10 岁女孩，对右腕马德隆畸形进行穹顶状截骨前（A）及截骨内固定术后（B、C）的 X 线透视片。术后冠状面的尺偏角和矢状面的掌倾角都得以明显改善

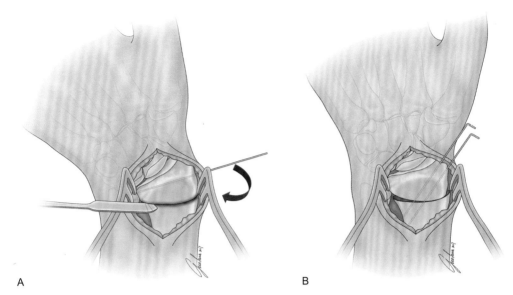

A　　　　　　　　　B

图 43-11 马德隆畸形穹顶状截骨示意图。用弧形骨刀在桡骨远端进行双平面的穹顶状截骨，然后将远侧骨块从掌侧转动至背侧，以减小异常增大的掌倾角。同时在冠状面旋转远侧骨块，以减少桡骨远端关节面的尺偏角

形和生长受限。对有症状的轻中度畸形不伴下尺桡关节退行性变者，推荐在骺松解术的基础上结合穹顶状截骨术进行治疗。与桡骨撑开式楔形截骨相比，穹顶状截骨术更利于对复杂的三维畸形进行纠正。但穹顶状截骨术有一定的操作难度。术前需详细了解畸形的形态并进行详细规划，并由有经验的医生完成。桡骨远端背侧闭合式楔形截骨结合尺骨短缩截骨术是另一种治疗选择。此方法操作相对简单，易于掌握，但需要同时对桡骨和尺骨进行截骨。对于年龄较大、出现下尺桡关节炎的患者，是桡骨截骨结合尺骨部分切除或 Sauvé-Kapandji 术的适应证[1]。

大多数情况下，桡骨远端截骨术可减轻腕背疼痛，尺骨短缩截骨术可减轻下尺桡关节疼痛，长期随访的研究显示结果良好。桡骨穹顶状截骨术和闭合式楔形截骨术都可减轻马德隆畸形腕背凹陷的外观。尺骨短缩截骨术可改善尺骨远端向背侧突出的外观[1,6]。

## 参考文献

[1] Wolfe SW, Hotchkiss RN, Pederson WC, 等著. 格林手外科手术学. 第 6 版. 田光磊, 蒋协远, 陈山林主译. 北京: 人民军医出版社, 2012: 1308-1311.

[2] Arora AS, Chung KC, Otto W. Madelung and the recognition of Madelung's deformity. J Hand Surg (Am), 2006, 31(2): 177-182.

[3] Dubey A, Fajardo M, Green S, et al. Madelung's deformity: a review. J Hand Surg (Eu), 2010, 35(3): 174-181.

[4] Knutsen EJ, Goldfarb CA. Madelung's deformity. Hand, 2014, 9(3): 289-291.

[5] Kozin SH, Zlotolow DA. Madelung's deformity. J Hand Surg (Am), 2015, 40(10): 2090-2098.

[6] Saffar P, Badina A. Treatment of Madelung's deformity. Chir Main, 2015, 34(6): 279-285.

# 第9部分

# 其　他

# 第44章

# 类风湿性关节炎的手术治疗

姚汉华 著　栗鹏程 译

类风湿性关节炎是一种系统性疾病。手外科或骨科医生在进行腕部病变的治疗时，往往需要与手指的病变一起进行整体评估，再做出整体的治疗规划。因此，本章在介绍腕部类风湿性关节炎的病理及治疗时，同时也对手指的病理和治疗进行简要介绍。

## 一、背景介绍及适应证

首先我们有必要理解疾病进程的病理生理学和病理解剖学改变，以便在疾病不同的时期选用有效的药物治疗或手术措施。

在疾病的早期仍然主要依靠药物治疗，治疗效果也是可靠的，可以有效地防止出现不可逆的进展。为了尽早获得有效的药物治疗，需要在发病6周到3个月内早期明确类风湿性关节炎的诊断，然后进行足量的药物治疗。这对于避免出现不可逆的软骨损伤和各个关节的病理解剖学改变是非常重要的[1-2]。

积极使用改善病情的抗类风湿药物（disease-modifying anti-rheumatic drugs, DMARD）已经成为广泛共识，可以快速抑制滑膜炎，有效地控制疾病进展，而且没有不可接受的副作用。某一种DMARD早期单独使用，快速加量，就可以有效地控制低活动度的类风湿。如果疾病活动度很高，有重要危险因素，就需要联合应用多种DMARD[3]。

## 二、病理生理学和病理解剖学

**1. 病理生理学**　类风湿性关节炎是一种自身免疫性疾病，主要特点为关节滑膜或腱周滑膜出现由体液和细胞介导的滑膜炎，引起一系列可预见的结构性改变，最终导致受累关节不可逆地失去功能。类风湿因子（rheumatoid factor, RF）是类风湿标志性的自身抗体，它针对的是IgG，抗瓜氨酸化蛋白抗体（anti-citrullinated protein antibodies, ACPAs）针对的是纤维蛋白原、波形蛋白或α烯醇酶，而不是针对软骨的主要成分二型胶原[4-7]。

A型滑膜细胞是单核巨噬细胞，在类风湿的关节破坏过程中起到关键性作用，在活检中可以发现巨噬细胞的数量与关节破坏呈正相关[8-9]。它们可能是肿瘤坏死因子（tumor necrosis factor, TNF）、白介素（interleukin, IL）-1、6、12和15，粒细胞-巨噬细胞集落刺激因子（granulocyte-macrophage colony stimulating factor, GM-CSF），以及抑制性受体拮抗剂等各种细胞因子的主要来源。B型滑膜细胞即成纤维样滑膜细胞（fibroblast like synoviocytes, FLS），主要分泌蛋白多糖和细胞外间质，对于维持正常的滑液成分非常关键。在类风湿的病理过程中还起到另一些作用，即产生降解软骨的酶，进一步分化为滤泡状树突细胞，形成B细胞成熟化的生发中心，发挥抗原呈递作用[13-14]。

滑膜炎是主要的病理表现，疾病的活动性与类风湿因子、抗瓜氨酸化蛋白抗体和2型胶原抗体在滑膜中的浓度有关。这是系统性疾病的一种局部反应[15-16]。

滑膜中有多种细胞系可以分泌某些金属蛋白酶，如胶原酶、蛋白酶（半胱氨酸和丝氨酸）和基质溶解素。这些酶会引起软骨破坏和关节炎症。类风湿性关节炎的细胞因子系统激活，上调破骨细胞的活性，进而引起软骨下骨的进一步破坏[17-19]。

**2. 病理解剖学**　最常受累的是近指间关节、掌指关节以及腕关节，远指间关节的滑膜炎相对少见。近指间关节反复的滑膜炎会使关节囊松弛。伸肌腱中央腱束止点作为一种关节内结构，有可能发生断裂，导致继发的侧腱束向掌侧半脱位，最终发展为钮孔畸形，肌腱和关节的挛缩程度可有不同。

还有的情况是近指间关节内滑膜增生会引起掌板松弛，伸肌腱中央束不发生断裂。这样关节就会发生背侧移位，最终形成近指间关节过伸，内在肌不能有效地伸直远指间关节，发生鹅颈畸形。伸肌腱 1 区的关节外滑膜炎可以导致侧腱束断裂，引起类似鹅颈畸形的表现，并继发不同程度的内在肌挛缩。掌指关节畸形引起的内在肌紧张会进一步加重近指间关节的鹅颈畸形。

掌指关节的改变有所不同。由于掌骨头的前后径大于远近径，持续的滑膜炎可以导致矢状面不稳定。在强有力的屈肌腱的作用下，掌指关节出现掌侧半脱位。随着畸形的发展，作用在掌指关节上的蚓状肌起到屈曲关节的作用。掌指关节的旋转中心向掌侧移位，内在肌松弛。长期的这种改变会造成内在肌挛缩。骨间肌的牵拉会导致掌指关节尺偏，外在伸指肌尺侧半脱位，最终形成朝一个方向上的固定畸形。尺侧结构继发挛缩和桡侧结构松弛，再加上关节面不匹配，最终导致近节指骨基底桡背侧和掌骨头尺掌侧出现典型的骨软骨侵蚀。

如果把拇指的掌指关节看作近指间关节的话，类风湿的拇指畸形可以被认为是一种纽孔畸形，或者可以看作一个从腕掌关节到远指间关节的鹅颈畸形。

类风湿性腕关节有三种自然转归结果。根据 Simmen 和 Huber[20] 分型，一型是关节僵硬型，以关节的自发融合为特征，二型是关节炎型，三型是关节破坏型。第三型又可分为韧带型和骨型两个亚型。

腕关节滑膜炎会引起腕骨间内在韧带和外在韧带破坏，引起不同程度的不稳定。尺骨茎突前隐窝和下尺桡关节处的滑膜炎会引起下尺桡关节半脱位，导致腕骨旋后畸形和尺侧移位，尺骨头半脱位，即 Caput Ulna 综合征[21]。桡腕关节骨软骨结构的进一步破坏导致桡腕关节的桡偏畸形。尺侧腕伸肌腱向掌侧半脱位进一步加重了腕骨的旋后应力和尺骨头的背侧突出，最终导致第五伸肌鞘管肌腱磨损断裂（Vaughan-Jackson 综合征[22]）和随后的第四伸肌鞘管内肌腱磨损断裂。

与 Vaughan-Jackson 综合征类似，Mannerfelt 损伤是舟骨远极和大多角骨磨破腕关节掌侧关节囊，导致拇长屈肌腱磨损断裂，而后可能发生示指指浅屈肌腱和指深屈肌腱断裂，并进一步向尺侧发展，类似于伸肌腱磨损断裂的过程。在 Mannerfelt 和 Norman 的经典研究中[23]，腕关节类风湿的自然病程中出现伸肌腱磨损断裂更为常见，占 62%（41/66 例），屈肌腱断裂的出现率大约为 38%（25/66 例）。

类风湿引起的拇长伸肌腱断裂常常是由于 Lister 结节附近的腱周滑膜炎引起的，而与 Vaughan-Jackson 综合征和 Mannerfelt 损伤不同，不是由于骨关节畸形继发的磨损导致肌腱断裂。

通过理解类风湿性关节炎的病理生理和病理解剖机制，才能有足够的基础来有效地制订类风湿的手术计划。手术目标是在疾病早期恢复正常解剖，减少进一步的破坏，以获得可预期的结果。

## 三、手术方法

**1．类风湿性关节炎的手术目的**

（1）对于重建手术，手术目的为：

• 预防性：采用药物治疗 6 个月以上无缓解的滑膜炎，滑膜切除术可以改善症状。

• 矫正重建手术：修复断裂的肌腱，结合软组织平衡术重建正常的解剖，希望延迟肌腱和骨关节的破坏。

• 软组织平衡结合关节成形手术，可以治疗近指间关节、掌指关节、腕关节或尺骨头的成形。

（2）对于补救性手术，手术目的为：

• 部分腕关节融合，如桡月融合和 Sauvé-Kapandji 术。

• 切除性关节成形，如 Darrah 手术。

• 腕关节融合。

**2．腕关节滑膜切除术**　腕关节滑膜切除术是一种历经考验且证明有效的手术，在腕关节类风湿的早期可以很好地缓解疼痛，改善功能[24]。但是对于已经发展为软骨破坏的情况，关节滑膜切除术就没有什么意义了。如果出现关节囊和腕关节韧带松弛、肌腱半脱位合并挛缩，可以采用肌腱移位、软组织平衡或骨性手术治疗。

（1）适应证

• 腕关节类风湿的早期，对 DMARD 药物不敏感，并且没有出现继发性改变。

• 晚期关节破坏型或骨关节炎型，作为临时缓解症状的手段，延缓转变为关节融合型的过程。

• 在软组织平衡和肌腱移位术的同时进行滑膜

切除。

（2）手术技术：针对腕关节类风湿的滑膜切除术最初是通过切开手术进行的。一般可采用腕背弧形切口显露，保护并切开伸肌支持带，牵开伸肌腱，切开关节囊，显露关节内异常增生的滑膜。可采用咬骨钳较高效地咬除关节内异常增生的滑膜。术毕将关节囊和伸肌支持带逐层缝合（图44-1）。

近年来，在腕关节镜下进行滑膜切除术逐渐成为主流。腕关节镜微创手术的优势是可避免进一步破坏已经受损的韧带。一般可通过六个关节镜入路进行手术，有利于将STT关节、腕中关节、桡腕关节和下尺桡关节的滑膜切除干净。经典的腕中关节桡侧入路（MCR）和尺侧入路（MCU）便于清理STT和腕中关节的滑膜，3—4和4—5入路便于清理桡腕关节和尺腕关节，下尺桡关节背侧入路和6U入路便于清理下尺桡关节的滑膜。可采用小关节刨削刀头或射频刀头进行滑膜清扫（图44-2）。

**3. 腱周滑膜切除术**　对于屈肌腱或伸肌腱腱周滑膜切除一般需要切开手术。常需要同时做伸肌腱中置的手术，将拇长伸肌腱和指总伸肌腱扩张

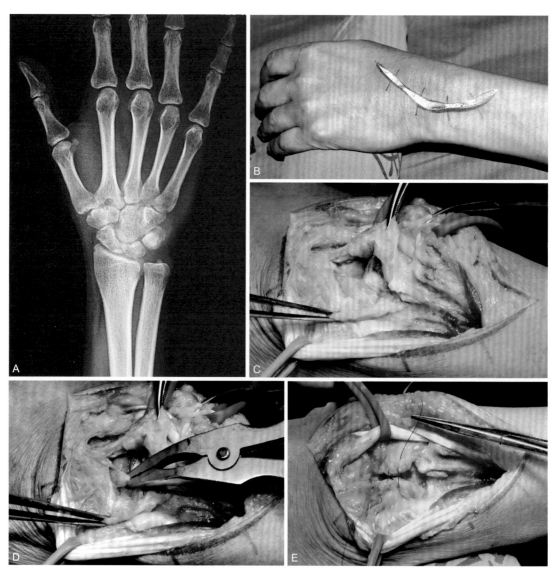

图44-1　患者，男，48岁，左腕因类风湿性关节炎导致肿胀和疼痛4个月。A. X线片显示腕关节间隙尚存在。B. 腕背弧形切口显露。C. 牵开伸肌腱，切开腕背关节囊，显露关节内异常增生的滑膜。D. 用咬骨钳咬除腕关节内异常增生的滑膜。E. 缝合关闭腕关节囊（图片由北京积水潭医院陈山林医生提供）

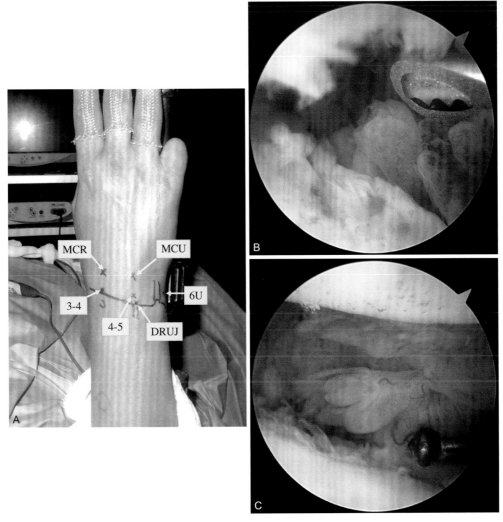

图 44-2 腕关节镜下腕关节滑膜清扫治疗类风湿性关节滑膜炎。A. 常用 6 个腕关节镜滑膜切除的入路示意图。B. 采用小关节刨削刀头进行腕关节滑膜清扫。C. 采用小关节射频刀头进行腕关节滑膜清扫（图片由北京积水潭医院刘波医生提供）

部的近侧半维持在应有的位置。

**4. 软组织平衡术和肌腱移位术** 在类风湿性关节炎发病的前 2 年内，大约超过 66% 的患者可出现腕关节的类风湿性关节炎。在已经发病 10 年的类风湿患者中，超过 90% 的患者会出现腕关节类风湿性关节炎[25]。虽然我们无法通过手术改变疾病的自然进程，然而，进行仔细的术前评估能更好地按照从近向远的顺序制订重建阶梯，获得更好的结果，减少畸形复发。单独的软组织平衡术只是在畸形仍可被动复位时才有效。如果出现了固定的畸形，就必须结合关节置换这类骨性手术，而且也不一定能达到理想的治疗效果。

由于在类风湿性关节炎患者中，腕部病变需要与手指的病变一起进行整体评估和系统性治疗，才能有效地发挥手腕功能，因此，本章除了介绍腕部病变修复重建术外，也对手指病变的修复重建术进行简要的介绍。

（1）鹅颈畸形：可以融合远指间关节，将屈指浅肌腱尺侧束从近侧切断，保留远侧止点，与鞘管缝合，以形成腱固定的缰绳效应。或者将伸肌腱尺侧腱束从近侧切断，重新绕到 Cleland 韧带掌侧并固定在中节指骨上，从而建立了一个近指间关节的缰绳效应。当有内在肌挛缩时，可以做掌指关节的内在肌次递松解和移位，以获得更好的效果。

（2）钮孔畸形：采用 Fowler 描述的伸肌腱切断术，同时将侧腱束缝合向中央束。然而，钮孔畸形通常不会特别影响功能，虽然外形不好看，但抓握仍然可以维持。因此，是否需要纠正尺侧手指的纽孔畸形要仔细考虑，因为重建中央束的手术可能会过紧而降低握力。

（3）掌指关节：笔者偏好采用第二和第四指蹼背侧两个纵行切口，而不是一个横向的长切口。松解尺侧的矢状束，切开背侧关节囊，从掌骨头上骨膜表面切下掌板，将内在肌转移到尺侧相邻手指的桡侧，同时松解或者延长蚓状肌。重叠缝合桡侧副韧带，缝合背侧关节囊，加强桡侧矢状束以使伸肌腱中置。通过小切口将桡侧腕长伸肌腱移位至尺侧腕屈肌腱，降低桡腕关节的桡偏程度，有助于纠正掌指关节的尺偏畸形。如果想改变腕骨的尺侧移位，通常做桡月关节融合术，因为软组织重建术无论在冠状面还是矢状面上都无法获得成功[26]。

（4）对于 Caput Ulna 综合征合并第四和第五伸肌鞘管内肌腱磨损断裂，笔者偏好 Sauvé-Kapandji 手术，采用尺侧腕屈肌腱的一半稳定截骨的近端，防止后续出现尺桡骨撞击。对于伸肌腱的重建，如果小指的小指伸肌腱和指总伸肌腱都断裂，可以将小指的伸肌腱编织在环指的指总伸肌腱上。如果环指和中指的指总伸肌腱也断裂了，可以将示指固有伸肌腱移位到环指和小指上，中指的伸肌腱编织在示指指总伸肌腱上。否则，掌指关节会产生更多的尺偏应力，而加重病情的进展。

（5）Mannerfelt 损伤（拇长屈肌腱断裂）时，标准术式是将环指的指浅屈肌腱移位至拇指。如果也出现了示指屈指深肌腱断裂，可以将屈指深肌腱远端缝合到相邻手指的屈肌腱上。

（6）有时内在肌挛缩非常严重，需要完全切断蚓状肌，而不是延长，使当掌指关节伸直时，指间关节能够屈曲。可以考虑外在的伸指肌移位手术，将示指固有伸肌腱和小指固有伸肌腱通过掌长肌腱移植移位到蚓状肌的远端，在近节指骨近端水平缝合。

## 四、优缺点

类风湿患者的治疗与多学科有关，主要依靠药物治疗，控制病情进展。畸形本身并不是手术的适应证，因为患者的功能一般代偿良好，但是畸形会导致病理解剖上的进展，从而最终影响功能。因此，早期诊断以及早期积极使用 DMARD 药物可能会预防或者延缓结构性损伤和畸形。在处理影响功能的畸形时，理解病理解剖有助于制订重建手术方案，有针对性地解决问题，从而获得更好的结果。

## 参考文献

[1] Mottonen TP, Hannonen P, Korpela M, et al. Finnish rheumatoid arthritis combination therapy: delay to institution of therapy and induction of remission using single-drug or combination——disease-modifying antirheumatic drug therapy in early rheumatoid arthritis. Arthritis Rheum, 2002, 46: 894-898.

[2] Bukhari M, Harrison B, Lunt M, et al. Time to first occurrence of erosions in inflammatory polyarthritis: results from a prospective community-based study. Arthritis Rheum, 2001, 44: 1248-1253.

[3] Saag KG, Teng GG, Patkar NM, et al. American College of Rheumatology 2008 recommendations for the use of nonbilogic and biologic disease-modifying antirheumatic drugs in rheumatoid arthritis. Arthtis Rheum, 2008, 59: 762-784.

[4] Westwood OM, Nelson PN, Hay FC. Rheumatoid factors: what is new? Rheumatology, 2006, 45: 379-385.

[5] Rantapaa-Dahlqvist S, de Jong BA, Berglin E, et al. Antibodies against cyclic citrullinated peptide and IgA rheumatoid factor predict the development of rheumatoid arthritis. Arthritis Rheum, 2003, 48: 2741-2749.

[6] Jansen AI, van der Horst-Bruinsma I, van Schaardenburg D, et al. Rheumatoid factor and antibodies to cyclic citrullinated peptide differentiate rheumatoid arthritis from undifferentiated polyarthritis in patients with early arthritis. J Rheumatol, 2002, 29: 2074-2076.

[7] Holmdahl R, Bockermann R, Backlund J, et al. The molecular pathogenesis of collagen-induced arthritis in mice——a model for rheumatoid arthritis. Ageing Res Rev, 2002, 1: 135-147.

[8] Barland P, Novikoff AB, Hamerman D. Electron microscopy of the human synovial membrane. J Cell Biology, 1962, 14: 207-220.

[9] Zvaifler NJ, TsaiV, Alsalameh S, et al. Pannocytes: distinctive cells found in rheumatoid arthritis articular cartilage erosions. American J Pathology, 1997, 150: 1125-1138.

[10] Firestain GS, Boyle DL, Yu C, et al. Synovial interleukin-1 receptor antagonist and interleukin-1 balance in rheumatoid arthritis. Arthritis rheumatology, 1994, 37: 644-652.

[11] Chu CQ, Field M, Allard S, et al. Detection of cytokines at

the cartilage/ pannus junction in patients with rheumatoid arthritis: implications for the role of cytokines in cartilage destruction and repair. British J Rheumatol, 1992, 31: 653-661.

[12] Firestein GS, Alvaro-Gracia JM, Maki R, et al. Quantitative analysis of cytokine gene expression in rheumatoid arthritis. J Immunol, 1990, 144: 3347-3353.

[13] Brennan F, Foey A. Cytokine regulation in RA synovial tissue: role of T cell / macrophage contact dependent interactions. Arthritis Res, 2002, 4 (Suppl3): S177-S182.

[14] Deleuran BW, Chu CQ, Field M, et al. Localization of tumour necrosis factor receptors in the synovial tissue and cartilage-pannus junction in patients with rheumatoid arthritis: implications for local action s of tumour necrosis factor alpha. Arthritis Rheum, 1992, 35: 1170-1178.

[15] Burkhardt H, Sehnert B, BockermannR, et al. Humoral immune response to citrullinated collagen type Ⅱ determinants in early rheumatoid arthritis. J Autimun, 2008, 31: 131-135.

[16] Suzuki A, Yamada R, Ohtake-Yamanaka M, et al. Anti-citrullinated collagen type I antibody is at target of auroimmunity in rheumatoid arthritis. Biochem Biophysics Res Commun, 2005, 333: 418-426.

[17] Parks WC, Wilson CL, Lopez-Boado YS, Matrix metalloproteinases as modulators of inflammation and innate immunity. Nat Rev Immunol, 2004, 4: 617-629.

[18] Mudgett JS, Hutchinson NI, Chartrain NA, et al. Susceptibility of stromelysin 1-deficient mice to collagen-induced arthritis and cartilage destruction. Arthritis Rheum, 1998, 41: 110-121.

[19] Gravallese EM, Manning C, Tsay A, et al. Synovial tissue in rheumatoid arthritis is a source of osteoclast differentiation factor. Arthritis Rheum, 2000, 43: 250-258.

[20] Simmen (Br), Huber H. The wrist joint in chronic polyarthritis——new classification based on the type of destruction in relation to the natural course and the consequences for surgical therapy. Handchir Mikrochir Plast Chir, 1994, 26: 182-189.

[21] Ryu J, Saito S, Honda T, et al. Risk factors and prophylactic tenosynovectomy for extensor tendon ruptures in the rheumatoid hand. J Hand Surgery (Br), 1998, 23: 658-661.

[22] Vaughan -Jackson OJ. Rupture of extensor tendons by attrition at the inferior radioulnar joint: report of two cases. J Bone and Joint Surgery (Br), 1948, 30: 528-530.

[23] Mannerfelt L, Norman O. Attrition ruptures of flexor tendons in rheumatoid arthritis caused by bony spurs in the carpal tunnel: a clinical and radiological study. J Bone Joint Surgery (Br), 1969, 51: 270-277.

[24] Allieu Y. Surgical treatment of the rheumatoid wrist: a series of 603 rheumatoid wrists operated between 1968 and 1994. //The rheumatoid hand and wrist surgical treatment. Monographie de la Société Française de Chirurgie de la Main (GEM). Paris: Expansion Scientifique Française, 1998: 63-79.

[25] Hamalainen M, Kammonen M, Lehtimaki Mel. Epidemiology of wrist involvement in rheumatoid arthritis. Rheumatol, 1992, 17: 1-7.

[26] Allieu Y, Canovas F, Chammas M, et al. Surgery of the rheumatoid wrist through a dorsal approach comined with radiolunate fusion. Orthop Traumato, 1995, 4: 169-176.

# 腕关节镜或内镜手术技术

# 腕关节镜：操作方法、入路与相关解剖　第45章

刘　波　著

## 一、腕关节镜的操作方法与常用器械设备

　　由于腕关节空间狭小，解剖结构复杂，历史上腕关节镜的临床应用滞后于其他大关节镜的应用。最早的关于腕关节镜临床应用的报道来自日本学者渡边正义。他报道了在 1970 — 1972 年间的 21 例腕关节镜手术经验[1]。台湾学者陈永振随后报道了 34 例腕关节镜和手指关节镜手术的经验[2]。1985 年，Whipple 等学者在尸体标本上正式建立了腕关节镜的标准入路和操作方法[3]。这些方法和技术是现今腕关节镜技术的起源。腕关节镜的使用，也从过去的诊断工具，逐步发展成为现今治疗各种腕关节疾病的一个非常有价值的治疗手段。尤其是随着近十年的飞速发展，腕关节镜手术已成为众多腕关节损伤与疾病的治疗常规。

　　在腕关节镜手术操作中，患者平卧，患侧肩关节外展 90°，上臂平置于上肢手术桌上，屈肘 90°，通过牵引系统将手指向远心端牵引，通过绑带将上臂固定于牵引系统的基座上进行对抗牵引。术者一般位于患肢的头侧，面对牵起的手腕背侧。助手位于术者对面。腕关节镜的常规设备一般置于一个器械车架上，放置于患者身体的非手术侧腿部的位置，最上方的显示器面对术者。

　　需要准备好的腕关节镜常规设备包括影像与光源系统、牵引系统、动力系统、射频系统以及液体灌注系统。

　　影像与光源系统是腕关节镜设备的核心，由腕关节镜的镜头、摄像头、光导纤维光缆、影像与光源主机构成。腕关节镜使用的镜头较其他大关节镜的镜头更为纤细和短小，常用的镜头为 2.5 mm 系列镜头（此系列不同厂家可能提供 2.4~2.7 mm 的镜头）和 1.9 mm 镜头（图 45-1）。2.5 mm 系列镜头适用于大多数桡腕关节和腕中关节。1.9 mm 镜头常用于舟骨 – 大 – 小多角骨（STT）关节、下尺

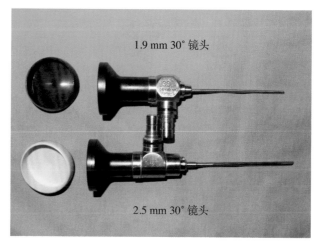

图 45-1　常用的腕关节镜 2.5 mm 及 1.9 mm 镜头

桡关节以及第一腕掌关节等手部小关节。部分关节间隙较小的桡腕关节和腕中关节也可使用 1.9 mm 镜头。镜头是腕关节镜设备中最精密和容易损坏的贵重部件，特别是 1.9 mm 镜头。由于其更加纤细和昂贵，且容易在操作中折弯或损坏，因而建议在具有一定腕关节镜的操作经验后再使用。同时，要严格遵守每一次将腕关节镜头置入关节内时，必须先将关节镜的套筒和套芯置入关节，然后将套芯拔出，再将关节镜插入套筒的操作流程，以避免镜头损坏。每一种镜头都有 0° 视角和 30° 视角两种镜头，其中 30° 视角镜头更为常用。

　　腕关节镜牵引系统的出现是腕关节镜手术的一大进步。牵引后的腕关节间隙增大，使得腕关节镜可以在狭小的腕部空间里移动，并有利于手术医生将操作器械置入关节内进行各种手术操作。大多数牵引系统通过手指套（finger trap）将手指与牵引装置相连。手指套对 2~4 个手指形成广泛而均匀的抓持力，对手指血运没有特别影响，从而允许在数小时的腕关节镜操作中持续加压手指而无须担心手指的血运问题。牵引装置分为部分无菌牵引系统与完全无菌牵引系统两类。部分无菌牵引系统

往往包括未消毒的挂钩、滑车及重力系统，在装配和手术操作过程中需要特别注意避免污染。牵引力的调节也需要手术台下护士或助手的帮助。比较理想的牵引装置是完全无菌牵引系统。手术医生可以安全地在无菌手术台上进行牵引操作，而不用担心操作过程中发生污染（图 45-2）。新近出现的可在垂直和水平位置持续保持牵引力的完全无菌的牵引装置，可利于术者方便地在垂直牵引下的关

节镜操作与水平位置下的透视及手术操作之间快速转换（图 45-3）。

腕关节镜的治疗操作中常规需要动力系统，包括刨削系统与磨钻系统。刨削系统最常采用 2.0 mm 刨削刀头，在负压吸引和往复旋转的模式下进行滑膜切除等常规操作。磨钻系统最常采用 2.9~4.0 mm 磨头，根据实际情况选择负压吸引和旋转模式（包括连续单方向旋转和往复旋转）。

腕关节镜的射频系统也是手术操作中常规需要准备且有独特作用的。视频系统不仅可以高效地进行关节内的软组织清创、滑膜或软组织切除、瘢痕松解和止血，还可以进行韧带和关节囊的热皱缩。由于射频操作中会产生热量，在射频操作中注意要保持通畅的关节内液体进入与流出，避免关节内温度过高。

经典的腕关节镜需要一个液体灌注系统，以保持关节内液体充盈，达到扩张关节间隙、保持视野清晰和控制出血的目的。通常采用乳酸林格液作为关节灌注液，因为这类液体容易被周围软组织吸收。与大关节的关节镜不同，腕关节镜通常不必采用专门的持续泵液装置，只要通过挂起的液体袋内本身的静水压即可达到手术所需要求。近年来，腕关节镜的干关节镜（dry arthroscopy）技术开始在某些中心的某些手术操作中使用[4]。该技术不需要关节内的持续液体灌注。最大优势是可以

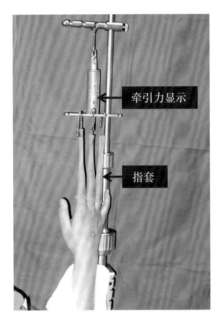

图 45-2　完全无菌的腕关节镜牵引系统

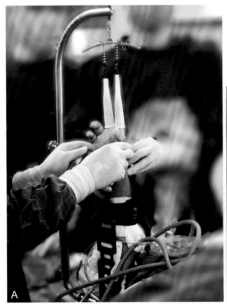
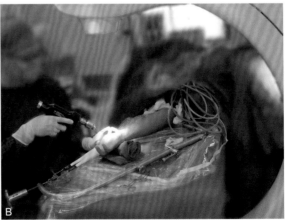

图 45-3　可在垂直牵引与水平牵引操作之间快速转换的完全无菌腕关节镜牵引系统。A. 垂直牵引。B. 水平牵引

避免长时间关节镜操作后由于液体渗漏引起的关节周围肿胀。此外，在向关节内进行植骨等操作时，干关节镜技术有利于避免植骨骨屑的漂浮。当然，干关节镜尚未成为一种广泛普及的技术，因为操作中保持关节内液体的流动更利于保持视野清晰，有利于磨钻形成磨屑的吸出，以及对射频头产生的温度进行降温。因此，应该根据手术操作的实际情况灵活地选择应用干或湿关节镜技术[5]。

腕关节镜手术操作需要一些专业手术器械。腕关节镜探钩是最常用的器械，可以用于检查韧带［包括三角纤维软骨复合体，（TFCC）］和软骨等软组织的弹性、松弛度和质地。异物钳可以用于取出关节内游离体和异物，也可用于取关节内滑膜等组织进行病理检查。在进行 TFCC 或其他韧带的缝合时，线钳可以用于抓持置于关节内的缝线。其他可能用到的腕关节镜专业器械包括篮钳、关节镜刀、刮匙、小骨膜起子和小骨刀等，可用于关节内的切割、切除及骨块复位等操作。

## 二、腕关节镜的入路与相关解剖[6-8]

腕关节包括桡腕关节、腕中关节和下尺桡关节。由于桡腕关节的空间相对较大，操作相对容易，因此，它是最早、同时也是最常采用腕关节镜进行检查和操作的关节。之后，逐渐演进到对腕中关节和下尺桡关节的检查和操作。

由于腕背侧重要的神经和血管结构相对较少，而且手外科医生对腕关节背侧切开手术更熟悉一些，因此腕关节镜检查的入路多为从腕背侧进入。此外，对腕关节掌侧韧带的重视程度更大，也是多数情况下从背侧置入关节镜进行检查的原因。

腕关节镜的入路包括桡腕关节背侧入路、腕中关节背侧入路、下尺桡关节背侧入路和掌侧入路（图 45-4 至图 45-7）。本章将介绍以上常用入路的解剖，以及从以上入路置入关节镜后可观察到的腕关节内解剖结构。常见腕关节镜入路的建立方法，参见视频 45-1。桡腕关节及腕中关节的镜下检查所见可参见视频 45-2、45-3。

**1. 桡腕关节背侧入路**　桡腕关节入路以其与腕背伸肌腱鞘管的关系来命名。常用五个标准入路，从桡侧到尺侧依次命名为：1—2、3—4、4—5、6R 和 6U 入路（图 45-4）。

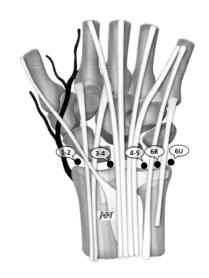

图 45-4　常用的桡腕关节背侧入路

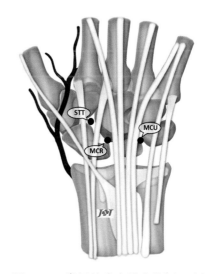

图 45-5　常用的腕中关节背侧入路

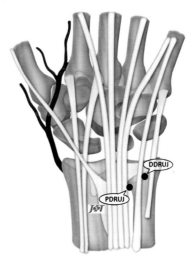

图 45-6　常用的下尺桡关节背侧入路

（1）1－2入路：该入路的命名缘于其位于第一伸肌鞘管与第二伸肌鞘管之间。桡侧紧邻拇长展肌腱与拇短伸肌腱，尺侧紧邻桡侧腕屈肌腱，第三伸肌鞘管从其远侧绕过，近侧为桡骨远端。该入路位于解剖鼻烟窝的范围内，与桡动脉及桡神经浅支距离较近。有解剖学研究显示该入路距离桡神经浅支的平均距离为3 mm（1~6 mm），距离桡动脉的平均距离为3 mm（1~5 mm）。如果不熟悉解剖，有误伤这些结构的风险。为了防止损伤上述重要结构，临床上建立该入路时需注意尽量靠近桡骨远端及第二鞘管。

该入路可近距离地对桡腕关节桡侧的结构进行观察和操作。常用的情形包括关节镜下桡骨茎突切除术以及桡腕关节桡侧的腱鞘囊肿切除术。

（2）3－4入路：3－4入路是最常用的桡腕关节入路之一，也往往是腕关节镜检查建立的第一个入路。建立了该入路后，首先将关节镜置入进行桡腕关节的系统检查，然后在关节镜的指导下，根据需要建立其他入路。3－4入路位于拇长伸肌腱（第三伸肌鞘管）与指总伸肌腱（第四伸肌鞘管）之间。临床上常以Lister结节为体表解剖标志。建立该入路时，找到Lister结节远侧约1 cm的皮肤凹陷部位进行标记。以针头穿刺进入关节后，可向关节内注入约5 ml生理盐水以充盈关节。进入该入路时需要注意向掌侧倾斜10°~15°，以顺应桡骨远端的掌倾角度（图45-8）。先做一个较浅的皮

肤切口，以避免损伤腕背的感觉神经支或浅静脉。用小剪刀或钝头钳分离开软组织，然后穿透背侧关节囊。每一个腕关节镜入路的建立基本上都采用上述这一技术。

关节镜垂直进入该入路后，正对的结构是桡舟月韧带，也称Testut韧带（图45-9）。虽然称为韧带，但在关节镜下该结构更像是一个表面为簇状血管的脂肪垫。在该韧带的远侧，即为舟月韧带（SLIL）的近侧部。将镜头向桡侧观察，从最桡侧向尺侧依次可观察到桡腕关节的桡侧关节囊及其反折部、桡骨茎突、桡骨远端的桡骨窝、舟骨近桡侧关节面、桡舟头韧带和长桡月韧带（图45-10、图45-11）。将镜头向尺侧观察，依次可观察到桡骨远端月骨窝及月骨近侧关节面、短桡月韧带、桡骨远端乙状切迹、TFCC、尺月韧带和尺三角韧带（图45-12、图45-13）。月三角韧带位于该视野的最尺侧，有时不易从该入路观察到。

（3）4－5入路：该入路位于指总伸肌腱（第四伸肌鞘管）与小指固有伸肌腱（第五伸肌鞘管）之间。临床上可先找到下尺桡关节间隙。该入路位于下尺桡间隙稍远侧的皮肤凹陷。由于桡骨远端正常的尺偏角，该入路的水平位置较3－4入路略偏近侧。关节镜进入该入路后，向桡侧观察，可看到月骨的尺侧半。向远尺侧观察，可看到视野最尺侧的三角骨。两者之间为月三角韧带。但如果不用探钩检查，很难分辨出月三角骨间韧带与腕骨表

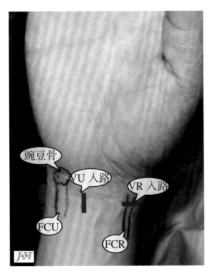

FCR.桡侧腕屈肌腱；FCU.尺侧腕屈肌腱

图45-7  常用的掌侧入路

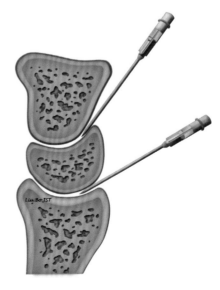

图45-8  腕关节镜的镜头插入角度示意图

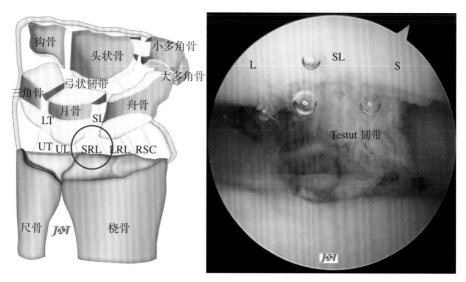

L.月骨；SL.舟月韧带；S.舟骨；LT.月三角韧带；SL.舟月韧带；UT.尺三角韧带；UL.尺月韧带；SRL.短桡月韧带；LRL.长桡月韧带；RSC.桡舟头韧带

图 45-9　从 3—4 入路直接观察到的结构

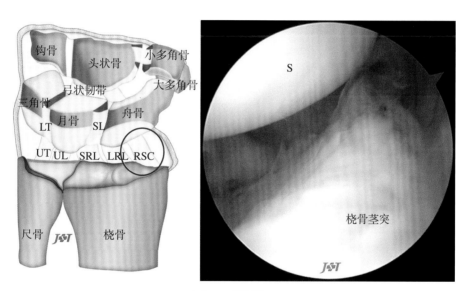

S.舟骨；LT 等同图 45-9

图 45-10　从 3—4 入路向桡侧观察桡骨茎突

面软骨的区别。向掌侧观察，可看到 TFCC 的桡侧缘附着于桡骨的乙状切迹、下尺桡韧带掌侧部以及部分尺月韧带。向尺掌侧观察，可看到尺三角韧带和尺骨茎突前隐窝（图 45-14、图 45-15）。

　　该入路除了可近距离观察尺腕关节内的结构外，更多的时候是用于置入关节镜手术操作所需的探钩、刨削刀头和射频头等器械进行操作。因为通过此入路，操作器械几乎可到达桡腕关节内的所有区域进行操作。常用的情形包括：① TFCC

的检查、清创和修复。②腕骨间韧带的检查、清创和皱缩。③关节内游离体的取出及滑膜清扫等。

　　（4）6R 入路与 6U 入路：6R 入路的命名是因为其紧邻第六伸肌鞘管（内为尺侧腕伸肌腱）桡侧。同样，6U 入路的命名是因为其紧邻第六伸肌鞘管的尺侧。由于 6R 入路与 4—5 入路在解剖位置上比较接近，可观察的结构也类似，因此，两者常可互相替代。不同的手术操作者根据其经验和习惯不同，会选择两者之一作为主要的桡腕关节操作

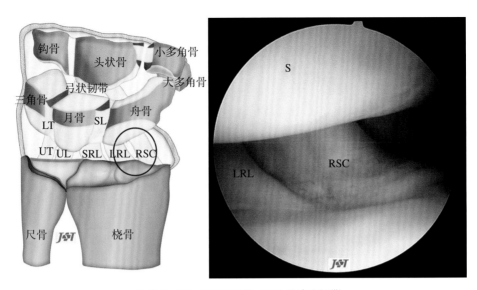

S. 舟骨；LRL. 长桡月韧带；RSC. 桡舟头韧带

图 45-11　从 3 — 4 入路向桡掌侧观察掌侧关节囊韧带

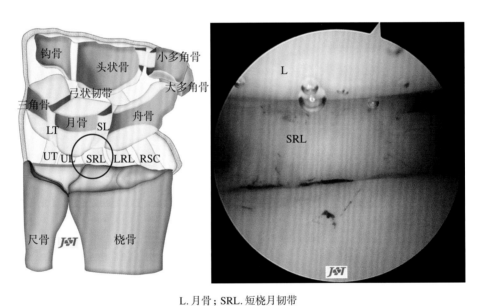

L. 月骨；SRL. 短桡月韧带

图 45-12　从 3 — 4 入路向尺侧观察短桡月韧带

入路。

　　定位 6R 入路，可以体表可触及的尺侧腕伸肌腱和尺骨头为标记，在紧邻尺侧腕伸肌腱的桡侧，尺骨头稍远侧的皮肤凹陷点即为该入路。建立该入路时，要注意避免损伤尺神经的腕背皮支、TFCC 和三角骨。一项解剖学研究显示，尺神经腕背皮支距离该入路的平均距离为 2.5 mm。因此，建立入路时要严格遵循上述原则，即先做一个较浅的皮肤切口，用小剪刀或钝头钳分离开软组织，确认避开小的神经支之后，再穿透背侧关节囊。关节镜或器械进入该入路时，应该向近侧倾斜 10°，以免撞击三角骨。由于 TFCC 的背侧缘距离该入路较近，为了避免损伤，临床上常常在关节镜（从 3 — 4 入路置入）直视下建立该入路。

　　与 4 — 5 入路类似，从 6R 入路置入关节镜可近距离地观察月三角韧带、三角骨以及 TFCC。TFCC 就在该入路的正下方，月三角骨间韧带在该入点的上方，而尺侧关节囊就在该入路的稍尺侧

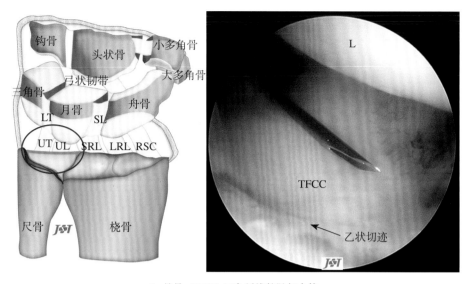

L.月骨；TFCC.三角纤维软骨复合体

图 45-13　从 3 — 4 入路向尺侧观察 TFCC

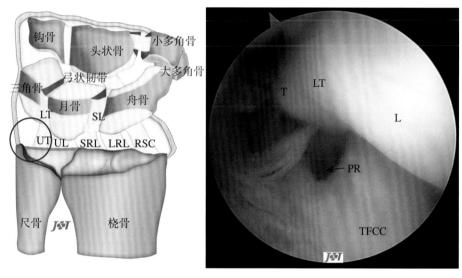

L.月骨；LT.月三角韧带；T.三角骨；PR.茎突前隐窝；TFCC.三角纤维软骨复合体

图 45-14　从 4 — 5 入路向尺侧观察到的结构

（图 45-16 ）。

6U 入路位于尺侧腕伸肌腱的尺侧，尺骨头稍远侧的皮肤凹陷部位。从该入路进入尺腕关节的位置为尺骨茎突前隐窝的部位。由于邻近尺神经腕背皮支，如果准备切开该入路置入关节镜或操作器械，也必须注意分离皮下软组织，避免损伤尺神经的腕背皮支。

6U 入路最常用于置入穿刺针头作为腕关节镜手术的出水通道。偶尔可从该入路置入关节镜观察 TFCC 的背侧缘，或从该入路置入器械对月三角骨

间韧带掌侧进行清创及修复 1B 型 TFCC 损伤。

**2. 腕中关节背侧入路**　腕中关节各入路以其进入部位的解剖位置而命名。较常用的为腕中关节桡侧入路（MCR）和腕中关节尺侧入路（MCU）。STT 为相对比较少用的入路（图 45-5 ）。

（1）腕中关节桡侧（MCR）入路：该入路是最常用的腕中关节入路。对腕中关节进行检查和治疗时，往往首先建立该入路进行系统检查，然后在关节镜的指导下，根据需要建立其他入路。

腕中关节桡侧入路位于 3 — 4 入路远侧约

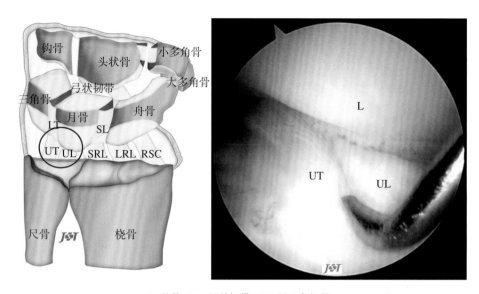

L. 月骨；UL. 尺月韧带；UT. 尺三角韧带

图 45-15　从 4 — 5 入路观察尺腕掌侧关节囊韧带

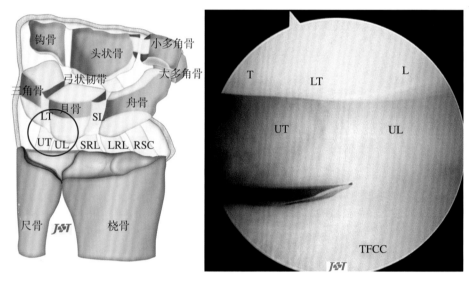

L. 月骨；LT. 月三角韧带；T. 三角骨；UL. 尺月韧带；UT. 尺三角韧带；TFCC. 三角纤维软骨复合体

图 45-16　从 6R 入路直接观察到的结构

1 cm 的腕背皮肤凹陷部位。从该部入路进入后，正对的解剖位置为舟月关节远侧与头状骨桡近侧间的关节间隙。从该入路置入关节镜后，将关节镜向桡远侧观察，可以看到 STT，向桡近侧可以观察舟骨的头状骨关节面（图 45-17）。向近侧观察，可看到舟月关节，可用探钩检查其是否存在不稳定或台阶（图 45-18）。向尺侧移动关节镜，可看到尺近侧的月三角关节（图 45-19）。向上方观察，从桡侧向尺侧依次可见头状骨、头钩关节的近侧部及钩骨（图 45-20）。

（2）腕中关节尺侧（MCU）入路：腕中关节尺侧入路位于 4 — 5 入路远侧约 1.5 cm 的皮肤凹陷部位，或腕中关节桡侧入路的尺侧 1.5 cm 稍近侧，与第四掌骨在同一直线。从该入路进入后的解剖位置为月三角关节与头钩关节之间的关节间隙部位。从腕中关节尺侧入路向桡侧观察，可以从稍远处更好地评估舟月关节间是否存在异常台阶或旋转，以及舟骨的头状骨关节面骨折的复位情况。

该入路常作为腕中关节检查时的出水口，或置入关节镜器械进行各项操作。常见的操作包括舟

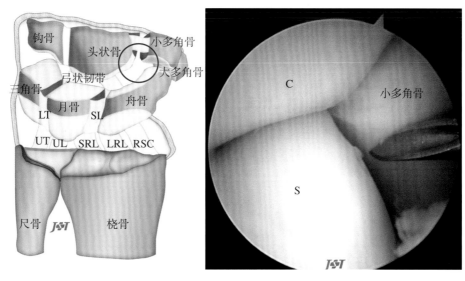

S.舟骨；C.头状骨

图 45-17 从 MCR 入路向桡远侧观察舟 STT

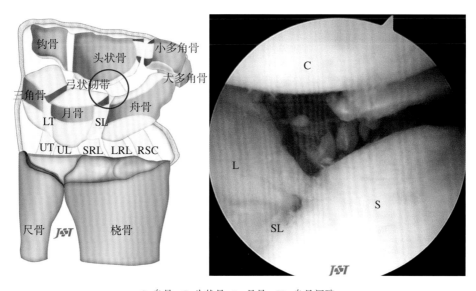

S.舟骨；C.头状骨；L.月骨；SL.舟月间隙

图 45-18 从 MCR 入路向近侧观察舟月关节

骨骨折的复位及腕中关节部分融合术等。

（3）STT 入路：STT 入路位于腕中关节桡侧入路的桡远侧约 1 cm，在拇长伸肌腱的尺侧。此入路进入后的解剖位置为舟骨和大小多角骨间的关节间隙。桡动脉在该水平位于拇长伸肌腱的桡侧。建立该入路时注意避免损伤。STT 入路可作为腕中关节手术的出水口，也可置入关节镜或器械进行观察和操作。

**3. 下尺桡关节背侧入路** 下尺桡关节较桡腕和腕中关节的间隙更狭小，普通腕关节镜镜头往往不容易进入观察和操作。在不熟悉解剖结构时盲目进行操作也有造成医源性损伤的可能。一般不常规建立下尺桡关节入路。需要建立该入路时，对国人应采用较细的 1.9 mm 镜头。可以从背侧或掌侧入路进入下尺桡关节，其中背侧入路更为常用。

下尺桡关节背侧入路包括下尺桡近侧（PDRUJ）和下尺桡远侧（DDRUJ）入路（图45-6）。近侧入路位于桡骨乙状切迹与尺骨头之间

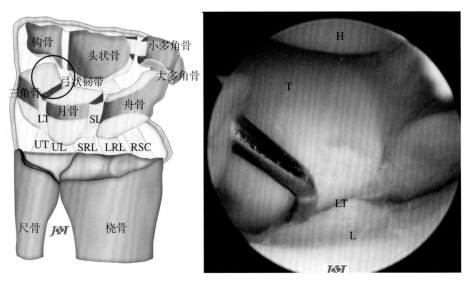

L.月骨；T.三角骨；LT.月三角间隙；H.钩骨

图 45-19 从 MCR 入路向尺近侧观察月三角关节

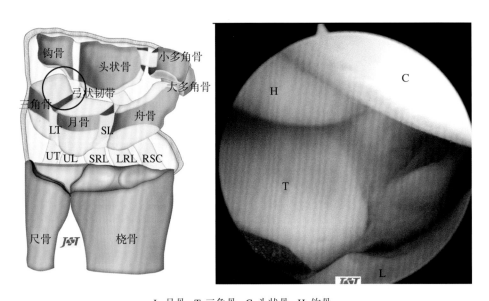

L.月骨；T.三角骨；C.头状骨；H.钩骨

图 45-20 从 MCR 入路向尺远侧观察头状骨、头钩关节及钩骨近侧

的关节间隙近侧部分。建立该入路时可先用针头从下尺桡关节的尺骨头颈交界水平插入确定的位置。远侧入路位于桡骨乙状切迹与尺骨头之间的关节间隙远侧，在 6R 入路近侧。从该入路进入后，解剖位置为尺骨头上方，TFCC 下方（图 45-21）。该入路可用作出水口或置入关节镜或器械进行观察和操作。

Slutsky 推荐在必要时可建立下尺桡关节的掌侧入路[9]。以近侧腕横纹为中心，沿屈指肌腱尺侧缘做约 2 cm 的纵行切口。将肌腱牵向桡侧，用针头找到下尺桡关节间隙。可先用针头找到尺腕关节间隙，从该间隙近侧 5~10 mm 刺入向近侧倾斜 45° 的针头定位。一旦确认正确的平面，用蚊氏钳穿透下尺桡关节掌侧关节囊，置入带钝头套芯的套管，然后置入关节镜。另一种定位方法是从背侧下尺桡关节入路置入探钩，伸到掌侧切口部位，以帮助定位关节间隙。该探钩可用作交换杆，指导套管从掌侧穿入。

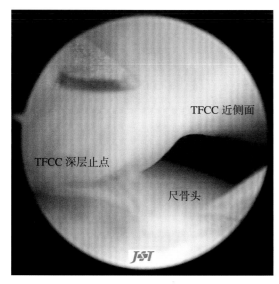

**图 45-21　从 DDRUJ 入路观察到的结构**

图中标注：TFCC 近侧面、TFCC 深层止点、尺骨头

在下尺桡关节掌尺侧有相对多的空间，有利于置入关节镜及较好地观察 TFCC 软骨近侧及其位于尺骨头凹的附着点。起初下尺桡关节间隙会显得比较狭窄，但经过 3~5 min 液体灌注后关节腔会变得充盈，视野也会改善。需要时，可从背侧下尺桡关节入路置入器械进行操作。

**4. 掌侧入路**　腕关节的掌侧入路包括掌桡侧（VR）入路和掌尺侧（VU）入路（图 45-7）。虽然一般并不常规建立掌侧入路，但也有学者建议常规建立掌侧入路，从而可对腕关节进行全面的检查，并进行某些背侧入路难以进行的操作。由于腕掌侧关节囊浅面有较多的神经、血管和肌腱结构，因而在建立掌桡侧入路时，需充分显露并牵开保护这些重要结构。一项解剖学研究显示，掌桡侧入路有一个可避开所有神经和血管结构的安全区域。该区域位于近侧腕横纹水平，包括桡侧腕屈肌的宽度以及在各方向加上至少 3 mm 的范围。掌尺侧入路没有真正的安全区域，因此，必须遵循仔细分离和牵开切口内重要结构的技术。

术者面对悬吊手腕的掌侧。在近侧腕横纹水平的桡侧腕屈肌腱部位做一 2 cm 的横行或纵行切口。切开桡侧腕屈肌腱鞘，将肌腱向尺侧牵开。用针头找到桡腕关节间隙，注入 5 ml 生理盐水。用蚊氏钳穿透掌侧关节囊。插入钝圆头套芯的套管，然后置入关节镜。

将关节镜置入掌桡侧入路后，从 3 — 4 入路插入探钩，可探查舟月骨间韧带的掌侧部及背侧桡腕韧带。从掌桡侧入路检查时的一个有用的标记是舟骨窝与月骨窝之间的骨嵴。背侧桡腕韧带的起点紧邻该骨嵴的尺侧，位于月骨的近侧。

建立掌尺侧入路时，以近侧腕横纹为中心，沿屈指肌腱尺侧缘做约 2 cm 的纵行切口，将肌腱牵向桡侧，用针头找到桡腕关节。将蚊氏钳穿透掌侧关节囊，插入套管和钝头套芯，然后置入关节镜。在整个操作过程中都需要注意保护位于该入路尺侧的尺神经。正中神经可通过相邻的屈指肌腱得以保护。从该入路进入后，向桡远侧通常可看到月三角韧带掌侧部。探钩可从 6R 或 6U 入路进入并进行检查。

## 参考文献

[1] Watanabe M. Present state of arthroscopy. Int Orthop, 1978, 2: 101-108.

[2] Chen YC. Arthroscopy of the wrist and finger joints. Orthop Clin North (Am), 1979, 10: 505-515.

[3] Whipple TL, Marotta JJ, Powell JH. Techniques of wrist arthroscopy. Arthroscopy, 1986, 2: 244-252.

[4] del Piñal F, García-Bernal FJ, Pisani D, et al. Dry arthroscopy of the wrist: surgical technique. J Hand Surg (Am), 2007, 32: 119-123.

[5] 刘波, 陈山林, 朱瑾, 等. 干关节镜技术在腕关节镜治疗腕关节损伤中的疗效评价. 中华创伤杂志, 2019, 35(3): 241-246.

[6] 刘波. 腕关节镜：入路、方法和手术操作. //Slutsky DJ 著. 腕关节外科学——高级理论与手术技巧. 姜保国, 田光磊主译. 北京：人民军医出版社, 2011: 400-424.

[7] 刘波. 腕关节镜. //Chung KC 著. 手和腕关节手术技术. 田光磊, 陈山林, 田文主译. 北京：北京大学医学出版社, 2010: 217-229.

[8] Abrams RA, Petersen M, Botte MJ. Arthroscopic portals of the wrist: an anatomic study. J Hand Surg (Am), 1994, 19: 940-944.

[9] Slutsky DJ. Current innovations in wrist arthroscopy. J Hand Surg (Am), 2012, 37(9): 1932-1941.

# 第46章

# 三角纤维软骨复合体损伤：解剖、分型及治疗原则

刘　波　肖济阳　周静珊　著

## 一、背景介绍及适应证

腕三角纤维软骨复合体（TFCC）是位于尺骨头与尺侧腕骨之间的一个重要而复杂的韧带、软骨复合结构。TFCC是下尺桡关节最重要的稳定结构，并可起到缓冲腕关节尺侧轴向负荷、稳定和支撑尺侧腕骨的作用[1]。

急性创伤性TFCC损伤多由跌倒时手腕背伸、前臂旋前位撑地，腕尺侧承受轴向负荷所致。腕关节在运动或工作中受到快速的旋转暴力，或腕背伸位托举重物时扭伤等机制也是TFCC损伤的常见原因。由于受伤机制相似，TFCC损伤常与桡骨远端骨折合并发生。有研究显示在发生桡骨远端骨折的年轻人中，并发TFCC损伤的机会高达80%，而13%~60%的急性创伤性TFCC损伤合并桡骨远端骨折[2]。

前臂旋转运动时，随着桡骨远端绕着尺骨头进行旋转，尺骨头与TFCC的相对位置也发生变化。当前臂旋后时，TFCC将从尺骨头表面向背侧滑过。在前臂旋前时，TFCC将从尺骨头表面向掌侧滑过（图46-1）。对于经常进行尺偏旋转活动者，或尺骨正向变异者，前臂旋转时TFCC承受的剪切应力增加。反复性的应力可逐渐导致TFCC磨损，

变得薄弱，甚至穿孔。此外，磨损薄弱的TFCC也更容易在受到应力时撕裂。

TFCC损伤可导致腕关节旋转或用力时腕尺侧疼痛和下尺桡关节不稳定等症状，可影响患者完成一些日常基本活动。严重者可对患者的生活及心理带来较大影响。近年来，随着对TFCC解剖结构、生物力学的理解不断更新，以及近年来腕关节镜检查与治疗技术的快速发展，TFCC损伤的诊治领域出现了较多进展，显著改善了TFCC的诊治状况。

## 二、解剖基础

从骨性结构而言，下尺桡关节是一个潜在不稳定的关节，其稳定性很大程度上是依靠关节周围的软组织结构，包括：①提供动态稳定性的旋前方肌和尺侧腕伸肌。②提供静态稳定性的TFCC、骨间膜和下尺桡关节关节囊等结构。在这些软组织结构中，以TFCC最为重要。TFCC起于桡骨远端的乙状切迹，向尺侧延伸，近侧部分止于尺骨茎突和尺骨头凹（fovea）；远侧部分汇入腕关节尺侧的尺腕韧带，最终止于三角骨、钩骨和第五掌骨基底。

**1. TFCC的组成**　在Palmer等[3,4]对TFCC最早的描述中，TFCC由以下结构组成：三角纤维软骨关节盘（triangular fibrocartilage, TFC）、半月板同系物（meniscus homologue）、下尺桡韧带（distal radioulnar ligament, DRUL）、腕关节尺侧副韧带（ulnar collateral ligament）和尺侧腕伸肌腱鞘基底（sheath floor of the extensor carpi ulnaris）。在随后的研究中，尺腕韧带（ulnocarpal ligament）中的尺月韧带（ulnolunate ligament）和尺三角韧带（ulnotriquetral ligament）也被列为TFCC的组成部分（图46-2）。

（1）关节盘（articular disc）：关节盘由纤维软骨构成，其桡侧较宽，与桡骨远端乙状切迹关节

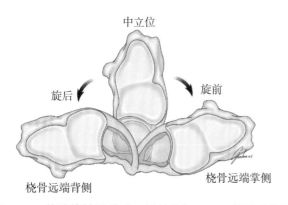

中立位

旋后　　　　　　　旋前

桡骨远端背侧　　　　　　　桡骨远端掌侧

图46-1　前臂旋转运动时，尺骨头与TFCC的相对位置也发生变化

面的透明软骨相延续，向尺侧延伸逐渐变窄，最终与下尺桡韧带尺侧止点的纤维相融合。由于其桡侧宽、尺侧窄的三角形外形，关节盘也被称为三角纤维软骨盘。关节盘覆盖于尺骨头之上，远侧面与月骨和三角骨相对。关节盘的掌侧和背侧面与下尺桡掌侧、背侧韧带紧密相连，在桡腕关节镜下并不能看出两者之间的区别，只能看到关节盘的外周部变厚。关节盘在冠状面为楔形，桡侧薄、尺侧厚。在矢状面则为中央薄、外周厚。此外，在尺骨负向变异者中其关节盘的厚度一般也大于尺骨正向或中性变异者。组织学研究显示，关节盘由相互交织的多层胶原纤维构成。这种结构可使关节盘承受多方向的应力。

研究发现，由于关节盘中央部的穿孔或撕裂等病损，进行关节盘的中央部切除术时，只要切除范围小于关节盘的 2/3，而下尺桡韧带完整，则对腕关节尺侧的应力传导影响不大。Adams 等也发现，切除关节盘中央 2/3，保留外周部分 2 mm 时，对腕关节的运动学影响也不大。但如果切除范围大于关节盘的 2/3，累及外周部 2 mm 时，不但腕关节尺侧的应力传导将减少，也可能会影响下尺桡关节的稳定性。

（2）半月板同系物：与组成 TFCC 的其他结构不同，半月板同系物并不是由致密的胶原纤维构成的，而是由富含血管的疏松结缔组织构成，其朝向关节内的一面由滑膜细胞覆盖，构成桡腕关节尺侧关节囊的内侧壁。该结构充填于下尺桡韧带浅层纤维、关节囊以及三角骨所围成的桡腕关节最尺侧的空间内。

（3）下尺桡韧带：下尺桡掌侧和背侧韧带是 TFCC 中对维持下尺桡关节稳定性最关键的部分。同时，TFCC 组成部分中的尺腕韧带部分起自下尺桡掌侧韧带，而 TFCC 的另一组成部分——尺侧腕伸肌的腱鞘深层与下尺桡背侧韧带连续。下尺桡韧带起于桡骨远端乙状切迹的远侧部，向尺侧走行，分为浅层纤维和深层纤维，分别止于尺骨茎突与尺骨头凹（图 46-3）。由于下尺桡韧带掌、背侧深层纤维间的夹角大于掌、背侧浅层纤维间的夹角（图 46-4），所以深层纤维在维持下尺桡关节稳定性方面更具有生物力学优势。

在过去相当长的一段时间里，关于下尺桡掌、背侧韧带的生理功能一直存在争议[5-8]。1985 年，Af Ekenstam 和 Hagert[6] 通过尸体标本研究得出结论：在前臂旋后时，下尺桡背侧韧带紧张，掌侧

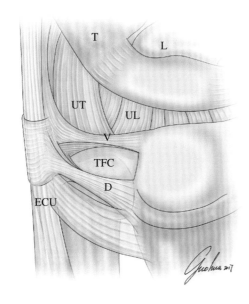

TFC. 三角纤维软骨盘；V. 掌侧下尺桡韧带；D. 背侧下尺桡韧带；UT. 尺三角韧带；UL. 尺月韧带；T. 三角骨；L. 月骨；ECU. 尺侧腕伸肌腱

图 46-2　TFCC 的主要结构示意图

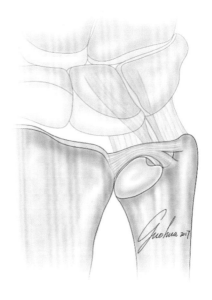

图 46-3　TFCC 尺侧的深层和浅层纤维分别止于尺骨茎突与尺骨头凹

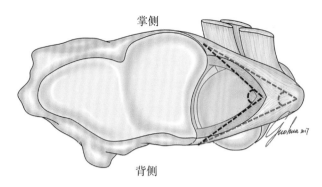

掌侧

背侧

图 46-4　掌、背侧下尺桡韧带深层纤维间（红色虚线）的夹角大于浅层纤维间（绿色虚线）的夹角

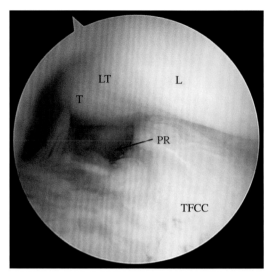

L. 月骨；T. 三角骨；LT. 月三角韧带；PR. 茎突前隐窝

图 46-5　桡腕关节镜下观察茎突前隐窝

韧带松弛；在旋前时则相反，下尺桡掌侧韧带紧张。1991 年，Schuind 等[7]发表其研究论文，否定了 Af Ekenstam 和 Hagert 的结论。他们采用 X 线立体摄影测量（stereophotogrammatic analysis）技术采集荧光标记物的变化，得出结论：旋前时背侧韧带紧张，旋后时掌侧韧带紧张。1994 年，Hagert[8]再次发表了其新的研究结论，认为上述两个结论都正确，只是都不够完整。Ekenstam 和 Hagert 早前的实验方法破坏了浅层纤维，因而仅检测了深层纤维的作用；而荧光标记技术则仅检测了浅层纤维的功能。因此，目前公认的下尺桡韧带完整的生理功能应该表述如下：前臂旋前时，下尺桡掌侧韧带深层与背侧韧带浅层紧张；而旋后时相反，为下尺桡背侧韧带深层与掌侧韧带浅层紧张。Hagert 还发现，在前臂最大旋前和旋后位时，尺骨头几乎已经脱出浅层纤维的作用范围。此时，深层韧带是主要的稳定结构，防止尺骨头继续脱出乙状切迹。由此也可证实在维持下尺桡关节稳定性方面，下尺桡韧带的深层纤维更为重要。2009 年，Xu 与 Tang[9]通过 CT 扫描和体积登记技术也证实了 Hagert 的结论。

（4）茎突前隐窝（prestyloid recess）：茎突前隐窝是一个位于 TFCC 尺侧、尺骨茎突前的一个盲袋。在桡腕关节镜检查时，往往可观察到该盲袋位于关节盘最尺侧的开口，与桡腕关节相通，其内常有滑膜绒毛充填（图 46-5）。初学者要注意不要把茎突前隐窝误认为是 TFCC 的撕裂。

（5）腕关节尺侧副韧带：尺侧副韧带为腕关节尺侧的关节囊韧带，起于尺骨茎突，向远侧走行，止于三角骨和豌豆骨。其作用主要是稳定尺腕

关节。

（6）尺侧腕伸肌腱鞘基底：尺侧腕伸肌腱鞘是稳定尺侧腕伸肌腱的重要结构，其腱鞘基底与下尺桡背侧韧带及三角纤维软骨盘相连。尺侧腕伸肌腱鞘基底在下尺桡关节稳定性中的作用存在争议。有作者通过生物力学研究发现该结构对下尺桡关节的稳定性并无特别作用。但也有研究认为该腱鞘基底可稳定尺侧腕伸肌腱，通过尺侧腕伸肌腱对下尺桡关节起到间接稳定作用。

（7）尺腕韧带：尺腕韧带包括尺月韧带、尺三角韧带和尺头韧带。尺腕韧带对维持下尺桡关节稳定性的作用较小，但对维持尺腕关节稳定性方面有重要作用。尺三角韧带起于尺骨头凹及半月板同系物的掌侧以及下尺桡掌侧韧带，向远侧走行止于三角骨。腕关节镜下在该韧带远侧可观察到豆三角孔。尺月韧带起于尺骨头凹及关节盘的掌侧以及下尺桡掌侧韧带，向远侧走行，止于月骨。尺头韧带一般不列为 TFCC 的一部分，其起于尺骨头凹掌侧和下尺桡掌侧韧带，向远侧走行于尺月韧带和尺三角韧带掌侧面，止于头状骨。

**2. TFCC 的血运**　Thiru 等[10]于 1986 年发表的研究结果显示，TFCC 的血运主要来源于骨间前动脉的掌侧和背侧支，分别供应 TFCC 的掌侧和背侧部分。尺动脉的掌侧桡腕支和背侧桡腕支参与供应 TFCC 的尺、掌侧部。这些血运主要通过 TFCC 的尺侧、背侧及掌侧关节囊附着部进入 TFCC 关节

盘，并呈放射状分布。这些血运往往只穿透关节盘的外周 15%～20%，因此，关节盘中央 80%～85% 区域是相对缺少血运的。所以，对于关节盘中央部位的撕裂或穿孔，由于该部位的缺血状况而几乎没有愈合能力，治疗上不建议进行缝合修复，而建议只进行清创处理。

另有研究发现，相对于尺侧附着部，关节盘的桡侧附着部也是处于相对缺血的状况，并因此推断对于此部位的 TFCC 撕裂，即使缝合也没有愈合能力。因此，此部位 TFCC 损伤的主要治疗建议是清创处理而非缝合修复。但近年来，也有一些研究显示对 TFCC 桡侧撕裂的缝合可获得愈合，取得不错的临床效果。

**3．分型**

（1）Palmer 分型 [3]：目前广泛使用的 TFCC 损伤 Palmer 分型由 Palmer 于 1989 年首次描述，将 TFCC 损伤分为两大类：创伤性（Ⅰ型）和退变性（Ⅱ型）。创伤性 TFCC 损伤可进一步分成四个亚型（图 46-6、表 46-1）。根据其严重程度，Ⅱ型损伤可进一步分为五个亚型（表 46-2）。

作为 Palmer 分型的补充，Estrella 等报道了一种新的 TFCC 损伤类型——TFCC 背侧撕裂。在其报道的 35 例 TFCC 撕裂中，有 18 例存在背侧撕裂。这种损伤不属于 Palmer 分型的任一类型。这

**表 46-1 Palmer Ⅰ型 TFCC 损伤的各亚型**

| 分型 | 损伤 |
| --- | --- |
| ⅠA | 中央撕裂或穿孔 |
| ⅠB | 尺骨附着处的周围性撕脱（伴或不伴尺骨茎突骨折） |
| ⅠC | 远侧从腕骨撕脱 |
| ⅠD | 桡侧撕脱（伴或不伴乙状切迹骨折） |

**表 46-2 Palmer Ⅱ型 TFCC 损伤的各亚型**

| 分型 | 损伤 |
| --- | --- |
| ⅡA | TFCC 磨损 |
| ⅡB | TFCC 磨损伴月骨和（或）尺骨头的软骨软化 |
| ⅡC | TFCC 穿孔伴月骨和（或）尺骨软骨软化 |
| ⅡD | TFCC 穿孔伴月骨和（或）尺骨软骨软化和月三角韧带磨损穿孔 |
| ⅡE | TFCC 穿孔伴月骨和（或）尺骨软骨软化和月三角韧带磨损穿孔，以及合并尺腕关节炎 |

种损伤通常位于尺侧腕伸肌腱（ECU）和小指伸肌腱（EDM）之间。可通过关节镜进行缝合修复。

（2）Atzei 分型：随着对 TFCC 解剖结构与功能的认识不断深入，Atzei 和 Luchetti [11] 于 2009 年提出了一种新的 TFCC 分型法，即根据关节镜下表现将临床最常见的 Palmer ⅠB 型 TFCC 损伤细分为五个亚型（图 46-7）。1 型为浅层（远侧）纤维撕裂，2 型为深、浅层纤维均撕裂，3 型为深层（近侧）纤维撕裂，4 型为不可修复的损伤，5 型为合并下尺桡关节炎。4 型与 5 型一般见于陈旧性 TFCC 损伤。他们引入了"冰山"概念，指出 TFCC 的纤维如同冰山一样可分为"水面上的浅层"和"水面下的深层"两部分。"水面上的浅层"部分代表可以通过腕关节镜在桡腕关节处看到的 TFCC 远端部分。这一部分的作用主要是吸收冲击力。"水面下的深层"部分代表止于尺骨头凹的 TFCC 近端部分纤维。这部分是维持下尺桡关节稳定性的主要结构。他们指出 Palmer 分型的不足之处是仅关注了 TFCC 的远端部分，但实际上远端部分在维持下尺桡关节稳定性方面并没有发挥重要作用。Atzei 分型的优点在于指出和强调了 TFCC 止于尺骨头凹的深层纤维的重要性，也可更好地指导临床治疗决策 [12]。

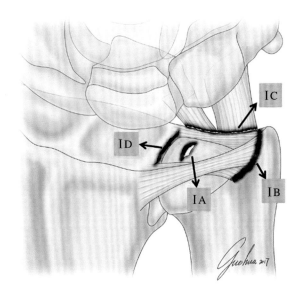

图 46-6 创伤性 TFCC 损伤的 Palmer 分型示意图

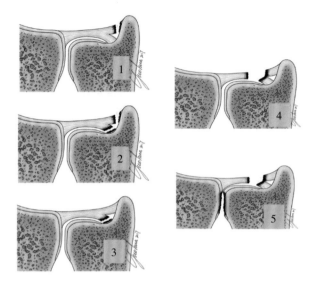

图 46-7　TFCC 损伤的 Atzei 分型示意图

# 三、治疗原则

**1. 保守治疗**　如果及早发现 TFCC 损伤并且没有明显的下尺桡关节不稳定，可以先尝试进行保守治疗，包括休息手腕、配带石膏或支具制动、对症止痛和理疗等。关节石膏或支具的制动方案尚无定论，但多数学者支持应该根据情况配带旋转中立位或旋后位的肘上石膏或支具固定 6 周。

**2. 手术治疗**　如果保守治疗效果不好，症状持续，则需考虑手术治疗。伴有明显下尺桡关节不稳定以及伴发需要手术处理的骨折的 TFCC 损伤，具有手术适应证。本章只对 TFCC 修复的整体原则和方法进行概述，具体修复操作的步骤和细节将在后续的章节进行具体介绍。

Palmer ⅠA 型损伤中其 TFCC 裂伤局限于关节盘，在握拳、尺偏和前臂旋转时可诱发腕尺侧痛，可伴有弹响。首先可通过休息、制动、使用抗炎止痛药物和注射糖皮质激素进行保守治疗。然而，对于尺骨中性变异，尤其是尺骨正向变异的患者保守治疗可能效果不佳或无效。经过保守治疗仍症状持续时，首选关节镜下 TFCC 清创术。通过刨削刀头或射频头清理异常增生的滑膜。用关节镜咬钳、刨削刀头或射频头将 TFCC 撕裂缘进行清创，形成光滑稳定的边缘。注意保留软骨盘周边 1~2 mm 的完整性，以免影响下尺桡关节的稳定性。对于合并尺骨正向变异特别是尺腕关节撞击综合征表现者，有学者支持同时进行尺骨短缩截骨术，以获得更好的症状改善。

ⅠB 型损伤为 TFCC 从其尺侧附着点部分或完全撕脱，伴或不伴尺骨茎突骨折。合并尺骨茎突基底骨折者，此部位骨折既可能为尚连续的韧带引起的撕脱骨折，也可能为茎突骨折合并 TFCC 尺侧深层纤维的撕裂或撕脱（"漂浮茎突"）。两者均可导致下尺桡韧带的功能失效而发生下尺桡关节不稳定。相比之下，合并尺骨茎突中部或尖部骨折者较少发生下尺桡关节不稳定。因此，对于合并尺骨茎突基底骨折伴下尺桡关节不稳定者，建议手术复位固定尺骨茎突骨折。如果茎突骨折固定后仍存在不稳定（如"漂浮茎突"类型），需同时行 TFCC 尺侧深层止点修复术（TFCC foveal repair）。对于不合并尺骨茎突骨折的ⅠB 型损伤，如果 TFCC 尺侧止点特别是深层止点完全撕脱，可导致下尺桡关节不稳定，但由于 TFCC 在尺骨茎突及尺骨头凹均有广泛的附着区域，部分损伤患者不一定出现下尺桡关节不稳定。尽管如此，为了避免损伤愈合不佳或发展加重，对于此类损伤建议均采用肘上旋转中立位石膏或支具制动 4~6 周（如果伤后已存在尺骨头背侧半脱位，建议采用旋后位而不是中立位制动）。制动后进行康复锻炼，若疼痛或不稳定症状持续，表明 TFCC 愈合不佳，需考虑进行 TFCC 修复手术。

ⅠB 型 TFCC 损伤的手术修复原则是对 TFCC 损伤边缘进行清创和新鲜化，然后通过缝合将 TFCC 重新拉近其解剖位置以利于愈合。手术可采用切开或关节镜辅助的方法。最早描述的是切开手术的方法，近二十年来关节镜辅助微创修复的方法逐渐成为主流。关节镜辅助修复的方法有很多不同的描述，大致可分为"由内到外"（inside-out）、"由外到内"（outside-in）和"全关节内"（all inside）三类技术。

Atzei 1 型损伤为单纯浅层纤维撕裂。缝合方法为将从关节囊撕裂开的外周型 TFCC 损伤缝合回关节囊。Trumble 等[13] 较早地提出了关节镜下从内向外的修复方法。经过关节镜 3—4 入路置入空心缝合针，在腕尺侧鼻烟窝（在尺侧腕伸肌与尺侧腕屈肌腱之间）做纵行切口，牵开并保护尺神经。用空心缝合针从内到外分两次从不同的部位刺出关节囊，从而将缝线的两端引出至尺侧切口，拉紧打结。之后其他学者相继报告了多种从外到内（图 46-8）和全关节内的缝合法。

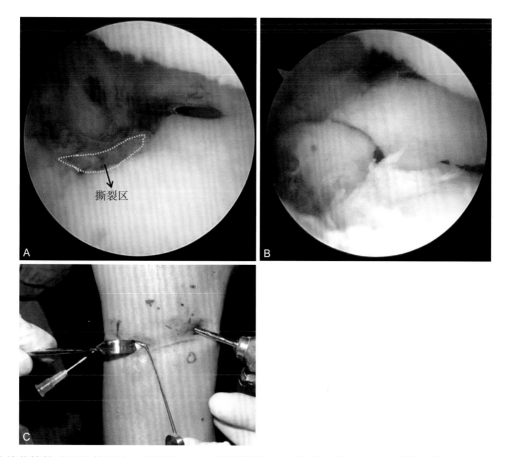

图 46-8 腕关节镜辅助下从外到内方法缝合 TFCC 浅层撕裂。A. 撕裂区位于 TFCC 外周尺背侧。B. 将缝线拉紧后将 TFCC 撕裂区拉回至关节囊。C. 将缝线打结至关节囊外

Atzei 2 型及 3 型损伤涉及 TFCC 尺侧深层纤维从尺骨头凹撕脱。患者多存在不同程度的下尺桡关节不稳定，需要行 TFCC 尺侧深层止点修复术。TFCC 深层止点修复术可采用切开或关节镜辅助的方法，经尺骨远端的骨隧道或缝合锚将 TFCC 尺侧深层纤维重新缝合固定于其位于尺骨头凹的止点区域[14]。传统描述的切开手术采用背侧入路，切开下尺桡关节囊及尺腕关节囊。从尺骨颈背面向尺骨头凹钻骨隧道，缝线通过骨隧道进行缝合。此外，也有掌侧入路或尺侧入路进行缝合的技术报道。过去认为 TFCC 深层止点修复只能通过切开手术完成，直至 Atzei 等在 2008 年报告了关节镜下进行修复的术式，并获得了较好的临床疗效。此后，腕关节镜辅助下的微创修复 TFCC 深层止点的理念才逐渐被接受，文献中也逐渐出现了腕关节镜下微创修复的其他术式的报告。Atzei 等[12] 报告的方法是应用带线锚钉将 TFCC 尺侧深层止点缝合至尺

骨头凹止点部位。之后的学者相继报告了多种从外到内（图 46-9）、从内到外和全关节内的深层止点修复术。

IC 型和 ID 型损伤的治疗存在较多争议。IC 型损伤非常少见，文献中的治疗报告也很少。一般认为对 IC 型损伤行保守治疗即可。如果存在持续症状，可行关节镜下紧缩修复或热皱缩。ID 型损伤的治疗存在争议的原因，是邻近桡侧边缘的关节盘缺乏血运。一些学者认为即使缝合修复，也不能获得愈合，因此治疗上与 IA 型中央撕裂的治疗相同，进行撕裂缘的清创即可。此型损伤常伴桡骨远端骨折，对骨折进行解剖复位和稳固固定后，下尺桡关节的稳定性不受影响。但另一些学者认为，如果 ID 型损伤的撕裂累及掌侧或背侧下尺桡韧带的桡侧附着，将会对下尺桡关节的稳定性有影响，需要通过切开手术或关节镜辅助手术将其重新修复至桡骨远端乙状切迹的附着部位。

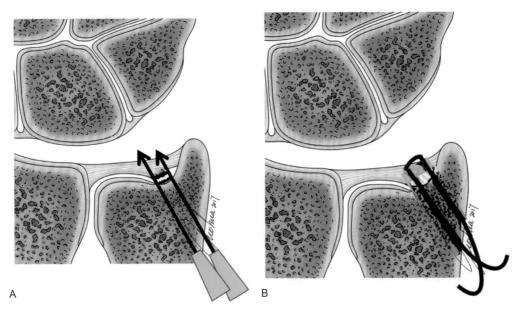

图 46-9    腕关节镜下从外到内经骨修复 TFCC 深层撕脱示意图。A. 经尺骨隧道向尺骨头凹（fovea）创建骨隧道，然后经骨隧道置入两枚空心针头（针头内各带一个套索）。将两枚针头分别以从近向远的方向刺穿 TFCC 尺侧边缘。B. 通过两个套索导入最终缝线，将最终缝线在尺骨尺侧拉紧打结，从而将撕脱的 TFCC 深层纤维缝合至尺骨头凹的止点区域

对于慢性 TFCC 损伤可先进行保守治疗，包括针对性的肌肉力量训练，调整改变手腕用力方式，以及配带护腕或限制下尺桡半脱位的支具等。对于病史较长，特别是由于 TFCC 尺侧深层止点损伤而导致下尺桡关节不稳定症状较明显者，往往保守治疗的效果差。若持续影响生活或工作，则有手术治疗的适应证。过去认为对于外伤后超过 3 个月的 TFCC 损伤，不能再进行 TFCC 缝合修复，需进行肌腱移植下尺桡韧带重建。但近年来的研究发现，对于病史在一年甚至更长的患者，只要 TFCC 结构无明显缺损，质地尚可进行修复者，仍可进行 TFCC 修复而获得不错的疗效。修复同样可采用切开或关节镜辅助的方法，经尺骨远端的骨隧道或缝合锚将 TFCC 尺侧深层纤维重新缝合固定于尺骨头凹的止点，但缝合前需对尺骨头凹部位进行瘢痕清创和新鲜化。

对于病史较长、TFCC 结构存在明显缺损或质地较差无法进行修复（Atzei 4 型）者，需进行下尺桡关节稳定性重建术。经典的 Adams 法是通过掌长肌腱移植进行下尺桡韧带的切开解剖重建，疗效可靠，目前仍被广泛采用（图 46-10）。近十年发展起来的腕关节镜辅助下的下尺桡韧带解剖

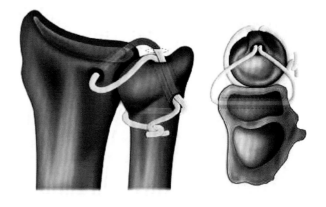

图 46-10    Adams 法下尺桡韧带解剖重建术示意图

重建术对关节周围软组织分离和损伤较少，有利于更快和更好地进行功能康复，但存在一定的技术难度，需要有较丰富的腕关节镜手术操作的医生方能完成 [15-17]。对于存在桡骨、尺骨畸形愈合或不愈合，以及桡骨乙状切迹弧度丧失等骨性结构异常时，可考虑行桡骨和尺骨短缩截骨，或乙状切迹成形术来改善关节结构和稳定性。对于病史较久，已发生显著下尺桡关节炎的患者（Atzei 5 型），则需要考虑补救性手术，包括尺骨头切除术（Darrach 术）、尺骨远端段截关节成形术（Sauvè-

Kapandji 术）、尺骨头半切成形术或下尺桡关节置换术等。

## 参考文献

[1] Adams BD. Distal radioulnar joint instability. //Wolfe SW HR, Pederson WC, et al, editors. Green's operative hand surgery. Philadelphia: Churchill Livingstone Elsevier, 2011: 523-560.

[2] Lindau T, Arner M, Hagberg L. Intraarticular lesions in distal fractures of the radius in young adults. A descriptive arthroscopic study in 50 patients. J Hand Surg (Br), 1997, 22(5): 638-643.

[3] Palmer AK. Triangular fibrocartilage complex lesions: a classification. J Hand Surg (Am), 1989, 14(4): 594-606.

[4] Palmer AK. Triangular fibrocartilage disorders: injury patterns and treatment. Arthroscopy, 1990, 6(2): 125-132.

[5] Nakamura T, Yabe Y, Horiuchi Y. Functional anatomy of the triangular fibrocartilage complex. J Hand Surg (Br), 1996, 21: 581-586.

[6] Af Ekensam F, Hagert CG. Anatomical studies on the geometry and stability of the distal radio ulnar joint. Scand J Plast Reconstr Surg, 1985, 19: 17-25.

[7] Schuind F, An KN, Berglund L, et al. The distal radioulnar ligaments: a biomechanical study. J Hand Surg (Am), 1991, 16(6): 1106-1114.

[8] Hagert CG. Distal radius fracture and the distal radioulnar joint——anatomical considerations. Handchir Mikrochir Plast Chir, 1994, 26(1): 22-26.

[9] Xu J, Tang JB. In vivo changes in lengths of the ligaments stabilizing the distal radioulnar joint. J Hand Surg (Am), 2009, 34(1): 40-45.

[10] Thiru RG, Ferlic DC, Clayton ML, et al. Arterial anatomy of the triangular fibrocartilage of the wrist and its surgical significance. J Hand Surgery (Am), 1986, 11: 258-263.

[11] Atzei A. New trends in arthroscopic management of type 1-B TFCC injuries with DRUJ instability. J Hand Surg (Eu), 2009, 34(5): 582-591.

[12] Atzei A, Luchetti R. Foveal TFCC tear classification and treatment. Hand Clin, 2011, 27(3): 263-272.

[13] Trumble TE, Gilbert M, Vedder N. Isolated tears of the triangular fibrocartilage: management by early arthroscopic repair. J Hand Surg (Am), 1997, 22(1): 57-65.

[14] Nakamura T, Sato K, Okazaki M, et al. Repair of foveal detachment of the triangular fibrocartilage complex: open and arthroscopic transosseous techniques. Hand Clinics, 2011, 27(3): 281-290.

[15] Luchetti R, Atzei A. Arthroscopic assisted tendon reconstruction for triangular fibrocartilage complex irreparable tears. J Hand Surg (Eu), 2017, 42(4): 346-351.

[16] Liu B, Fok M. All-arthroscopic reconstruction of chronic foveal triangular fibrocartilage complex tears with a tendon graft. Asian J Arthros, 2017, 2(2): 8-10.

[17] Tse W L, Lau S W, Wong W Y, et al. Arthroscopic reconstruction of triangular fibrocartilage complex (TFCC) with tendon graft for chronic DRUJ instability. Injury, 2013, 44(3): 386-390.

# 第47章

# 关节镜下三角纤维软骨复合体外周型尺侧撕裂修复术

黄惠镔 著　朱瑾 译

## 一、背景介绍及适应证

三角纤维软骨复合体（TFCC）急性损伤常见于年轻及活跃的患者，而外周型撕裂（Palmer 1B 型）[1]是急性损伤中较为常见的一种类型，其原因为：①腕关节在旋前过度背伸位摔伤。②腕关节用力扭曲及牵拉暴力。③合并桡骨远端骨折。TFCC背侧外周型损伤主要表现为腕尺侧疼痛，旋转挤压腕关节时（比如拧干衣服、拧紧或拧松螺丝）或背伸腕关节时（比如俯卧撑）症状加重。由于疼痛，会明显影响患侧用力或体育活动。外周型损伤可能不会影响下尺桡关节的稳定性，但是疼痛会给患者带来很大困扰。

TFCC的外周部分有良好的血液供应，中央部分无血液供应，因此TFCC外周型损伤是可以修复的。传统的切开修复方法会遗留较明显的瘢痕，而且术后关节僵硬也比较严重。目前最常应用的是关节镜下修复的方法。关节镜下修复操作简单，无须切开关节即可修复组织，而且微创手术瘢痕小，更加美观，对周围的组织干扰也更少。

由于TFCC外周部分血液供应良好，因此对于外周部的损伤一般是选择修复。没有绝对的手术禁忌证。但是如果合并存在尺腕关节撞击综合征或其他问题，应同时进行处理，以获得更加满意的结果。

## 二、术前检查

### 1. 物理检查

（1）TFCC挤压试验：比较敏感，可以诱发尺侧疼痛。

（2）尺偏研磨试验：可用于检查尺腕关节的病理变化，非常敏感。

（3）琴键征：可以检查下尺桡关节有无不稳定。当腕关节完全旋前时，可以看到突出的尺骨远端。

（4）月三角冲击试验：用于检查月三角关节的稳定性。

（5）豆三角剪切试验：用于检查豆三角关节炎。

（6）ECU抗阻力试验：应鉴别尺侧腕伸肌腱（ECU）炎与TFCC损伤，或确定是否两者合并存在。

（7）旋后试验：要求患者将手放于桌子下，手心向上，并用力抬起桌子。这个试验对于诊断TFCC背侧外周型损伤非常敏感。

（8）钩骨钩试验：钩骨钩位置压痛通常提示钩骨钩骨折。

### 2. 影像学检查

（1）X线（必需的检查）：腕关节处于中立位，评估尺骨变异的情况，而动态旋前握拳的后前位可以显示动态性尺骨撞击。如果TFCC损伤合并存在尺骨撞击综合征的征象（也称尺腕关节撞击综合征），影像学检查显示尺骨正向变异，则应结合临床病史、体征以及MRI等影像学检查，考虑是否在进行TFCC修复的同时进行尺骨短缩截骨术。

（2）关节造影：TFCC背侧外周型损伤关节造影表现为造影剂自尺腕关节经TFCC背侧边缘漏至TFCC下方，但是有时通过关节造影很难得到非常清晰的可以确诊的影像。

（3）超声检查：高分辨率超声检查也是诊断TFCC尺侧或桡侧附着部分损伤的方法，但同样，超声检查有时也很难得到非常清晰的可以确诊的影像。

（4）MRI检查：用于诊断TFCC损伤，是敏感度高、具有特异性的检查方法，也已经大范围地替代关节造影，但是依然不容易确诊TFCC外周型损伤。

（5）关节镜检查：关节镜作为一种微创技术，可以在直视下清晰地观察到损伤情况及腕关节内的病变，可以使用探钩检查TFCC外周型损伤（图47-1、视频47-1）。"蹦床征"显示TFCC紧张的蹦

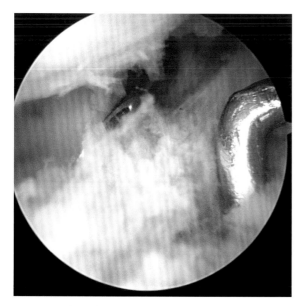

图 47-1　用探钩检查 TFCC 外周型损伤。关节镜自桡腕关节 3 — 4 入路观察（本图由北京积水潭医院刘波医生提供）

床效应减弱。方法是使用探针触碰 TFCC 的关节盘，以测试其张力（视频 47-2）。如果测试时丧失正常的反弹，一般说明有 TFCC 损伤。"探钩征"是指将探钩放置于 TFCC 的尺侧隐窝附着处。如果 TFCC 有损伤，其稳定结构消失，则探钩可将 TFCC 向桡侧和远侧勾起（视频 47-3、视频 47-4）。

## 三、手术方法

**1. 术前准备及需要的特殊器械**

（1）腕关节镜牵引塔。

（2）30° 的小关节镜（1.9~2.7 mm）。

（3）动力刨削器械（最好是 2.5 mm）及磨钻［最好是 3 mm，可以用于镜下尺骨头切除（Wafer 术）］。

（4）用于小关节的电子射频设备（用于滑膜清扫或热皱缩）。

（5）灌注系统：腕关节镜一般适用 35 mmHg（如果没有监测压力的灌注系统，可将液体悬挂高于 50 cm 或高于关节水平，利用重力进行灌注也可以）。刨削手柄上的吸引管可以用作出水通道，或者使用一个 18 号针头作为出水通道（通常自 6U 入路处插入关节）。

（6）小关节所需器械：包括探针、篮钳和抓

持器（以及蚊式血管钳）。

（7）18 或 21 号注射针头。

（8）2-0/3-0 PDS 缝线（Ethicon, Somerville, New Jersey, USA）或其他生物降解缝线（用于修复）。

（9）3-0 尼龙缝线或迷你关节镜套索（辅助抓出缝线）。

**2. 手术技术**　患者取仰卧位，使用气囊止血带，安装牵引塔，TFCC 一般需要 10~15 磅牵引力，将腕关节轻度屈曲有助于关节内关节镜操作。

3 — 4 桡腕关节入路通常用作检查入路。常规检查整个桡腕关节，然后将关节镜转向尺侧。关节镜光源可以使皮肤透光，有助于定位 6R 入路。6R 入路可以作为操作入路。

TFCC 损伤通常合并腕关节滑膜炎，因此，首先应使用刨削器械进行关节镜下滑膜清扫。在操作过程中可以更换探查入路和操作入路，以保证探查和操作更加方便、彻底。

然后，如果怀疑腕中关节有损伤（如舟月骨间韧带损伤），应同时探查腕中关节，或者常规检查腕中关节。

在修复 TFCC 外周撕裂部分之前，先使用刨削刀将撕裂部位进行清创，暴露出新鲜组织（图 47-2、视频 47-5），这样可以促进愈合。

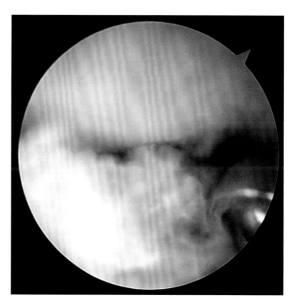

图 47-2　用刨削刀头对 TFCC 撕裂边缘进行清创新鲜化（本图由北京积水潭医院刘波医生提供）

　　TFCC 外周部分损伤的治疗原则是将撕裂的 TFCC 边缘缝合至近端背侧的关节囊，缝合入路的位置位于 6R 入路（尺侧腕伸肌腱桡侧）近端 1 cm 的下尺桡关节入路。使用针头穿透关节囊，将测试缝线穿至 TFCC 背侧的方向。

　　将一根缝线穿至 21 号注射器针头内。缝线要足够长，可以突出在针尖外（作者建议使用 2-0 PDS，长度约为 10 cm，图 47-3）。然后将带有缝线的针头由从近向远的方向从下尺桡关节入路插入，穿过背侧关节囊（图 47-4）。自桡腕关节 3 — 4 入路观察。应该将针头自 TFCC 背侧缘穿出。同样准备第二根带缝线的针头，穿入第二根缝线，穿出 TFCC 表面。两根缝线的穿出点之间的距离大概为刨削刀头的 1~2 倍宽。然后将缝线留置于尺腕关节内。退出针头，此时可以在关节内看到两

根缝线构成的两个线圈，而下尺桡关节入路外有两根缝线的两末端，即共有四根缝线（图 47-5、图 47-6）。使用抓持钳或蚊式血管钳自 6R 入路进入，并将两个缝线的线圈自同一入路抓出（视频 47-6）。然后，将最终缝合 TFCC 的缝线在 6R 入路外穿过两个拉出来的线圈（图 46-7）。从下尺桡关节入路

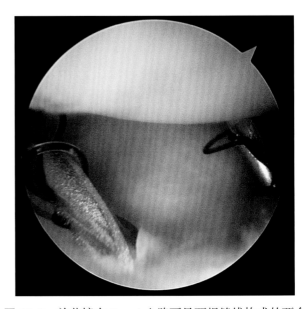

图 47-5　关节镜在 3 — 4 入路可见两根缝线构成的两个线圈（本图由北京积水潭医院刘波医生提供）

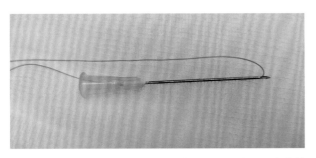

图 47-3　针头及内置缝线（2-0 或 3-0 PDS）。要注意针尖处露出的缝线一定要够长（本图由北京积水潭医院刘波医生提供）

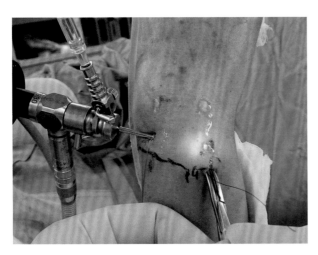

图 47-4　针头（内置 2-0 PDS 缝线）由从近向远的方向从下尺桡关节入路插入，穿过背侧关节囊，至 TFCC 尺背侧撕裂边缘

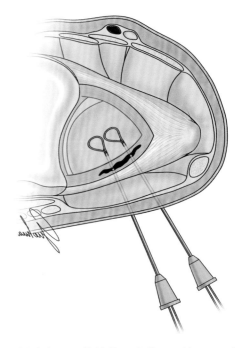

图 47-6　针头自下尺桡关节入路进入，从 TFCC 尺背侧穿出（本图由北京积水潭医院刘波医生提供）

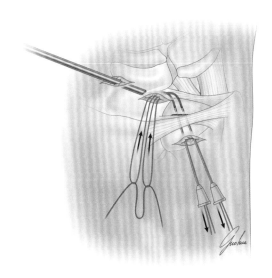

图 47-7　将最终缝合 TFCC 的缝线在 6R 入路外穿过两个拉出来的线圈（本图由北京积水潭医院刘波医生提供）

向外拉两个线圈的尾部，两个线圈被从 6R 入路拉回关节内。每一个线圈都将最终缝合 TFCC 的缝线的一个游离端拉入关节，穿过 TFCC 和关节囊，然后自下尺桡关节入路拉出，形成对 TFCC 的水平褥式缝合（图 47-8）。

如果撕裂部分比较长，可以在第一个水平褥式附近，采用同样方法进行 1~2 次水平褥式缝合。

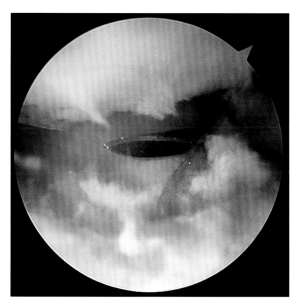

图 47-8　镜下显示水平褥式缝合（本图由北京积水潭医院刘波医生提供）

作者建议进行 2~3 次水平褥式缝合，修复 TFCC 外周型损伤。所有的缝线放置完毕后，医生拉紧缝线，使 TFCC 外周撕裂部位闭合。镜下使用探针测试修复后 TFCC 的张力。如果还有撕裂部位未能闭合，则需要增加一次水平褥式缝合。如果部分 TFCC 的张力仍然较松，可使用热皱缩增加 TFCC 的张力。

所有的缝线放置完毕，张力测试满意后，接下来就应该将缝线打结。但是在打结前要去除牵引力量。将腕关节保持在伸直位，确保腕关节尺偏位置和缝线。要将缝线结置于皮下，入路的切口可以不缝合直接愈合，或松松地缝合，以保持其引流的功能。

### 3. 技巧及陷阱

（1）关键点

- 如果关节镜在腕关节内操作不顺利，应考虑到牵引塔的牵引力量不足。另外，腕关节轻度屈曲时腕关节背侧的空间会增大，操作更加容易，关节镜及刨削刀移动起来更加顺畅，不容易伤及关节软骨。

- 3-0 PDS 缝线可以作为修复的材料，但是有时打结力量过大时缝线容易断裂。作者建议使用更结实的 2-0 PDS 缝线进行修复。

- 缝线打结后，应将线结埋于皮下。粗的缝线更容易引起皮肤的激惹。作者建议打结后保留缝线的尾端长度（大于 1 cm），将其埋于皮下，防止线结粘连于皮肤，因此减轻皮肤的激惹。

- 关键点：如果有多于两根缝线，第一根缝线打结时，要拉紧第二根，这样可以保证 TFCC 上的第一根缝线打结牢靠。

（2）缺点

- 针头会损伤缝线，导致某些缝线断裂，因此非常重要的是确定缝线断裂的部位不在打结的地方。

- 同时进行 TFCC 热皱缩时，要保证灌注系统通畅，这样可以避免由于高温导致的关节内组织损伤。而且，不要进行持续的热皱缩（两次热皱缩时间不少于 2 s），以防止关节内过热。热皱缩的射频头不要离关节镜镜头过近，否则局部产生的热能会导致镜头破裂。

### 4. 术后护理及康复方案
术后使用长臂支具固定（作者建议），过肘关节的长石膏也可以。如果手术医生想使用短臂的石膏，则需要将腕关节固定于尺偏及背伸位，这样可以限制腕关节旋转活动，促进 TFCC 愈合。

制动 6 周，然后开始腕关节康复。康复活动主要集中在增加腕关节被动的活动范围，包括屈曲、伸直、旋前及旋后，负重练习于术后 3 个月开始进行。

**5. 并发症** 放置缝线的时候，要注意保护尺神经背侧支。打结时，更要反复确认神经支不在打结的两根缝线之间。

术前应告知患者线结的皮肤刺激作用，缝线通常于术后 3~6 个月吸收，症状也随之消失。

如果同时合并尺腕关节撞击综合征，单纯修复 TFCC 并不能完全缓解疼痛，任何腕关节内合并的其他问题（如滑膜炎、月三角或舟月骨间韧带损伤）都需要手术时同时处理。

# 四、优缺点

TFCC 外周型损伤技术简单，易于操作，临床效果满意，大多数患者可以获得腕关节功能的恢复，无疼痛，无腕关节活动范围减少。如果手术效果不满意，应考虑以下原因：缝线张力不够、线结导致的皮肤刺激、制动时间或方法不合适、合并尺腕关节撞击综合征、下尺桡关节不稳定、下尺桡关节退变、尺侧腕伸肌腱炎、豆三角关节炎以及尺侧腕骨内的骨内腱鞘囊肿等可能，同样也要考虑其他导致腕关节尺侧疼痛的病因。

## 参考文献

[1] Palmer AK. Triangular fibrocartilage complex lesions: a classification. J Hand Surg (Am), 1989, 14(4): 594-606.

# 关节镜下三角纤维软骨复合体桡侧撕裂修复术

第48章

霍奂雯 著 刘 路 刘 畅 译

## 一、背景及术式相关历史

三角纤维软骨复合体（TFCC）是下尺桡关节的主要稳定结构。TFCC撕裂可导致下尺桡关节不稳定，并最终出现在腕关节用力或前臂旋转时的腕尺侧疼痛。研究表明TFCC外周区域血运丰富，中央部及桡侧部血运相对缺乏[1-3]。因此有假说认为TFCC桡侧撕裂后，即便进行修复，愈合能力依然较差，因而推荐实行关节镜下清创术[4,5]。

近年来，一些研究已经证实TFCC桡侧撕裂在修复后出现愈合及临床症状的改善。最初在切开手术中出现良好的结果[6]。随着腕关节镜使用的普及，也出现了各种关节镜下修复方法[7-9]。

## 二、适应证

患者有临床症状且经过一段时间的保守治疗无效后（包括休息、镇痛药物及夹板固定）是TFCC桡侧撕裂手术治疗的唯一适应证。并不是所有的TFCC桡侧撕裂都有症状。患者可能会表现为腕尺侧疼痛，且在前臂旋转及用力时症状加剧。这一症状可能影响患者的日常和体育活动，并进而引起握力下降。在某些病例中，患者可能回想起某一次特定的腕损伤，如腕极度背伸尺偏位时手腕撑地摔倒，或腕部极度扭转损伤。

临床检查时可有下尺桡关节尺侧处或三角骨与尺骨茎突之间的疼痛。疼痛可能在手腕桡偏或尺偏时诱发，或当使用手腕从坐位撑起时诱发（即"撑床试验"）[10]。下尺桡关节不稳定可以表现为阳性的掌背侧冲击试验（ballottement test）。

腕部影像学检查通常无特殊改变。在有些病例中可以观察到尺骨正向变异。在合并桡骨远端骨折的病例中，可以观察到乙状切迹受累。MRI可以用于疾病评估，其敏感度为75%~86%，特异度为81%~100%[11,12]。在T2像上可观察到关节液漏至下尺桡关节内，提示TFCC撕裂。在T1像上可观察到TFCC的信号不连续。CT或MRI关节造影也有诊断价值，并且敏感度及特异度更高[11-14]。需要注意检查结果的假阴性，因为撕裂处的滑膜炎可能阻止造影剂流入下尺桡关节。

## 三、解剖

TFCC由关节盘、类半月板结构、掌侧尺桡韧带、背侧尺桡韧带、尺侧副韧带以及尺侧腕伸肌腱鞘构成[15]。其桡侧部与桡骨乙状切迹相连，由短而厚实的胶原纤维构成，连接乙状切迹和关节盘[2]。如果此处撕裂并累及掌侧或背侧尺桡韧带，则为Palmar 1D型损伤[15,16]，即TFCC桡侧撕裂。因为TFCC在下尺桡关节负荷传递及尺侧腕骨稳定中起重要作用[17]，撕裂可导致下尺桡关节不稳定以及月骨、尺骨及三角骨的关节炎改变。

Thiru的解剖学研究[3]显示TFCC的血运来源有：①尺动脉的掌侧和背侧桡腕支。②骨间前动脉的背侧支。③骨间前动脉的掌侧支。这些血管集中于TFCC外周部[1-3]，而中央部及桡侧部血运相对缺乏。由于韧带的愈合能力依赖于其血运情况，因此之前认为TFCC桡侧撕裂经修复后无法愈合。然而，在最近的研究中，MRI、临床症状及体征均有证据显示撕裂存在愈合[6,8,9]。有假说认为乙状切迹骨面的刨削可刺激血管反应，促使韧带复合体的愈合。

## 四、关节镜

关节镜依然是诊断TFCC损伤的金标准[16]。目前对于TFCC桡侧撕裂有多种治疗方法，包括由内到外[8,9]和由外到内[18]，都具有良好的临床及影像学结果。Sagermann使用克氏针于乙状切迹与桡骨桡侧之间建立几个不同的骨隧道，然后使用双臂半月板针将 TFCC 边缘固定于骨隧道处。之后调整 TFCC 张力，于桡骨骨膜处打结[14]。同时，Trumble 等描述了一种相似的方法。此方法直接使用双臂半月板针建立骨隧道[19]

## 五、笔者偏好使用的方法

我们习惯使用关节镜下由内到外方法[16, 17]。手术采用全麻或臂丛麻醉。患者取仰卧位，将患侧上肢外展。上肢止血带的压力大于收缩压 100 mmHg。将示指、中指和环指套上指套，并以 10 磅的牵引力固定于无菌牵引塔上。建立 3 − 4、4 − 5 和 6U 入路，并在干关节镜下评估 TFCC 以及邻近的软骨情况。张力以及蹦床试验消失提示 TFCC 撕裂。若存在 TFCC 桡侧撕裂且认为是可修复的，则建立 6R 入路用于刨削器，3 − 4 入路用于关节镜，6U 入路用于引流。首先在乙状切迹处持续冲洗下进行刨削，作为修复处的准备工作（图 48-1），然后使用半月板双管直套筒（图 48-2）从同一入路进入，将 TFCC 的撕裂部分锚定于乙状切迹上。使用 2 个 1.0 mm 弹性克氏针分别从双筒进入并穿过 TFCC 及桡骨。将克氏针依次取出，并将双臂直针（由一根 PDS Ⅱ 线相连的两根直针，图 48-3）的两头分别穿过套筒，并穿过提前建立的骨隧道直至穿出皮肤（图 48-4）。然后剪掉针，保留线头。在两个出针点之间做切口，保持前臂旋后位，在桡骨骨膜上打结（图 48-5）。

如有必要，可使用额外的缝线重复上述步骤。

## 六、注意事项

使用膝关节半月板修复器械里的双腔直套筒比从外到内的术式，以及 Sagermann 和 Short[14] 描述的从内到外术式更加方便，易于操作。一旦套管将 TFCC 锚定于乙状切迹处，克氏针及双头直针就可按照固定流程顺序进入。不需要寻找额外的锚定点或骨隧道就可完成修复。为了防止克氏针断裂，要确保克氏针能顺畅地通过套管腔，并且直到克氏针尖抵住骨面之前不将其连接电钻。

需在骨膜表面打结，防止结扎桡神经浅支。应于前臂旋后位进行缝线张力的调整。

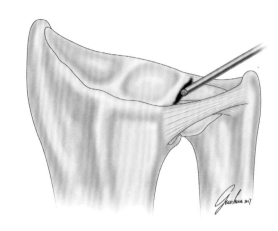

图 48-1　在乙状切迹处刨削，为 TFCC 桡侧撕裂的修复做准备

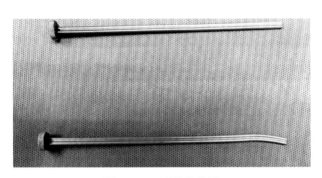

图 48-2　双管直套筒

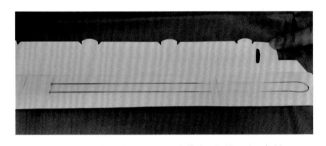

图 48-3　由一根 PDS Ⅱ 缝线相连的两根直针

## 七、术后治疗

术后腕关节及前臂应使用肘部铰链支具于中立位制动 3 周。在此期间，腕关节及前臂处于制动状态，肩部及手指可进行康复。

支具移除后，应立即进行活动度的锻炼。6 周内不可举重物。7 周开始可逐渐进行力量训练。之后可进行职业能力康复。

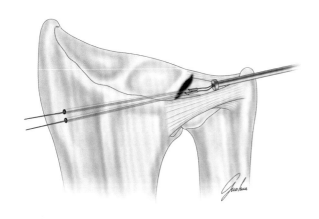

图 48-4　通过双腔套筒导入克氏针，建立两个骨隧道。通过双腔套筒放入尾部有由缝线相连的两根直针，穿过骨隧道，从桡骨桡侧穿出

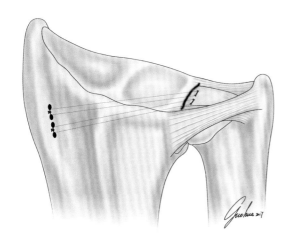

图 48-5　从桡骨桡侧拉出两根直针，引出缝线，将缝线在桡骨桡侧的骨膜外拉紧打结

## 八、结果及结论

　　笔者于 2006 年 10 月至 2015 年 12 月对 23 名 TFCC 桡侧撕裂患者进行上述手术治疗。患者的平均年龄为 47 岁，年龄范围为 20~62 岁。除 2 名患者外均有明确的腕关节外伤史，其中 11 名患者伴有桡骨远端骨折。患者有持续腕尺侧痛并且保守治疗失败。平均 VAS 得分为 3.2 分。腕尺侧痛的平均时间为 12 个月（2~24 个月）。在临床检查中，20 名患者存在不同程度的下尺桡关节不稳定。在 12 名不伴有桡骨远端骨折的患者中，有 10 名行 MRI 检查。其中 9 名患者的影像学表现支持 TFCC 撕裂。

　　术后 6 个月，19 名患者无腕尺侧痛，4 名患者有残存痛，并且 VAS 得分均小于 2 分。2 名患者仍有不同程度的下尺桡关节不稳定，但不影响日常生活。患者的腕关节活动度与术前相比无明显变化。术后 6 个月平均握力从术前健侧的 72% 提高至健侧的 80%。术后 6 个月 DASH 平均得分也从术前的 36 分改善至 13 分。

　　3 名患者有线结激惹桡神经浅支的症状。术后 3 个月在局麻下行 2 次手术切除线结。2 次手术后患者症状逐渐好转，并且下尺桡关节不稳定及腕尺侧疼痛无加重。未见其他并发症。

　　我们的研究结果与之前的研究相仿。Sagerman 报道了 12 名患者行关节镜下 TFCC 桡侧边缘撕脱修补术的结果，12 名患者中有 8 名患者的手术效果为优或良。5 名患者术后行关节造影进行评估。其中 3 名患者未见造影剂渗漏[8]。Trumble 对 13 名单独的 TFCC 桡侧撕裂患者进行了平均 34 个月的随访[9]。在此项研究中，与健侧相比，患者恢复了 87% 的关节活动度，89% 的握力。该结果与 TFCC 尺侧修复结果相仿。对其中 10 名患者，作者评价了 TFCC 桡侧修复的结局。5 名患者术后行关节造影检查，其中 4 名患者 TFCC 的撕裂愈合。3 名患者术后行 MRI 检查，2 名患者术后行关节镜检查，TFCC 的撕裂皆愈合。

　　并非所有 TFCC 桡侧撕裂均有临床症状，但是该疾病可导致疼痛、握力下降以及下尺桡关节不稳定。尽管桡侧边缘相对缺乏血运，但研究表明，经过修复，仍有愈合潜力，且术后可以获得良好的临床和影像学结果。对于有症状的 TFCC 桡侧撕裂，关节镜下修复仍然是一种治疗选择。

## 参考文献

[1] Bednar MS, Arnoczky SP, Weiland AJ. The microvasculature of the triangular fibrocartilage complex: its clinical significance. JHS, 1991, 16A: 1101-1105.

[2] Chidgey LK, Dell PC, Bittar ES, et al. Histologic anatomy of the triangular fibrocartilage. JHS, 1991, 16A: 1084-1100.

[3] Thiru RG, Ferlic DC, Clayton ML, et al. Arterial anatomy of the triangular fibrocartilage of the wrist and its surgical significance. JHS, 1986, 11A: 258-263.

[4] Adam B. Partial excision of the triangular fibrocartilage

complex articular disk, a biomechanical study. JHS, 1993, 184: 334-340.

[5] Palmer AK. Triangular fibrocartilage disorders: injury, patterns, and treatment. Arthroscopy, 1990, 6: 125-132.

[6] Cooney WP, Linscheid RL, Dobyns JH. Triangular fibrocartilage tears. JHS, 1994, 19A: 143-154.

[7] Plancher KD, Faber KJ. Arthroscopic repair of radial-side triangular fibrocartilage complex lesions. Tech in Hand and Upper Extrem Surg, 1999, 3: 44-51.

[8] Sagerman SD, Short W. Arthroscopic repair of radial-sided triangular fibrocartilage complex tears. Arthroscopy, 1996, 12: 339-342.

[9] Trumble TE, Gilbert M, Vedder N. Isolated tears of the triangular fibrocartilage: management by early arthroscopic repair. JHS, 1997, 22A: 57-65.

[10] Lester B, Halbrecht J, Levy IM, et al. "Press test" for office diagnosis of triangular fibrocartilage complex tears of the wrist. Ann Plast Surg, 1995, 35: 41-45.

[11] Magee T. Comparison of 3-T MRI and arthroscopy of intrinsic wrist ligament and TFCC tears. Am J Roentgenol, 2009, 192: 80-85.

[12] Smith TO, Drew B, Toms AP, et al. Diagnostic accuracy of magnetic resonance imaging and magnetic resonance arthrography for triangular fibrocartilaginous complex injury: a systematic review and meta-analysis. JBJSA, 2012, 94: 824-832.

[13] Levinsohn EM, Rosen ID, Palmer AK. Wrist arthrography: values of the three-compartment injection method. Radiology, 1991, 179: 231-239.

[14] Zinberg EM, Palmer AK, Coren AB, et al. The triple injection wrist arthrogram. JHS, 1988, 13: 803-809.

[15] Geissler WB, Short WH. Repair of peripheral radial TFCC tears. //Geissler WB(Ed). Wrist arthroscopy. Berlin: Springer, 2005: 42-49.

[16] Palmer AK. Triangular fibrocartilage complex lesions: a classification. JHS, 1989, 14A: 594-605.

[17] Palmer AK, Werner FW. The triangular fibrocartilage complex of the wrist——anatomy and function. JHS, 1981, 6A: 153-162.

[18] Fellinger M, Peicha G, Seibert , Grechenig W. Radial avulsion of the triangular fibrocartilage complex in acute wrist trauma a new technique for arthroscopic repair. Arthroscopy, 1997, 13: 370-374.

[19] Tang CYK, Fung B, Rebecca C, et al. Another light in the dark: review of a new method for the arthroscopic repair of triangular fibrocartilage complex. JHS, 2012, 37A: 1263-1268.

[20] Tang C, Fung B, Chan R, et al. The beauty of stability: distal radioulnar joint stability in arthroscopic triangular fibrocartilage complex repair. Hand Surg, 2013, 18: 21: 26.

# 关节镜辅助下深层止点修复三角纤维软骨复合体

第49章

陳威仁 著　朱　瑾 译

## 一、背景介绍

腕尺侧疼痛是很常见的腕关节疾病，其中三角纤维软骨复合体（TFCC）损伤是急性腕尺侧疼痛最主要的原因之一，治疗不当会导致 TFCC 强度减弱。目前腕关节镜是诊断并治疗 TFCC 损伤最有效的方法，过去几十年报道了多种关节镜修复 TFCC 尺侧损伤的方法，包括由外至内[1-20]、由内至外[11, 21-28] 或全部由内方法[29-40]。这些得到广泛推广的技术是将 TFCC 尺侧外周部损伤部位缝合至背侧或尺侧关节囊。尽管有很多学者报道了关节镜下修复 TFCC 1B 型损伤结果良好，但很多回顾性研究发现，下尺桡关节不稳定是导致关节镜修复 TFCC 预后不佳的因素，包括 Tunnerhoff 等[26] 及 Estrella 等[11]。2001 年，Tünnerhoff 等[26] 推断导致下尺桡关节不稳定的损伤结构是关节镜看不到也修复不了的，因此建议对合并下尺桡关节不稳定的病例进行切开修复手术。

随着这些年来对 TFCC 的解剖及生物力学的理解及概念更新，TFCC 对于下尺桡关节稳定的重要性逐渐为大家认识并接受，TFCC 的尺桡关节韧带部分，特别是止于尺骨小凹的深部纤维，是下尺桡关节稳定性的关键结构[41-48]。TFCC 损伤可以导致其在尺骨小凹的止点撕脱[48]，继而导致下尺桡关节不稳定。这也意味着传统的关节镜下缝合 TFCC 于关节囊，对于 TFCC 背侧损伤，不合并下尺桡关节不稳定的病例有效，但是如果 TFCC 是自小凹止点部位损伤，则传统的关节镜技术无法保证可以重建 TFCC 的止点并获得其深部纤维的愈合。因此，治疗 TFCC 小凹止点处损伤的目标是重建损伤的下尺桡韧带位于尺骨小凹的止点，以维持下尺桡关节的稳定性。

Hermansdorfer 等[49] 使用经骨隧道缝合修复 TFCC 尺侧撕脱。他们报道的 11 例患者中，有 8 例恢复至正常无痛的活动，而 3 例患者不满意。与健侧对比，握力恢复至 87%，屈伸活动恢复至 96%，桡尺偏活动恢复至 97%，旋前旋后恢复至 99%。Nakamura 在其解剖研究中强调了小凹止点的重要性[41-43]，并描述了切开双股三维经骨褥式拉出缝合技术重建 TFCC 尺侧损伤的技术[50]。他报道了 66 例 TFCC 尺骨小凹撕脱合并下尺桡关节不稳定的病例，使用开放经骨修复技术进行手术[51]，随访时间平均为 3 年，其中 60 例病例无疼痛，2 例仍有严重疼痛，56 例术后下尺桡关节稳定，而 4 例仍有中度至严重的下尺桡关节不稳定，1 例术后存在 45° 旋后受限，最终临床结果显示 56 例优，6 例良，2 例中，2 例差。Nakamura 在第三十届国际腕关节研究会议[52] 上还报道了 27 例切开经骨修复后关节镜探查的结果，早期的 7 例患者未进行下尺桡关节关节镜探查，其中 6 例探钩试验阴性，1 例阳性，而在剩余的 20 例患者中，有 19 例（95%）通过下尺桡关节，关节镜顺利修复了桡尺韧带，另 1 例显示桡尺韧带张力降低。Chou 等[53] 通过背侧入路，使用缝合锚钉将 TFCC 修复至小凹止点。在 8 例患者中，3 例疼痛完全缓解，另外 5 例仅有轻度或偶尔疼痛。与健侧对比，屈伸活动范围平均为 89%，旋前旋后平均为 95%。握力较术前明显增加。与健侧对比，由术前的 55% 增加至术后的 88%，改良 Mayo 腕关节评分（MMWS）有 3 例达到优（37.5%），5 例良（62.5%），7 例无限制地恢复至正常工作，有 1 例从事之前的工作时有轻微受限。Moritomo[48, 54, 55] 同样使用缝合锚钉将 TFCC 修复至小凹止点，但是其入路选择掌侧，避免术中干扰到尺侧腕伸肌腱鞘及尺神经背侧支。他报道了 21 例掌侧切开修复 TFCC，随访平均 26 个月的临床结果[55]。11 例完全无痛，9 例轻度疼痛，1 例中度疼痛，术后握力明显增加。与健侧对比，由术前的 65% 增加至术后的 92%，16 例患者（76.2%）术后无下尺桡关节不稳定，轻度及中度下尺桡关节不稳定的病例数分别为 4 例（19%）和

1例（4.8%）。改良 Mayo 腕关节评分 18 例达到优（85.7%），3 例良（14.3%）。

随着关节镜技术的发展以对及关节内解剖结构的理解，关节镜下治疗 TFCC 损伤合并下尺桡关节不稳定的概念知识不断更新，镜下 TFCC 小凹处修复固定成为可能。近年来陆续报道了一些经骨隧道修复[51, 56-61] 或缝合锚钉修复[46, 61-70]的镜下技术。Iwasaki 等[56, 57] 报道了无须打开关节囊的镜下修复技术。在术中透视的监控下，自尺骨颈水平向小凹处创建 2.9 mm 骨性隧道，使用关节镜由外向内缝合技术将 TFCC 重新固定至小凹部位，使用 2-0 不吸收缝线固定 TFCC。将缝线经骨性隧道穿出，在隧道入口处打结固定。术者报道了 12 例病例平均 30 个月的随访结果[57]，所有患者腕关节疼痛明显减轻，下尺桡关节稳定性恢复。与健侧对比，术后屈伸活动范围平均为 98.2%，旋前旋后平均为 99.5%，握力较术前明显增加，由术前的 92.7% 增加至术后的 106.3%，改良 Mayo 腕关节评分平均为 92.5 分，8 例优，4 例良。DASH 评分也由术前 59.5 分提高至术后 7.7 分，9 例尚在工作的患者有 7 例恢复之前的工作，其余 2 例转为轻体力劳动，有 2 例术后偶有尺侧腕伸肌腱炎的表现。最终随访时此症状消失。术后 12 周 MRI 检查显示 TFCC 小凹处止点愈合。Park[59] 报道的关节镜下经骨修复技术与 Iwasaki 的方法类似，4 mm 骨性隧道，3-0 fiberwire 缝线，使用 2.5 mm 无结缝合锚固定至骨隧道入口的近端。Nakamura 等[51] 发明了一种关节镜辅助下经骨由外向内的修复技术，将 2 根 3-0 不吸收聚酯缝线通过两个分别的自尺骨颈至尺骨小凹的 1.2 mm 骨性隧道，将 TFCC 重新固定至止点部位，并报道了 24 例平均 3 年的随访结果[51]，15 例（62.5%）病例无疼痛，2 例（8.3%）病例仍有严重的疼痛，4 例（16.6%）疼痛复发，24 例中 17 例（70.8%）术后无下尺桡关节不稳定，而 7 例（29.2%）仍有中度至重度的下尺桡关节不稳定，最终临床结果显示 13 例（54.2%）优，3 例（12.6%）良，4 例（16.6%）中，4 例（16.6%）差。Shinohara 等[58] 接受了 Nakamura 的方法，并进行了改良，在下尺桡关节关节镜的监测下创建骨隧道，使用 1-0 尼龙缝线修复 TFCC 损伤，并报道了其 11 例病例的平均 30 个月的随访结果，7 例（66.6%）患者疼痛完全缓解，4 例（36.4%）病例

活动时仍有轻度疼痛，屈伸范围平均为 100°，旋前旋后平均为 97°，术后握力明显增加，与健侧对比，由术前 84% 增加至术后 98%，9 例（81.8%）术后下尺桡关节不稳定消失，而 2 例（18.2%）仍有轻度下尺桡关节不稳定，改良 Mayo 腕关节评分 7 例（63.6%）优，3 例（27.3%）良，1 例（9.1%）差。3 例患者主诉尺骨颈水平皮肤有缝线的激惹症状。术后 5 个月后，手术拆除尺骨颈部位缝线后症状缓解。Jegal 及 Kim[71] 也是采用类似的经骨修复方法，使用一根 2-0 聚二氧六环酮缝线修复 TFCC 止点，并报道了 19 例病例平均 31 个月的随访结果。术后握力与健侧对比，由术前 71% 增加至术后 89%。在术前 14 例下尺桡关节不稳定的病例中，12 例（86%）稳定性增加，DASH 评分由 44 分提高至 11 分，PRWE 评分由 53 分提高至 19.4 分。改良 Mayo 腕关节评分 7 例优，10 例良，2 例差。19 例病例中有 9 例（47%）主诉有缝线的轻度激惹症状，术后 7 个月症状缓解。他们还报道了 15 例关节镜下经骨修复 TFCC 小凹处损伤合并尺骨短缩截骨术治疗 TFCC 损伤合并尺骨正向变异的平均 34 个月的随访结果[60]，与 Jegal 及 Kim 等[71] 的结果相似，握力明显增加，下尺桡关节稳定性及功能评分都有明显改善。与单纯关节镜清创加尺骨短缩截骨术相比，对于尺骨正向变异合并 TFCC 小凹处损伤的病例，TFCC 修复组的结果（握力、下尺桡关节稳定性及功能评分）要明显优于清创组。Atzei 等[46, 62, 63, 69] 介绍了一种综合的指导治疗的 TFCC 周边损伤分类方法，并描述了关节镜下使用带两根不吸收缝线的 3.7 mm 缝合锚钉经直接的小凹入路同时修复桡尺韧带掌侧及背侧部分的方法，并回顾了 48 例腕关节平均 33 个月的随访结果[69]。1 例休息时疼痛与术前相比无明显变化，2 例活动时疼痛与术前相比无明显变化，另有 1 例疼痛加重，4 例（8.3%）有中度疼痛，1 例（2%）严重疼痛。与健侧对比，术后屈伸活动范围平均为 98.2%，旋前和旋后平均为 99.5%，握力较术前明显增加，由术前的 92.7% 增加至术后的 103.6%，改良 Mayo 腕关节评分平均为 92.5 分，8 例优，4 例良，DASH 评分也由术前 59.5 分提高至术后 7.7 分，44 例（91.7%）术后下尺桡关节不稳定消失，而 4 例（8.3%）冲击试验中仍存在"软性终点"，2 例仍主诉在前臂旋转活动中存在疼痛及咔嗒声。最

终临床结果显示 35 例（72.9%）优，5 例（10.4%）良，6 例（12.5%）中，2 例（4.2%）差，41 例患者（85.5%）恢复了之前的工作及体育活动，5 例（10.4%）有功能受限，2 例（4.2%）术后退休，但恢复了日常的文体活动。唯一的术后并发症为 5 例病例（10.4%）出现尺神经感觉支麻痹，在术后平均 3.7 个月时恢复，不影响最终的随访结果。这 5 例患者都为女性，腕关节相对较小，未发现缝线打结处的相关并发症。Kim 等[67] 也报道了 15 例应用 Atzei 技术平均随访 29 个月的临床结果，握力由术前的 79.3% 增加至术后的 82.9%，改良 Mayo 腕关节评分 10 例优（66.6%），2 例良（13.4%），3 例中（20%），只有 1 例患者并发因线结激惹的尺侧腕伸肌腱炎。随访时局部注射糖皮质激素后缓解，最终功能评分结果与损伤的时间及尺骨变异无明显相关性。Geissler[64, 65, 70] 也报道了使用 2.5 mm 无结缝合锚钉利用关节镜 6R 入路修复 TFCC 小凹处损伤，然后 Park[68] 将 Geissler 技术进行了改良，只需要一个操作入路。Woo 及 Park 等[61] 也报道了 12 例关节镜下经骨拉出技术或无结缝合锚钉技术修复 TFCC 小凹处损伤平均 19 个月的随访结果。4 例患者无疼痛，6 例主诉有轻度疼痛，2 例术后有持续性疼痛或疼痛逐渐加重，屈伸活动（P=0.088）及桡尺偏（P=0.228）与术前相比无明显统计学差异，但前臂和旋前旋后活动明显增加（P =0.04）。所有患者重获下尺桡关节稳定，DASH 及 PRWE 评分明显增加。除 1 例患者因中度疼痛及旋后活动受限，未能恢复受伤前的工作外，其余患者均完全恢复工作状态。

回顾文献，关节镜下 TFCC 小凹处损伤修复与切开修复手术对比，临床结果一致，Luchetti 等[72] 对比了背侧切开修复与关节镜下使用缝合锚钉修复 TFCC 小凹处损伤的临床结果，认为这两种手术在修复及重建下尺桡关节稳定性方面同等有效，而关节镜组旋前和旋后、DASH 评分及 PRWE 评分明显优于切开手术组。

但是，这些镜下手术需要在小小的尺骨头部位建立一个相当大或两个独立的骨隧道，或者需要使用价格不菲的缝合锚钉。在下面的章节中，我们将介绍关节镜下 TFCC 小凹处损伤经骨解剖修复技术。

## 二、TFCC损伤的临床诊断

对于掌侧 1B 型损伤，可以通过尺骨小凹征[73] 及冲击试验诊断（图 49-1）。尺骨小凹局限性压痛为尺骨小凹征阳性，提示小凹处损伤或尺三角韧带损伤。冲击试验是指前臂处于中立位、旋前位及旋后位时完全放松前臂肌肉，控制桡骨远端，被动前后活动尺骨远端，以评估下尺桡关节的稳定性。如果与对侧对比，位移明显增加，则说明下尺桡关节不稳定。另外，冲击试验中任何微小的咔嗒声也提示 TFCC 损伤的可能性。常规的 X 线检查多用于评估尺骨变异、尺腕关节及下尺桡关节的情况以及可能存在的尺骨茎突骨折或骨折不愈合。对于临床怀疑 TFCC 小凹处损伤的患者应行 MRI 检查。高清晰度的 MRI 可以显示 TFCC 小凹处纤维中断或异常（图 49-2）。

## 三、适应证及禁忌证

TFCC 损伤合并下尺桡关节不稳定的患者，一般首先采取保守治疗，给予 4 周的石膏固定，限制前臂旋转及腕关节活动。手术适用于保守治疗无效或 TFCC 损伤合并明显下尺桡关节不稳定、MRI 显示明确的 TFCC 小凹处撕裂。但是手术修复的效果依赖于健康组织的良好愈合机制。因此，修复部位 TFCC 质量不佳是修复手术的禁忌证，应考虑重建术。尺骨正向变异相对于尺骨零变异及负向

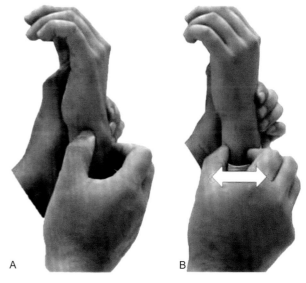

图 49-1　尺骨小凹征（A）和冲击试验（B）

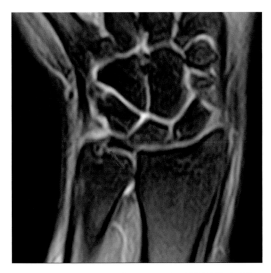

图 49-2 MRI 显示 FTCC 小凹处纤维中断

变异来说，其前臂旋转时，TFCC 止点处应力增加，也是 TFCC 小凹处修复的不利因素[51]。因此，对于尺骨正向变异的病例，应同时准备尺骨短缩截骨术或尺骨头 Wafer 切除术的方案。下尺桡关节及尺腕关节进行性关节炎也是 TFCC 修复手术的禁忌证，应考虑施行其他挽救性手术。

## 四、手术技术

**1. 关节镜安装及检查**　患者全麻后取平卧位，上臂安置止血带，以指套 15lbs 重量垂直悬吊腕关节，常规腕关节镜 3 — 4 及 6R 入路进行腕关节镜检查。如果 TFCC 关节软骨盘尚完整，则无法自桡腕关节直接观察到 TFCC 小凹处纤维，但是可以自下尺桡关节入路观察其止点处纤维。由于下尺桡关节间隙小，空间紧密，下尺桡关节镜对操作技术的要求较高，而且关节镜镜头容易被增生的滑膜组织或磨损撕裂的韧带组织阻挡。镜下直视小凹止点也不是一件非常容易的事情，因此可以以 TFCC 蹦床实验[49]、漂浮征[74]或探钩试验[62]间接反映 TFCC 小凹止点的连续性。TFCC 蹦床实验是自 4 — 5 或 6R 入路置入探钩，测试 TFCC 软骨盘部位的紧张度。如果 TFCC 软骨盘松软，失去正常的蹦床效应，通常提示 TFCC 周边部损伤。如果 TFCC 可以被镜下负压吸引，向远端漂浮，则漂浮征阳性，通常提示小凹处止点损伤。探钩试验是指自 4 — 5 或 6R 入路置入探钩，将之置于 TFCC 最尺侧边缘，

并向远端挑起。如果 TFCC 可以被挑至远端或桡侧，则探钩试验阳性。根据 Atezi 的经验[62,63,69]，探钩试验阳性与 TFCC 小凹处止点损伤高度相关，可以作为确定 TFCC 小凹处止点损伤的可信检查。

**2. 尺侧皮肤入路**　自尺骨茎突沿尺骨干尺侧边缘向近端做 3 cm 直切口（图 49-3A），仔细分离皮下组织，保护尺神经感觉支，切开尺侧腕伸肌腱与尺侧腕屈肌腱之间的筋膜（图 49-3B），同时切开尺侧腕伸肌腱的腱周组织，暴露尺侧腕伸肌腱鞘（图 49-3C），并分离至骨膜。

**3. 关节镜下小凹清创**　对于亚急性及慢性损伤病例，小凹处清创非常重要。清创可以创造一个良好的愈合环境，使撕脱的 TFCC 能够重新附着于其原始止点[46,51,61,62,69]。刨刀或刮匙可以自茎突前隐窝进入并到达小凹部位（图 49-4），或直接通过小凹部位的入路进入（图 49-5）。首先清创撕裂或撕脱的韧带组织，尽量保留韧带部分，然后对小凹处进行清创，尽量清除止点处的纤维组织。小凹处清创的准确位置可以通过术中透视或下尺桡关节镜进行确认（图 49-5）。对于急性病例，清创可以比亚急性及慢性病例有所保留。

**4. 建立尺骨骨隧道**　使用 1.6 mm 克氏针钻孔骨隧道，前臂于中立位时，尺骨茎突尖近端 2.5 cm 为克氏针进入点。术者的拇指及示指控制尺骨头，瞄准两个手指中间或尺骨茎突尖的尺侧边界为钻孔的方向。克氏针的理想出口应位于小凹的桡侧缘，而不是小凹中心。钻孔的角度可以通过术中透视监测。通过透视也可以确定之前描述的克氏针出口位置（图 49-6）。另外，也可以通过一个定位装置控制。此装置的定位点位于茎突前隐窝桡侧 3~4 mm（图 49-7）。

**5. 自骨隧道引入缝线**　将一根 2-0 薇乔可吸收缝线和一根 2-0 Maxon 可吸收缝线穿入至 16 号空心针头中。两根缝线的中心在针头处折叠（图 49-8）。将关节镜镜头自 3 — 4 入路进入，前臂保持中立位，复位下尺桡关节，在直视下将针头自骨隧道进入并穿过 TFCC。如果断裂的 TFCC 处于漂浮状态，针头难以穿过，可以自 6R 入路引入探针，将 TFCC 压在小凹处，使针头易于穿过，并尽量穿至 TFCC 偏桡侧部分（图 49-9）。一旦缝线圈全部穿过 TFCC，将线圈自 6R 入路拉出，剪断线圈并分成四根（图 49-10）。

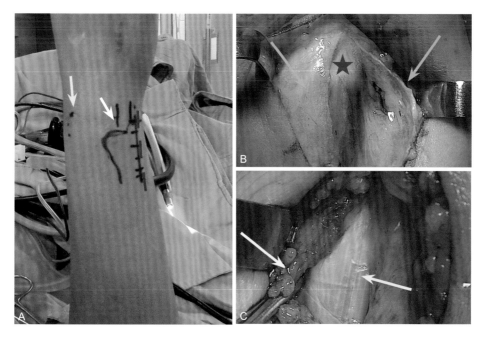

图 49-3　尺侧入路。A. 自尺骨茎突沿尺骨干尺侧做直切口，箭头所示为 3 — 4 入路及 6R 入路。红色虚线为切口设计。
B. 切开尺侧腕伸肌腱与尺侧腕屈肌腱之间的筋膜。星号所示为尺骨茎突，箭头显示切开的筋膜。C. 切开尺侧腕伸肌
腱腱周组织，暴露腱鞘。黄色箭头示尺侧腕伸肌腱，蓝色箭头示尺侧腕伸肌腱鞘

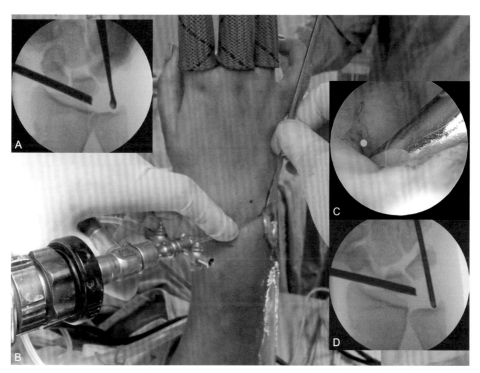

图 49-4　关节镜下经桡腕关节行小凹清创。A. 用刮匙清创，透视显示刮匙到达小凹部位。B. 用刮匙清创。C. 使用
刨削头对小凹进行清创。D. 使用刨削头清创。透视显示刨削头到达小凹部位

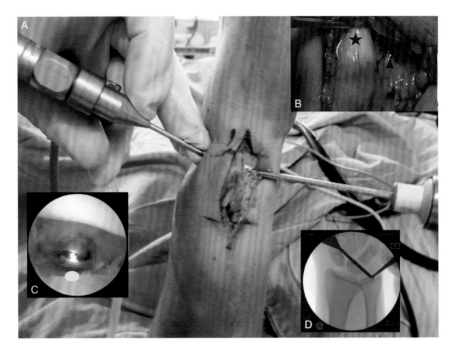

图 49-5 经直接小凹入路进行小凹部位清创。A. 显示小凹入路位置。星号为尺骨茎突，红色三角示小凹入路。B. 经直接小凹入路清创。C. 刨削头自直接小凹入路进入下尺桡关节对小凹处清创。黄色圆圈示深层纤维小凹止点部位。D. 使刨削头自直接小凹入路进入下尺桡关节，透视显示刨削头到达小凹部位

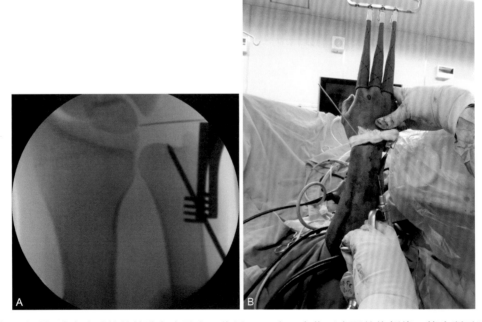

图 49-6 术中通过透视确定克氏针的钻孔角度及出口位置。A. 出口应位于小凹的桡侧缘。箭头所示为克氏针出口。B. 克氏针创建骨隧道

**6. 退出缝线** 将一根 3-0 尼龙缝线穿入 22G 针头，作为缝合套索（图 49-11）。自不同方向将关节内四根缝线的另一端拉出（图 49-12、图 49-13）。将尺侧腕伸肌腱牵向桡侧，缝合套索在尺骨茎突基底背侧，以由近端向远端的方向，由外向内自茎突前隐窝穿入，利用篮钳退出一根关节内缝线。采用同样的方法，缝合套索在尺骨茎突基底掌侧自茎突前隐窝穿入，退出另一根缝线。仍然

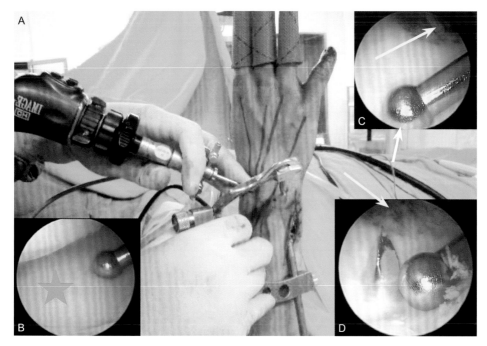

图 49-7 使用定位装置创建骨隧道。A. 使用定位装置创建骨隧道。B. 关节镜直视下可见定位点位于茎突前隐窝桡侧 3~4 mm。星号示软骨盘。C. 关节镜直视下可见茎突前隐窝（黄色箭头）与定位器（白色箭头）的位置关系。D. 克氏针自尺骨小凹穿出并穿过 TFCC

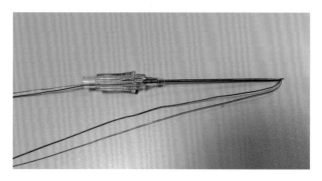

图 49-8 将 16 号针头置入 2-0 薇乔可吸收缝线及 2-0 Maxon 可吸收缝线各一根

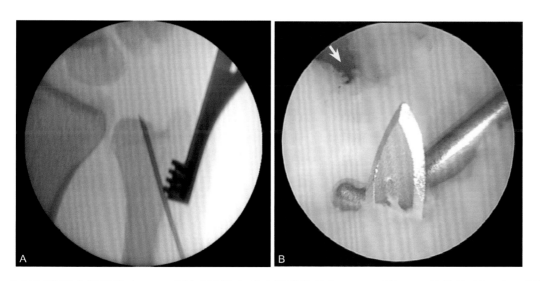

图 49-9 自骨髓道置入带线针头。A. 透视显示针头通过骨髓道进入 TFCC 近端。B. 关节镜直视下显示针头穿过 FTCC 偏桡侧部分

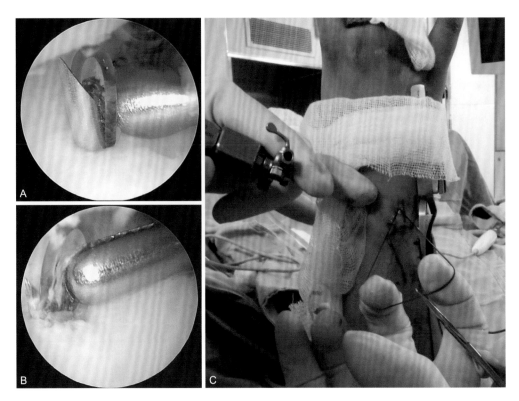

**图 49-10** 在关节镜监视下拉出线圈。A.关节镜直视下可见线圈穿过 TFCC。B.用抓持钳抓住线圈，自 6R 入路拉出。C.拉出线圈后切开，形成 4 条缝线

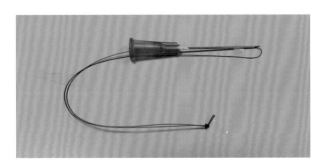

**图 49-11** 将 3-0 尼龙缝线穿入 22 G 针头，作为缝合套索

将尺侧腕伸肌腱牵向桡侧，将套索经尺侧腕伸肌腱鞘穿入，退出第三根缝线。然后将前臂尽量旋后，暴露掌侧尺腕关节囊。将尺侧血管神经束牵向桡侧，使套索经尺三角韧带穿入，退出最后一根缝线。在缝线退出的过程中，缝线近端应始终用蚊氏钳固定，以防止缝线滑入骨隧道中。

**7. 缝线打结** 所有缝线就位后，松开腕关节牵引，保持前臂中立位，助手将尺骨头复位，对四根缝线分别打结（图 49-14）。探钩试验阴性及 TFCC 良好的蹦床效应均表明 TFCC 已经修复至其原有的止点部位。前臂旋转时，下尺桡关节恢复稳定。使用可吸收缝线修复尺侧腕伸肌腱鞘及支持带。

## 五、术后处理

术后即可开始手指的主动活动，腕关节使用前臂 U 型支具固定（图 49-15），限制前臂旋转及腕关节屈伸活动 3~4 周，然后开始无限制的腕关节屈伸活动及有限的中度范围的前臂旋转活动。至术后 8 周恢复前臂完全旋转活动。术后 2 个月开始腕关节力量练习，术后 3 个月内避免前臂抗阻力旋转。一般腕关节屈伸活动及前臂旋转在术后 3 个月时，可以恢复至正常范围。

## 六、讨论

近年来，TFCC 止于尺骨小凹处的深层纤维对于下尺桡关节稳定性的重要性越来越得到重视，也陆续报道了一些经骨隧道修复或缝合锚钉修复的镜

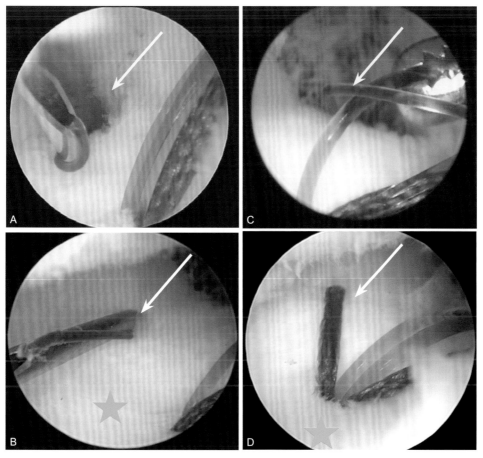

图 49-12　使用套索将 4 根缝线自不同方向引出。A. 套索自茎突前隐窝进入关节，黄色箭头示茎突前隐窝。B. 将针头穿过 TFCC 进入关节。星号示软骨盘。白色箭头示装有套索的针头。C. 使用篮钳自套索退出其中一根缝线（黄色箭头）。D. 将 4 根缝线自不同方向退出关节

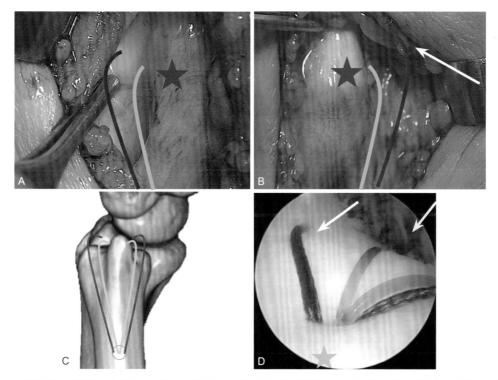

图 49-13　将 4 根缝线自不同方向退出关节，分别为尺骨茎突基底背侧、尺骨茎突基底掌侧、尺侧腕伸肌腱腱鞘及掌侧尺腕关节囊。红色星号示尺骨茎突，绿色星号示软骨盘

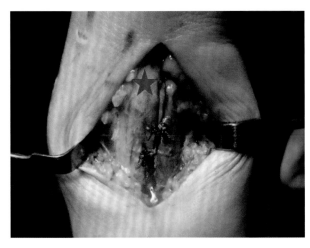

图 49-14  尺骨头复位后用 4 根缝线分别打结固定

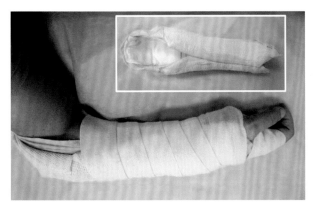

图 49-15  术后用 U 型支具固定

下 TFCC 小凹处修复技术。由于这些镜下技术是将 TFCC 重新固定于小凹处止点位置，因此，与传统的关节镜下 TFCC 关节囊固定相比，新技术对于重建下尺桡关节的稳定性结果更加满意。我们的关节镜下 TFCC 小凹处修复的技术与其他镜下修复技术相比有一些优势。

Iwasaki 在小凹处建立一个 2.9 mm 骨性隧道，Atzei 使用 3.7 mm 缝合锚钉，Gesseler 使用 2.5 mm 无结缝合锚钉。无论哪一种方法，小凹处的原始止点部位都会被相当直径的骨隧道或者缝合锚钉占据，因此也干扰了软组织与骨的接触，影响了撕裂的韧带与其小凹处止点的愈合。我们的出发点在于最大可能地保留小凹止点，保证愈合。根据肩关节肩袖损伤时，使用双排修复或等同于经骨修复的概念，我们设计在尺骨小凹桡侧边缘建立一个 1.6 mm 骨性隧道，而不是尺骨小凹中心部分，使四根

缝线分别由 TFCC 尺侧部分四个不同的点退出。通过以上步骤，TFCC 小凹处止点部位得以保留，撕裂的深层纤维是以扇形固定于尺侧止点，接触面积大。Nakamura 技术是在小小的小凹部位建立 2 个 1.2 mm 骨隧道。技术要求高，几乎没有犯错的空间。而与之相比，我们的技术只建立 1 个 1.6 mm 骨隧道，更加容易。同时，4 根 2-0 缝线可以通过这个 1.6 mm 骨隧道置入。缝线通过骨隧道后，尽量一次穿刺成功 TFCC 软骨盘，以减少缝线穿过软骨盘时出现医源性损伤的可能性。另外，其他关节镜下修复小凹止点时一般使用 1~2 根缝线。我们使用 4 根缝线可以分散修复部位的张力。这种缝合方法强调了同时修复 TFCC 的掌侧及背侧部分，加强尺腕韧带的张力。我们建议使用可吸收缝线进行小凹处的修复，因为我们相信修复成功依赖于撕裂的 TFCC 深层纤维与止点之间的自然愈合过程，而不是不吸收缝线的永久固定作用，而且后者还会在前臂旋转过程中导致非生理性限制作用，最终甚至切断 TFCC，而且使用可吸收缝线也可以消除线结的激惹问题。

总之，这种新的关节镜辅助下经骨修复 TFCC 技术可以将 TFCC 重新牢固地固定于小凹止点部位，使之与其原始止点愈合，重获原始解剖。

## 参考文献

[1]  Zachee B, De Smet L, Fabry G. Arthroscopic suturing of TFCC lesions. Arthroscopy, 1993, 9(2): 242-243.

[2]  Corso SJ, Savoie FH, Geissler WB, et al. Arthroscopic repair of peripheral avulsions of the triangular fibrocartilage complex of the wrist: a multicenter study. Arthroscopy, 1997, 13(1): 78-84.

[3]  Jan-Ragnar Haugstvedt TH. Results of repair of peripheral tears in the triangular fibrocartilage complex using an arthroscopic suture technique. Scandinav J Plast and Reconstruct Surg Hand Surg, 1999, 33(4): 439-447.

[4]  Millants P, De Smet L, Van Ransbeeck H. Outcome study of arthroscopic suturing of ulnar avulsions of the triangular fibrocartilage complex of the wrist. Chir Main, 2002, 21(5): 298-300.

[5]  Shih JT, Lee HM, Tan CM. Early isolated triangular fibrocartilage complex tears: management by arthroscopic repair. J Trauma, 2002, 53(5): 922-927.

[6]  Miwa H, Hashizume H, Fujiwara K, et al. Arthroscopic surgery for traumatic triangular fibrocartilage complex injury. J Orthop Sci, 2004, 9(4): 354-359.

[7]  Chen AC-Y, Hsu K-Y, Chang C-H, et al. Arthroscopic

suture repair of peripheral tears of triangular fibrocartilage complex using a volar portal. Arthroscopy: J Arthroscop Relat Surg, 2005, 21(11): 1406.

[8] Ruch DS, Papadonikolakis A. Arthroscopically assisted repair of peripheral triangular fibrocartilage complex tears: factors affecting outcome. Arthroscopy, 2005, 21(9): 1126-1130.

[9] Badia A, Jimenez A. Arthroscopic repair of peripheral triangular fibrocartilage complex tears with suture welding: a technical report. J Hand Surg (Am), 2006, 31(8): 1303-1307.

[10] Badia A, Khanchandani P. Suture welding for arthroscopic repair of peripheral triangular fibrocartilage complex tears. Tech Hand Up Extrem Surg, 2007, 11(1): 45-50.

[11] Estrella EP, Hung LK, Ho PC, et al. Arthroscopic repair of triangular fibrocartilage complex tears. Arthroscopy, 2007, 23(7): 729-737.

[12] Micucci CJ, Schmidt CC. Arthroscopic repair of ulnar-sided triangular fibrocartilage complex tears. Operat Techniq Orthop, 2007, 17(2): 118-124.

[13] Reiter A, Wolf MB, Schmid U, et al. Arthroscopic repair of palmer 1B triangular fibrocartilage complex tears. Arthroscopy, 2008, 24(11): 1244-1250.

[14] Mahajan RH, Kim SJ, Song DH, et al. Arthroscopic repair of the triangular fibrocartilage complex using a hypodermic needle: a technical note. J Orthop Surg (Hong Kong), 2009, 17(2): 231-233.

[15] Papapetropoulos PA, Ruch DS. Repair of arthroscopic triangular fibrocartilage complex tears in athletes. Hand Clin, 2009, 25(3): 389-394.

[16] Wolf MB, Kroeber MW, Reiter A, et al. Ulnar shortening after TFCC suture repair of palmer type 1B lesions. Arch Orthop Trauma Surg, 2010, 130(3): 301-306.

[17] Wysocki RW, Ruch DS. Outside-in repair of peripheral triangular fibrocartilage complex tears. Operat Techniq Sport Med, 2010, 18(3): 163-167.

[18] Wolf MB, Haas A, Dragu A, et al. Arthroscopic repair of ulnar-sided triangular fibrocartilage complex (Palmer type 1B) tears: a comparison between short- and midterm results. J Hand Surg (Am), 2012, 37(11): 2325-2330.

[19] Wysocki RW, Richard MJ, Crowe MM, et al. Arthroscopic treatment of peripheral triangular fibrocartilage complex tears with the deep fibers intact. J Hand Surg (Am), 2012, 37(3): 509-516.

[20] Frank RM, Slikker W, Al-Shihabi L, et al. Arthroscopic-assisted outside-in repair of triangular fibrocartilage complex tears. Arthrosc Techniq, 2015, 4(5): 577-581.

[21] de Araujo W, Poehling GG, Kuzma GR. New Tuohy needle technique for triangular fibrocartilage complex repair: preliminary studies. Arthroscopy, 1996, 12(6): 699-703.

[22] Trumble TE, Gilbert M, Vedder N. Arthroscopic repair of the triangular fibrocartilage complex. Arthroscopy, 1996, 12(5): 588-597.

[23] Skie MC, Mekhail AO, Deitrich DR, et al. Operative technique for inside-out repair of the triangular fibrocartilage complex. J Hand Surg (Am), 1997, 22(5): 814-817.

[24] Trumble TE, Gilbert M, Vedder N. Isolated tears of the triangular fibrocartilage: management by early arthroscopic repair. J Hand Surg (Am), 1997, 22(1): 57-65.

[25] Trumble TE, Gilbert M, Vedder N. Ulnar shortening combined with arthroscopic repairs in the delayed management of triangular fibrocartilage complex tears. J Hand Surg (Am), 1997, 22(5): 807-813.

[26] Tunnerhoff HG, Haussmann P. What are the indications for arthroscopic repair of ulnar tears of the TFCC? Handchirurgie, mikrochirurgie, plastische chirurgie: organ der deutschsprachigen arbeitsgemeinschaft fur handchirurgie : organ der deutschsprachigen arbeitsgemeinschaft fur mikrochirurgie der peripheren nerven und gefasse, 2001, 33(4): 239-244.

[27] McAdams TR. Arthroscopic repair of the torn triangular fibrocartilage complex. Operate Techniqu Plast Reconstruct Surg, 2002, 9(4): 124-130.

[28] Tang CYK, Fung B, Rebecca C, et al. Another light in the dark: review of a new method for the arthroscopic repair of triangular fibrocartilage complex. J Hand Surgery, 2012, 37(6): 1263-1268.

[29] Bohringer G, Schadel-Hopfner M, Petermann J, et al. A method for all-inside arthroscopic repair of Palmer 1B triangular fibrocartilage complex tears. Arthroscopy, 2002, 18(2): 211-213.

[30] Conca M, Conca R, Dalla Pria A. Preliminary experience of fully arthroscopic repair of triangular fibrocartilage complex lesions. Arthroscopy, 2004, 20(7): e79-82.

[31] Pederzini LA, Tosi M, Prandini M, et al. All-inside suture technique for Palmer class 1B triangular fibrocartilage repair. Arthroscopy, 2007, 23(10): 1130.

[32] Yao J, Dantuluri P, Osterman AL. A novel technique of all-inside arthroscopic triangular fibrocartilage complex repair. Arthroscopy, 2007, 23(12): 1357.

[33] Lee CK, Cho HL, Jung KA, et al. Arthroscopic all-inside repair of Palmer type 1B triangular fibrocartilage complex tears: a technical note. Knee Surg Sports Traumatol Arthrosc, 2008, 16(1): 94-97.

[34] Yao J. All-arthroscopic triangular fibrocartilage complex repair: safety and biomechanical comparison with a traditional outside-in technique in cadavers. J Hand Surg (Am), 2009, 34(4), 671-676.

[35] del Pinal F, Garcia-Bernal FJ, Cagigal L, et al. A technique for arthroscopic all-inside suturing in the wrist. J Hand Surg (Eur), 2010, 35(6): 475-479.

[36] Waterman SM, Slade D, Masini BD, et al. Safety analysis

of all-inside arthroscopic repair of peripheral triangular fibrocartilage complex. Arthroscopy, 2010, 26(11): 1474-1477.

[37] Yao J. All-arthroscopic repair of peripheral triangular fibrocartilage complex tears. Operat Techniq Sport Med, 2010, 18(3): 168-172.

[38] Yao J. All-arthroscopic repair of peripheral triangular fibrocartilage complex tears using FasT-Fix. Hand Clin, 2011, 27(3): 237-242.

[39] Yao J, Lee AT. All-arthroscopic repair of Palmer 1B triangular fibrocartilage complex tears using the FasT-Fix device. J Hand Surg (Am), 2011, 36(5): 836-842.

[40] Cho CH, Lee YK, Sin HK. Arthroscopic direct repair for radial tear of the triangular fibrocartilage complex. J Asia-Pacific Federat Societ Surg Hand, 2012, 17(3): 429-432.

[41] Nakamura T, Makita A. The proximal ligamentous component of the triangular fibrocartilage complex. J Hand Surg (Br), 2000, 25(5): 479-486.

[42] Nakamura T, Yabe Y. Histological anatomy of the triangular fibrocartilage complex of the human wrist. Ann Anat, 2000, 182(6): 567-572.

[43] Nakamura T, Takayama S, Horiuchi Y, et al. Origins and insertions of the triangular fibrocartilage complex: a histological study. J Hand Surg (Br), 2001, 26(5): 446-454.

[44] Haugstvedt JR, Berger RA, Nakamura T, et al. Relative contributions of the ulnar attachments of the triangular fibrocartilage complex to the dynamic stability of the distal radioulnar joint. J Hand Surg (Am), 2006, 31(3): 445-451.

[45] Kleinman WB. Stability of the distal radioulna joint: biomechanics, pathophysiology, physical diagnosis, and restoration of function what we have learned in 25 years. J Hand Surg (Am), 2007, 32(7): 1086-1106.

[46] Atzei A. New trends in arthroscopic management of type 1-B TFCC injuries with DRUJ instability. J Hand Surg (Eur), 2009, 34(5): 582-591.

[47] Xu J, Tang JB. In vivo changes in lengths of the ligaments stabilizing the distal radioulnar joint. J Hand Surg (Am), 2009, 34(1): 40-45.

[48] Moritomo H, Masatomi T, Murase T, et al. Open repair of foveal avulsion of the triangular fibrocartilage complex and comparison by types of injury mechanism. J Hand Surg (Am), 2010, 35(12): 1955-1963.

[49] Hermansdorfer JD, Kleinman WB. Management of chronic peripheral tears of the triangular fibrocartilage complex. J Hand Surg (Am), 1991, 16(2): 340-346.

[50] Nakamura T, Nakao Y, Ikegami H, et al. Open repair of the ulnar disruption of the triangular fibrocartilage complex with double three-dimensional mattress suturing technique. Tech Hand Up Extrem Surg, 2004, 8(2): 116-123.

[51] Nakamura T, Sato K, Okazaki M, et al. Repair of foveal detachment of the triangular fibrocartilage complex: open and arthroscopic transosseous techniques. Hand Clin, 2011, 27(3): 281-290.

[52] Nakamura T, Kimura H. Second-look arthroscopy of open repaired TFCC. J Wrist Surg, 2015, 4(S 01): A022.

[53] Chou KH, Sarris IK, Sotereanos DG. Suture anchor repair of ulnar-sided triangular fibrocartilage complex tears. J Hand Surg (Br), 2003, 28(6): 546-550.

[54] Moritomo H. Advantages of open repair of a foveal tear of the triangular fibrocartilage complex via a palmar surgical approach. Tech Hand Up Extrem Surg, 2009, 13(4): 176-181.

[55] Moritomo H. Open repair of the triangular fibrocartilage complex from palmar aspect. J Wrist Surg, 2015, 4(1): 2-8.

[56] Iwasaki N, Minami A. Arthroscopically assisted reattachment of avulsed triangular fibrocartilage complex to the fovea of the ulnar head. J Hand Surg (Am), 2009, 34(7): 1323-1326.

[57] Iwasaki N, Nishida K, Motomiya M, et al. Arthroscopic-assisted repair of avulsed triangular fibrocartilage complex to the fovea of the ulnar head: a 2-to 4-year follow-up study. Arthroscopy, 2011, 27(10): 1371-1378.

[58] Shinohara T, Tatebe M, Okui N, et al. Arthroscopically assisted repair of triangular fibrocartilage complex foveal tears. J Hand Surg (Am), 2013, 38(2): 271-277.

[59] Park JW. Surgical techniques for repairing foveal tear of the triangular fibrocartilage complex: arthroscopic transosseous repair. J Korean Soc Surg Hand, 2014, 19(2): 95-102.

[60] Seo JB, Kim JP, Yi HS, et al. The outcomes of arthroscopic repair versus debridement for chronic unstable triangular fibrocartilage complex tears in patients undergoing ulnar-shortening osteotomy. J Hand Surg (Am), 2016, 41(5): 615-623.

[61] Woo SJ, Jegal M, Park MJ. Arthroscopic-assisted repair of triangular fibrocartilage complex foveal avulsion in distal radioulnar joint injury. Ind J Orthop, 2016, 50(3): 263-268.

[62] Atzei A, Rizzo A, Luchetti R, et al. Arthroscopic foveal repair of triangular fibrocartilage complex peripheral lesion with distal radioulnar joint instability. Tech Hand Up Extrem Surg, 2008, 12(4): 226-235.

[63] Atzei A, Luchetti R. Foveal TFCC tear classification and treatment. Hand Clin, 2011, 27(3): 263-272.

[64] Geissler WB. Arthroscopic knotless peripheral ulnar-sided TFCC repair. Hand Clin, 2011, 27(3): 273-279.

[65] Geissler WB. Arthroscopic knotless peripheral triangular fibrocartilage repair. J Hand Surg (Am), 2012, 37(2): 350-355.

[66] Desai MJ, Hutton WC, Jarrett CD. Arthroscopic repair of triangular fibrocartilage tears: a biomechanical comparison of a knotless suture anchor and the traditional outside-in repairs. J Hand Surg (Am), 2013, 38(11): 2193-2197.

[67] Kim B, Yoon HK, Nho JH, et al. Arthroscopically assisted reconstruction of triangular fibrocartilage complex

foveal avulsion in the ulnar variance-positive patient. Arthroscopy, 2013, 29(11): 1762-1768.

[68] Park Y. All-arthroscopic knotless suture anchor repair of triangular fibrocartilage complex fovea tear by the 2-portal technique. Arthros Techniq, 2014, 3(6): e673-677.

[69] Atzei A, Luchetti R, Braidotti F. Arthroscopic foveal repair of the triangular fibrocartilage complex. J Wrist Surg, 2015, 4(1): 22-30.

[70] Geissler WB. Arthroscopic knotless peripheral ulnar-sided TFCC repair. J Wrist Surg, 2015, 4(2): 143-147.

[71] Jegal M, Heo K, Kim JP. Arthroscopic trans-osseous suture of peripheral triangular fibrocartilage complex tear. J Hand

Surgery (Asian-Pacif), 2016, 21(3): 300-306.

[72] Luchetti R, Atzei A, Cozzolino R, et al. Comparison between open and arthroscopic-assisted foveal triangular fibrocartilage complex repair for post-traumatic distal radio-ulnar joint instability. J Hand Surg (Eur), 2014, 39(8): 845-855.

[73] Tay SC, Tomita K, Berger RA. The "ulnar fovea sign" for defining ulnar wrist pain: an analysis of sensitivity and specificity. J Hand Surg (Am), 2007, 32(4): 438-444.

[74] 竹内 久, 藤尾 圭. 手関節鏡におけるTFCC fovea損傷に対する診断: 'floating sign'の検査妥当性と信頼性について. 日本手外科学会雑誌, 2014 2014, 31(3): 173-175.

# 第50章

# 关节镜下 Wafer 术

吴金献 著　朱　瑾　刘　波　肖济阳 译

## 一、背景介绍

　　Wafer 术是 Feldon 等于 1992 年[1, 2]提出的，为治疗尺腕关节撞击综合征的一种手术方式。其手术设计是切除部分尺骨远端，以达到尺腕关节减压的目的[3, 4]。近年来因腕关节镜手术的盛行，关节镜下 Wafer 术经由腕关节镜医生的推广[5-8]，蔚为风潮。本章将详述关节镜下 Wafer 术。

## 二、适应证

　　关节镜下 Wafer 术适用于治疗尺腕关节撞击综合征。这些患者可能因为先天性尺骨正向变异（图 50-1），或者是后天桡骨短缩，如骨折畸形愈合、Essex-Lopresti 损伤或骨骺损伤（图 50-2）等原因而导致尺骨正向变异，继而导致尺骨与月骨及三

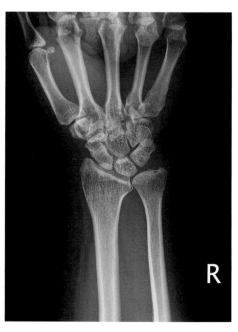

图 50-1　马德隆畸形

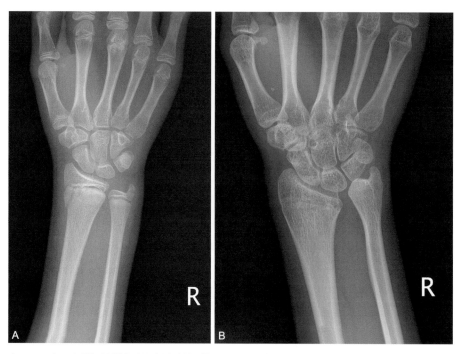

图 50-2　患者，女，14 岁，因桡骨骨折导致骨骺损伤（A）。4 年后桡骨变短，形成尺骨正向变异现象，患者出现尺腕关节撞击综合征的症状（B）

角骨之间的压力增加，产生疼痛[9,10]。

评估尺腕关节撞击综合征最广为使用的分型是 Palmer 分型[11]。此分型系统根据尺侧腕关节退化的严重程度分为五个亚型（ⅡA 至ⅡE 型）。ⅡA 型表示退化程度很轻，只是三角纤维软骨复合体出现磨损。ⅡB 型指月骨或尺骨已开始出现软骨软化的退化现象。ⅡC 型代表三角纤维软骨复合体出现中央型穿孔。此时如进行腕关节镜探查，可从三角纤维软骨中央穿孔处看见尺骨头。ⅡD 型指退

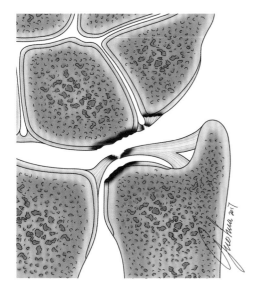

图 50-3　Palmer 分类ⅡD 型示意图（图片由北京积水潭医院刘波医生提供）

化进一步加重，出现月三角韧带断裂，造成该关节不稳定（图 50-3）。最后是ⅡE 分型，此时尺腕关节已整个呈现骨关节炎退化现象。

临床上，这些患者多主诉腕尺侧疼痛，尤其是患侧腕关节尺偏及旋前时，疼痛会加剧。随着症状加重，患者的腕关节活动度受限，握力下降。尺腕挤压试验（ulnocarpal stress test，图 50-4）是尺腕关节撞击综合征最敏感的物理学检查[12]。测试时，受试者将腕关节置于尺偏位置。测试者对受试者的腕关节施以轴向力量并同时旋前及旋后。此时若受试者出现腕关节尺侧疼痛，即为阳性结果。

在影像学检查方面，X 线与 MRI 是最常使用的影像学检查。X 线影像的典型表现为尺骨与桡骨等高或高于桡骨，即尺骨正向变异或中性变异[13, 14]。关于尺骨中性变异造成尺腕关节撞击综合征的原因，我们将于下一个段落详述。

由于尺骨正向变异导致尺骨远端在日常生活动作中持续撞击月骨及三角骨，在 X 线上可见月骨尺侧近端软骨下呈现囊状退变或硬化（图 50-5）。这些退化现象有时也可见于三角骨及尺骨远端。随着退化现象的加剧，患者的 X 线影像可出现月三角骨间隙增宽，提示出现月三角韧带损伤，即造成月三角关节不稳定[13]。MRI 检查可以显示尺腕关节撞击综合征的早期退变现象，如三角纤维软骨复合体的穿孔或磨损以及腕骨的骨水肿和软骨软化（图 50-6）[13]。

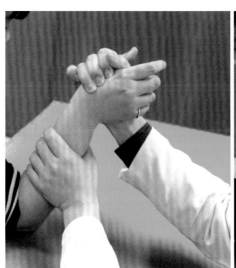
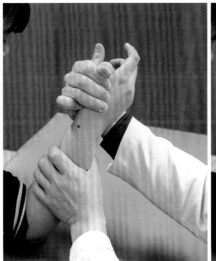
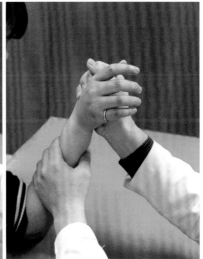

图 50-4　尺腕挤压试验

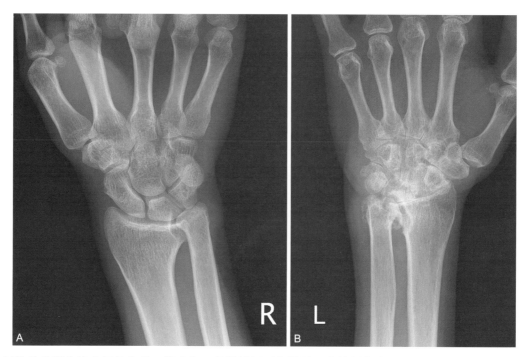

图 50-5    尺腕关节撞击综合征的典型X线改变，月骨尺侧下方软骨呈囊状硬化或硬化（A）。当退变继续，可见下尺桡关节也受影响（B）

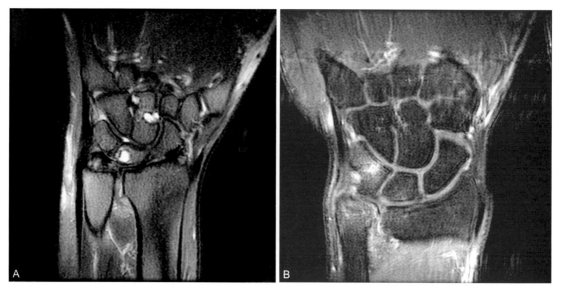

图 50-6    MRI 显示尺腕关节撞击综合征的早期月骨的骨水肿（A）。当退变程度加重时，可见三角骨及尺骨也受影响（B）

结合临床表现与影像学检查，确诊为尺腕关节撞击综合征时，使用关节镜下 Wafer 术治疗可达到比较好的疗效，缓解患者腕尺侧疼痛。尤其是对于病变为 Palmer ⅡC 型，而且尺骨正向变异小于 4 mm 的患者，是关节镜下 Wafer 术的最佳适应证。但是当尺腕关节退化达到 Palmer ⅡD 型时，此时合并月三角韧带不稳定，建议进行尺骨短缩截骨治疗[15]。

## 三、解剖

尺腕关节撞击综合征主要影响的解剖构造均位于腕关节尺侧，其中以三角纤维软骨最为明显，但前面章节已详述，于此不再赘述。在本章中我们将着重介绍下桡尺关节的形态学。1992年Tolat[16]根据桡骨远端乙状切迹的形状将下桡尺关节进行分型，分成Ⅰ型下尺桡关节（垂直型，图50-7）、Ⅱ型下尺桡关节（斜型，图50-8）及Ⅲ型下尺桡关节（反向斜型，图50-9）。有些医师将Ⅲ型下尺桡关节视为尺骨短缩截骨术的相对禁忌证[17]，因为Ⅲ型下尺桡关节在尺骨短缩截骨后乙状切迹与倾斜的尺骨远端会出现不相匹配的现象，进而导致下尺桡关节提早退变[18]。但Ⅲ型下尺桡关节对于关节镜下Wafer术而言并非禁忌证。

我们曾提及虽然影像学检查并无尺骨过长问题（尺骨中性变异），还是有可能发生尺腕关节撞击综合征，这是一种动态撞击的概念。Tomaino等曾提出使用旋前握拳位投照，才能测量出是否确实有尺骨正向变异的问题[14]，因为手腕在旋前并且用力握拳时，会使尺骨长度相对增加（图50-10）。即使患者在手腕中立位时拍摄的X线并无尺骨正向变异现象，采取旋前握拳位投照可能会出现尺骨正向变异，从而产生动态尺腕关节撞击综合征（图50-11、图50-12）。对于这类动态尺腕关节撞击综合征的患者，需要截除的尺骨长度相当小，更加适合使用关节镜下Wafer术来治疗。

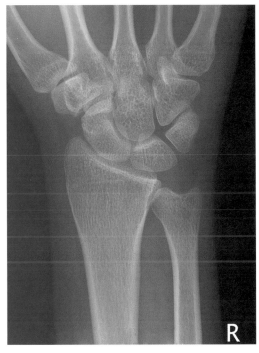

图50-8 Ⅱ型下尺桡关节（斜型）

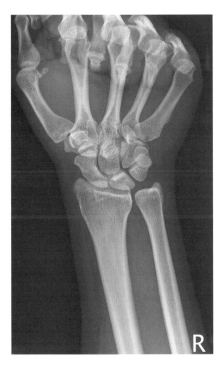

图50-7 Ⅰ型下尺桡关节（垂直型）

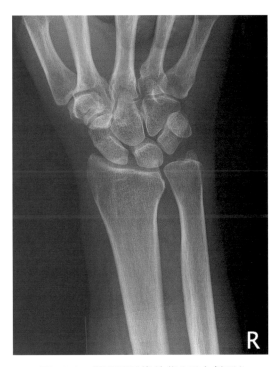

图50-9 Ⅲ型下尺桡关节（反向斜型）

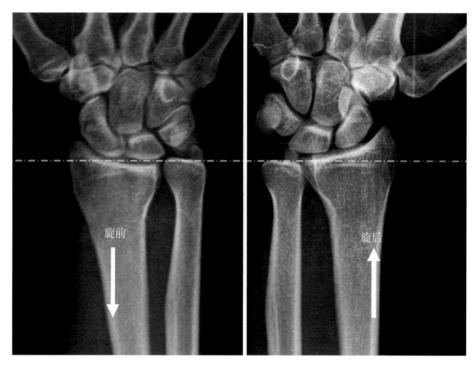

图 50-10　同一只手腕，旋后时尺骨相对变短，但旋前时尺骨相对变长

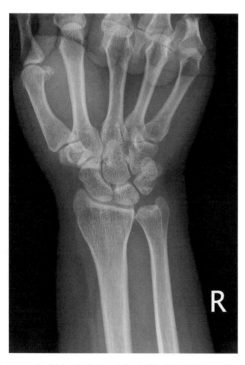

图 50-11　患者在手腕处于中立位时拍摄的 X 线显示并无尺骨正向变异现象，但可见月骨偏尺侧以及三角骨下方软骨下呈囊性退变

## 四、手术方法

基本的腕关节镜手术的准备器械与技巧已于前面介绍，在此不再详述。需要提醒的是，精准的关节镜入路的解剖位置是避免造成周围软组织（肌腱、韧带及神经血管束）损伤的要点，更是腕关节镜手术的成功基石。

首先创建 3 — 4 入路。它是检查桡腕关节最好的入路，可检查桡腕关节软骨及掌侧韧带（桡舟头韧带和长桡月韧带）及舟月韧带，而操作入路可以选择 6R 入路。首先用刨削刀由此入路进行尺侧桡腕关节清创，因为对于尺腕关节撞击综合征的患者而言，其尺背侧增生的滑膜组织会阻碍对腕关节尺侧结构的检查。清创后即可评估月骨软骨的损伤情况以及三角纤维软骨盘的损伤情况（图 50-13），继而根据损伤情况进行精确分类，由此判定是否符合此术式的适应证。若关节镜下发现只有三角纤维软骨磨损，而并无穿孔（ⅡA 型），或仅表现为月骨软骨软化（ⅡB 型），则不适于实行关节镜下 Wafer 术。而当组织破坏太严重，关节镜下发现存在月三角韧带损伤（ⅡD 型）也是此手术的禁忌

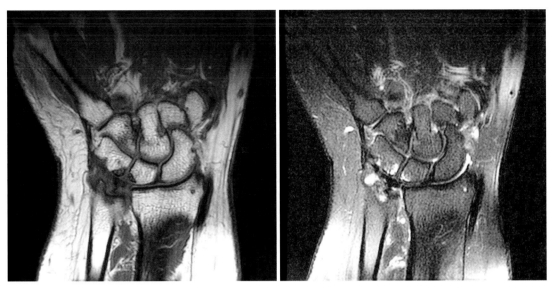

图 50-12 MRI 显示月骨、三角骨及尺骨的骨水肿。这是尺腕关节撞击综合征的典型退变改变

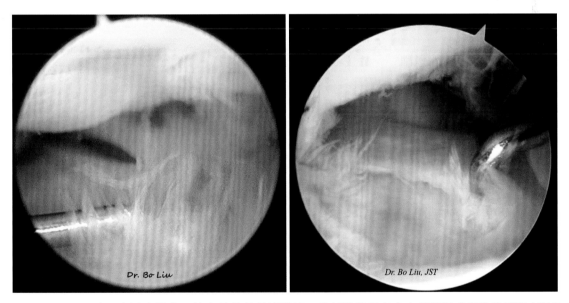

图 50-13 经 3 — 4 入路观察尺腕关节，检查月骨软骨磨损及三角纤维软骨盘中央部磨损或穿孔的情况（图片由北京积水潭医院刘波医生提供）

证，而月三角韧带损伤通常由 6R 入路观察比较清晰（图 50-14）。然后将关节镜转入腕中关节入路，仔细检查腕中关节有无其他病变。如有其他病变，则同时给予治疗。通过腕中关节入路还可以检查舟月韧带损伤的严重程度。这也是腕关节镜手术不可错过的部分。

彻底检查腕中关节及桡腕关节后，如确定符合施行关节镜下 Wafer 术的适应证，则继续将关节镜由 3 — 4 入路置入桡腕关节，选择 6R 入路为操作入路，继续将尺侧桡腕关节进行清创，并适度清创三角纤维软骨中央穿孔处（图 50-15、视频 50-1），可以由穿孔处进入尺骨远端部位，但应注意勿伤及背侧及掌侧桡尺韧带。之后可以使用射频器械将三角纤维软骨进行热皱缩，使三角纤维软骨的破损边缘更加平整（图 50-16）。使用磨钻去除尺骨远端的软骨，去除过长的尺骨（视频 50-1）。有些医师喜欢选择 6U 作为操作入路，但笔者本人的临床经验认为，6U 入路有较高的概率造成尺神经

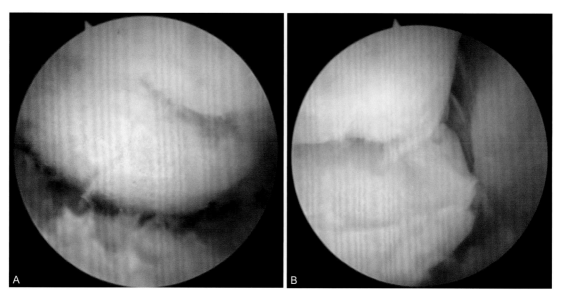

图 50-14　经 6R 入路可详细检查月三角韧带的损伤情况。图中可见月三角韧带部分损伤（ A ）。当病变进展，可见月三角韧带完全断裂，并导致关节不稳定（ B ）

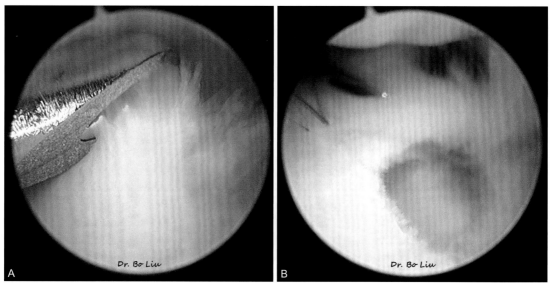

图 50-15　用刨削刀头对三角纤维软骨盘中央的磨损穿孔部位进行清创（ A ）。清创后可清晰地显露三角纤维软骨中央穿孔及穿孔下方尺骨头的软骨（ B ）（图片由北京积水潭医院刘波医生提供）

皮支的损伤。在去除尺骨远端时，需转动下尺桡关节（图 50-17），才能保证切除足够尺骨，从而达到尺腕关节充分减压的目的。一般术中需要切除 2~4 mm 尺骨远端。原则上关节镜下 Wafer 术不会切除大于 4 mm 尺骨远端，以避免造成下尺桡关节的压力上升，从而造成关节提早退变[19]。如果需要切除的尺骨长度超过 4 mm，则建议进行传统的

尺骨短缩截骨术治疗尺腕关节撞击综合征[9, 18]。

## 五、手术诀窍

进行关节镜下 Wafer 术时，需要注意不要损伤桡尺韧带及其附着处，避免导致下尺桡关节不稳定（图 50-18）。另外，尺骨切除完成后，可将关节镜

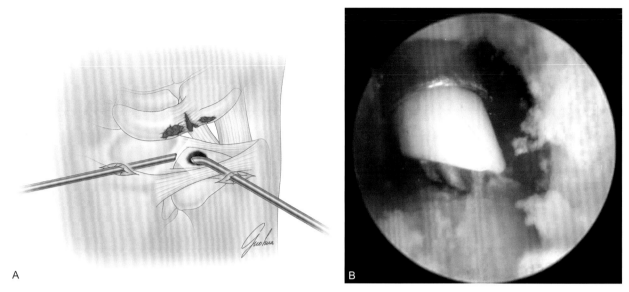

图 50-16　使用射频器械将三角纤维软骨盘的穿孔边缘进行热皱缩，使其破损边缘更加平整，并磨除尺骨远端的软骨（图由北京积水潭医院刘波医生提供）

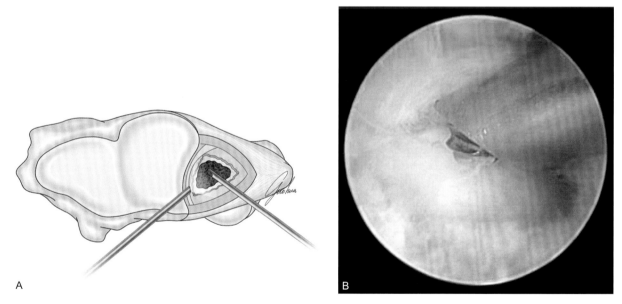

图 50-17　A. Wafer 术切除尺骨示意图（图片由北京积水潭医院刘波医生提供）。B. 经三角纤维软骨中央穿孔部位，用磨钻去除过长的尺骨（B）

由 6R 入路置入，检查有无下尺桡关节损伤，以及尺骨远端切除是否足够（图 50-19），术中可以使用移动 X 线机。确定尺骨远端切除的程度（图 50-20），避免尺骨远端切除不足而导致的尺骨撞击症状（图 50-21）。

## 六、术后康复

术后包扎患肢伤口，并使用护具固定，防止患肢进行旋前或旋后活动。避免这些活动会导致的严重疼痛，但鼓励患者进行主动手指、肘及肩关

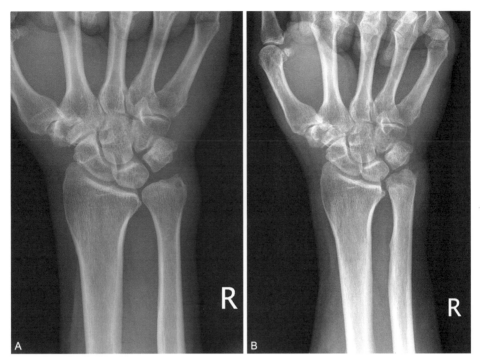

图 50-18 术前可见下尺桡关节并无不稳定现象（A）。术中因伤及桡尺韧带及其附着处，导致下尺桡关节不稳定（B）

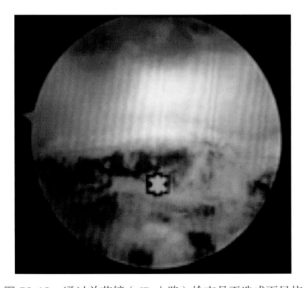

图 50-19 通过关节镜（6R 入路）检查是否造成下尺桡关节损伤，更重要的是要确定尺骨远端的切除范围是否足够

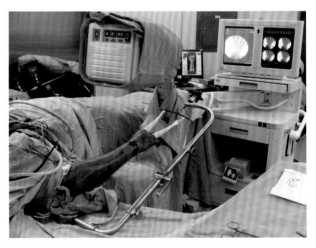

图 50-20 使用移动 X 线机确定尺骨远端切除范围是否足够

节的活动。术后 1 周开始作业疗法，主动及被动活动腕关节，术后 3 周开始肌肉强化运动。术后 3 个月允许患者进行负重工作。

## 七、随访

对于 Palmar ⅡC 型且尺骨正向变异小于 4 mm 的尺腕关节撞击综合征，使用关节镜下 Wafer 术治

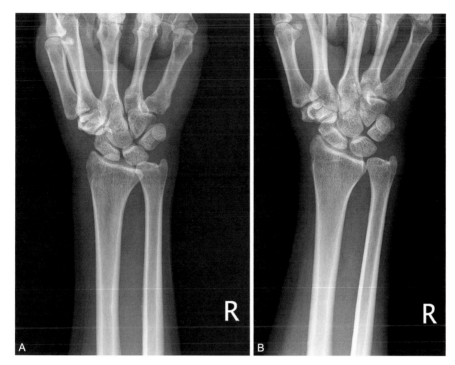

图 50-21　术前 X 线显示尺骨正向变异，导致尺腕关节撞击综合征（A）术后尺骨去除不足，患者仍有尺骨撞击症状（B）

疗，临床结果良好，相对于开放性 Wafer 术或传统尺骨短缩截骨术，具有伤口小、出血少及康复快的微创手术优点。

与传统尺骨短缩截骨术比较，关节镜下 Wafer 术治疗避免了尺骨短缩截骨及钢板内固定的手术步骤，没有截骨不愈合或后续钢板取出的问题，而且关节镜下 Wafer 术可以同时检查关节内其余病变，并可以同时给予治疗，因此临床结果满意，也使关节镜下 Wafer 术蔚为风潮。

然而，恪守手术适应证、熟稔腕关节手术技巧并且避免损伤关节镜入路周围的组织才是此手术成功的基石，否则患者未获微创手术之利，而先蒙其害。另外，也要遵循手术诀窍，避免伤害桡尺韧带或其附着处，以避免造成下尺桡关节不稳定。术中关节镜及 X 线透视均应确认尺骨远端切除范围足够，以免患肢持续存留尺骨撞击症状。

## 八、小结

在具备熟稔的腕关节镜技巧并遵循手术诀窍的原则下，使用关节镜下 Wafer 术治疗符合手术适应证的尺腕关节撞击综合征患者，可以获得良好

的治疗效果。

## 参考文献

[1] Feldon P, Terrono AL, Belsky MR. Wafer distal ulna resection for triangular fibrocartilage tears and/or ulna impaction syndrome. J Hand Surg (Am), 1992, 17(4): 731-737.

[2] Feldon P, Terrono A, Belsky MR. The "Wafer" procedure. Clin Orthop, 1992, 275: 124-129.

[3] Schuurman AH, Bos KE. The ulno-carpal abutment syndrome. Follow-up of the wafer procedure. J Hand Surg (Br), 1995, 20(2): 171-177.

[4] Tomaino MM, Shah M. Treatment of ulnar impaction syndrome with the wafer procedure. Am J Orthop, 2001, 30(2): 129-133.

[5] Feldkamp G. The arthroscopic "Wafer procedure" in degenerative disc ulnocarpal tears with ulnocarpal compression syndrome. Techniques, indications, results (in German). Orthopade, 2004, 33(6): 685-691.

[6] Tomaino MM, Weiser RW. Combined arthroscopic TFCC debridement and wafer resection of the distal ulna in wrists with triangular fibrocartilage complex tears and positive ulnar variance. J Hand Surg (Am), 2001, 26(6): 1047-1052.

[7] Bernstein M, Nagle D, Martinez A, et al. A comparison of combined arthroscopic triangular fibrocartilage

debridement and arthroscopic wafer distal ulna resection versus arthroscopic triangular fibrocartilage debridement and ulnar shortening osteotomy for ulnocarpal abutment syndrome. Arthroscopy, 2004, 20: 392-401.

[8] Vandenberghe L, Degreef I, Didden K, et al. Ulnar shortening or arthroscopic wafer resection for ulnar impaction syndrome. Acta Orthop Belg, 2012, 78(3): 323-326.

[9] McBeath R, Katolik LI, Shin EK. Ulnar shortening osteotomy for ulnar impaction syndrome. J Hand Surg (Am), 2013, 38(2): 379-381.

[10] Sammer DM, Rizzo M. Ulnar impaction. Hand Clin, 2010, 26(4): 549-557.

[11] Palmer A. Triangular fibrocartilage complex lesions: a classification. J Han Surg, 1989, 14: 594-606.

[12] Nakamura R, Horii E, Imaeda T, et al. The ulnocarpal stress test in the diagnosis of ulnar-sided wrist pain. J Hand Surg (Br), 1997, 22(6): 719-723.

[13] Cerezal L, del Piñal F, Abascal F, et al. Imaging findings in ulnar-sided wrist impaction syndromes. Radiographics, 2002, 22(1): 105-121.

[14] Tomaino MM. The importance of the pronated grip X-ray view in evaluating ulnar variance. J Hand Surg (Am), 2000, 25(2): 352-357.

[15] Mirza A, Mirza JB, Shin AY, et al. Isolated lunotriquetral ligament tears treated with ulna shortening osteotomy. J Hand Surg (Am), 2013, 38(8): 1492-1497.

[16] Tolat AR, Sanderson PL, De Smet L, et al. The gymnast's wrist: acquired positive ulnar variance following chronic epiphyseal injury. J Hand Surg (Br), 1992, 17(6): 678-681.

[17] Hollevoet N, Verdonk R, Van Maele G. The influence of articular morphology on non-traumatic degenerative changes of the distal radioulnar joint. A radiographic study, J Hand Surg (Br), 2006, 31(2): 221-225.

[18] Köppel M, Hargreaves IC, Herbert TJ. Ulnar shortening osteotomy for ulnar carpal instability and ulnar carpal impaction. J Hand Surg (Br), 1997, 22: 451-456.

[19] Lapner PC, Poitras P, Backman D, et al. The effect of the wafer procedure on pressure in the distal radioulnar joint. J Hand Surg (Am), 2004, 29: 80-84.

# 关节镜辅助下舟骨骨折及月骨周围损伤经皮复位固定术

## 第51章

刘 波 著

## 一、背景介绍及适应证

舟骨约80%的表面均由关节软骨覆盖，因此舟骨骨折多为关节内骨折。骨折的治疗应遵循解剖复位、稳定加压固定以及早期进行关节活动锻炼的原则。对于无明显移位的舟骨骨折，及时采用石膏或支具制动固定的保守治疗方法，85%~90%的患者可获得愈合。对于有移位、不稳定的舟骨骨折，多需要通过手术治疗进行稳定的固定。移位骨折的发生率占舟骨骨折的30%，是导致预后不良的主要原因。闭合复位很难达到准确复位并维持复位，过去推荐采用切开复位内固定的治疗方法。但是，切开手术存在一些缺点。除了可引起关节囊瘢痕粘连外，更重要的是有进一步破坏舟骨血运的风险。近年来，随着腕关节镜下辅助舟骨骨折复位技术的进步与普及，在腕关节镜的监测下辅助复位，在解剖复位的基础上，经皮固定舟骨骨折成为移位舟骨骨折治疗的一个新选择[1-6]。

月骨周围损伤（perilunate injuries）多由高能量损伤所致，主要包括月骨周围脱位或月骨脱位（小弧损伤）和经舟骨月骨周围骨折脱位（大弧损伤）两大类型。这类损伤的治疗关键在于早期对脱位的腕关节进行复位和固定。闭合复位石膏固定的方法已被证实不能确保复位的质量和复位的维持，治疗效果较差，已经不再推荐采用。通过切开手术复位腕关节骨折脱位，同时修复损伤韧带，并进行稳固内固定，是目前常规的治疗方法。但是，由于切开手术的一些缺点，如需切开关节囊和重要的腕关节韧带、继发关节囊的瘢痕和粘连以及存在进一步破坏已经薄弱的腕关节韧带血运的风险等，近年来，采用腕关节镜辅助进行微创复位经皮固定来治疗月骨周围损伤的新理念开始被越来越多的医生采纳，已有一些临床报道结果显示采用腕关节镜辅助进行微创的复位和经皮固定来治疗月骨周围损伤，避免了切开手术的上述缺点，取得了较

好的疗效。需要注意的是，该方法的操作难度大，学习曲线长，需要由有相当腕关节镜操作经验的医生来完成[7-10]。

## 二、解剖基础

舟骨虽然属于近排腕骨，但其远端达到远排腕骨中头状骨的中部水平，其腰部相当于两排腕骨中间水平，是腕关节中远、近排腕骨间的枢纽。因此，舟骨腰部骨折后，骨折端存在较大剪力，这是造成舟骨骨折不愈合的常见原因之一。

舟骨外形不规则，共有五个关节面，腰部和近极狭小。舟骨近侧面凸隆，与桡骨远端的桡骨窝相关节。远极的远侧面有一微嵴，将关节面分为内外两部分，分别与远排腕骨中的大、小多角骨相关节。腰部的远侧面及远极的尺侧面与头状骨相关节。近极的尺侧面与月骨相关节。远掌侧的舟骨结节为腕横韧带与拇短展肌的附着部。

舟骨由桡动脉供给全部营养，桡动脉分为掌侧支和背侧支。舟骨掌侧支从舟骨结节进入分布至远端，提供远端20%~30%的血运。舟骨背侧支经舟骨中1/3处进入，提供剩余70%的血运。舟骨近端的1/3全部为关节软骨覆盖，表面无血管进入，其血运完全依靠从远侧向近侧逆向走行的单一髓内血运。因此，一旦发生舟骨骨折，愈合相对困难，舟骨近极容易发生缺血性坏死（图51-1）。

## 三、手术方法

手术一般在臂丛阻滞麻醉下进行。患者仰卧，将手术侧手放置于手术桌上，安装好腕关节镜牵引吊塔。手术中，根据情况有时需要将手臂平放在手术桌上，有时需要将手臂悬吊于腕关节镜吊塔上。

**1. 腕关节镜辅助复位、经皮螺钉固定有移位的舟骨骨折**　采用掌侧入路，将手腕置于手术桌

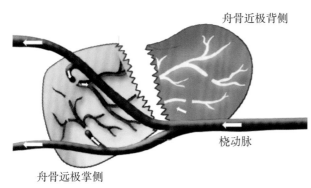

图 51-1 舟骨骨折后近侧骨块缺血示意图

上，腕背放置折叠的手术巾，使腕关节最大背伸。触及舟骨结节，在其桡远侧 0.5~1 cm 处为空心钉导针（或 1.0 mm 克氏针）的入针点。在透视下确定进针点后，在侧位、舟骨位、旋前和旋后 45° 斜位透视的监控下沿舟骨长轴打入空心钉导针。导针进入的深度停止于骨折线近端。如果任何一个透视位置显示导针没有较好地位于舟骨的中央轴线区域，则需要重新调整导针置入的方向，直到导针在各个位置上均位于舟骨的中央区域。在透视的指导下，采用同样的方法在第一枚导针附近以另一角度再从舟骨结节周围打入 1~2 枚 1.0 mm 克氏针至舟骨远侧骨块，作为复位操纵杆。必要时可以从腕桡侧用一枚 1.2 mm 克氏针经皮穿入舟骨远侧

骨折块的桡侧，以更好地操纵舟骨远侧骨块。

通过腕关节镜指套将前臂悬吊于腕关节镜吊塔上，施加 10~12 磅牵引力。建立腕中关节尺侧入路，置入腕关节镜，向桡侧于头舟关节观察舟骨骨折的移位情况。通过调控复位操纵杆，在关节镜直视下复位舟骨骨折，直至镜下显示关节面解剖复位（图 51-2）。有时骨折非常不稳定，不易取得复位，可经腕中关节桡侧入路置入辅助复位器械（如探钩或小骨膜起子）以控制近侧骨块辅助复位。镜下确认复位满意后，将置于舟骨中央区域的克氏针导针从掌侧向背侧推进，穿过骨折线至近侧骨折块内。如果骨折非常不稳定，将置于掌侧骨块的另一根克氏针也推进至近侧骨块，作为防旋针并进一步稳定维持复位。

解除前臂悬吊，重新将腕关节置于手术桌。透视下在侧位、舟骨位、旋前和旋后 45° 斜位确认空心钉导针位于舟骨中央轴线区域。在透视监控下将导针推进至针尖正好达到近侧骨块的骨皮质。用空心钉测深尺测量导针的深度，所选用螺钉的长度为测深长度减去 4 mm，以便螺钉置入后在近极和远极均位于关节面下 2 mm。

沿空心钉导针扩髓。扩髓前，将导针向近侧和背侧继续推进一段，穿出皮肤，以防止扩髓后导针被空心钻带出。按测量长度置入螺钉，在透

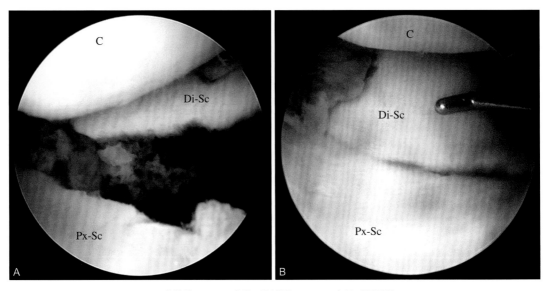

C. 头状骨；Di-Sc. 舟骨远侧骨块；Px-Sc. 舟骨近侧骨块

图 51-2 腕关节镜下监视舟骨骨折的复位情况。A. 腕中关节镜下显示舟骨骨折显著移位。B. 腕中关节镜下显示舟骨骨折复位满意

视下确认螺钉位置和长度满意（图 51-3）。如果置入了防旋针，在螺钉置入结束后取出防旋针。

**2. 腕关节镜辅助复位月骨周围脱位** 对于急诊闭合复位失败的月骨周围脱位，在臂丛阻滞麻醉下进行腕关节镜辅助复位。患者仰卧，通过腕关节镜指套将前臂悬吊于腕关节镜吊塔上，施加 10~12 磅的牵引力。建立桡腕关节背侧 3—4 入路和 4—5 入路。将腕关节镜从 3—4 入路置入，刨削刀头从 4—5 入路置入，对关节腔内积血、骨软骨碎屑和损伤韧带软骨边缘进行清理。观察腕关节内损伤的情况，可见月骨向掌侧脱位不能闭合复位的原因，往往为向掌侧脱位的月骨（单纯月骨脱位）或月骨 - 近侧舟骨骨块复合体（经舟骨月骨周围骨折脱位）被向近侧移位的头状骨阻挡，被卡在掌侧而不能回位（视频 51-1、视频 51-2）。此时增加腕关节镜吊塔的牵引力，可增加头状骨近侧与桡骨远端之间的距离，从而解锁被卡在掌侧的月骨（或月骨 - 近侧舟骨骨块复合体）。维持牵引力，从 4—5 入路置入关节镜探钩，勾住月骨背侧缘或舟月韧带背侧，向背侧近侧牵拉撬拨，即可将月骨复位至月骨窝，使头骨近侧关节面与月骨远侧关节面重新对合（图 51-4、视频 51-3）。

将关节镜吊塔恢复至 10~12 磅，建立腕中关节桡侧和尺侧入路，分别置入关节镜和刨削刀头，对腕中关节腔内积血、骨软骨碎屑和损伤韧带软骨边缘进行清理。从腕中关节观察骨折及韧带损伤

的情况。用探钩评估舟月、月三角间隙不稳定情况。在关节镜直视下检查合并的腕骨骨折情况（视频 51-4）。

对于经舟骨月骨周围脱位，先按上述的方法，在腕关节镜辅助下对有移位的舟骨骨折进行复位和经皮螺钉固定（视频 51-5）。如果舟骨骨折明显粉碎，难以用螺钉进行满意的固定，可用 3~4 枚克氏针对舟骨骨折进行固定。在经舟骨月骨周围脱位中，月三角韧带一般为完全损伤，月骨与三角骨

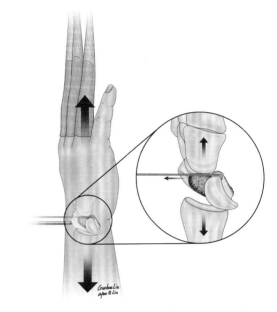

图 51-4 牵引下进行腕关节镜辅助复位月骨周围脱位

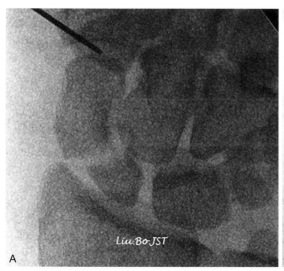
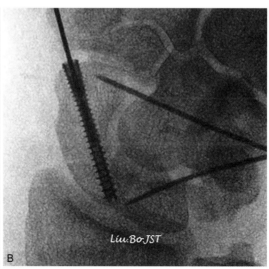

图 51-3 移位舟骨骨折的经皮螺钉内固定。A. 术中透视显示舟骨骨折显著移位。B. 术中透视显示舟骨骨折复位及经皮螺钉内固定满意

之间失去稳定连接，可存在台阶、旋转和分离移位。在透视的指导下在腕尺侧经皮向三角骨置入两枚 1.2 mm 克氏针，指向月三角关节，但不穿过关节。将前臂悬吊于腕关节镜吊塔。通过腕中关节桡侧入路置入关节镜，腕中关节尺侧入路置入辅助复位器械（如探钩或小骨膜起子）。通过操控经皮克氏针及辅助复位器械，在关节镜直视下复位月三角关节（图 51-5、视频 51-6）。镜下直视确认复位满意后，将两枚 1.2 mm 克氏针继续推进，穿过月三角关节到月骨对侧皮质，维持月三角关节的复位，从而完成所有骨关节的复位固定（图 51-6）。

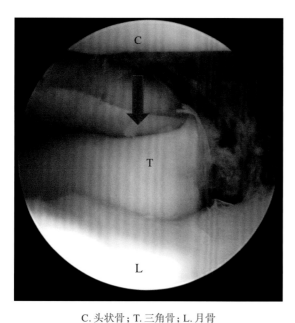

C. 头状骨；T. 三角骨；L. 月骨

图 51-5　通过辅助复位器械复位月三角关节

对于月骨周围脱位或月骨脱位，舟月韧带也完全损伤，舟骨与月骨间可存在台阶、旋转和不稳定，可参照上述月三角关节复位固定的方法，从腕桡侧置入两枚 1.2 mm 克氏针，在腕关节镜的监视下复位固定舟月关节。对于完全性舟月韧带断裂，采用骨锚加强稳定舟月关节。将关节镜 3—4 入路切口延长为 1.5~2 cm 长的小切口。经此小切口，在透视指导下分别在靠近舟月间隙的舟骨近极背侧和月骨背侧各置入一枚骨锚。将两个骨锚的缝线在关节囊外相互拉紧打结，从而加强舟月韧带背侧的关节囊韧带复合体。

对于单纯舟骨骨折，经皮复位固定螺钉固定后，术后第 1 个月可以采用支具或护腕进行保护，但一般术后第 2 天即可开始指导下的腕关节各方向活动度锻炼。对于月骨周围损伤，术后需配带支具制动约 8 周，以利于广泛损伤的腕韧带愈合。一般 8 周后可以拔出克氏针，去除支具，开始指导下的腕关节各方向活动度锻炼。

## 四、优缺点

腕关节辅助下复位和经皮固定治疗有移位的舟骨骨折或月骨周围损伤，可避免传统切开手术导致的关节囊瘢痕粘连，也可避免进一步破坏舟骨血运的风险。目前已有临床研究显示，该微创手术方法除了可获得不亚于切开手术的临床疗效外，患者也可获得更快的康复。但是，该腕关节镜辅助的手术方法具有相当大的操作难度，需要由有较丰富的腕关节镜操作经验的医生来完成。

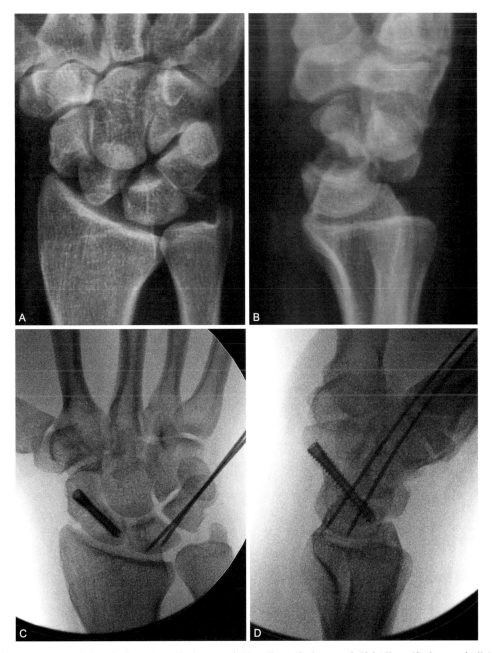

图 51-6　经舟骨月骨周围脱位的复位固定 X 线片。A. 术前正位 X 线片。B. 术前侧位 X 线片。C. 复位固定后正位 X 线片。D. 复位固定后侧位 X 线片

## 参考文献

[1] Geissler WB, Hammit MD. Arthroscopic aided fixation of scaphoid fractures. Hand Clin, 2001, 17: 575-88.

[2] Slade JF, Merrell GA, Geissler WB. Fixation of acute and selected nonunion scaphoid fractures. //Geissler WB, ed. Wrist arthroscopy. New York: Springer, 2005, 112-124.

[3] 刘波. 舟骨骨折及不愈合. //田伟. 积水潭骨科教程. 2版. 北京: 北京大学医学出版社, 2018: 444-456.

[4] 刘波、陈山林、田光磊. 背侧入路经皮加压螺钉内固定治疗舟骨骨折的临床研究. 中华关节外科杂志(电子版), 2010, 2(4): 155-160.

[5] 蒋继乐、刘波、陈山林、等. 掌、背侧入路经皮加压螺钉内固定治疗急性舟骨腰部骨折. 中华骨科杂志, 2016, 36(14): 898-905.

[6] 刘波、陈山林、田光磊、等. 经皮螺钉内固定治疗舟骨骨折114例随访结果. 骨科临床与研究杂志, 2017, 2(1): 17-23.

[7] 刘波、陈山林、朱瑾、等. 腕关节镜辅助微创治疗月骨周围脱位. 北京大学学报(医学版), 2016, 48(2): 234-236.

[8] Liu B, Chen SL, Zhu J, et al. Arthroscopically assisted mini-invasive management of perilunate dislocations. J Wrist Surg, 2015, 4(2): 93-100.

[9] Liu B, Chen SL, Zhu J, et al. Arthroscopic Management of perilunate injuries. Hand Clin, 2017, 33: 709-715.

[10] Oh WT, Choi YR, Kang HJ, et al. Comparative Outcome analysis of arthroscopic-assisted versus open reduction and fixation of trans-scaphoid perilunate fracture dislocations. Arthroscopy, 2017, 33: 92-100.

# 舟骨骨折不愈合关节镜下植骨固定术 第52章

黄詠仪　何百昌 著　刘　畅　朱　瑾 译

## 一、概述

　　舟骨骨折是腕骨中最常见的骨折[1, 2]，占腕骨骨折的 60%~90%，手部骨折的 11%[1, 3, 4]。舟骨表面 80% 以上覆盖着关节软骨，只有很少的非关节表面的位置，可以作为滋养血管的入口[5]，并且在部分人群中，并不存在近侧滋养血管[5]。舟骨的血运非常羸弱，骨折可能极大地破坏血运，导致不愈合的发生率更高[6-9]。移位 1 mm 的舟骨骨折有 55% 的不愈合率，以及 50% 缺血性坏死的可能[10]。

　　舟骨骨折不愈合是临床治疗的挑战。Mark[11]、Ruby[12]、Linstrom 和 Nystrom[13] 等对于疾病自然病程的研究表明，在舟骨骨折不愈合后的 5~20 年中，有症状的患者几乎 100% 表现为腕关节炎影像。因为大部分舟骨骨折不愈合发生在年轻和活动较多的患者，对于他们正常的手腕和上肢功能来说，舟骨骨折不愈合腕骨进行性塌陷（SNAC）的发生是一个非常明显的损失。及时地进行手术干预，解剖重建稳固的舟骨结构及与周围腕骨的联系，是关节炎发生前的治疗目标。利用关节镜技术的优势，可减少对舟骨血运和周围韧带的损伤，在镜下进行植骨可以为其愈合提供良好的环境。舟骨骨折镜下植骨手术由本文作者之一——何百昌医生提出，并且于 1997 年在香港实行了第一例手术，称为"舟骨关节镜下植骨术"（ABG）。从 1997 年开始，此手术已经成为我们对于所有非复杂性舟骨延迟愈合和不愈合的首选治疗方法，并且在世界范围内被多名医生使用，获得了良好的效果[14-16]。

## 二、我们的经验

　　从 1997 年 4 月至 2013 年 10 月，在约 16 年中，我们共实施了 99 例舟骨关节镜下植骨术用于治疗舟骨骨折延迟愈合和不愈合，其中 90 位男性，7 位女性，平均年龄为 27.9 岁（14~58 岁），有 2 例患者实施的是双侧舟骨手术。其中 34 例患者吸烟，93 例患者是右利手。53 例患侧为右侧，其余 46 例是左侧。58 例患者属于运动损伤。平均舟骨骨折时间是 47.7 个月（1~480 个月，中位数 11 个月）。37 例舟骨骨折位于近侧 1/3，49 例骨折位于中 1/3，13 例骨折位于远侧 1/3。有 82 例为舟骨骨折不愈合，17 例为舟骨骨折延迟愈合。其中 7 例发生舟骨骨折不愈合腕骨进行性塌陷（SNAC），30 例出现背伸中间链节不稳定（DISI）。

## 三、手术方法

　　舟骨关节镜下植骨术在全麻下进行。患者取仰卧位，将患肢外展 70°，并置于上肢手术台上。过度的肩外展可能引起被动旋前受限，前臂过度旋后，不利于穿针及术中透视。止血带作为备用。手术单铺设位置需要保证前臂在术中有足够的旋转空间。

　　术中需要高质量的透视机器，可以确定骨折不愈合以及内固定物的位置。术中必须透视五个位置——前后位（AP）、侧位、舟骨位（AP 尺偏位）、旋前 45° 位和旋后 45° 位，用于评估骨折以及导针和螺钉的位置。侧位还用于评估 DISI 畸形，保证术中畸形矫正满意。对于导针和舟骨近极、远极、背侧缘和掌侧缘的位置关系，旋后 45° 位可提供最佳视角（图 52-1）。对于一个正常的舟骨来说，旋后 45° 位表现成"腰豆"的形状，称其为"Bean 位"。舟骨的掌尺侧缘有一些凹陷，桡背侧缘呈"C"形，其中间的背侧结节部分即为舟骨背嵴。"腰豆"的中间部分是位于舟骨近端与远端之间的急转弯。"腰豆"的远端终点即为舟骨远极，近端终点就是舟骨近极。旋前 45° 时腕关节轻微尺偏，可以显示舟骨最长径，以及与头状骨成关节的内侧凹陷的关节面。在术中应该透视这五个位置，确保舟骨长度和力线的重建，腕中关系的纠正，硬化和囊性变

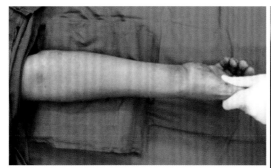
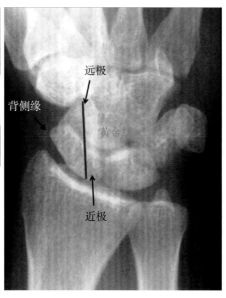

图 52-1 旋后 45° 位，又称"Bean 位"。将上臂外展 90°，肘关节伸直，前臂旋后 45°。前臂近端用毛巾垫起。不要将毛巾放在腕关节正下方，否则会影响影像的清晰度。标线、标志点和导针位置如"Bean 位"所示

足够的清理，植骨的质量，以及内固定物正确的位置。

以 1 : 200 000 比例配制肾上腺素液，注射在入路处的皮肤和关节囊处，以减少出血。我们使用直径 2.7 mm 关节镜，通过 3 — 4 入路探查桡腕关节，桡侧腕中入路探查腕中关节。由于舟骨大部分位于关节囊的反折外，除非骨折部位在极近端，一般自桡腕关节无法对骨折端进行探查。反折的关节囊对于植骨非常重要，因为移植骨自腕中关节由远及近的方向植入后，需要反折的关节囊包容移植骨。由于腕中关节入路可以最便利、最直接地到达骨折不愈合的位置，因此，所有病例均采用腕中关节入路进行植骨。

## 四、曾经有手术经历，内固定物仍存留的植骨

我们通常采用尺侧腕中入路作为观察入路，桡侧腕中入路作为工作入路。有时会采用两处辅助入路，三角骨钩骨入路作为排水入路。此入路定位是沿尺侧腕伸肌腱向远端触摸，直至触及钩骨。入路位于尺侧腕伸肌腱与钩骨之间的凹陷处。STT入路位于桡侧腕中入路桡侧 1 cm 的稍远端，紧贴拇长伸肌腱的尺侧，舟骨、大多角骨和小多角骨的关节处。建立此入路时应避免损伤拇长伸肌腱桡

侧的桡动脉。

骨折不愈合位置的定位可以通过舟骨关节表面的裂隙，或者通过关节软骨的中断及纤维组织嵌顿的位置来确定（图 52-2）。

从桡侧腕中入路置入探针，可以直接碰触嵌顿的纤维组织，仔细评估其坚实程度。牢固的纤维组织固定可以解释某些患者症状较轻的原因。骨折延迟愈合时，通常在骨折端中心部位形成桥接骨痂，骨痂可能会被纤维组织遮盖。如果清理表面的纤维组织后可见到坚固的骨痂形成，暗示骨愈合正在进行，需要重新考虑是否有植骨的必要。如果清理纤维组织后，显示有骨缺损，可使用带吸引的直咬骨钳继续扩大软骨及骨缺损，进入不愈合部位的缺损间隙。也可以使用有角度的小刮匙清理骨折不愈合位置，然后使用 2.0 mm 或 2.9 mm 刨削头和 2.9 mm 或 3.5 mm 磨钻处理，直至清除所有的纤维瘢痕组织和硬化骨，露出原内固定物。应该尽可能保留骨折不愈合近端的正常软骨或者任何假囊壁，以避免移植骨漏向桡腕关节。对于骨折不愈合的两端均应打磨至正常外观并且有新鲜出血的松质骨（图 52-3）。

此过程没有必要使用止血带，因为会影响判断残留骨块的血运。如有必要，可以换至 STT 入路进一步刮除近端骨折块直至折端有新鲜出血。接下来在直视下通过手法活动检查原内固定物的稳定

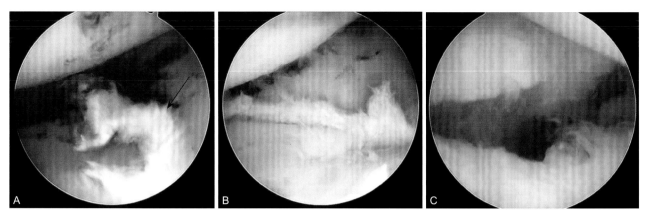

图 52-2 骨折不愈合部位。A. 箭头所指为骨折不愈合部位，上面覆有纤维组织。B. 清理骨折不愈合表面覆盖的纤维组织后，可见到骨折不愈合间隙内嵌有纤维组织。C. 清除嵌在骨折不愈合间隙内的纤维组织后，可见到硬化的骨折端

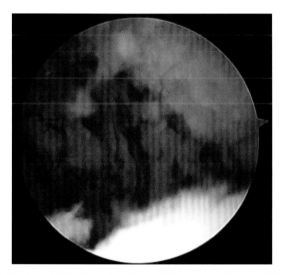

图 52-3 对骨折不愈合的两端进行打磨，直至见到自骨折端有活动性出血的新鲜健康的松质骨

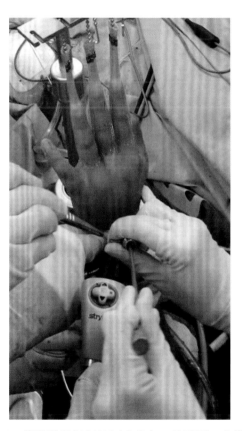

图 52-4 将移植骨细细地切成碎末，然后用一个带套芯的套筒将其推进骨折端

性，也可以采用 C 型臂辅助检查。如果加压螺钉已经不稳定且松动，可以经皮更换。

在正对骨缺损的位置建立合适的入路，置入关节镜套筒，通常套筒直径为 3.2 mm。从髂嵴小切口通过环锯或切开取松质骨用于移植。因为植骨需要在骨缺损处紧密压实，增加其密度、力量和骨内的接触度，所取骨量至少应该是缺损部分的 3 倍。用剪刀将移植骨剪成小碎末，通过套筒及稍小的套芯，如骨活检针的套芯植入（图 52-4、视频 52-1）。

术者需要仔细填充骨缺损的最近和最远端。

可以通过术中透视确认植骨填充的完整以及是否足量。植骨过程中间断使用小型压实器械将移植骨填塞入舟骨关节面内缺损处，并按照舟骨关节面的轮廓进行塑形（图 52-5）。

完成骨缺损的填充，并在透视下确认舟骨的力线满意。

最后，从髂嵴取出骨髓凝块注射至植骨区，

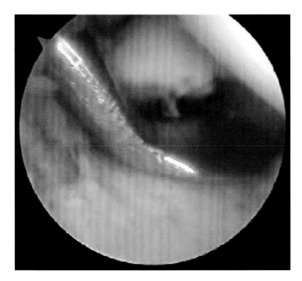

图 52-5　用一个小压板将骨折端的移植骨塑形、压实，直至与舟骨的关节表面轮廓相匹配

促进骨再生和骨愈合。我们通常将关节内多余的液体吸出后，在移植骨表面注射 1 ml 纤维蛋白胶，以固定移植骨。

## 五、无内固定存留的骨移植

在腕中关节，通过之前描述的方法确定和处

理骨折不愈合部位。对于舟骨腰部和近端的骨折不愈合来说，桡侧腕中入路通常是清理骨折端纤维组织最好的入路。对于舟骨远端 1/3 的骨折不愈合，通常采用 STT 入路。采用之前描述的方法，对骨折不愈合部位进行充分的清理和刮除，不愈合的两部分应该可以活动，可以对骨折进行复位。

舟骨在应力下会出现屈曲和旋前 [17, 18]。对于舟骨腰部骨折，舟骨远端绕桡舟头韧带旋转，出现屈曲、尺偏和旋前，月骨与相连的舟骨近端则旋转至背伸、旋后和桡偏的位置 [19-22]。因此，应该测量头月角、桡月角和舟月角，以评估是否存在舟骨驼背畸形和 DISI 畸形（图 52-6）。

如果存在 DISI 畸形和月骨背伸，则需要屈曲腕关节，复位桡月关系，矫正至正常的桡月角及头月角，然后通过背侧小切口，用 1.1 mm 克氏针临时固定桡骨远端及月骨（图 52-6）。为了避免损伤伸肌腱，可以将电钻调成往复模式。如果舟月韧带连续，矫正月骨力线可以间接矫正舟骨近端的背伸畸形，复位骨折。

因为舟骨的两部分已经能够活动，可以通过两种方式矫正舟骨的驼背和短缩畸形。

**1. 闭合方法**　将前臂置于卷起的消毒单上，抓住拇指进行牵引，前臂充分旋后，腕关节背伸

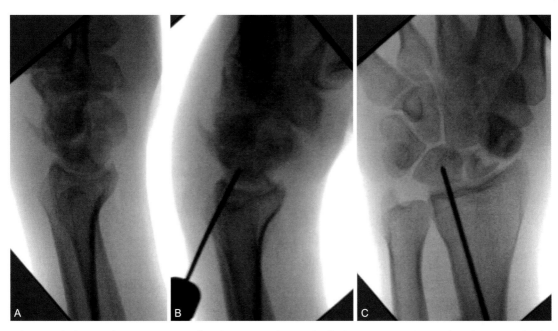

图 52-6　螺钉固定术后的舟骨近极骨不愈合，螺钉已去除。A. 侧位片可见 DISI 畸形及桡月角、头月角增大，以及舟骨驼背畸形。B. 将腕关节屈曲，纠正桡月角，使用一根克氏针固定桡月关节，维持正常的桡月角。C. 矫正月骨力线可以间接矫正舟骨近端的力线

尺偏，可以复位驼背畸形。这也可以打开舟骨和大多角骨的桡掌侧间隙，便于置入导针。牵引也可以帮助纠正骨折不愈合的短缩和塌陷，通过韧带张力改善骨折的台阶畸形（图52-7至图52-9）。使用克氏针（图52-8）或者舟骨螺钉导针固定舟骨的远近端。

最理想的情况，如果舟骨近端的骨量足够以螺钉固定，沿舟骨长轴置入舟骨螺钉的导针。导针越接近舟骨轴线，螺钉突出于骨外的可能性就越小，也就可以固定住更多的骨质。有一些标志可以指导入针点和导针沿舟骨长轴的进入方向。

（1）"Bean"位是确保导针最佳位置最重要的

透视方式。导针应该位于与舟骨掌侧缘平行的掌侧1/3至1/2的区域内（图52-1）。如果在其他位置的透视中，导针没有穿出舟骨，即为能固定最大骨量的舟骨最长轴。

（2）L.K. Hung 建议在皮肤上标记，以指导克氏针的方向 [23, 24]。在前后正位上，在皮肤表面放置克氏针并与舟骨重叠，然后拍摄侧位 X 线片，再次在皮肤表面放置克氏针，并在皮肤上标记位置。这两条线可作为导针方向的参考。

（3）最佳的进针方向是前臂矢状面40°，冠状面45°方向。进针点应该位于舟骨结节的中间，出针点位于舟骨近极的远侧部分周围（图52-10）。轴

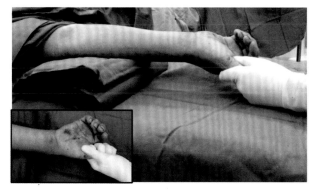

图 52-7　闭合方法。维持腕关节伸直，前臂充分旋后，术者握住患肢大拇指施行纵向牵引。这样有利于纠正舟骨驼背畸形

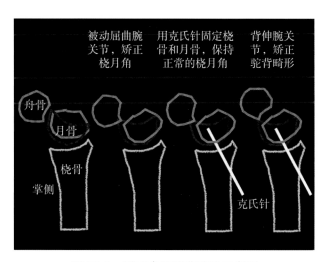

图 52-9　矫正舟骨驼背畸形示意图

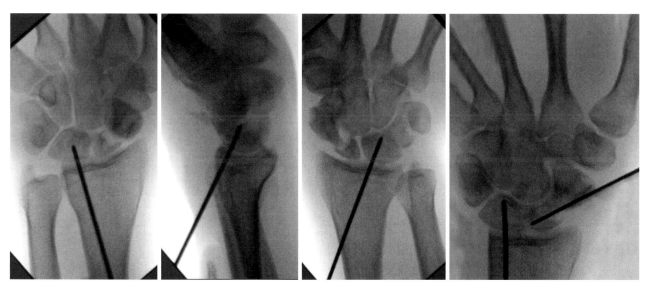

图 52-8　纠正月骨的力线可以间接矫正舟骨近极背伸畸形，被动背伸腕关节可以纠正驼背畸形，使用一根克氏针固定骨折不愈合的骨折端，维持舟骨的正常力线

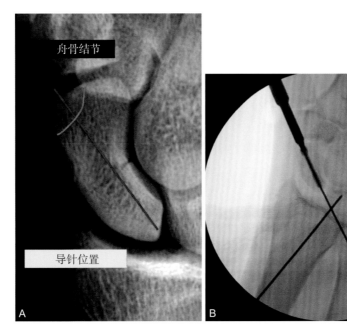

图 52-10　舟骨位上的标志点和导针位置。A. 入点位于舟骨结节的中点。出点位于近极的远侧部分。B. 导针及螺钉的位置。在存在 DISI 畸形的病例中，使用 1.1 mm 克氏针固定桡月关节，从而在向舟骨置入导针之前纠正骨折畸形

线固定可以使螺钉获得最大的抓持力，但是应该根据骨折类型和形态做出调整 [23-25]。

如果舟骨近端部分较小，或者骨量较少，可以使用三根 1.1 mm 克氏针交叉固定舟骨远近端，也可以达到满意的固定效果。首先使用一根 1.1 mm 克氏针经皮穿过骨折不愈合处。这个克氏针要偏近端和掌侧，为植骨留下更大的空间和便利。关节镜下植骨后，经皮置入另外两根克氏针。

**2. 克氏针辅助**　对于远端 1/3 的舟骨骨折不愈合，其远端部分闭合复位比较困难，可以置入 1.6 mm 克氏针固定大多角骨和舟骨远端骨块，以便于操作。也可以通过关节内的探针及经皮置入克氏针作为"操纵杆"来复位骨折块。

纠正畸形后，将手悬挂在腕关节牵引塔。用前述的方法在不愈合处进行植入松质骨，紧密填充空腔。如果使用螺钉导针，因为导针位于舟骨中间，故需要用探针推挤植骨块，植入导针下方，将植骨压实。要避免过度植骨，特别是使用舟骨螺钉时，螺钉会占据部分空间，而导致植骨块挤出空腔进入关节内，同时植骨处可能过于突出，从而磨损相邻头骨的软骨。

通过关节镜入路植骨后，注射组织胶固定植骨。将手放回手术台上，沿导针经皮置入螺钉，将骨折端轻度加压。过度加压可能会导致骨折不愈合处出现塌陷。如果因为骨折块过小而采用克氏针固定，可以经皮再置入 2 根 1.1 mm 克氏针。将所有 3 根克氏针均埋入皮下，术后 10 周在局麻下取出。如果骨折不稳定，可以考虑同时固定舟月关节和舟头关节。舟骨近极骨折块太小，用 3 根克氏针不能稳定骨折时，固定舟月关节可以进一步增加稳定性。在 99 例舟骨中，69 例采用 3 根克氏针固定，26 例采用螺钉，4 例采用螺钉和克氏针的双重固定，32 例采用桡月关节固定恢复桡月角。

将切口通过无菌胶带对合，无须缝合（图 52-11）。SNAC 早期病例，关节炎表现累及桡骨茎突和舟骨远端时，并不是骨折不愈合植骨固定手术的禁忌证，可以同时进行桡骨茎突切除术，以减少术后撞击。

## 六、延迟愈合

在研究期间，有 17 名延迟就诊的患者，就诊时间为平均伤后 10 周（从 4 至 28 周）。X 线显示骨折线非常明显。所有患者均进行腕关节镜探查。

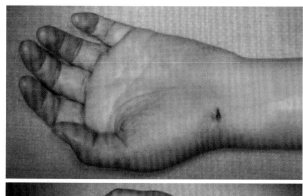
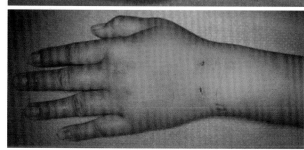
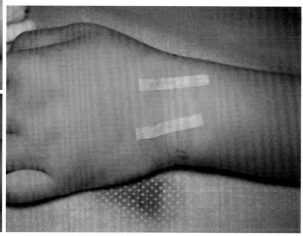

图 52-11　将手术切口使用无菌胶带对合，无须缝合

如果骨折块仍有异常活动，几乎没有愈合的迹象，或是有明显的间隙和（或）台阶，则术中进行经皮螺钉固定（5 例患者）或是克氏针固定（4 例患者），同时进行关节镜下植骨。如果骨折已经稳定，探针探查有骨痂生长，同时没有明显的间隙、台阶或 DISI 畸形，则不使用任何内固定，使用石膏或支具固定 2~8 周。6 例患者采用这种方法治疗，骨折均达到愈合。关节镜有助于评估骨折的愈合潜力。

## 七、术后处理

术后用石膏固定 2 周。在 DISI 畸形的病例中，固定桡月关节的克氏针可在术后 2 周取出，延迟取出可能会发生克氏针断裂。然后更换短臂支具，提供进一步的保护。如果骨折不愈合处固定非常牢靠，最早可以于术后 2 周在手部理疗师的监督下开始主动腕关节活动练习，康复计划同时也适用于克氏针固定的病例。一旦确定骨折临床愈合，通常在术后 10~12 周局麻下取出克氏针，进行被动活动练习，逐步开始力量练习。

## 八、关节镜下植骨的结果

所有的病例植骨均为关节镜下操作，没有转为切开手术。平均手术时间是 204.2 min（90~420 min，中位数 185 min）。平均随访时间是 31.9 个月（5~164 个月，中位数 23 个月）。愈合率为91.8%（90/99 腕）。平均影像学的愈合时间是 14.5 周（6~30 周），其中 11 例为延迟愈合，愈合时间超过 16 周（图 52-12）。表 52-1 列举了愈合状态与舟骨近端骨折块血运之间的关系。术中显示在舟骨近端血运较差的 23 例病例中，有 17 例愈合（73.9%），而舟骨近端血运好的 57 例病例全部愈合（100%）。在我们的病例中，有 5 例手术失败（不愈合），其中 4 例接受了再次手术。在并发症方面，有 1 例患者出现供区股外侧皮神经损伤引起的一过性大腿外侧麻木，3 例患者发生了低度针道感染，采用常规针道换药和抗生素治疗。

我们将所有患者转诊至职业康复师处进行腕关节评估（框 52-1），针对腕关节疾病患者专门设计了主观和客观的日常生活活动（activity of daily

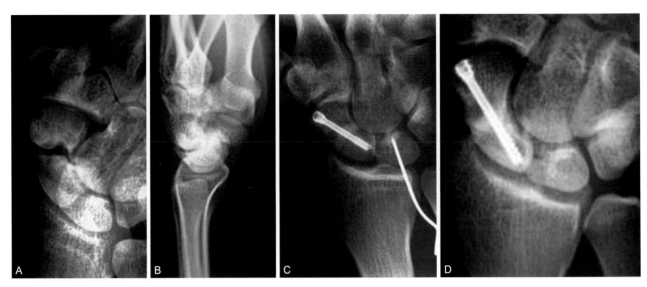

图 52-12　患者为舟骨体骨不愈合合并 DISI 畸形及驼背畸形，使用舟骨关节镜下植骨术进行治疗，图示术后 12 个月时的影像学检查结果

表 52-1　骨折愈合与舟骨近端血运的关系

| 舟骨近端骨折块的血运情况（例数） | | | 关节镜下植骨骨折最终愈合状态（患者数量） |
|---|---|---|---|
| 好 | 一般 | 差 | |
| 57 | 16 | 17 | 愈合（90） |
| 0 | 1 | 3 | 纤维愈合（4） |
| 0 | 2 | 3 | 不愈合（5） |
| 100% | 84.2% | 73.9% | 总愈合率 |

框 52-1　职业康复师设计的腕关节功能评估表

| 完成情况 | |
|---|---|
| 4 | 可以顺利完成，没有疼痛 |
| 3 | 完成时有轻微困难或疼痛，但可以完成 |
| 2 | 可以完成一些改良的活动，但有困难且疼痛 |
| 1 | 疼痛影响到表现，完成质量较差；大部分时间无法完成 |
| 0 | 完全不能做任务 |
| **疼痛** | |
| 2 | 疼痛无法忍受 |
| 1 | 有疼痛，可以忍受 |
| 0 | 没有疼痛 |
| **腕关节及前臂活动位置** | |
| E | 背伸 |
| F | 屈曲 |
| S | 旋后 |
| P | 旋前 |
| Ud | 尺偏 |
| Rd | 桡偏 |
| Gr | 研磨动作 |
| Pi | 捏持动作 |
| N | 中立位 |

该评估标准包括五个方面，包括完成 10 项 ADL 的能力、疼痛情况、腕关节活动度、最大用力时疼痛情况以及握力和捏力

living, ADL）评估标准（表 51-2）。从 1997 年开始，我们采用这个评估标准回顾调查和研究了各种原因的腕关节疼痛的中国患者，确定了 10 个受影响最大的 ADL。我们认为这个评估标准是有效的，且非常可靠。

这个评估标准包括了五个方面：

1. 完成 10 个日常生活活动（ADL）的能力，得分分为 5 个等级（表 52-3），完成越好，则得分越高，每个任务的满分是 4 分。所有 10 个任务的得分相加是整体活动得分，满分 40 分。

10 个 ADL 如框 52-2 所列。

2. 完成此 10 个任务时的疼痛程度，满分 20 分。

（1）2 分：中度至重度疼痛。

（2）1 分：轻度至中度疼痛。

（3）0 分：没有疼痛。

表 52-2 威尔士亲王医院康复科腕关节疾病日常生活活动（ADL）评估表

| 时间 | | | | |
|---|---|---|---|---|
| 术后（周） | | | | |
| 患侧 ADL | 完成情况 | 疼痛 | 完成情况 | 疼痛 |
| 洗后背 (F、N、S、Rd、Ud、Pi) | | | | |
| 拉出 7 磅重的抽屉 (N、S、Gr) | | | | |
| 从装满水的茶壶中倒水 (N、F、Ud) | | | | |
| 拧门把手或钥匙 (N、P、S) | | | | |
| 开门 (E、S) | | | | |
| 举起 5 磅的重物 (N、E、Ud、Gr) | | | | |
| 写名字 (N、Ud、Pi) | | | | |
| 拧干湿毛巾 (P、S、Gr、Ud、Rd、E、F) | | | | |
| 端炒锅 (E、Ud、Gr、S) | | | | |
| 开罐头盖 (N、Ud、Rd、Gr) | | | | |
| 完成能力评分 | /40 | | /40 | |
| 疼痛评分 | /20 | | /20 | |
| 备注 | | | | |
| 总体评价 | | | | |
| 腕关节活动范围 | L | R | L | R |
| 背伸 | | | | |
| 屈曲 | | | | |
| 桡偏 | | | | |
| 尺偏 | | | | |
| 旋前 | | | | |
| 旋后 | | | | |
| 用力时视觉模拟评分法（VAS） | | | | |
| 握力（kg） | | | | |
| 侧方捏力（kg） | | | | |

表 52-3 腕关节功能评估的 10 个 ADL 评分系统

| 4 分 | 可以顺利完成，没有疼痛 |
|---|---|
| 3 分 | 完成时有轻微困难或疼痛，但可以完成 |
| 2 分 | 可以完成一些改良的活动，但有困难且疼痛 |
| 1 分 | 疼痛影响到表现，完成质量较差；大部分时间无法完成 |
| 0 分 | 完全不能做任务 |

框 52-2 腕关节功能评估的 10 个日常生活活动（ADL）

| 1. | 洗后背 |
|---|---|
| 2. | 拉出 7 磅重的抽屉 |
| 3. | 从装满水的茶壶中倒水 |
| 4. | 拧门把手或钥匙 |
| 5. | 开门 |
| 6. | 举起 5 磅的重物 |
| 7. | 写名字 |
| 8. | 拧干湿毛巾 |
| 9. | 端炒锅 |
| 10. | 开罐头盖 |

所有 10 个任务疼痛得分相加是整体疼痛分数，满分 20 分。

3．腕关节主动活动范围，包括屈曲、背伸、桡偏、尺偏、前臂旋前和旋后。

4．用力时疼痛模拟评分法，从 0 至 10 分，10 分代表最痛。

5．握力和捏力。

术前完成 ADL 的得分平均为 33.4 分（满分 40 分），完成每一个 ADL 时疼痛评分平均为 5.4 分（满分 20 分），平均关节活动度（range of motor，ROM）为对侧的 82.2%，最大用力时疼痛模拟评分法平均为 5.0（满分 10 分），握力为对侧的 62.5%。平均 31.9 个月随访时，腕关节活动表现得分提高至 39 分（满分 40 分），77 例患者在 ADL 和用力时没有任何疼痛，完成每一个 ADL 时疼痛评分改善至 1/20，ROM 为对侧的 74.4%，用力时疼痛模拟评分从 5 分（满分 10 分）改善至 1.8 分（满分 10 分），握力改善至对侧的 77.8%。

# 九、小结

腕关节镜的发展是腕关节手术史上一个极大的突破，在治疗舟骨骨折延迟愈合和不愈合中有明确的优势，可以提供更好的手术视野和更全面的腕关节评估，可以诊断关节内的合并损伤，评估软骨条件，确定 SNAC 改变的分期，可以直接观察骨折不愈合或延迟愈合的位置，评估愈合的潜力和状态，辅助决定最终治疗。在关节镜放大的作用下，对骨折端之间及周围的纤维组织和硬化骨都可以进行精确和充分的清理，最大程度地保护了周围重要的关节囊韧带组织和舟骨血运。手术无须使用止血带，可以准确地清除硬化骨，直至骨折端可以看到确定的新鲜出血。在关节镜直视下，评估舟骨近端的血运比任何影像学技术都更加准确。在舟骨近端血运差的病例中，高达 73.9% 的愈合率也证实了关节镜下植骨手术的价值。对舟骨血运和生物环境的保护也促进了骨折的愈合。导针位置是否合适也可以在关节镜下得到证实。舟骨驼背畸形、DISI 畸形、早期舟骨骨折不愈合腕骨进行性塌陷（SNAC）、舟骨近极骨折不愈合和缺血性坏死都不是舟骨关节镜下植骨术的禁忌证。这些年关节镜下植骨手术成功的结果和经验表明，舟

骨骨折不愈合的治疗肯定可以通过这项微创手术获益，不仅瘢痕小，术后疼痛轻，还可以加速术后康复，改善预后。

## 参考文献

[1] Kozin SH. Incidence, mechanism, and natural history of scaphoid fractures. Hand Clin, 2001, 17: 515-24.

[2] Phillips TG, Reibach (Am), Slomiany WP. Diagnosis and management of scaphoidfractures. Am Fam Physician, 2004, 70: 879-884.

[3] Hove LM. Epidemiology of scaphoid fractures in Bergen, Norway. Scand J Plast Reconstr Surg Hand Surg, 1999, 33: 423-436.

[4] Rhemrev SJ, van Leerdam RH, Ootes D, et al. Non-operativetreatment of non-displaced scaphoid fractures may be preferred. Injury, 2009, 40(6): 638-641.

[5] Gelberman RH, Menon J. The vascularity of the scaphoid bone. JHS(Am), 1980, 5(5): 508-513.

[6] Steinmann SP, Adams JE. Scaphoid fractures and nonunions: diagnosis andtreatment. J Orthop Science, 2006, 11(4): 424-431.

[7] Herbert TJ. Natural history of scaphoid nonunion: a critical analysis. JHS, 1994, 19(1): 155.

[8] Leslie IJ, Dickson RA. The fractured carpal scaphoid. Natural history and factors inuencing outcome. JBJS (Br), 198: 63(2): 225-230.

[9] Cooney WP Ⅲ, Dobyns JH, Linscheid RL. Nonunion of the scaphoid: analysis of the results from bone grafting. JHS (Am), 1980, 5: 343-354.

[10] Szabo RM, Manske D. Displaced fractures of the scaphoid. Clin Orthop Related Res, 1988, 230: 30-38.

[11] Mack GR, Bosse MJ, Gerberman RH. The natural history of scaphoid nonunion. JBJS (Am), 1984, 66: 504-509.

[12] Ruby LK, Stinson J, Belsky MR. The natural history of scaphoid nonunion: a review of 55 cases. JBJS (Am), 1985, 67: 428-432.

[13] Lindstrom G, Nystrom A. Natural history of scaphoid nonunion, with special referenceto "asymptomatic" cases. JHS, 1992, 17: 697-700.

[14] Slutsky DJ, Trevare J. Use of arthroscopy for treatment of scaphoid fractures. Hand Clin, 2014, 30(1): 91-103.

[15] Fallah Y, Kamrani RS, Zanjani LO. Arthroscopic treatment of stable scaphoid nonunion. J Orthop Spine Trauma, 2015, 1(1): e1774.

[16] Kang HJ, Chun YM, Koh IH, et al. Is arthroscopic bone graft and fixation for scaphoid nonunions effective? Clin Orthop Relat Res, 2016, 474(1): 204-212.

[17] Garcia-Elias M. Kinetic analysis of carpal stability during grip. Hand Clin, 1997, 13: 151-158.

[18] Kobayashi M, Garcia-Elias M, Nagy L. Axial loading induces rotation of proximalcarpal row bones around

unique screw-displacement axes. J Biomech, 1997, 30: 1165-1167.

[19] Kobayashi M, Berger RA. Kinematic analysis of scapholunate interosseous ligamentrepair. Orthop Trans, 1995, 19: 129.

[20] Linscheid RL, Dobyn JH, Beabout JW, et al. Traumatic instability of the wrist. Diagnosis, classication, pathomechanics. JBJS (Am), 197, 54: 1612-1632.

[21] Taleisnik J. Carpal instability. JBJS (Am), 1988, 70: 1262-1267.

[22] Viegas SF, Tencer AF, Cantrell J. Load transfer characteristics of the wrist: II. perilunate instability. JHS (Am), 1987, 12: 978-985.

[23] Hung LK, Pang KW. Percutaneous screw fixation of acute scaphoid fractures. JHS, 1994, 19(Suppl 1): 26.

[24] Hung LK. Percutaneous screw fixation of acute scaphoid fractures. HKJOS, 1998, 2(1): 54-57.

[25] Hung LK, Pang KW, Ho PC. Anatomical guidelines for safe percutaneous screw fixation of scaphoid fractures. International Proceedings, 6th Congress of IFSSH, 1995: 797-800.

# 第53章

# 关节镜下急性舟月韧带损伤修复术

王榮礤 著　王志新 译

舟月韧带损伤大多是因为摔倒时腕关节背伸尺偏旋后撑地造成的。桡骨远端骨折，尤其是关节内骨折，也常合并舟月韧带损伤。急性期舟月韧带损伤的概念是指伤后 6 周内，诊断依靠临床检查、X 线与 MRI。临床检查时，一般压痛点位于腕背侧舟月韧带处。腕关节背伸挤压（push up-type maneuver）时会诱发疼痛，有些会出现握力减退。Watson 试验（舟骨漂浮试验）是常用的诱发试验。检查者一只手按压舟骨结节，另一只手将腕关节由尺偏转为桡偏，Watson 试验阳性表现为舟骨自桡骨舟骨窝向背侧半脱位，松开舟骨结节时，舟骨会恢复至原位。检查时要双侧对比，非对称性松弛才是阳性结果，需要手术治疗。但是在急性期时，疼痛会限制诱发试验的实施。X 线检查除了用于诊断外，还需要排除骨折或骨关节炎的存在。舟月分离时，表现为四个方向的不稳定[1]：冠状位（舟月间隙）、矢状位［舟骨屈曲与月骨背伸：背伸中间链节不稳定（DISI）］、腕骨移位（舟骨背侧移位）与旋转（舟骨旋前）。最重要的是在 X 线上显示的冠状位方向的不稳定（不对称的舟月间隙增宽）与矢状位不稳定（舟骨屈曲与侧位片显示舟月角不对称增加，后前正位片显示舟骨环形征）[1]。显示舟月韧带病变的应力 X 线检查是双侧握拳位[2]，舟月关节承受动态负荷（腕关节尺偏，压力将头状骨挤压到舟月骨之间）。握拳位还可以提供双侧腕关节轻度内旋时舟月关节的真正后前正位表现。专家推荐的急性舟月韧带损伤影像学投照位置包括后前正位、侧位、斜位、双侧握拳位与舟骨位（腕关节背伸 10°，最大尺偏位）[1]。MRI的意义尚有争议，假阳性和假阴性率较高，很难明确诊断[3]。关节镜探查是诊断的金标准，可以用 Geissler 关节镜下分期[4]去评估分期，确定治疗方案。

对于急性舟月韧带损伤，可用腕关节镜进行诊断与治疗。舟月韧带损伤是最常见的腕骨间不稳

定，但是舟月韧带损伤在早期得到缝合治疗的情况并不多见，因此常造成 DISI 与舟月分离腕关节进展性塌陷（SLAC）。舟月韧带的背侧部分是最厚、最重要的稳定部分[5]，舟月关节不稳定的发生多与背侧关节囊韧带复合体（舟月韧带背侧部分和背侧腕骨间韧带）损伤有关[6]。切开或腕关节镜下背侧关节囊成形术的目的就是修复背侧关节囊韧带复合体，重建其稳定性。切开重建手术虽然可以改善疼痛，增加握力，但容易出现关节僵硬[7]，大部分舟月韧带重建［不同的软组织和（或）骨性结构重建］术后有腕关节活动受限。改良 Brunelli 手术（肌腱固定术）与 Berger 关节囊固定术都会有明显的屈伸活动受限，握力没有明显变化。切开行关节囊固定术伴或不伴舟月韧带修复可以改善疼痛，但会造成明显腕关节活动受限（10%~45%）。在大部分病例舟月关节间隙增宽会复发[5]。

腕关节活动受限与僵硬是由于关节囊广泛切开分离导致的，现在我们介绍两种关节镜修复重建的方式——关节镜下背侧关节囊成形术[8]与关节镜下舟月分离复位固定术（ARASL）[9]，目的就是避免切开关节囊。关节镜下背侧关节囊成形术与关节镜下舟月分离复位固定术相比较切开韧带修复、背侧关节囊成形术和舟月分离复位固定，可以减少腕关节僵硬的发生率。

## 一、关节镜下背侧关节囊成形术

**1. 手术方式**　手术在止血带的控制下进行，将患肢放置在手术台上，肘关节屈曲 90°，用指套以 3~5 kg 的牵引重量悬吊手指，通过标准的 3 — 4 和 6R 入路探查桡腕关节，腕中关节桡侧入路（MCR）与腕中关节尺侧入路（MCU）入路探查腕中关节。向关节内注入生理盐水，用 15 号刀片做一个小的横行切口，再用蚊式钳钝性分离。将2.4 mm 关节镜从 3 — 4 入路进入关节，操作器械

从 6R 入路进入。这两个入路可交换使用。腕中关节从 MCU 入路进入。探查桡腕关节及腕中关节可以确认病变关节及分期。

**2．术中分期** 依照关节镜下的软骨状态与舟月韧带状态，有两种分型系统对舟月分离（scapholunate dissociations）进行分期。Geissler[4] 提出了关节镜下舟月韧带损伤的四种分期（表 53-1），Garcia-Elias[10] 提出了关节镜下舟月韧带损伤有六个分期（表 53-2）。Garcia-Elias 分期中的第 2、3、4 期采用腕关节镜下背侧关节囊成形术治疗，2 期指韧带可修复，3 期指韧带不可修复，4 期指

舟骨可矫正。舟月韧带断裂时，舟骨及月骨背侧可有残存的舟月韧带。放松牵引后，自 6R 入路可以看到断裂的韧带。将 3-0 PDS 缝线穿入注射器针头，第一针从 3 — 4 入路进入，穿过背侧关节囊，由近端背侧向远端掌侧穿过舟月韧带的尺侧残端，从腕中关节穿出（图 53-1）。带 3-0 PDS 缝线的第二针与第一针平行，从 3 — 4 入路进入后穿过背侧关节囊，再穿过舟月韧带的桡侧残端，再穿出至腕中关节。将关节镜转到 MCU 入路，可见两根 3-0 PDS 缝线被导入腕中关节（图 53-2A、B）。从 MCR 入路用止血钳拉出两条 PDS 缝线（图 53-

**表 53-1 关节镜下舟月韧带损伤 Geissler 分期**

| 分期 | 表现 |
| --- | --- |
| 1 期 | 桡腕关节内舟月韧带变薄或有出血，腕中关节可见舟月关节连续 |
| 2 期 | 桡腕关节内舟月韧带变薄或有出血，腕中关节可见舟月关节轻微不连续 |
| 3 期 | 桡腕关节内舟月韧带穿孔 / 腕中关节可见舟月关节不连续，有台阶，关节镜探针可以进入舟月关节并转动 |
| 4 期 | 桡腕关节和腕中关节均可见舟月关节不连续及台阶，明显不稳定，关节镜镜头可以进入舟月关节 |

**表 53-2 关节镜下舟月韧带损伤 Garcia-Elias 分期**

| | Ⅰ期 | Ⅱ期 | Ⅲ期 | Ⅳ期 | Ⅴ期 | Ⅵ期 |
| --- | --- | --- | --- | --- | --- | --- |
| 背侧舟月韧带是否完好？ | 是 | 否 | 否 | 否 | 否 | 否 |
| 舟月韧带是否可以修复？ | 是 | 是 | 否 | 否 | 是 | 否 |
| 舟骨力线是否正常？ | 是 | 是 | 是 | 否 | 否 | 否 |
| 腕骨力线是否可以恢复？ | 是 | 是 | 是 | 是 | 否 | 否 |
| 桡腕关节及腕中关节软骨是否正常？ | 是 | 是 | 是 | 是 | 是 | 否 |

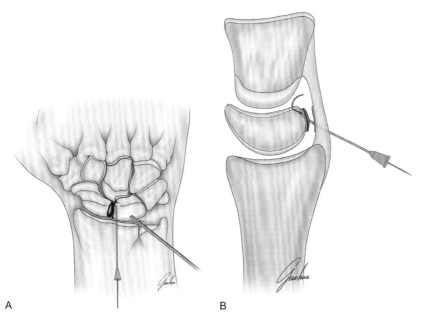

A        B

图 53-1 使带 3-0 PDS 缝线的针头从 3 — 4 入路进入，穿过背侧关节囊，穿过舟月韧带的尺侧残端（A），并从腕中关节穿出（B）

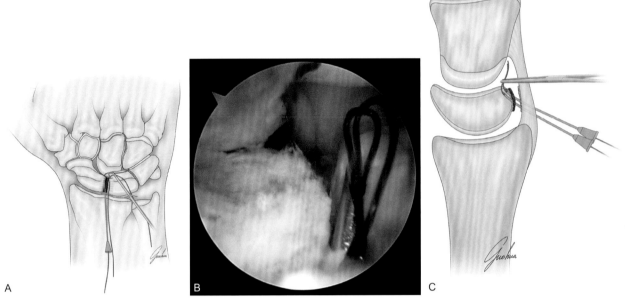

图 53-2 A. 带 3-0 PDS 缝线的第二针与第一针平行，从 3—4 入路进入后穿过背侧关节囊，再穿过舟月韧带的桡侧残端，再穿出至腕中关节。B. 将关节镜转到 MCU 入路，可见 2 根 3-0 PDS 缝线被导入腕中关节。C. 从 MCR 入路用止血钳拉出缝线（腕关节镜下图片由北京积水潭医院刘波医生提供）

2C）。将两条 PDS 缝线打结后，拉入关节内舟骨与月骨间（图 53-3），关节外缝线的另一端打结固定。在 3—4 入路位置的关节囊背侧，完成舟月韧带与背侧关节囊之间的关节囊成形手术（图 53-4）。对于 4 期病例，需要使用克氏针将复位的舟骨与月骨和头状骨固定。术后使用石膏固定。

**3. 术后护理、临床检查与评估** 石膏固定 2 个月后拆除，克氏针（4 型）也是在术后 2 个月拔除，然后开始康复锻炼。使用 DASH 评分评估，腕关节活动包括屈、伸与尺、桡偏。每个患者在术后随访都拍摄标准前后正位、侧位和斜位 X 线，测量舟月角。术后 6 个月复查 MRI。Mathoulin 报告的结果显示术后的平均握力可恢复至健侧的 95.5%，短时间内可以缓解疼痛，增加握力。少数患者会有轻微腕关节屈曲受限。术后短期内恢复迅速，握力约为对侧的 96%。疼痛与腕关节活动度也有明显改善，但是重体力劳动者仍必须延长随访时间[29]。

## 二、关节镜下舟月分离复位固定术

**1. 手术方式** 关节镜下舟月分离复位固定术需要通过 3—4 入路与 MCR 入路。通过 3—4 入

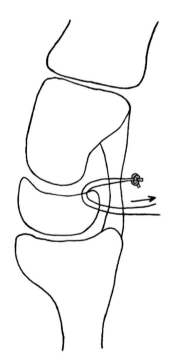

图 53-3 将两条 PDS 缝线打结后，拉入关节内舟骨与月骨间

路可见到撕裂的韧带残端。如果镜下确认有"穿过"（drive through）征，将关节镜转到 MCR 入路，用 2.9 mm 刨刀经 3—4 入路去除舟骨与月骨关节

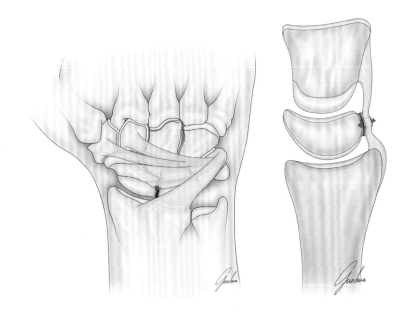

图 53-4 关节镜下背侧关节囊成形术

间的软骨，直到出现软骨下骨点状出血。

**2．手术步骤**

第一步：先尝试复位，使用克氏针固定舟骨远极与月骨，注意克氏针固定的位置不要占据螺钉置入位置。

第二步：在 1－2 入路设计切口，置入空心螺钉的导针。钝性分离皮下组织至关节囊，用小拉钩牵开保护周围组织。导针置入的位置及方向至关重要。导针应该从舟骨的腰部进入，从侧面看是中间部分，入口的监控可以通过 3－4 入路直视，也可以通过 C 型臂透视。导针的出口应该自舟骨尺侧软骨下。同样，出口可以自 3－4 入路或 MCR 入路直视下监控。这是手术最重要的部分，螺钉置入位置错误是造成手术失败最常见的原因。

第三步：确认导针的位置后，将导针退出至舟骨内，以免影响关节复位。通过 MCR 入路将月骨掌屈，舟骨背伸与旋后，复位舟月关节。复位成功后，分别用克氏针固定舟骨与头状骨，月骨与桡骨，再将之前置入的导针穿过舟月关节至月骨近端尺侧部分（图 53-5）。在关节镜下检查关节复位情况，术中通过 C 型臂透视确认导针位置与腕骨力线。如果复位及固定都满意，自 1－2 入路沿第一根导针置入第二根导针，到达舟骨腰部边缘。两根导针长度的差异减 4~5 mm 就是螺钉

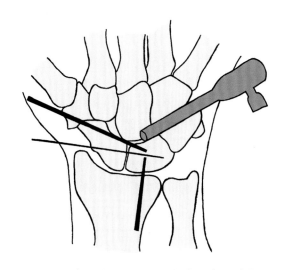

图 53-5 复位舟月关节，置入导针穿过舟月关节至月骨近端尺侧部分

预期的长度。将第一根导针继续穿入，穿出月骨，避免钻头钻孔时导针移出。

第四步：使用 HBS 空心钻头沿导针穿透舟骨两层皮质及月骨。穿过月骨时，要避免舟月分离。

第五步：钻孔结束后，置入空心螺钉，将螺钉完全埋于舟骨的软骨下（图 53-6）。哑铃样螺钉可以避免螺钉的拉出。尽量不要用锥形、截锥形或直径一致的螺钉。Rosenwasser[11]强调手术的成功

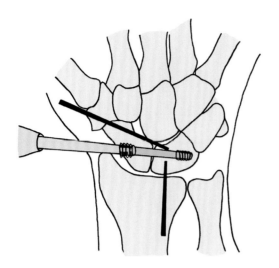

图 53-6　置入空心螺钉，将螺钉完全埋于舟骨的软骨下

率跟螺钉选择有关。Aviles[12] 也提到使用 Herbert-Whipple 和 Acutrak 螺钉（Acumed Inc., Hillsboro, OR）做舟月分离复位固定术的失败率高。术中透视确认固定满意后，缝合切口，用石膏固定。

## 三、关节镜下舟月分离复位固定术的术后治疗

术后即可以开始手指的活动与简单工作（吃饭、打字和写字等）。术后 3 周拆除石膏，开始轻柔的关节活动，术后 6 周在可忍受的范围内可以用力握拳、抬重物与运动。Caloia[9] 的 ARASL 方法的初期结果显示腕关节活动范围平均减少 20%，优于其他方法 [9]。握力约为对侧的 78%。关节镜下舟月分离复位固定术的优势是可辅助舟月关节复位，保留腕关节的活动范围，但仍需要大量病例数据与长期随访结果。

## 四、结论

所有舟月韧带损伤手术的治疗目标是改善腕关节疼痛，恢复功能，以及防止创伤后关节炎的发生 [3]。治疗急性舟月韧带损伤的切开手术方法包括背侧切开修复、关节囊固定术与改良背侧关节囊固定术。大部分手术方式可有效地改善疼痛，恢复舟月关节的稳定，手术效果较非急性期病例要好，但是容易造成腕关节活动受限，尤其是屈

曲受限 [13]，而且无法避免舟月分离腕骨进展性塌陷（SLAC）的发生。而关节镜手术作为微创技术，可以尽可能地保留腕关节活动。治疗急性舟月韧带损伤的关节镜手术，包括关节镜下背侧关节囊成形术与关节镜下舟月分离复位固定术，与开放式重建的治疗结果相当，疼痛有效缓解，握力增加。而关节镜手术后腕关节的活动度优于开放手术，且关节镜手术伤口小，住院时间短，诊断明确，可以在镜下修复损伤，还可以发现并治疗关节内的其他病变，如滑膜炎、关节游离体、腕骨间韧带（月三角韧带）损伤、腕关节炎、炎症性关节炎以及桡骨远端骨折等。如果合并桡骨远端骨折或桡骨茎突撞击造成退化性改变（图 53-7），也可进行复位固定（图 53-8）或清创、部分桡骨茎突切除术。因此，腕关节镜对于急性舟月韧带损伤不仅是诊断的金标准，同时也是有效的治疗手段。

Mathoulin 认为关节镜下背侧关节囊成形术可以用于改良 Garcia-Elias 分型的 2、3 和 4 期。如果是 2、3 期舟月韧带损伤，舟骨排列正常，可以选择关节镜下背侧关节囊成形术，不需要克氏针固定；如果是 4 期舟月韧带损伤，则需要复位舟骨，用克氏针固定头状骨与月骨。在 Geissler 分期中，对于 3 期可使用克氏针固定，4 期选择关节镜下背侧关节囊固定术或关节镜下舟月分离复位固

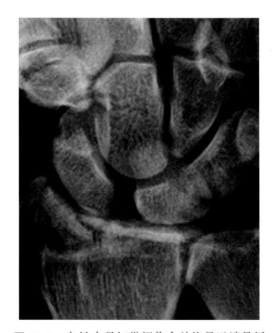

图 53-7　急性舟月韧带损伤合并桡骨远端骨折

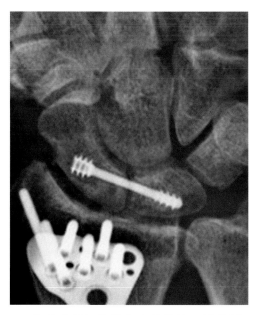

图 53-8　急性舟月韧带损伤合并桡骨远端骨折，行关节镜下舟月分离复位固定术，同时复位并固定桡骨远端骨折

定术。Peicha 也报道了关节镜辅助克氏针固定治疗 Geissler 3、4 期舟月韧带损伤结果满意。

## 五、小结

治疗舟月韧带不稳定可预防远期并发症，如背伸中间链节不稳定（DISI）与舟月分离腕骨进展性塌陷。可以通过临床检查、阳性的静态或应力位影像检查、MRI 及关节镜确诊。急性期的舟月韧带损伤是可以愈合的，因此，关节镜下背侧关节囊固定术与关节镜下舟月分离复位固定术的结果均比较满意。

### 参考文献

[1] Swanstrom MM, Lee SK. Open treatment of acute scapholunate instability. Hand Clinics, 2015, 31(3): 425-436.

[2] Lee SK, Desai H, Silver B, et al. Comparison of radiographic stress views for scapholunate dynamic instability in a cadaver model. J Hand Surg (Am), 2011, 36(7): 1149-1157.

[3] Abe Y, Katsube K, Tsue K, et al. Arthoscopic diagnosis of partial scapholunate ligament tears as a cause of radial sided wrist pain in patients with inconclusive X-ray and MRI findings. J Hand Surg (Br), 2006, 31(4): 419-425.

[4] Geissler WB. Arthroscopic management of scapholunate instability. Chirurgie de la Main, 2006, 25 (Suppl 1): S187-196.

[5] Berger RA, Imeada T, Berglund L, et al. Constraint and material properties of the subregions of the scapholunate interosseous ligament. J Hand Surgery (Am), 1999, 24(5): 953-962.

[6] Elsaidi GA, Ruch DS, Kuzma GR, et al. Dorsal wrist ligament insertions stabilize the scapholunate interval: cadaver study. Clin Orthop & Relat Res, 2004, (425): 152-157.

[7] Kalainov DM, Cohen MS. Treatment of traumatic scapholunate dissociation. J Hand Surg (Am), 2009, 34(7): 1317-1319.

[8] Mathoulin C, Dauphin N, Sallen V. Arthroscopic dorsal capsuloplasty in chronic scapholunate ligament tears: a new procedure; preliminary report. Chirurgie de la Main, 2011, 30(3): 188-197.

[9] Caloia M, Caloia H, Pereira E. Arthroscopic scapholunate joint reduction. Is an effective treatment for irreparable scapholunate ligament tears? Clinal Orthop & Rel Res, 2012, 470(4): 972-978.

[10] Garcia-Elias M, Lluch AL, Stanley JK. Three-ligament tenodesis for the treatment of scapholunate dissociation: indications and surgical technique. J Hand Surg (Am), 2006, 31(1): 125-134.

[11] MP R, Miyasajsa KC, RJ S. The RASL procedure: reduction and association of the scaphoid and lunate using the Herbert screw. Tech Hand Up Extrem Surg, 1997, 1(4): 10.

[12] Aviles AJ, Lee SK, Hausman MR. Arthroscopic reduction-association of the scapholunate. Arthroscopy, 2007, 23(1): 105.

[13] Minami A, Kato H, Iwasaki N. Treatment of scapholunate dissociation: ligamentous repair associated with modified dorsal capsulodesis. Hand Surgery, 2003, 8(1): 1-6.

<table>
<tr><td>第54章</td><td># 关节镜下腱鞘囊肿切除术</td></tr>
</table>

尹少豪 著　朱　瑾 译

## 一、背景介绍

腱鞘囊肿是腕关节部位最常见的疾病[1]。患者通常主诉腕关节掌侧或背侧肿物，有时伴有疼痛，多有外伤史。腕关节背侧囊肿多起自舟月韧带背侧部分，位于桡腕关节远侧横纹或横纹以远[2]。囊肿自蒂部突出，在关节囊背侧形成囊状结构，可以在体表触及，因此，医生在体表触及的是囊肿突出的囊状结构，而囊肿的其余部分，包括蒂部均不能触及。

采用切开手术切除囊肿是最常采用的手术方法，但是囊肿仍有一定的复发率。单纯切除囊肿而不处理囊肿的蒂部可能是造成囊肿复发的主要原因[3]。对于某些复发的病例，甚至需要切除部分背侧关节囊，以暴露舟月韧带。

通过腕关节镜可以在直视下观察腕关节，包括舟月韧带，因此，镜下可清晰地显示囊肿的关节内部分，多数病例可以看到囊肿的蒂部，因此，可以使用现代腕关节镜的刨削系统有效地切除囊肿的关节内部分。

如前所述，腕关节腱鞘囊肿可能是腕关节韧带损伤所导致的，通过腕关节镜可以在直视下检查囊肿的具体部位和形态，并且同时探查桡腕关节及腕中关节。腕关节镜下腱鞘囊肿切除术由 Osterman 于 1995[4] 年首次介绍并应用。

## 二、适应证

大多数腱鞘囊肿表现为位于腕关节背侧的肿物，最常见的主诉多为影响外观[5]，有些患者会有局部不适的主诉。有些隐性囊肿的患者会主诉舟月关节部位的不适感，但无法触及明显的肿物。对于隐性囊肿的病例，临床上就需要通过 MRI 扫描确定囊肿的具体位置[6]。

如果保守治疗失败，就适于采用手术治疗。长期以来，切开手术是手术治疗的首选，但是术后复发并不少见。文献记载最高至 25%。而且切开手术的并发症还包括术后瘢痕和关节粘连。

只要手术技术允许，即可通过腕关节镜进行镜下腱鞘囊肿切除。术中可以同时探查腕关节的韧带结构及并存的韧带损伤情况。

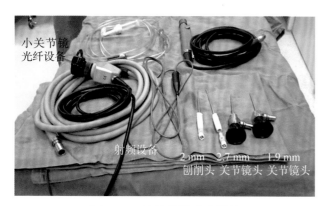

图 54-1　腕关节镜手术器械

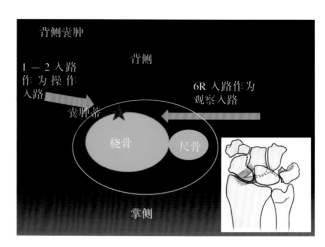

图 54-2　牵引塔，悬吊 3 个手指

# 三、手术方法

腕关节镜下腱鞘囊肿切除术需要标准的腕关节镜手术技巧及相应器械。术前应仔细检查肿物的性质。将上肢外展，辅助以上肢气囊止血带，使用腕关节镜指套悬吊牵引示指、中指和环指于关节镜牵引塔，牵引力量为10~15磅。标记囊肿后，建立3—4及6R入路。

首先进行常规的腕关节镜检查。关节镜镜头选用1.9 mm或2.3 mm镜头。笔者建议首先通过6R入路检查腕关节。自6R入路置入关节镜一般不会伤及囊肿的蒂部，否则会影响对囊肿关节内部分的观察，而且6R入路作为探查入路、3—4入路作为刨削器械的操作入路也更为方便。

首先自6R入路置入18号针头，定位尺腕关节，并确保不会伤及三角纤维软骨。然后在穿刺部位横行切开，使用蚊氏血管钳扩大入路。自6R入路向桡侧置入关节镜镜头，即可自侧面看到舟月关节。囊肿一般位于背侧关节囊，然后将关节镜镜头转向背侧，沿囊肿追寻。一般在舟月韧带背侧可见囊肿的蒂，有时囊肿的蒂位于关节囊反折部。

然后自3—4入路置入18号针头，有时3—4入路的位置可能被囊肿占据，此时可以在关节镜直视下置入针头。

建立3—4入路，用止血钳扩大入路后，置入2.3 mm非锯齿刨削刀头，刨削并切除囊肿。术中应避免使用过于锋利的器械，以防止医源性损伤腕关节韧带。第一次置入刨削刀头时应关闭负压吸引，然后进行关节内刨削。有时切除腱鞘囊肿需要一个极端垂直的操作角度，甚至有时会平行于前臂的轴线。在这种情况下可以选择1—2入路作为操作入路。建立1—2入路时应注意勿伤及桡神经浅支。桡神经浅支损伤会导致腕关节桡背侧的神

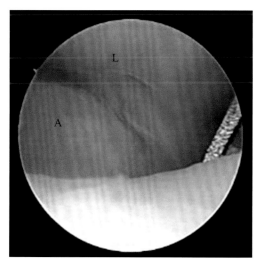

图54-4 关节镜下可见囊肿蒂（A）。L为月骨

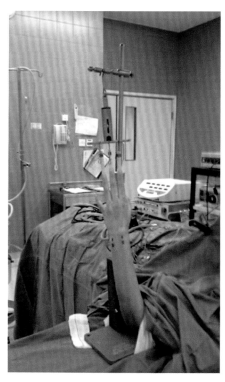

图54-3 腕关节背侧腱鞘囊肿切除手术示意图

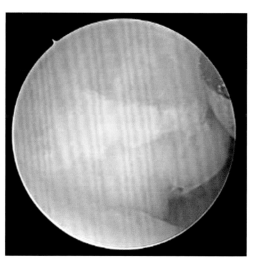

图54-5 关节镜下刨削囊肿蒂部

经痛。

切除腱鞘囊肿关节内部分后，镜下可见关节囊的缺损。此时轻柔地挤压关节外的囊肿部分。如果囊肿仍存在张力，则应继续扩大清除关节囊开窗部分，使得囊肿得到充分引流。这也有助于清除腕关节囊的阀门活瓣组织，最大程度地降低囊肿的复发率。

## 四、术后护理

将囊肿切除彻底后，撤出关节镜，松开止血带，用5-0号尼龙缝线关闭切口，轻微加压包扎。叮嘱患者自己每日按摩术前囊肿部位，避免囊肿的假性复发。术后6周内应避免过大的负重活动。

## 五、技巧与陷阱

有时术中很难辨别囊肿的关节内部分，只有1/3的病例表现为典型的不连续蒂部，而多数腱鞘囊肿的病例表现为关节内关节囊增生增厚。轻柔地挤压囊肿可以有效地减轻囊肿内的压力。镜下可以通过盐水的双向流动确认囊肿的位置。一旦彻底清除囊肿的阀门活瓣组织，术中发现囊肿可以随水压快速扩大，也可随按压快速缩小。

术后关节液流入囊肿关节外的囊腔内可以导致囊肿的假性复发。术后康复时，教会患者在术后3周内对囊肿部位进行轻柔的按摩非常重要。

## 六、结果及结论

笔者随访了22例腕关节背侧腱鞘囊肿的病例，所有病例均是通过腕关节镜切除，平均随访24个月，所有病例都是通过B超或MRI扫描确诊。患者主诉为舟月关节部位的疼痛或肿物，8例患者存在舟月关节不稳定。所有患者术后恢复顺利，1例术后4个月囊肿复发，进行了切开手术切除复发囊肿。

对于腱鞘囊肿的手术来说，降低其复发率非常重要。相对于文献报道的切开手术复发率在1%至25%不等，关节镜下切除术的复发率要低于切开手术。Osterman[4]报道了18例病例，无复发病例。Fontes[7]在其32例病例报道中，有1例复发。Luchetti[8]报道了34例中有2例复发，Rizzo[9]报道了42例中有2例复发。根据笔者本人的经验，22例病例只有1例复发。术中降低局部复发率的关键在于正确辨别囊肿的蒂部及起源位置，进行有效的清创。有时术中不能清楚地分辨囊肿的蒂部时，完成关节内清创后，应使用关节镜刨削刀头将背侧关节囊切开5 mm。

术后按摩及加压包扎对降低囊肿复发也是非常重要的。为了减轻术后腕关节僵硬，术后疼痛缓解后即应开始关节的活动。

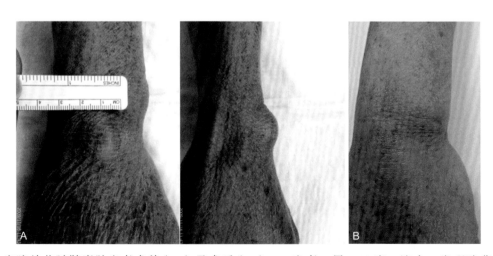

图 54-6　53岁腕关节腱鞘囊肿患者术前（A）及术后（B）。A. 患者，男，53岁，渔夫，发现腕背肿物4个月。B. 关节镜下切除腱鞘囊肿，术后3个月随访所见

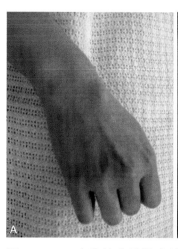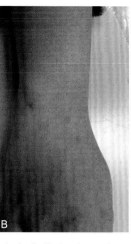

图 54-7 29 岁腕关节腱鞘囊肿患者术前（A）及术后（B）。A. 患者，女，29 岁，发现右腕背肿物 3 个月。B. 关节镜腱下切除鞘囊肿，术后 6 个月随访所见

# 七、小结

腕关节镜下腱鞘囊肿切除术是一种治疗腕关节背侧囊肿的微创手术方法，术中可以同时探查并治疗合并的腕关节韧带损伤。目前仍需要更多的研究与传统的切开手术相比较，但在多个报道中，关节镜手术瘢痕小，术后康复快，复发率低，因而得到了广泛的认可及共识。

## 参考文献

[1] Angelides AC, Wallace PF. The dorsal ganglion of the wrist: its pathogenesis, gross and microscopic anatomy, and surgical treatment. J Hand Surg, 1976, 1(3): 228-35.

[2] Wang AA, Hutchinson DT. Longitudinal observation of the pediatric hand and wrist ganglia. J Hand Surg (Am), 2001, 26: 599-602.

[3] Richman JA, Gelberman RH, Engber WD, et al. Ganglions of the wrist and digits: result of treatment by aspiration and cyst wall puncture. J Hand Surg (Am), 1987, 12: 1041-1043.

[4] Osterman AL, Raphael J. Arthroscopic resection of dorsal ganglion of the wrist. Hand Clin, 1995, 11: 7-12.

[5] Varley GW, Needoff M, Davis TRC, et al. Conservative management of wrist ganglia. J Hand Surg (Br), 1997, 22: 636-637.

[6] Blam O, Bindra R, Middleton W, et al. The occult dorsal carpal ganglion: usefulness of magnetic resonance imaging and ultrasound in diagnosis. Amer J Orthop, 1998, 27(2): 107-110.

[7] Fontes D. Ganglia treated by arthroscopy. //Saar P, Amadio PC, Foucher G. Current practice in hand surgery. London: Martin Dunitz, 1997: 283-290.

[8] Luchetti R, Badia A, Alfarano M, et al. Arthroscopic resection of dorsal wrist ganglia and treatment of recurrences. J Hand Surg, 2000, 25B: 38-40.

[9] Rizzo M, Berger RA, Steinmann SP, et al. Arthroscopic resection in the management of dorsal wrist ganglions: result with a minimum 2-year follow period. J Hand Surg, 2004, 29: 59-62.

<table>
<tr><td>第55章</td><td>关节镜辅助治疗腕骨内腱鞘囊肿</td></tr>
</table>

朱 瑾 刘 波 著

## 一、背景介绍及适应证

骨内腱鞘囊肿（intraosseous ganglion cyst）又名邻关节骨囊肿（juxta-articular bone cyst），主要好发于髋、膝和踝等负重关节[1]。腕骨内腱鞘囊肿是导致腕关节不适及疼痛的一种不多见的疾病。文献中1971年即有舟骨腱鞘囊肿的报道[2]，但多为个案。据统计至今已超过260余例。多数笔者均提及在慢性腕关节不适病例的诊治中应注意此种疾病存在的问题。有些病例甚至是放射学检查中无意发现的。Magee等曾对400例腕关节不适的患者进行循序渐进的放射学检查，发现15例为腕骨内腱鞘囊肿，其患病率达到3.75%[3]。

本病好发于青壮年，女性多见[4,5]，所累及的腕骨以月骨最为常见（图55-1），其次为舟骨及头状骨（图55-2）。文献中也有三角骨[6]、大多角骨、钩骨和豆状骨[7]受累的报道。少数病例为单侧多发及双侧发病，甚至有双胞胎姐妹同时发病的报道[8]。

腕骨内腱鞘囊肿分为原发型及贯通型，其发

病机制仍不明确。Tham[4]提出了以下四种理论：①骨表面局部应力作用或反复轻微损伤引起骨髓血运障碍及灶性坏死，继而发生结缔组织黏液变性。②邻近的软组织腱鞘囊肿或骨膜腱鞘囊肿侵入骨内。③骨内成纤维细胞化生、增殖并分泌黏液，压迫骨质。④滑膜通过损伤的关节软骨疝入骨内。Van den Dungen[9]在其51例腕关节腱鞘囊肿的病例中发现有24例患者同时存在腕骨内腱鞘囊肿（累及29个腕骨）。Paparo[10]也认为贯通型腕骨内腱鞘囊肿多是由于腕骨附近的腱鞘囊肿侵入腕骨内所致，而原发型原因不清。Schrank[11]对50例X线检查显示有腕骨囊性变的尸体标本进行了进一步的MRI、解剖学及组织学检查，其中27例为腕骨内腱鞘囊肿，并且病变多位于腕骨掌侧或周边部位，

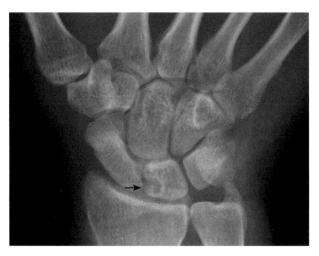

图 55-1 月骨骨内腱鞘囊肿

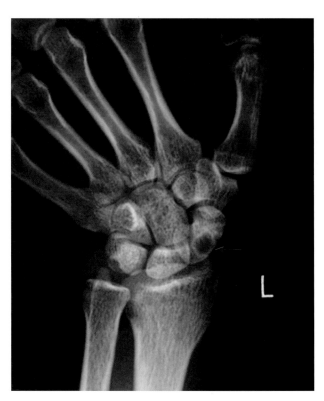

图 55-2 舟骨骨内腱鞘囊肿

与韧带的附着点有明显的关系，因此认为其发病机制可能与附着韧带的黏液样变性有关。Eiken[12] 分析了腕骨骨内腱鞘囊肿之所以好发于舟骨和月骨，是因为舟骨和月骨所承受的负荷最大，血液供应易受损坏。总之，腕骨内腱鞘囊肿的发病机制尚无定论。

腕骨内腱鞘囊肿的临床症状常以慢性腕部不适和腕关节疼痛为主，可伴有局部轻度肿胀和压痛，腕关节握力降低和活动度减小。文献中也有腕骨内腱鞘囊肿导致病理性骨折、屈肌腱断裂[13] 及腕管综合征[14] 的报道。

腕骨内腱鞘囊肿的治疗多采取手术治疗，既往的手术方法多为开放手术，开窗或钻孔＋囊肿刮除＋磨除硬化骨＋植骨术。文献均报道了满意的治疗效果。术后大多数患者疼痛和握力改善明显，复发率低，预后良好。Calcagnotto[15] 在 2004 年报道了 37 例月骨内腱鞘囊肿的病例，疼痛缓解满意，仅有几例病例腕关节屈曲有 20°~30° 的减少，但并不影响患者腕关节的功能。

腕关节镜治疗腕骨内腱鞘囊肿是一种较新的手术方法。2003 年 Ashwood[16] 采用腕关节镜辅助治疗 8 例月骨内腱鞘囊肿，所有病例术后 4 个月恢复正常的工作。我们采用腕关节镜方法治疗了 5 例腕骨内腱鞘囊肿的病例[17]，手术完全在镜下完成，5 例手术无并发症的发生。

## 二、诊断依据

腕骨内腱鞘囊肿的诊断多依靠影像学表现。X线平片及 CT 表现为腕骨内邻近关节面的圆形或类圆形透亮区，境界清楚，有明显的硬化缘（图55-3、图 55-4）。MRI 检查显示囊肿内为液体信号（图 55-5）。Magee[3] 认为 MRI 除了具备 CT 的定位优点外，还可以评估隐匿的腕骨囊性病变、韧带损伤和隐匿性骨折。影像学检查还能对囊肿进行精确定位，对于手术入路的选择有一定的帮助。

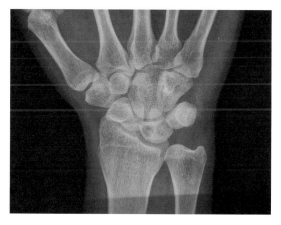

图 55-3　月骨骨内腱鞘囊肿 X 线所见。表现为月骨内圆形透亮区，境界清楚

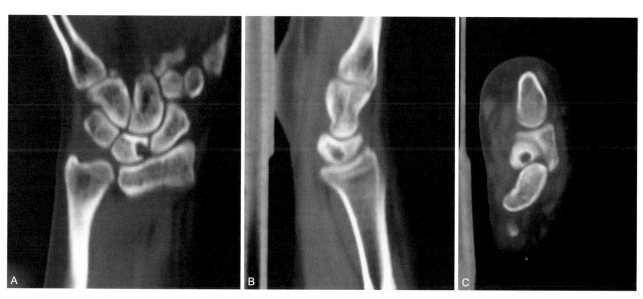

图 55-4　月骨骨内腱鞘囊肿 CT 所见。表现为月骨内圆形透亮区，有明显的硬化缘，定位准确

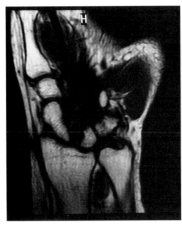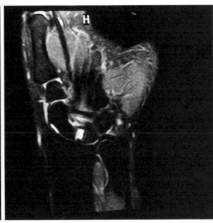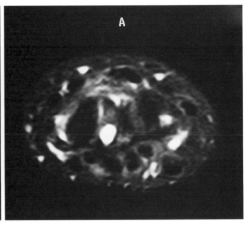

图 55-5　月骨骨内腱鞘囊肿 MRI 所见。表现为月骨内圆形透亮区，显示囊肿内为液体信号

腕骨内腱鞘囊肿的确诊依靠术中所见及病理检查。术中可见囊肿周围有一完整的包膜，其内为淡黄色半透明的胶冻样液体，囊肿周围骨壁硬化。病理表现与软组织内的腱鞘囊肿相同，囊壁为缺乏血管组织的纤维组织或胶原纤维，散在少量成纤维细胞，内衬不连续的扁平细胞。有时可见结缔组织黏液样变性。

## 三、手术方法

手术在腕关节镜下进行。将患肢悬吊于腕关节镜支架，无须用气囊止血带。根据囊肿所在的位置及术者的操作习惯选择关节镜入路。一般近排腕骨内腱鞘囊肿多选择桡腕关节 3 — 4 入路置入关节镜镜头，4 — 5 入路为操作入路，远排腕骨内腱鞘囊肿则多选择腕中关节的桡侧及尺侧入路，分别作为观察入路及操作入路。

1. 首先探查腕关节内的病变情况，包括囊肿所在位置及有无合并其他结构损伤，并清除关节内增生的滑膜组织（图 55-6 ）。

2. 术中通过 X 线透视定位囊肿的位置（图 55-7 ），并选择关节非负重面作为磨除病灶的入路。在关节镜下以磨钻彻底磨除病灶（图 55-8 ），通过 X 线再次透视确定病灶（包括囊肿周围硬化缘）清除彻底。

3. 进行植骨，植骨可以选择自体髂骨松质骨或者人工骨（图 55-9 ），自腕关节镜套筒中植入骨缺损处，并填塞紧密。植骨后再次通过术中 X 线

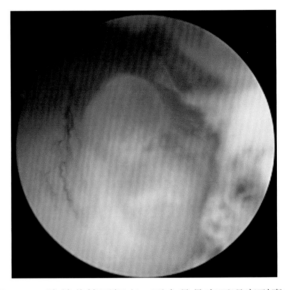

图 55-6　腕关节镜下探查，可在月骨表面观察到囊性肿物

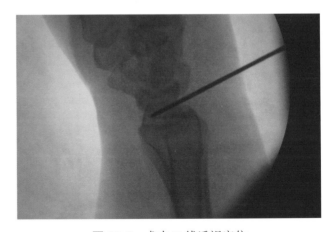

图 55-7　术中 X 线透视定位

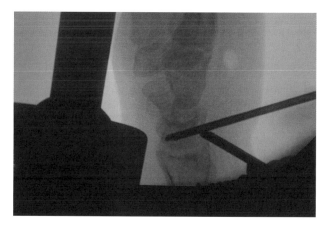

图 55-8 腕关节镜下用磨钻磨除骨内腱鞘囊肿病灶

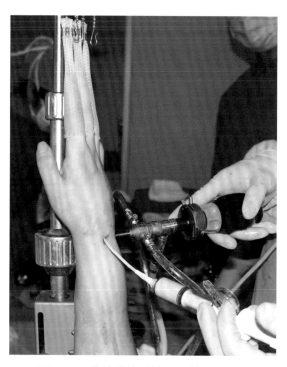

图 55-9 腕关节镜下植入注射型人工骨

透视确定植骨充填满意（图 55-10），关闭切口。

4. 术后将腕关节制动于背伸 20° 位 3 周，开始康复锻炼。

## 四、优缺点

腕关节镜下手术操作可以同时彻底探查并处理关节内的其他病变，包括滑膜清扫和软骨瓣的清除等。手术瘢痕小，对关节囊及韧带损伤小，康复时间快。相比于传统的开放手术，患者能够较快地恢复关节活动及功能。手术方法安全，并发症少，具有开放手术不具备的优势。但是关节镜下手术操作要求配备适当的腕关节镜操作器械及系统，需要术者具有熟练的关节镜操作技巧，才能达到真正微创的意义。

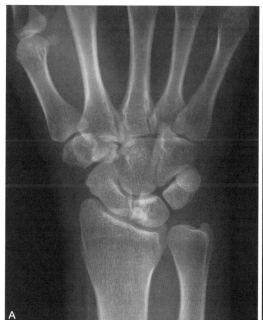
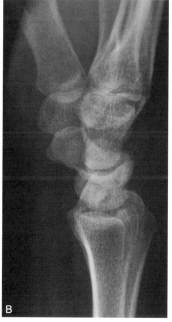

图 55-10 植骨后 X 线所见

## 参考文献

[1] 殷耀斌, 田光磊. 邻关节骨囊肿. 中华损伤与修复杂志, 2007, 2(1): 54-56.

[2] Magel. Intraosseous ganglion of the scaphoid bone of the wrist. Case report. Bull Hosp Joint Dis, 1971, 32(1): 50-53.

[3] Magee TH1, Rowedder (Am), Degnan GG. Intraosseus ganglia of the wrist. Radiology, 1995, 195(2): 517-520.

[4] Tham S, Ireland DC. Intraosseous ganglion cyst of the lunate: diagnosis and management. J Hand Surg Br, 1992, 17(4): 429-432.

[5] 陈山林, 田光磊, 胡臻, 等. 腕关节骨内腱鞘囊肿的诊断与治疗. 中华骨科杂志, 2003, 23(5): 279-281.

[6] De Smet LI, Van Ransbeeck H. Intraosseous ganglion of the triquetrum. A transpisiformal approach. Acta Orthop Belg, 2000, 66(2): 194-196.

[7] Helal B, Vernon-Roberts B. Intraosseous ganglion of the pisiform bone. Hand, 1976, 8(2): 150-154.

[8] Buldu HI, Kantarci U, Cepel S. Intraosseous ganglions at the same localization in twin sisters. Acta Orthop Traumatol Turc, 2009, 43(4): 379-380.

[9] Van den Dungen S, Marchesi S, Ezzedine R, et al. Relationship between dorsal ganglion cysts of the wrist and intraosseous ganglion cysts of the carpal bones. Acta Orthop Belg, 2005, 71(5): 535-539.

[10] Paparo F1, Fabbro E, Piccazzo R, et al. Multimodality imaging of intraosseous ganglia of the wrist and their differential diagnosis. Radiol Med, 2012, 117(8): 1355-1373.

[11] Schrank C, Meirer R, Stäbler A, et al. Morphology and topography of intraosseous ganglion cysts in the carpus: an anatomic, histopathologic, and magnetic resonance imaging correlation study. J Hand Surg (Am), 2003, 28(1): 52-61.

[12] Eiken O, Jonsson K. Carpal bone cysts: a clinical and radiographic study. Scand J Plast Reconstr Surg, 1980, 14(3): 285-290.

[13] Yamazaki H, Kato H, Murakami N. Closed rupture of the flexor tendons of the index finger caused by a pathological fracture secondary to an intraosseous ganglion in the lunate. J Hand Surg Eur Vol, 2007, 32(1): 105-107.

[14] Darcy PF, Sorelli PG, Qureshi F, et al. Carpal tunnel syndrome caused by an intraosseous ganglion of the capitates. Scand J Plast Reconstr Surg Hand Surg, 2004, 38(6): 379-381.

[15] Calcagnotto G, Sokolow C, Saffar P. Intraosseus synovial cysts of the lunate bone: diagnostic problems. Chir Main, 2004, 23(1): 17-23.

[16] Ashwood N, Bain GI. Arthroscopically assisted treatment of intraosseous ganglion of the lunate: a new technique. J Hand Surg, 2003, 28(1): 62-67.

[17] 朱瑾, 刘波, 陈山林, 等. 腕关节镜辅助治疗腕骨内腱鞘囊肿. 实用手外科杂志, 2014, 28(4): 355-359.

# 关节镜下桡骨茎突切除术

第56章

黄意超 著　刘　畅　朱瑾 译

## 一、背景介绍

　　桡骨远端骨折畸形愈合、舟月分离腕骨进行性塌陷（SLAC）及舟骨骨折不愈合腕骨进行性塌陷（SNAC）等多种损伤都可能导致桡骨茎突与舟骨之间的撞击，进而引起桡舟关节炎[1-4]。腕关节屈曲和桡偏诱发疼痛提示桡腕关节存在撞击。桡骨茎突切除术由 Barnard 和 Stubbins 在 1947 年治疗舟骨骨折不愈合时第一次提出，是改善此种疼痛最为古老的术式之一[5]。

　　SLAC 和 SNAC 的患者中，舟骨远极屈曲、旋前、尺偏，在舟骨窝向背侧半脱位，因为异常的应力分布，舟骨窝背侧和外侧缘的压力和剪切力增加，出现撞击和骨刺形成，并导致关节炎改变且引起疼痛。[6-11]研究表明，桡骨茎突切除术作为其他术式的有效补充，临床结果满意[1, 3, 12-15]。并且这个术式偶尔也可以用于一些特定的患者，作为最终治疗的一种选择，但是需要强调较高的复发可能，而且不能矫正不良力线。

　　掌侧桡舟头韧带、长桡月韧带、桡侧副韧带和背侧桡腕韧带均起自桡骨茎突附近[17-19]，掌侧韧带（桡舟头韧带和长桡月韧带）非常强壮，在维持腕关节的稳定性中起着非常重要的作用。切除桡骨茎突时，需要对其仔细地辨别和保护。桡舟头韧带起自桡骨茎突尖端 4 mm 处，宽约 7 mm。长桡月韧带起自桡骨茎突尖端 10 mm 处，宽约 10 mm。损伤掌侧韧带可能引起腕骨尺侧移位，造成腕关节不稳定。Nakamura 等在尸体实验中证实了桡骨茎突切除的尺寸对于腕关节稳定性的影响[20]。为了避免术后出现腕骨移位，需要限制截骨量小于 4 mm。对于已经存在腕骨尺侧移位，或者因长时间类风湿疾病导致桡舟头韧带和长桡月韧带薄弱的患者，不适于选择桡骨茎突切除术。

## 二、切开手术

　　在体表触及桡骨茎突的位置，自第一和第二伸肌鞘管中间纵行切开。术中应注意分离并保护桡神经的背侧感觉支。在骨膜下掀起第一伸肌鞘管，注意分辨并保护掌侧桡舟头韧带和长桡月韧带的起点。平行于韧带走行的方向进行斜行截骨，截骨部分的长度不超过 4 mm。术中透视评估截骨的水平以及有无残留骨刺或碎块。

## 三、关节镜手术

　　根据常规关节镜手术准备患者及操作器械。用指套牵引示指和中指，以约 10 磅的拉力进行牵引。建立 3—4 入路作为观察入路，在体表触及第一伸肌鞘管及桡骨茎突的位置，置入针头并进入关节，并在关节镜直视下确认入口位置。在针头入口的近端切开至皮下，钝性分离，建立 1—2 入路（图 56-1）避免损伤桡神经背侧感觉支。在关节镜直视下保护桡舟头韧带和长桡月韧带，切除 3~4 mm 桡骨茎突，可以通过与磨钻的直径进行对比来确定切除骨量。磨钻由近及远操作，可以更简便地进行

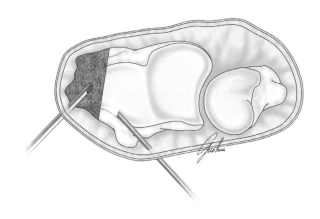

图 56-1　从 1—2 入路置入关节镜磨钻进行桡骨茎突切除术

骨切除。术中通过透视确定桡骨茎突切除充分。延长1—2入路切口，可以很容易地将手术转为切开操作。

相关要点及注意事项为：

（1）切开皮肤后，通过钝性分离可以避免神经和血管的损伤。

（2）在1—2入路近端建立关节镜入路，可以更方便、更充分地进行桡骨茎突切除。

（3）磨钻的直径可以用于粗略地评估切除骨量。

（4）桡骨茎突切除后，术中应透视，以避免舟骨和桡骨茎突仍有撞击。

（5）桡骨茎突切除不能超过3~4 mm，以避免术后出现腕骨移位。

## 四、并发症

同其他骨科手术一样，常见的并发症包括感染、关节僵硬、神经和血管损伤、瘢痕、粘连和复杂性区域性疼痛综合征。桡骨茎突切除还可能出现桡神经背侧感觉支、前臂外侧皮神经或桡动脉损伤。桡骨茎突切除不足或过多均能导致相关并发症。切除不足可能导致持续的腕桡侧疼痛及撞击复发。切除过多可能引起重要的掌侧桡舟头韧带和长桡月韧带损伤，进而引起腕骨尺侧移位和尺腕关节撞击。

## 五、小结

桡骨茎突切除术是治疗桡舟关节撞击的有效方法，可以很好地缓解疼痛。关节镜手术作为微创技术，可以在关节镜直视下切除3~4 mm桡骨茎突，并可以避免损伤关键的桡腕韧带。需要强调的是，单纯的桡骨茎突切除无法纠正不良的力线，症状容易复发。桡骨茎突切除术也可以作为一些切开手术，如舟骨骨折固定术、舟月韧带的修复或重建术、近排腕骨切除术及四角融合术等的有效补充治疗。

**参考文献**

[1] Herness D, Posner MA. Some aspects of bone grafting for non-union of the carpal navicular: analysis of 41 cases. Acta Orthop Scand, 1977, 48: 373-378.

[2] Watson HK, Ballet FL.The SLAC wrist: scapholunate advanced collapse pattern of degenerative arthritis. J Hand Surg, 1984, 9A: 358-365.

[3] Stark HH, Rickard TA, Zemel NP, et al. Treatment of ununited fractures of the scaphoid by iliac bone grafts and Kirschner-wire fixation. J Bone Joint Surg, 1988, 70A: 982-991.

[4] Allende BT. Osteoarthritis of the wrist secondary to non-union of the scaphoid. Int Orthop, 1988, 12: 201-212.

[5] Barnard L, Stubbins SG. Styloidectomy of the radius in the surgical treatment of non-union of the carpal navicular. J Bone Joint Surg, 1947, 29: 98-102.

[6] Watson HK, Ballet FL. The SLAC wrist: scapholunate advanced collapse pattern of degenerative arthritis. J Hand Surg, 1984, 9A: 358-365.

[7] Resnick D. SLAC wrist. J Hand Surg, 1985, 10A: 154-155.

[8] Vender MI, Watson HK, Wiener BD, et al. Degenerative change in symptomatic scaphoid nonunion. J Hand Surg, 1987, 12A: 514-519.

[9] Osterman AL, Mikulics M. Scaphoid nonunion. Hand Clin, 1988, 14: 437-455.

[10] O'Meeghan CJ, Stuart W, Mamo V. The natural history of an untreated isolated scapholunate interosseous ligament injury. J Hand Surg, 2003, 28B: 307-310.

[11] Weiss KE, Rodner CM. Osteoarthritis of the wrist. J Hand Surg, 2007, 32A: 725-746.

[12] Broström L-Å, Stark A, Svartengren G. Non-union of the scaphoid treated with styloidectomy and compression screw fixation. Scand J Plast Reconstr Surg, 1986, 20: 289-291.

[13] Rogers, WD, Watson, HK. Radial styloid impingement after triscaphe arthrodesis. J Hand Surg, 1989, 14A: 297-301.

[14] Cooney WP, Linscheid RL, Dobyns JH. Post-traumatic arthritis of the wrist. //The wrist: diagnosis and operative treatment. Philadelphia: Mosby, 1998: 611-615.

[15] Yao J, Osterman AL. Arthroscopic techniques for wrist arthritis (radial styloidectomy and proximal pole hamate excisions). Hand Clin, 2005, 21: 519-526.

[16] Blevens AD, Light TR, Jablonsky WS. et al. Radiocarpal articular contact characteristics with scaphoid instability. J Hand Surg, 1989, 14A: 781-790.

[17] Siegel DB, Gelberman RH. Radial styloidectomy: an anatomical study with special reference to radiocarpal intracapsular ligamentous morphology. J Hand Surg, 1991, 16A: 40-44.

[18] Berger RA. The ligaments of the wrist: a current overview of anatomy with considerations of their potential functions. Hand Clin, 1997, 13: 63-82.

[19] Viegas SF, Patterson RM, Ward K. Extrinsic wrist ligaments in the pathomechanics of ulnar translation instability. J Hand Surg, 1995, 20A: 312-318.

[20] Nakamura T, Cooney WP Ⅲ, Lui WH, et al. Radial styloidectomy: a biomechanical study on stability of the wrist joint. J Hand Surg, 2001, 26A: 85-93.

# 关节镜辅助桡骨远端骨折关节内骨折复位固定术

# 第57章

翁浚睿　陳昭宇　史瑞田　著　刘　畅　刘　波　译

## 一、概述

移位的桡骨远端关节内骨折是上肢创伤中的单独一类，通常源自高能损伤，是绝对不稳定的。不仅关节面的光滑程度受到影响，且周围的软组织结构也严重损伤。通常对这些骨折不倾向于保守治疗。解剖复位、坚强内固定以及保护软组织是骨折重建治疗的基本原则。

腕关节镜因其有微创和直视关节面的优势，可以在把手术创伤最小化的情况下，辅助治疗移位的桡骨远端关节内骨折。很多文献已支持采用腕关节镜辅助坚强内固定治疗不稳定的桡骨远端关节内骨折。关节镜辅助复位内固定（arthroscopically assisted reduction and internal fixation, ARIF）可以让术者检视桡骨远端的双凹关节面，可同时取出桡腕关节和下尺桡关节的软骨碎片、游离体和小骨折块，也可同时发现伴随损伤，包括受累的腕关节韧带和软骨损伤。三角纤维软骨复合体（TFCC）损伤与尺骨茎突骨折是最常见的合并损伤，其次是舟月韧带和月三角韧带。腕关节镜除了可以辅助经皮穿针固定、外固定或有限切开复位操作外，在关节镜监视下修复相关腕骨间的软组织损伤也是提高预后的重要原因。

## 二、适应证

本手术的适应证有：
1. 不稳定的桡骨远端关节内骨折。
2. 粉碎的关节骨折。
3. 月骨窝粉碎压缩骨折（"die punch"骨折）。
4. 桡骨茎突骨折。

5. 合并损伤，包括腕骨分离。
6. 下尺桡关节（DRUJ）半脱位。

## 三、禁忌证

本手术的禁忌证有：
1. 前臂骨间膜室综合征。
2. 未治疗的正中神经压迫。
3. 严重的软组织损伤。
4. 关节开放性损伤。
5. 未复位的腕骨脱位。
6. 感染。
7. 复杂性局部疼痛综合征。

## 四、准备和通路建立

患者取仰卧位，在腋部区阻滞麻醉或全麻下实施ARIF。使用关节镜前，对上肢使用气囊止血带（设置在200~250 mmHg），同时在前臂缠绕弹性绷带，减少液体灌注至肌肉间室。采用乳酸林格液灌注，因为其可以被快速吸收。

采用腕关节镜的塑料指套实施牵引，可以在术中稳定前臂，同时可增加韧带张力，有利于骨折复位。在建立腕关节镜入路时，确定一些骨性标志可以帮助正确地建立通路，包括第二和第三掌骨基底、Lister结节、桡骨茎突及尺骨远端。要注意其中一些骨性标志可能因为骨折移位而偏离正常的解剖位置。为了避免医源性软骨损伤，可以在置入关节镜器械前在3—4通路处插入20号针头，然后再在皮肤上做小切口。必要时也可以用迷你C型臂透视辅助针头置入和通路的建立。

## 五、手术技术

笔者先施加纵向牵引后辅助手法复位，获得大致复位。通过透视检查腕关节后前位和侧位，评价骨折复位和内植物的位置。然后实施镜下检查，观察是否存在任何关节内损伤和骨折移位。在关节镜的监视下，使用腕关节镜探钩，或在骨折部位另取皮肤切口插入小骨膜起子作为撬棒，对塌陷和移位的骨折块进行松动和复位。镜下确认关节面平整后，再次透视确认掌侧钢板的位置。一旦关节面的骨折块复位满意后，采用经皮克氏针临时固定。采用扩展的桡侧腕屈肌入路进行掌侧钢板固定。所有合并伤均确认和治疗后，通过关节镜全面灌洗关节。镜下确认关节面平整后，透视确认掌侧钢板的位置。根据骨折类型和合并伤不同，术后用支具保护4~8周。

## 六、结果

把关节内骨折的台阶控制在1 mm以内可以降低创伤后关节炎的发生率。与传统手术中采用透视监视相比，腕关节镜可在微创的情况下更准确地检查复位后或固定后的关节面骨折移位情况。在 Ruch 等的回顾性研究中，接受关节镜辅助治疗的患者与传统透视辅助手术的患者相比，可以获得更好的关节活动度。腕关节镜在诊断一些关节内合并损伤，尤其是 TFCC 损伤方面，比其他包括 MRI 影像在内的影像学检查有更好的可靠性。此外，在腕关节镜辅助下还可同时对这些关节内的合并软组织损伤进行治疗。因此，腕关节镜是治疗桡骨远端关节内骨折一个很好的辅助工具。

## 七、病例介绍

病例1：43岁男性，摔倒手撑地。伤后X线片、手术操作及术后X线片见图57-1至57-4。

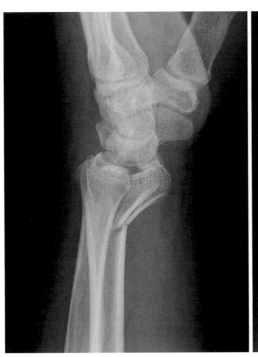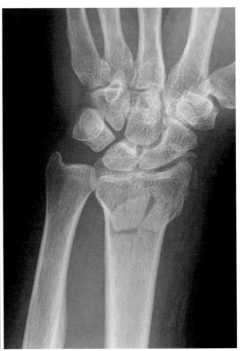

图 57-1　受伤后 X 线片

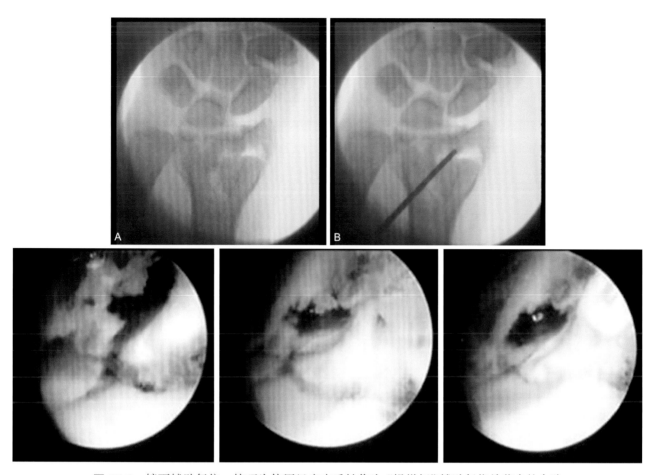

图 57-2　镜下辅助复位。技巧为使用经皮克氏针作为"操纵杆"辅助复位关节内的台阶

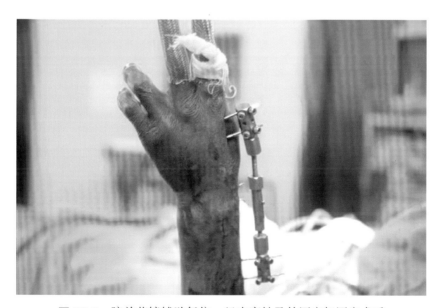

图 57-3　腕关节镜辅助复位，经皮穿针及外固定架固定术后

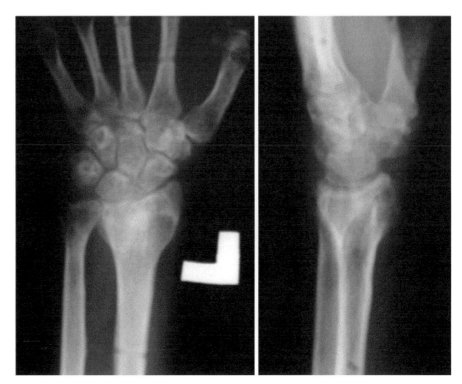

图 57-4　术后 3 个月的 X 线片

病例 2：57 岁女性，骑自行车摔倒，掌侧　　　线片见图 57-5 至 57-7。
Barton 骨折。受伤后 X 线片、手术操作及术后 X

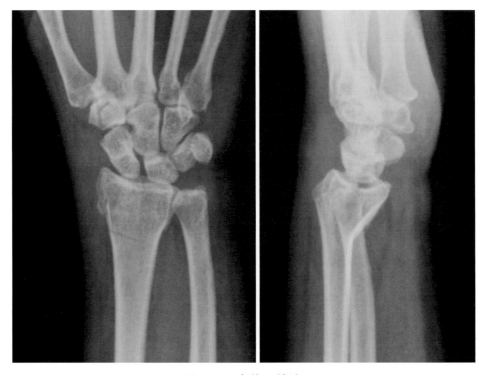

图 57-5　术前 X 线片

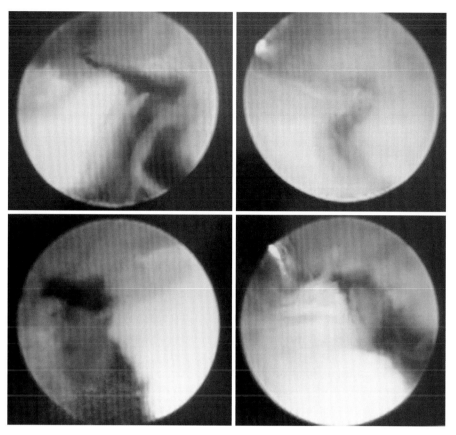

图 57-6　腕关节镜辅助复位，掌侧钢板内固定。技巧为使用支撑钢板和拉力螺钉，减小关节内骨折块的间隙

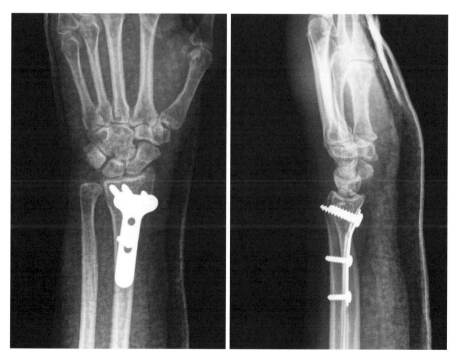

图 57-7　术后 X 线片

病例 3：24 岁，下楼梯时摔倒。受伤后 X 线片、手术操作及术后 X 线片见图 57-8 至图 57-10。

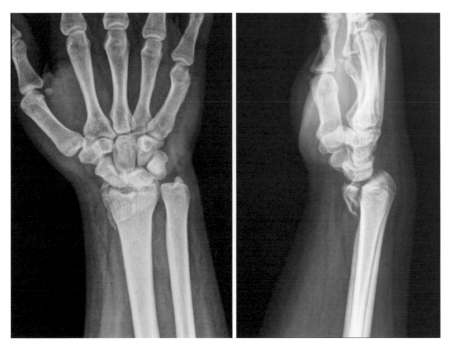

图 57-8　术前 X 线片

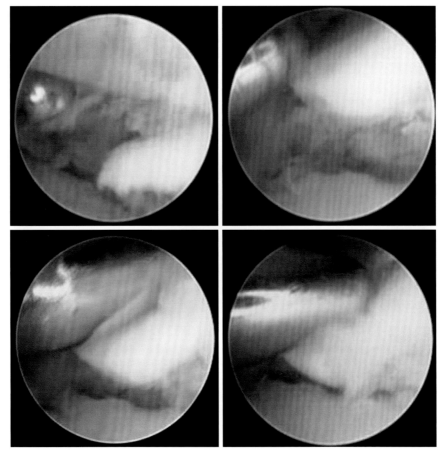

图 57-9　腕关节镜辅助复位及钢板螺丝钉固定。技巧为在钢板螺丝钉固定过程中，采用探钩压住和控制骑跨的骨软骨骨折块

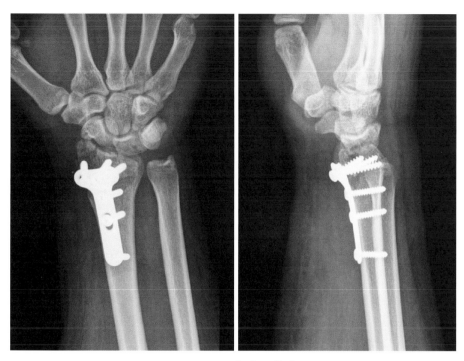

图 57-10  术后 X 线片

病例 4：39 岁男性，平路摔倒。受伤后 X 线片、手术操作及术后 X 线片见图 57-11 至 57-13。

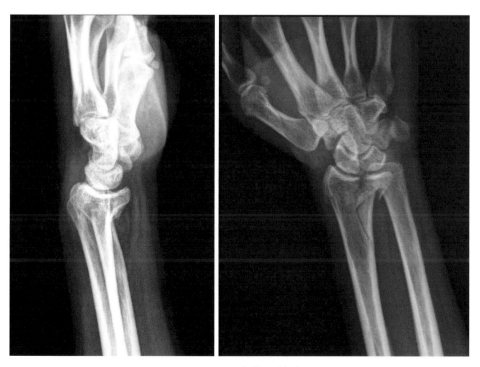

图 57-11  术前 X 线片

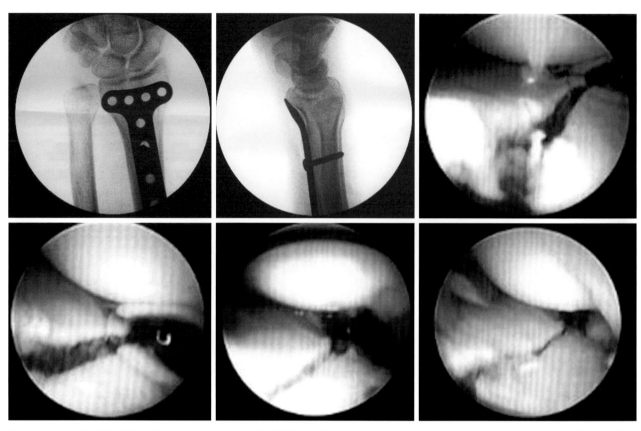

图 57-12　腕关节镜辅助复位内固定。技巧为使用预塑形的加宽钢板控制"die punch"骨块，同时尽量缩小矢状面间隙

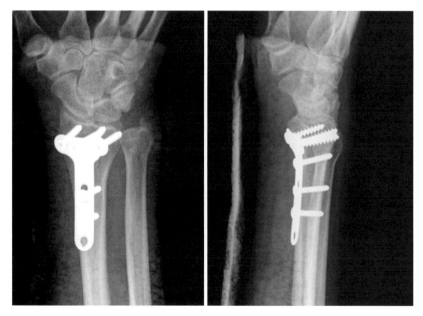

图 57-13　术后 X 线片

## 参考文献

[1]　Shih JT, Lee HM, Hou YT, et al. Arthroscopically-assisted reduction of intra-articular fractures and soft tissue management of distal radius. Hand Surg, 2001, 6(2): 127-135.

# 关节镜下治疗拇指腕掌关节炎

# 第58章

Eric Quan Pang　Jeffery Yao 著　白　帆　刘　畅 译

## 一、背景及历史

拇指的腕掌关节也称第一腕掌关节，是关节炎的常见部位。腕掌关节处的疼痛和骨擦感是典型的初期症状。应用影像学检查可确立诊断。拇指基底关节炎的影像学分期首先由 Eaton 和 Littler 提出，通常用于描述影像学的严重程度[1]。Burton 也提出了一个类似的含有更多临床表现的分期[2]。

确立诊断之后，通常尝试保守治疗，包括制动、封闭治疗和（或）支具固定。对于保守治疗效果不佳的病例考虑进行外科手术。

对于老年患者的晚期关节炎，已经提出了多种手术方式，包括单独的大多角骨切除术、大多角骨切除术合并充填成形术、韧带重建术、韧带重建合并充填成形术、韧带悬吊术、血肿成形术和关节融合术[1,3-10]。目前正有研究比较最佳的治疗方式。但目前的证据显示各方式之间并无优劣之分[11]。

在第一腕掌关节炎的早期阶段，手术治疗方案包括外展伸直截骨术、关节镜下手术和关节镜辅助手术。关节镜下手术由于操作微创，具有术后恢复快的潜在优势，在骨科的许多领域得到了应用。本章将讲述在第一腕掌关节炎中关节镜手术及关节镜辅助手术的使用[12-20]。

## 二、适应证

手术通常用于保守治疗失败的患者，包括采用动作改进、制动和（或）封闭治疗。在需要手术的患者中，笔者报道了在 Eaton Ⅰ~Ⅲ期和 Burton Ⅰ~Ⅱ期患者中关节镜技术的使用[12-20]。通常关节镜手术的禁忌证是全大多角骨关节炎或掌指关节过伸畸形。

本章高年资的笔者更喜欢在 Eaton Ⅰ和Ⅱ期患者中使用关节镜技术。

## 三、解剖

第一腕掌关节的解剖独特，其功能也依赖于此。掌骨基底在掌背方向呈凹面，在尺桡方向呈凸面。与其相对的大多角骨关节面在尺桡方向呈凹面，掌背方向呈凸面。凹凸的鞍状关节面使其既可以屈伸，同时又可以内收和外展[21]。此外，通过关节的旋转和移动，也可以完成旋前和旋后。其关节面相对较浅，导致内在稳定性差，可由此获得较大的关节活动度。然而，这种较大的活动度被认为是拇指腕掌关节退行性关节炎高发病率的原因[22]。此外，生物力学研究表明，进行侧捏动作时，在腕掌关节处检测到的力值比在手指指尖处大 12 倍[23]。

在腕掌关节周围有众多韧带起到稳定关节的作用。然而，其解剖结构在文献中仍然没有得到很好的描述。目前，掌侧前斜韧带和背侧三角韧带被认为是主要的稳定结构。

Pieron 在 1973 年将掌侧前斜韧带描述为一种在掌侧关节面的帘状结构[24]。最近的组织学研究表明，掌侧斜韧带主要是关节囊样结构，其结构与关节囊组织中杂乱的结缔组织更相似[25]。

背侧三角韧带起自大多角骨背侧，止于第一掌骨的基底。组织学分析发现背侧三角韧带比掌侧前斜韧带厚，并且其在组织学构成上与具有胶原束的韧带更为一致。此外，背侧三角韧带已被证明受机械感受器和游离神经末梢支配。这两者可能参与关节的本体感觉[26]。

目前已有多篇研究报道这些韧带分别对腕掌关节稳定性的贡献有多少。然而，作为主要的稳定结构，在早期腕掌关节炎中，单纯重建掌侧斜韧带已经被证明是一种成功有效的治疗方法[1,5]。

最后，在规划手术时需要考虑到紧邻关节近端的众多神经血管束。前臂外侧皮神经和桡神经浅支走行于手背侧，应予以考虑。此外，桡动脉深支位于鼻烟窝的舟骨 – 大 – 小多角骨（STT）关节背侧。

# 四、手术操作

## （一）特殊设备

- 标准关节镜塔。
- 2.3 mm 关节镜。
- 3.5 mm 全半径刨削刀。
- 2.9 mm 和 3.5 mm 磨钻
- 0.045 英寸克氏针或 TightRope（Arthrex, Naples, FL）。
- 指套。
- 无菌弹性绷带。
- 止血带。

## （二）麻醉

- 根据医生偏好选择局麻或全麻。

## （三）体位

- 将拇指套入指套（图 58-1）。
- 用弹性绷带加强固定指套中的拇指，使手臂在关节镜塔上相对稳定。
- 在腕掌关节水平标记 1R 和 1U 入路的位置。

- 止血带压力为 250 mmHg。
- 从 1R 或 1U 入路处将生理盐水注入腕掌关节内。
- 首先使用 11 号刀片切开皮肤以建立 1U 入路。钝性剥离至关节囊水平，以防止邻近的拇长展肌腱、拇短伸肌腱和背侧的桡神经感觉支在内的局部组织损伤。
- 钝性进入关节囊，通过流出的生理盐水确认进入。
- 将关节镜泵设置在 30 mmHg，插入 2.3 mm 关节镜。
- 采用类似于 1U 入路的方式，直视下建立 1R 入路（可选）。
- 用 18 号针头以大约垂直于 1U 入路的角度穿过鱼际肌，以建立鱼际入路。确定好位置后，采用与先前类似的方式建立入路（图 58-2）。
- 使用 3.5 mm 刨削刀从鱼际入路进入，可以进行清创术和游离体摘除（图 58-3）。
- 然后使用 2.9 mm 和 3.5 mm 磨钻来进行大多角骨半切除，最终切除 3~5 mm。为了获得更好的视野和切除操作，可以更改入路。还可以通过透视来确认切除的水平（图 58-4）。
- 切除完成后，笔者还使用射频刀头进行热皱缩术，以辅助维持关节的稳定（图 58-5）。

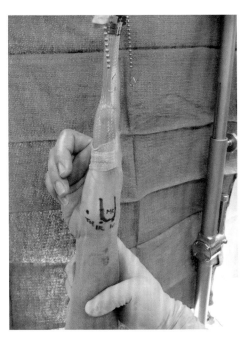

图 58-1 关节镜装配。将拇指套入指套中以提供第一腕掌关节处的牵引力。图中标记为鱼际、1R 和 1U 入路

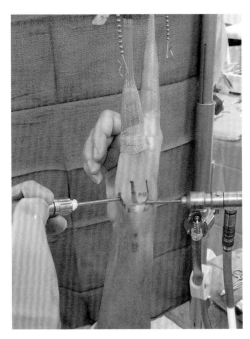

图 58-2 鱼际入路。图例展示了从 1U 入路观察鱼际入路的使用

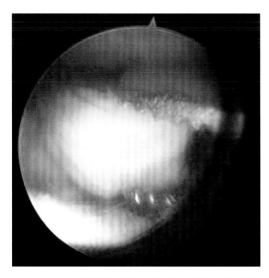

图 58-3　在关节镜下进行第一腕掌关节游离体摘除（图片由北京积水潭医院刘波医生提供）

- 切除完成后，医生可以自行选择填充物，通过鱼际入路置入。高年资的笔者更倾向于不放入填充物。
- 为了维持第一掌骨悬吊的位置，使用 0.045 英寸克氏针将掌骨固定到残余的大多角骨上（图 58-6）。4 周后拔针，之后可以开始康复锻炼。或者置入 Arthrex TightRope，并在术后 1 周开始康复锻炼。
- 用 4-0 单股线缝合切口。
- 使用短臂拇人字石膏固定。

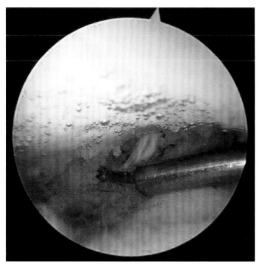

图 58-4　使用 2.9 mm 磨钻进行大多角骨部分切除（图片由北京积水潭医院刘波医生提供）

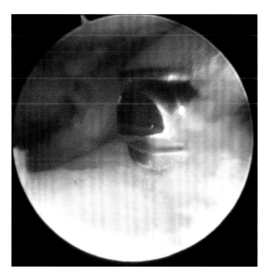

图 58-5　使用射频刀头进行韧带热皱缩术（图片由北京积水潭医院刘波医生提供）

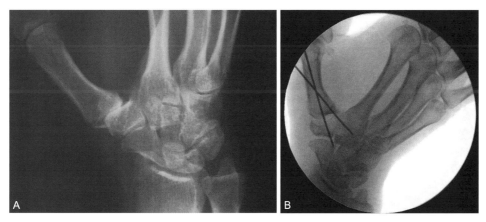

图 58-6　A. 术前 X 线片显示第一腕掌关节炎及半脱位。B. 术中进行关节镜下大多角骨部分切除和克氏针固定（图片由北京积水潭医院刘波医生提供）

## 五、注意事项

应钝性分离建立入路，以避免损伤邻近的韧带和神经。切除不足可能导致手术失败。可以通过多入路全方位地观察切除表面，来评价切除是否完整。也可以通过术中透视来评价。同时也应该仔细评价 STT 关节的病变情况。未解决的 STT 关节病变可能导致疼痛残留和预后不满意。

## 六、术后管理

• 患者以短臂拇人字石膏固定 2 周。
• 在 2 周随访时拆除缝线，并将石膏换成拇人字支具。
• 术后 4 周拔除克氏针。同时开始手部康复治疗，恢复正常活动。
• 另外，如果使用 Arthrex TightRope，可在术后 1 周开始康复治疗。因为植入物被埋入皮内，在开始活动前无须等待伤口愈合。

## 七、结果与结论

文献中已经描述了多种关节镜手术，从简单的清创术到使用各种辅助填充物。在疾病的早期阶段，可能只需要行腕掌清创术。Furia 等证明，对于 I 期或 II 期腕掌关节炎的患者，行关节镜下清创、滑膜切除术的患者，术后 DASH 和 VAS 评分明显优于行保守治疗的对照组[19]。

在 1997 年，Menon 等报道了对 33 例手行关节镜下清创、大多角骨部分切除及充填关节成形术。他们使用多种材料作为填充物，包括 GoreTex、自体掌长肌腱、同种异体筋膜和自体桡侧腕屈肌腱。在 2~4 年的随访期间，33 例手中 25 例疼痛完全缓解，3 例有轻微疼痛，4 例因持续性疼痛而需要二次手术[12]。

同样的，Earp 等报道了 15 名分期为 Eaton II 期或 III 期的腕掌关节炎的患者，行关节镜下大多角骨半切术和掌长肌腱或桡侧腕屈肌腱填塞治疗。在平均 11.1 个月的随访期间，患者的疼痛评分有统计学上的显著改善。在这些患者中，有 2 例并发症 [ 1 例发生复杂局部疼痛综合征（CRPS），1 例术区出现外观不佳伴有麻木的凸起 ][13]。Pegoli 等

对 16 名患者进行了 12 个月随访，术后 DASH 评分平均为 37 分，下降 21.31 分。患者预后评价为 6 例优秀，6 例良好，3 例一般，1 例差[14]。最近，Chuang 等报道了 23 例关节镜下大多角骨部分切除术和掌长肌腱填塞治疗的患者。他们报道患者在静息痛、运动痛以及背伸、屈曲和捏力方面均显著改善[15]。

现在已有报道使用 Artelon 填充物代替先前报道的肌腱填充。Badia 等最初报道在关节镜术中使用 Artelon 填充物可以缓解疼痛[20]。随后，Park 等报道了 9 例使用 Artelon 填充物的患者，平均随访 23.4 个月。术后 DASH 和 PRWE 评分分别为 $12.3 \pm 7.6$ 分和 $26.8 \pm 23.5$ 分。此外，没有发现重要的并发症[16]。

也有报道将热皱缩术作为大多角骨半切或全切术的辅助治疗。报道显示热治疗术在 TFCC 撕裂中具有去神经支配的作用。这种去神经支配的作用可以在大多角骨半切或全切术的联合使用中显著缓解疼痛。在 Culp 等报道的 24 例手术中，采用大多角骨半切或全切术以及周围韧带的关节囊热皱缩术进行治疗，在 1.2~4 年的随访中获得了 88% 的优秀或良好的预后[18]。

最后，还可以采用第一掌骨的伸直截骨术。外展伸直截骨术可以矫正内收畸形，理论上能给承受最大接触压力的掌侧腕掌关节减压，减少充血，并帮助减缓此处的关节炎进展[28, 29]。掌骨截骨可以单独进行，也可与关节镜下清创术联合进行[17]。

总而言之，笔者建议在第一腕掌关节炎的早期（Eaton I 期或 II 期）中使用关节镜下大多角骨半切术合并充填成形术。在符合适应证的患者中，微创技术相比开放手术已经显示出喜人的结果，并具有许多潜在的益处，尽管目前仍缺乏比较这两种方式的高级别证据。不仅限于手外科，在整个骨科，关节镜都是一个手术量不断增长的领域。未来的研究应该针对开放手术和关节镜下手术的比较，以更好地阐明关节镜手术对早期腕掌关节炎患者任何潜在的益处。

## 参考文献

[1] Eaton RG, Littler JW. Ligament reconstruction for the painful thumb carpometacarpal joint. J Bone Jt Surg (Am), 1973, 55(8): 1655-1666.

[2] Burton R. Basal joint arthrosis of the thumb. Clin North (Am), 1973, 4: 331-348.

[3] Carrol R, Hill N. Arthrodesis of the carpo-metacarpal joint of the thumb. J Bone Jt Surg (Br), 1973, 55(2): 292-294.

[4] Davis TRC, Brady O, Dias JJ. Excision of the trapezium for osteoarthritis of the trapeziometacarpal joint: A study of the benefit of ligament reconstruction or tendon interposition. J Hand Surg, 2004, 29(6): 1069-1077.

[5] Eaton R, Lane L, Littler J, et al. Ligament reconstruction for the painful thumb carpometacarpal joint-a long-term assessment. J Hand Surg (Am), 1984, 9(5): 692-699.

[6] Gray KV, Meals RA. Hematoma and distraction arthroplasty for thumb basal joint osteoarthritis: minimum 6.5-year follow-up evaluation. J Hand Surg, 2007, 32(1): 23-29.

[7] Gervis W. Excision of the trapezium for osteoarthritis of the trapezio-metacarpal joint. J Bone Jt Surg (Br), 1949, 31B(4): 537-539.

[8] Hartigan BJ, Stern PJ, Kiefhaber TR. Thumb carpometacarpal osteoarthritis: arthrodesis compared with ligament reconstruction and tendon interposition. J Bone Jt Surg (Am), 2001, 83(10): 1470-1478.

[9] Yao J, Song Y. Suture-button suspensionplasty for thumb carpometacarpal arthritis: a minimum 2-year follow-up. J Hand Surg, 2013, 38(6): 1161-1165.

[10] Muller GM. Arthrodesis of the trapezio-metacarpal joint for osteoarthritis. J Bone Jt Surg, 1949, 31(4): 540-542.

[11] Vermeulen GM, Slijper H, Feitz R, et al. Surgical management of primary thumb carpometacarpal osteoarthritis: A systematic review. J Hand Surg, 2011, 36(1): 157-169.

[12] Menon J. Arthroscopic management of trapeziometacarpal joint arthritis of the thumb. Arthroscopy, 1996, 12(5): 581-587.

[13] Earp BE, Leung AC, Blazar PE, et al. Arthroscopic hemitrapeziectomy with tendon interposition for arthritis at the first carpometacarpal joint. Tech Hand Up Extrem Surg, 2008, 12(1): 38-42.

[14] Pegoli L, Parolo C, Ogawa T, Arthroscopic evaluation and treatment by tendon interpositional arthroplasty of first carpometacarpal joint arthritis. Hand Surg, 2007, 12(01): 35-39.

[15] Chuang MY, Huang CH, Lu YC, et al. Arthroscopic partial trapeziectomy and tendon interposition for thumb carpometacarpal arthritis. J Orthop Surg, 2015, 10(1): 578-600.

[16] Park MJ, Lee AT, Yao J. Treatment of thumb carpometacarpal arthritis with arthroscopic hemitrapeziectomy and interposition arthroplasty. Orthopedics, 2012, 35(12): e1759-e1764.

[17] Badia A, Khanchandani P. Treatment of early basal joint arthritis using a combined arthroscopic debridement and metacarpal osteotomy. Tech Hand Up Extrem Surg, 2007, 11(2): 168-173.

[18] Culp R, Rekant M. The role of arthroscopy in evaluating and treating trapeziometacarpal disease. Hand Clin, 2001, (17): 315-319.

[19] Furia JP. Arthroscopic debridement and synovectomy for treating basal joint arthritis. Arthrosc J Arthrosc Relat Surg, 2010, 26(1): 34-40.

[20] Badia A. Arthroscopic indications and technique for artelon interposition arthroplasty of the thumb trapeziometacarpal joint. Tech Hand Up Extrem Surg, 2008, 12(4): 236-241.

[21] Ladd AL, Weiss A-PC, Crisco JJ, et al. The thumb carpometacarpal joint: anatomy, hormones, and biomechanics. Instr Course Lect, 2013, 62: 165.

[22] Barron OA, Glickel SZ, Eaton RG. Basal joint arthritis of the thumb. J Am Acad Orthop Surg, 2000, 8(5): 314-323.

[23] Cooney WP, Lucca MJ, Chao EY, et al. The kinesiology of the thumb trapeziometacarpal joint. J Bone Jt Surg (Am), 1981, 63(9): 1371-1381.

[24] Pieron A. The mechanism of the first caropmetacarpal (CMC) joint. An anatomical and mechanical analysis. Acta Orthop Scand Suppl, 1973, 148((suppl)): 1-104.

[25] Ladd AL, Lee J, Hagert E. Macroscopic and microscopic analysis of the thumb carpometacarpal ligaments: a cadaveric study of ligament anatomy and histology. J Bone Jt Surg (Am), 2012, 94(16): 1468.

[26] Hagert E, Lee J, Ladd AL. Innervation patterns of thumb trapeziometacarpal joint ligaments. J Hand Surg, 2012, 37(4): 706-714.

[27] Pirolo JM, Le W, Yao J. Effect of electrothermal treatment on nerve tissue within the triangular fibrocartilage complex, scapholunate, and lunotriquetral interosseous ligaments. Arthrosc J Arthrosc Relat Surg, 2016, 32(5): 773-778.

[28] Wilson JN. Basal osteotomy of the first metacarpal in the treatment of arthritis of the carpometacarpal joint of the thumb. Br J Surg, 1973, 60(11): 854-858.

[29] Pellegrini VD, Olcott CW, Hollenberg G. Contact patterns in the trapeziometacarpal joint: the role of the palmar beak ligament. J Hand Surg, 1993, 18(2): 238-244.

[30] 刘波、陈山林、田光磊, 等. 小关节镜治疗第一腕掌关节疾病的临床应用. 骨科临床与研究杂志, 2017, 2(5): 279-283.

# 第59章

# 关节镜下 Bennett 骨折复位固定术

Eric Quan Pang　Jeffery Yao 等 著　白 帆　刘 畅 译

## 一、背景和历史

拇指基底的急性创伤是一种常见损伤。此处骨折的治疗在很大程度上取决于骨折与关节的距离和关节面受累的程度。与累及全身其他关节面类似，主要的关注点是创伤后的骨关节炎和继发疼痛。对于第一腕掌关节，关节周围骨折复位的质量与创伤后关节炎进展的关系仍不明确[1-3]。此外，应在直视下还是 X 线透视引导下进行复位也存在争议[4,5]。尽管这样，无论直视还是 X 线透视引导，通常都应该进行复位和固定，将创伤后关节炎的风险降到最低。推荐的固定方法包括锁定钢板固定、螺钉固定、经皮穿针和关节镜辅助技术[3,6-8]。

此类工作关注在治疗拇指掌骨基底骨折中关节镜辅助技术的使用。关节镜辅助的概念已经用于其他关节内骨折的固定，包括胫骨平台骨折和桡骨远端骨折等[9-14]。关节镜辅助下经皮穿针固定 Bennett 骨折由 Culp 和 Johnson 在 2010 年首次提出[8]。笔者开发这种技术是因为质疑 X 线透视下经皮穿针固定术的准确性[4]。在关节镜的辅助下，术者能够确保克氏针没有侵犯关节，并能更准确地评估复位的质量。此外，使用关节镜可以避免切开手术，减少软组织侵犯，进而减轻疼痛，减少瘢痕组织的形成，并缩短恢复时间。但是，对于复杂骨折仍推荐直视下切开复位，因此，关节镜辅助手术在第一腕掌关节的骨折中只推荐用于 Bennett 骨折[8,15,16]。本章将重点关注关节镜辅助下的经皮穿针固定 Bennett 骨折的应用。

## 二、适应证

第一腕掌关节可接受 1 mm 的关节面塌陷，更大的塌陷将引发严重的创伤后关节炎[2,17]。过去使用石膏行保守治疗。然而，用石膏很难维持复位，丧失解剖复位也将使预后变差[18,19]。因此，对于任何程度的关节不匹配均应考虑手术干预，这也是关节镜手术的适应证。

如果骨折较粉碎，或者需要固定骨干，或者需要韧带重建，则推荐切开手术而非关节镜手术[8]。

## 三、解剖

当治疗第一腕掌关节骨折时，理解骨折的受力机制很有意义。腕掌关节周围的韧带有稳定关节的作用。在众多围绕第一腕掌关节的韧带中，与 Bennett 骨折关系最密切的就是前斜韧带。前斜韧带最早由 Pieron 在 1973 年描述为在腕掌关节掌侧面的帘状结构[20]。在 Bennett 骨折中，前斜韧带维持着尺侧骨折块与第二掌骨基底的关系。

拇长展肌止于第一掌骨基底，将骨干的骨折块拉向旋后位，并向背侧、桡侧和近侧移位。拇收肌也将远端骨干拉向内收位[8]。

第一腕掌关节的关节镜手术通过 1U 和 1R 通路完成。在第一腕掌关节水平识别拇短伸肌和拇长展肌至关重要。于关节水平，在这些肌腱的尺侧和桡侧建立通路。最后，在手术计划中还应考虑到关节附近的大量神经血管束。前臂外侧皮神经和桡神经浅支走行于手背，应予以保护。此外，桡动脉深支位于鼻烟窝的舟骨 – 大 – 小多角骨关节背侧。

## 四、手术操作

### （一）特殊器械

- 标准关节镜塔。
- 2.3 mm 关节镜。
- 3.5 mm 全半径刨削刀。
- 0.045 英寸克氏针。
- 1.0 mm 或 2.3 mm 螺钉。
- 指套。

- 无菌弹性绷带。
- 止血带。
- C 型臂。

（二）麻醉

- 区域麻醉或全麻，取决于外科医生的偏好。

（三）体位及手术

- 将拇指放入指套（图 58-1）。
- 用弹性绷带加强固定指套中的拇指，使手臂相对关节镜塔保持稳定。
- 在第一掌指关节水平标记 1R 和 1U 通路位置。
- 将止血带压力升至 250 mmHg。
- 从 1R 或 1U 通路处将生理盐水注入腕掌关节。
- 首先使用 11 号刀片切开皮肤建立 1U 通路。钝性分离直至关节囊层面，防止邻近的拇长展肌腱、拇短伸肌腱和背侧的桡神经感觉支在内的局部组织损伤。
- 钝性进入关节囊，通过流出的生理盐水确认进入。
- 将关节镜泵设置在 30 mmHg，插入 2.3 mm 关节镜。
- 采用类似于 1U 入路的方式，直视下建立 1R 入路。
- 如果通过 1R 和（或）1U 通路不能提供足够的视野，则可以建立鱼际通路。在此情况下，用 18 号针头以大约垂直于 1U 通路的角度穿过鱼际肌肉，以确立鱼际通路。确定好位置后，采用与先前类似的方式建立通路（图 58-2）。
- 然后使用 3.5 mm 刨削刀清除关节中的血肿或软组织，以显露骨折部位。
- 创建视野之后，使用探针评估骨折块的移位情况（图 59-1）。
- 采用 C 型臂拍摄关节正位，并且使用关节内探针或克氏针调整骨折块的位置。
- 骨折复位后，用克氏针暂时固定，并在 X 线透视和关节镜直视下确定位置。
- 固定物由医生选择，可以采用克氏针或螺钉（图 59-2）。
- 最终固定完成后，再次在 X 线透视和关节镜直视下确认复位情况。

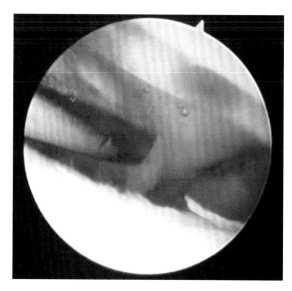

图 59-1 关节镜下检查骨折移位情况（图片由北京积水潭医院刘波医生提供）[21]

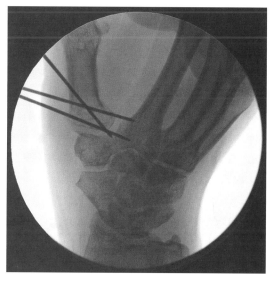

图 59-2 关节镜监视下骨折复位满意后，采用克氏针固定骨折（图片由北京积水潭医院刘波医生提供）[21]

- 用 4-0 单股线缝合皮肤。
- 用短臂拇人字石膏固定。

五、注意事项

- 为达到复位，通常采用克氏针的 Joystick 技术控制骨干骨折块。通常旋转和简单的牵引足以复位骨折。一旦复位满意，如果克氏针方向合适，可以将其推进固定到尺侧的骨折块中以保持复位，否则穿入第二根克氏针保持复位。
- 复位后对关节进行仔细的评价是非常重要的，需要在置入最终固定物后，确保复位位置得到了维持。
- 此外，避免固定物进入关节内非常重要。

## 六、术后管理

- 患者以短臂拇人字石膏固定 2 周。
- 2 周随访时，拆线并将石膏换成拇人字型支具，拍摄 X 线片以确认复位维持。
- 在 4 周随访时，拔除克氏针并复查 X 线片。此时开始手活动的康复。只在提大于 5 磅重物及睡觉时配带拇人字支具。

## 七、结果与结论

Culp 和 Johnson 在 2010 年首次介绍了关节镜技术在第一腕掌关节骨折中的使用[8]。他们的原始工作仅描述了手术技术，并没有报告任何采用此治疗的患者的预后或结果。

Zemirline 等在 2012 年报道了在其医院接受 Bennett 骨折治疗的 7 例患者。这是一项对使用 2.3 mm 空心钉固定的 Bennett 骨折患者的回顾性研究。他们报道术后平均疼痛评分为 1 分，Quick-DASH 评分为 15 分，Kapandji 评分为 9 分。侧捏和握力分别为对侧的 73% 和 85%。值得注意的是，他们观察到 4 位患者出现继发移位，其中 2 人移位超过 1 mm。最后，患者先在透视下实现复位，然后使用关节镜确认位置。笔者报告，复位后关节镜检查未发现这些患者的复位需要调整，这支持透视在确定关节不匹配时的准确性[15]。

最近，Pomares 等发表了采用类似技术的随访结果。他们使用 2.0 mm 螺钉进行固定。这项回顾性研究观察了一群 18 岁以上的患者。他们的 Bennett 骨折累及 1/3 以上的关节面，并采用关节镜辅助技术治疗。将他们既往的使用切开手术治疗的患者作为对照组。笔者报道，这两组患者在 Quick- DASH 评分、Kapandji 评分、握力及捏力上均无统计学差异。此外，关节镜治疗组的止血带使用时间和术后固定时间均明显缩短。而且，切开手术组的并发症更多，但是由于两组患者的数量少，

不能直接进行统计学比较[16]。

总之，笔者认为复位的质量非常关键。不论采用什么办法，应该将关节塌陷控制在小于 1 mm 以内。在恰当地使用中，关节镜检查已经成为骨科很有价值的工具。因为腕关节镜需要较长的学习曲线，因此我们建议，不管是切开手术还是关节镜辅助操作，采取术者最熟悉的操作就好。微创的关节镜技术结合经皮固定具有许多潜在的好处。然而，相对缺乏研究这些技术的文献，未来的研究应该旨在证明这些潜在的好处。

## 参考文献

[1] Timmenga EJF, Blokhuis TJ, Maas M, et al. Long-term evaluation of Bennett's fracture——A comparison between open and closed reduction. J Hand Surg (Br), 1994, 19(3): 373-377.

[2] Cannon SR, Dowd GSE, Williams DH, et al. A long-term study following Bennett's fracture. J Hand Surg Br Eur Vol, 1986, 11(3): 426-431.

[3] Leclère FMP, Jenzer A, Hüsler R, et al. 7-year follow-up after open reduction and internal screw fixation in Bennett fractures. Arch Orthop Trauma Surg, 2012, 132(7): 1045-1051.

[4] Capo JT, Kinchelow T, Orillaza NS, et al. Accuracy of fluoroscopy in closed reduction and percutaneous fixation of simulated Bennett's fracture. J Hand Surg, 2009, 34(4): 637-641.

[5] Greeven APA, Hammer S, Deruiter MC, et al. Accuracy of fluoroscopy in the treatment of intra-articular thumb metacarpal fractures. J Hand Surg (Eur), 2012, 38(9): 979-983.

[6] Mumtaz M, Ahmad F, Kawoosa A, et al. Treatment of Rolando fractures by open reduction and internal fixation using mini T-plate and screws. J Hand Microsurg, 2016, 8(2): 80-85.

[7] Greeven APA, Alta TDW, Scholtens REM, et al. Closed reduction intermetacarpal Kirschner wire fixation in the treatment of unstable fractures of the base of the first metacarpal. Injury, 2012, 43(2): 246-251.

[8] Culp RW, Johnson JW. Arthroscopically assisted percutaneous fixation of Bennett fractures. J Hand Surg, 2010, 35(1): 137-140.

[9] del Piñal F, Klausmeyer M, Moraleda E, et al. Arthroscopic reduction of comminuted intra-articular distal radius fractures with diaphyseal-metaphyseal comminution. J Hand Surg, 2014, 39(5): 835-843.

[10] Di Caprio F. Combined arthroscopic treatment of tibial plateau and intercondylar eminence avulsion fractures. J Bone Jt Surg (Am), 2010, 92(Supplement_2): 161.

[11] Edwards CC, Haraszti CJ, McGillivary GR, et al. Intra-articular distal radius fractures: arthroscopic assessment of radiographically assisted reduction. J Hand Surg, 2001, 26(6): 1036-1041.

[12] Jennings J. Arthroscopic management of tibial plateau frac-tures. Arthroscopy, 1985, 1(3): 160-168.

[13] Rousseau M-A, Biette G, Jouve F, et al. Long term outcomes after arthroscopic management of tibial plateau fractures. Eur J Trauma Emerg Surg, 2008, 34(1): 49-54.

[14] Varitimidis SE, Basdekis GK, Dailiana ZH, et al. Malizos K. Treatment of intra-articular fractures of the distal radius. Bone Jt J, 2008, 90(6): 778-785.

[15] Zemirline A, Lebailly F, Chihab Taleb, et al. Hand Surg, 2014, 19(02): 281-286.

[16] Pomares G, Strugarek-Lecoanet C, Dap F, et al. Bennett fracture: arthroscopically assisted percutaneous screw fixation versus open surgery: functional and radiological outcomes.

Orthop Traumatol Surg Res, 2016, 102(3): 357-361.

[17] Thurston AJ, Dempsey SM. Bennett's fracture: a medium to long-term review. Aust N Z J Surg, 1993, 63(2): 120-123.

[18] Livesley PJ. The conservative management of Bennett's fracture-dislocation: a 26-year follow-up. J Hand Surg (Br), 1990, 15(3): 291-294.

[19] Oosterbos C, de Boer H. Nonoperative treatment of Bennett's fracture: a 13-year follow-up. J Orthop Trauma, 1995, 9(1): 23-27.

[20] Pieron A. The mechanism of the first caropmetacarpal (CMC) joint. An anatomical and mechanical analysis. Acta Orthop Scand Suppl, 1973, 148(suppl): 1-104.

[21] 刘波, 陈山林, 田光磊, 等. 小关节镜治疗第一腕掌关节疾病的临床应用. 骨科临床与研究杂志, 2017, 2(5): 279-283.

# 第60章

# 内镜下腕管松解术

Charles Day　Joseph E. Moran-Guiati 著　李 峰 朱 瑾 译

## 一、背景和历史

　　腕管综合征（carpal tunnel syndrome, CTS）是一种常见的局部周围神经病变，是由于正中神经在腕部卡压导致。典型的临床表现为腕部以远的正中神经支配区（拇指、示指、中指和环指桡侧半皮肤）疼痛、烧灼感、刺痛和（或）感觉异常。腕管综合征的发病率为99/（100 000/年）[1]，是最常见的单神经病变，在总人口中的患病率为7%~19%[2]，2003 年有超过 380 万腕管综合征患者就医[3]。发表于 2007 年的一篇研究报告显示，过去 6 年间美国有 4443 名职工因为腕管综合征索要工作赔偿，累计损失为 1.97~3.82 亿美元，平均每名职工 4.5~8.9 万美元[4]，由此可见腕管综合征所带来的巨大经济负担。同一篇研究报告也显示，手术患者的疗效要优于非手术患者。

　　腕管综合征一般首选保守治疗，可以采取支具固定或可的松注射。如果非手术治疗无效，可选择手术治疗，手术切断腕横韧带（构成腕管的掌侧"屋顶"），称为腕管松解术（carpal tunnel release, CTR）。1924 年在加拿大首次行腕横韧带切开松解术[5]，直到 20 世纪 50 年代腕管切开松解术被广为应用[6]，如今，腕管松解术成为一种常见的手部手术[7]。

　　1989 年 Okutsu 首先报道了在内镜下行腕管松解术[8]，1994 年 Mirza、Agee 和 Chow 分别报道使用近端入路、远端入路（单入路）和远近端双入路的内镜腕管松解术[9-10]，此后出现了大量针对内镜下腕管松解术的收益及风险的有争议的研究报告，对于临床结果的主要争论包括疼痛、恢复工作的时间以及神经和血管损伤的概率[11]。

## 二、腕管松解术的手术适应证

　　腕管松解术的手术适应证为保守治疗无效和（或）中重度腕管综合征，通常表现为持续麻木，感觉缺失，症状持续≥1 年，神经传导测定显示严重神经卡压，大鱼际肌萎缩或肌力减弱，保守治疗无效[14]。此外，美国骨科医师协会（American Academy of Orthopaedic Surgeons, AAOS）提出，对于任何倾向于手术治疗，而非保守治疗的腕管综合征患者，可以考虑早期手术治疗[15]。

　　内镜下腕管松解术（endoscopic carpal tunnel release, eCTR）没有特定的手术指征，一般根据医生的个人喜好以及个体案例决定。一些笔者认为体型较大的患者，尤其是腕关节空间较大的患者，术中视野更大，操作容易，更适用于使用内镜进行腕管松解术。但也有笔者认为手腕较小的患者脂肪组织少，不会阻挡内镜视野，更适于内镜下腕管松解术。内镜下腕管松解术尤其适用于期望更快地恢复工作及恢复握力的患者。

　　内镜下腕管松解术的绝对禁忌证包括：腕管内肿物和其他占位性病变，腕管解剖变异，腕关节僵硬而无法完成术中所需体位。如果存在任何肿物或腕部解剖变异，需要行切开腕管松解，彻底探查所有的解剖变异。

## 三、相关解剖

　　术前应全面掌握手部、腕部和前臂相邻组织的解剖，尤其是需要注意经过腕部的神经血管束、肌腱和韧带，可以减少并发症的发生率，确保患者最大程度的获益。

屈肌支持带（也称腕横韧带）自尺侧三角骨和钩骨至桡侧的大多角骨和舟骨，横跨手掌，构成腕管的掌侧顶部，正中神经和屈肌腱（拇长屈肌腱、四条指浅屈肌腱和四条指深屈肌腱）走行于腕管内。腕管不是封闭结构，两端开放，但其内的组织液压力是稳定的。腕管直径最窄处距离近端入口处约为 2 cm，是最常见的神经卡压点。在尸体解剖研究中，腕管的宽度、深度、倾斜角度、长度、横截面积和容量分别为 $19.2 \pm 1.7$ mm、$8.3 \pm 0.9$ mm、$14.8 \pm 7.8°$、$12.7 \pm 2.5$ mm、$134.9 \pm 23.6$ mm$^2$ 和 $737 \pm 542$ mm$^{3[19]}$。正中神经紧贴着腕横韧带下方走行，在腕横韧带出口处发出返支，支配拇短展肌、拇短屈肌浅头和拇对掌肌。正中神经向远端继续分为指神经，支配拇指、示指、中指和环指桡侧半的皮肤感觉。

腕管最窄处位于钩骨钩水平，正中神经在这一水平的走行最为表浅。了解正中神经在腕管内与相邻结构，包括尺侧滑囊、屈肌腱和放置其中的内镜器械的解剖关系是手术的要点。熟知腕管边界的标志，包括钩骨钩、掌浅弓和正中神经鱼际支，对于设计切开或内镜下腕管松解术的切口位置非常重要。因此，术前应掌握腕横韧带解剖、层次以及与相邻结构，包括掌侧脂肪垫，Guyon 管、掌腱膜和鱼际肌的关系。

在手术时，掌握正中神经分支的解剖变异是非常必要的。大多数情况下，正中神经运动支在屈肌支持带远端发出，称为韧带外型（46%~90%），其他不常见的变异包括韧带下型（31%）和经韧带型（23%，图 60-1）[20]。正中神经掌皮支的变异类型如下：掌皮支在掌侧腕横纹近端 5 cm 处从正中神经桡侧发出，在掌侧筋膜近端经掌长肌腱穿出。为了避免腕管松解术中损伤桡侧的这些分支，Taleisnik 建议在环指屈曲轴线的尺侧设计切口[21]，但是手术入路太靠近尺侧钩骨钩时，有损伤尺动脉或神经的风险，因此，熟悉掌皮支和返支的解剖可以有效地避免神经的意外损伤。

来自鱼际肌筋膜、小鱼际肌筋膜和掌短肌背侧筋膜的纤维组织形成了一个独立的筋膜层，位于腕横韧带掌侧。此筋膜层术中可保留。环指轴线和 Cardinal 线交叉处的脂肪垫与腕横韧带远端的深面重叠。术中需要牵开脂肪垫才能显露韧带远端，更为重要的是掌浅弓常走行在此脂肪垫中。Guyon 管中的尺动脉走行于钩骨钩浅层，内镜下腕管松解术曾有过尺动脉损伤的报道。

异常的肌肉、肌腱和手指屈曲时的蚓状肌都可以出现在腕管中，甚至引起正中神经卡压。深入地掌握腕管解剖是非常必要的，可以避免并发症的发生，使患者最大程度获益。掌握腕管中的内容物、位置以及相互间关系可以帮助医生选择正确的入路，术中准确地辨别腕管中或腕管邻近的结构[18]。

## 四、手术操作

内镜下腕管松解术通常有三个入路：远端（手掌）入路、近端（腕部）入路和联合（双切口）入路。这三种入路各有其优缺点。

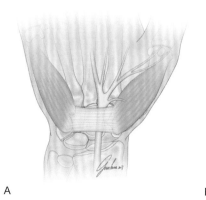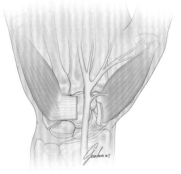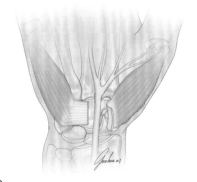

A　　　　　　　　　　B　　　　　　　　　　C

图 60-1　正中神经运动支最常见的三种变异：韧带外型（45%，图 A）、韧带下型（31%，图 B）和经韧带型（23%，图 C）

通常来讲，远端（手掌）入路能更好地辨别和保护重要的神经和血管结构，近端（腕部）入路手术更快、更美观。eCTR 近端切口的优点包括美观，切口愈合快，以及能够更快、更容易地分离至腕横韧带下方。缺点是掌中脂肪可能遮盖腕横韧带远端术野，有损伤掌浅弓的风险，同时也存在屈肌支持带远端松解不完全的可能。

eCTR 远端（手掌）切口的优点包括直视下操作，保护周围的解剖结构，同时允许刀片直接切开腕横韧带和前臂筋膜。潜在的风险为伤口愈合较差，同时由于切口位于神经支配密集的手掌部，术后可能引发切口部位的疼痛。

最后，可以同时行近端和远端切口（双切口入路）。支持此入路的笔者认为相对于单入路来说，可以获得更大的术野，减少周围结构损伤的风险。但是，两个切口（一个近端和一个远端）总的切口长度和标准的切开腕管松解术长度相当，而视野比开手术要小。但切开手术的切口位于手掌中线，双切口入路切口则远离神经丰富的掌侧组织，术后引致疼痛较轻。因此，双切口入路不但可以提供很好地术野，还有利于减少术后疼痛的发生。

**1．近端单切口入路（Agee）** 近端单切口入路技术由 Agee 等报道[3]，所需的设备均已商业化生产（图 60-2）。术中需要止血带，笔者建议开始可以在全麻或区域阻滞麻醉下进行。累积更多的经验后，可在局麻下进行。在桡侧腕屈肌与尺侧腕屈肌之间，远端腕横纹部位做一个 2~3 cm 的横行切口，纵向分离，保护正中神经掌皮支，找到前臂筋膜，以远端为蒂，在筋膜上做 U 形切口，向手掌侧掀起。沿腕管尺侧及钩骨钩桡侧放入探针，使腕关节位于轻度背伸位，观察窗朝向腕横韧带内侧面，置入切割器械。另一只手触摸切割器械的尖端，通过术中影像、冲击触诊以及隔着皮肤轻触诊，确定屈肌支持带远端边缘的位置。确定正确的位置后，将刀片自切割器械内向上伸出，逐渐向近端撤出切割器械，切开屈肌支持带，再将刀片缩回，重新将切割器械插入腕管，检查屈肌支持带切开是否完全。如不完全，按上述操作继续切开剩余的屈肌支持带。使用组织剪向切口近端切开前臂筋膜，关闭皮肤切口，根据手术医生的习惯决定是否使用支具[2]。Agee 等强烈建议如果术野不完整，观察清晰，应放弃内镜手术，转为切开腕管松解术。刀片在远端伸出以及在近端缩回时，有可能会损伤血管弓和正中神经分支。

**2．远端单切口入路（Mirza）** 在前臂远端画两条约 2.5 cm 的纵行线，一条位于尺侧腕屈肌腱桡侧 5 mm 处，另一条沿掌长肌腱。如果患者掌长肌腱缺如，可以使用腕部正中线。在手掌也画两条线，一条为经过拇指外展最远端做横行线，另一条为自第三指蹼的纵行线。在两条线的交点近端 1 cm 处做一个 1.5 cm 长的纵行切口。此切口通常位于或平行于鱼际纹。在切口内钝性分离显露

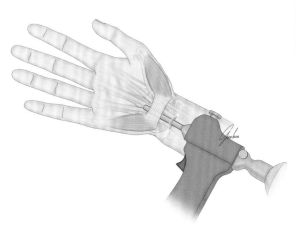
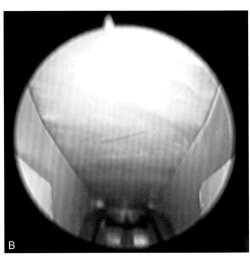

图 60-2　A. 近端单切口入路（Agee）使用的 MicroAire 系统。B. MicroAire 系统中内镜监视器视图显示完整的腕横韧带

手掌筋膜并纵行切开，显露屈肌支持带远端边界以及位于腕横韧带远端的脂肪垫，分离正中神经分支和掌浅弓，可以看到正中神经走行于腕横韧带下方。

然后将手部固定，腕关节背伸，建立滑囊外韧带下通道。在尺侧滑囊掌侧沿着腕横韧带下表面置入一个钝性弯剥离器。轻柔地侧向移动剥离器。当剥离器向近端进入几个毫米时，改为远近端方向重复移动，将滑膜从腕横韧带上剥离。这种操作手法可以建立滑囊外韧带下通道，移除滑膜组织，防止其阻碍手术视野。剥离器向近端移动的方向应该在术前前臂所画的两条纵行线之间，以免损伤尺神经或正中神经和血管结构。移除剥离器，沿着滑囊外通道放入一个内层闭孔、外层开槽的套管装置（图 60-3）。此时，移除闭孔套管，在开槽的套管中置入内镜，可以完全显示屈肌支持带。这时最重要的是辨认腕横韧带横向走行的纤维。如果有液体或脂肪球阻挡视野，可以先撤回内镜，放入消毒棉签擦拭。如果有滑膜组织阻碍辨认横行纤维，可以在内镜近端置入一个钝性探针。

在内镜直视下去除滑膜，但是，如果看到的结构是实性的（如屈肌腱或正中神经），则需要套上封闭器，移除套管装置，重新使用弯剥离子建立通道。除非腕横韧带横行纤维在内镜下清晰可见，并且没有任何阻碍视野的结构，否则不要尝试在内镜下行松解操作。看到横行纤维后，将内镜

从开槽套管中撤出。在内镜上安装切开器械，自腕横韧带远端边缘的套筒置入，在内镜直视下从远端向近端推进此装置，切断屈肌支持带。这个装置的设计可以让术者在切开过程中一直能够看到刀和屈肌支持带。切断屈肌支持带后，术者可以用另一只手在腕横纹近端隔着皮肤触摸到刀头。将刀镜装置从套管中撤出，拆下切开器械，重新置入内镜，侧向转动套管，可以看到切断的屈肌支持带边缘、正中神经和屈肌腱。对比腕横韧带切缘和前臂远端的前臂筋膜切缘，可见前者明显增厚。"鱼际间筋膜"的横行纤维通常可以保留，可见其位于切断的腕横韧带浅层。这些纤维没有腕横韧带纤维致密，其近端可见掌侧脂肪组织疝出。冲洗伤口，用 4-0 普里灵线连续皮内缝合。用皮肤胶条封闭伤口，2~3 ml 0.5% 布比卡因皮下浸润注射，用柔软的敷料包裹伤口并放松止血带[17]。

**3. 双切口入路（Chow 法）**　双切口入路内镜技术由 Chow 报道。首先触摸豌豆骨近端边缘，画一个小圆圈标记。根据手的大小，从豌豆骨近极向桡侧画一条 1.5~2 cm 的线。在这条线的终点的近端大约 0.5 cm 处，按 1∶3 的比例画第二条线，然后在第二条线的终点画一条 7~10 mm 长的虚线，建立入口。如果患者有掌长肌，入路的中心点应位于掌长肌的尺侧边缘。

将拇指充分外展，自其远端边缘垂直于前臂长轴画一条线，经过第三指蹼平行前臂长轴画第二

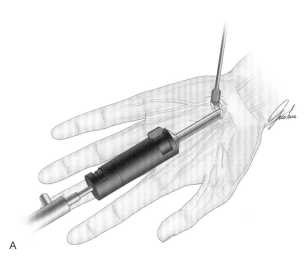
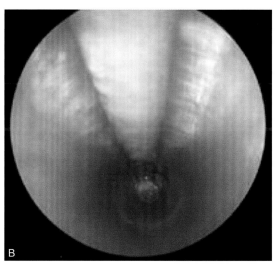

图 60-3　A. 远端单切口入路系统。B. 透明套筒内的内镜显示完整的腕横韧带

条线。这两条线相交呈直角，从交点处沿直角平分线向近端延伸 1 cm，建立出口。术者应触到钩骨钩，出口应位于手掌中心柔软处，与环指在一条线上，连接入口和出口的连线应该沿着前臂长轴，且位于钩骨钩桡侧。

在入口和出口处注射 1% 利多卡因。由于手掌处感觉灵敏，入口处注射 1~2 ml，出口处注射 3~4 ml。在入口标志处横行切开 7~10 mm 切口，用止血钳钝性分离，牵开小的皮神经和血管。一般情况下，如果操作得当，是不需要止血带的。看到前臂筋膜层，在筋膜上做一个小的纵行开口，用小的 Stephen 组织剪分离扩大切口。如果掌长肌腱存在，此纵行切口应位于掌长肌腱尺侧缘。需要注意的是，有时前臂有两层筋膜，需要同时切开，可见下方的尺侧滑囊。用小的牵开器牵开切口远端皮缘，创建一个腕横韧带与尺侧滑囊之间的通道。用一个弯剥离器轻柔地穿过薄膜，进入腕管。前

后移动剥离器，可以感受到腕横韧带"搓衣板"或"铁轨"样粗糙的下表面。然后将一个弯剥离器和开槽套管的组合器械置入腕横韧带下方。当这个装置的尖端触及到钩骨钩时，术者抓住患者的手指和手。在保持这个姿势的同时，轻轻地过伸手指和手腕，使患者的手舒适地放在架子上。继续将套筒向出口方向推进，在出口处皮肤做一个小的横行或斜行切口，向下压住周围软组织，使套筒从出口处穿出（图 60-4A、视频 60-1）。移除套芯，将开槽的套管留在腕横韧带下方，然后将手固定在架子上。

从入口处将内镜置入套筒，出口处置入操作工具，利用探针找到腕横韧带远端边缘。探针也可以用来触探任何非韧带样结构，确保不是正中神经。术者应关注患者的手部是否有任何异常的感觉。如有疑问，需要移除套管并重新置入。首先利用探针刀自远端向近端切开，任何超过腕横韧

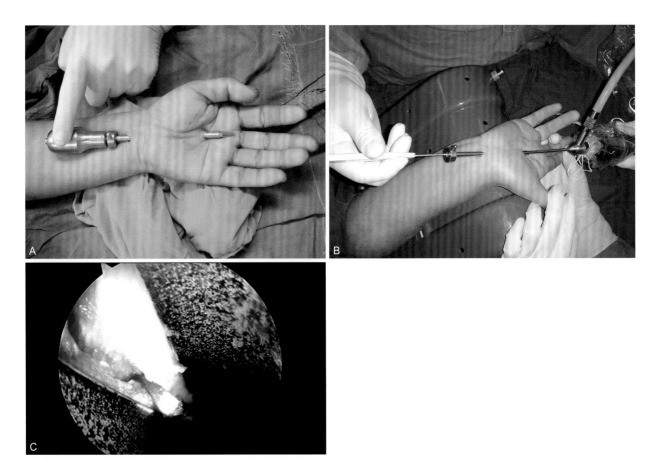

图 60-4　Chow 法双切口入路（图片由大连医科大学附属第一医院曲巍医生提供）。A. 将开槽套筒和套芯从近侧切口插入腕管，从远侧切口穿出。B. 从远侧切口置入内镜，从近侧切口置入钩刀。C. 在内镜监视下用钩刀从远向近侧切割腕横韧带

带远端边缘的解剖结构都不能切除，再将内镜向近端回撤 1 cm 左右，用三角刀在腕横韧带中部开一个小口，置入逆向钩刀，向远端回拉切割，完全切开腕横韧带的远端部分。

将内镜从套筒入口取出，自套筒出口置入，此时屏幕上的术野呈现镜像效果。术者需要意识到原先的尺侧已变为桡侧。向远近端移动内镜，可以找到之前切开的远端部分。放入探针刀，清除任何软组织，通常为一层薄膜。找到腕横韧带近端，用探针刀由近及远做一个小切口，然后取出探针刀，置入逆向钩刀，放置在远端切开部分的近侧缘，向近端回拉切割，完全切开腕横韧带的近端部分（图 60-4B、C）。

术者可使用三角刀或任何合适的刀切开残余的纤维，直到松解满意。由于手的摆放体位，腕横韧带的切缘应该向两边分开，消失在套筒的开槽处。如果在开槽处仍然能看到切缘，说明松解不完全。助手将拇指充分外展，可发现未切断的韧带部分，并予以切断。旋转套筒，可以在镜下看到完全切断的韧带。切断腕横韧带后，可在其掌侧面发现连接大小鱼际肌的一层软组织。这层结构需要保留。如果术中发现小指对掌肌和掌短肌，也予以保留。这层从大鱼际肌到小鱼际肌的薄层软组织可以防止屈肌腱弓弦样隆起并保持肌肉力量。术中几乎没有出血，每个切口只需要缝合一针，术者可以立刻检查患者的情况。如果有任何术中并发症发生，需要探查时，可以立即进行探查[16]。

## 五、技巧和注意

1. **笔者关于近端单切口入路的笔记** 腕横韧带的远端边缘通常位于手掌中部的脂肪垫中，脂肪垫中还有掌浅弓。Agee 刀片过于靠远端可能会导致掌浅弓或正中神经分支损伤。此外，术者将刀片向近端回拉时，应该确保正中神经或其分支不在刀片的运行路径上。这可能会导致切断屈肌支持带过程中意外损伤神经。

2. **笔者关于远端单切口入路的笔记** Mirza 技术经过改进后使用透明套管，可以使术者看见腕管内正中神经及其变异分支，明确重要神经结构的位置，降低损伤风险。此外，当远端入路的近端标记太靠近尺侧时，可能会损伤尺动脉或神经。

正因为如此，笔者以腕横纹上紧靠掌长肌腱尺侧缘处，作为近端标记点。

3. **不锈钢 vs 透明套筒** 透明套管的优点在于可以提供腕管内 360° 全视野。由于正中神经解剖变异很多，能够更好地观察到周边解剖结构，防止神经意外损伤（STRATOS and Legacy systems from AM Surgical and Arthrex Centerline produce clear cannulas）。

4. **固定套筒 vs 移动套筒** 理论上来说，由于固定套筒整个手术过程中位置不变，可以降低松解过程中正中神经或屈肌腱移动至刀片运行途径的概率（STRATOS and Legacy systems from AM Surgical, Chow, Segway 及其他可以提供固定套筒的公司）。

一些公司可以提供移动套筒，其设计理念是刀片作为套筒的一部分，组装在一起。切割时术者需要同时回撤器械（套筒和刀片）。理论上来说，刀筒装置通过后，神经血管束或肌腱才会发生移位，这样可以降低上述结构损伤风险（MicroAire and Arthrex）。

5. **推刀 vs 钩刀** 推刀指与内镜固定在一起的刀片，依靠向前推来松解韧带，而其他大多数系统中使用的钩刀则是回撤切开。推刀的好处在于松解韧带时如果有浅层组织脱垂，只会脱垂在推刀已经经过的区域，在松解过程中保持视野不受影响。但是近端单切口入路时，推刀有损伤远端解剖结构的风险，为此，一些厂商提供分级推进的套筒，防止盲目推进（AM Surgical STRATOS and Legacy System.）。

6. **固定内镜系统 vs 套筒 / 管芯系统** 固定内镜系统可以在器械进入时持续提供视野，有助于防止解剖变异的意外损伤，如正中神经的变异分支，而管芯引导系统通常是建立在假定解剖上，可能会增加损伤的概率。［MicroAire (Agee)、Centerline (Arthrex) and STRATOS (AM Surgical)］。

## 六、术后护理

术后通常不推荐支具固定，没有证据显示使用支具可以改善预后，而且会阻碍康复。术后伤口用敷料包扎 7~10 天，主动活动手指和腕关节。如果可以耐受，可以立刻恢复日常活动。由于缺乏确凿依据，美国骨科医师协会（AAOS）既不建议，也不反对术后康复治疗[15]。

# 七、结果和结论

2014 年进行的 30 例随机对照试验和准随机对照试验的科克伦回顾研究，比较了切开（oCTR）和内镜下（eCTR）腕管松解术，在症状缓解或功能改善方面没有明显差异。但是，有证据表明 eCTR 在握力恢复上要明显优于 oCTR（平均差 4 kg，95% 可信区间 1~6.9 kg）。eCTR 轻微并发症的发生率要显著低于 oCTR（相对危险度 0.55，95% 可信区间 0.38~0.81），相应并发症的发生率下降 45%（95% 可信区间 62%~19%）。此外，eCTR 更容易发生暂时性神经问题（如神经失用、麻木和感觉异常），而 oCTR 更多的是伤口问题（如感染、增生性瘢痕和瘢痕触痛）。综合评估所有并发症，eCTR 相对 oCTR 更安全（相对危险度 0.60，95% 可信区间 0.40~90），并发症的发生率相对下降 40%（95% 可信区间 60%~10%）。总的来说，eCTR 轻度并发症相对较少，可以更快地恢复工作（平均 8 天）[12]。需要注意的是，尽管笔者分析中使用的研究是现有的最高质量数据，但是多数研究还是存在明显的偏倚。

2015 年一篇对 21 个随机对照试验，包含 1859 只手的多元分析显示，eCTR 相对 oCTR，术后握力增加（平均差 3.03 kg(0.08~5.98)；$P=0.04$），捏力增加（平均差 0.77 kg(0.33~1.22)；$P<0.001$），恢复工作的时间更早（−8.73 天 (-12.82~-4.65)；$P< 0.001$）。此外，内镜治疗可降低瘢痕触痛的风险（相对危险度 0.53(0.35~0.82)；$P=0.005$）。但是值得注意的是内镜治疗时神经损伤的风险增加（相对危险度 2.84(1.08~7.46)；$P=0.03$），大多数为暂时性神经失用，术后 6 个月时无显著差异[13]。

总的来说，内镜下腕管松解术对任何有症状的腕管综合征患者都是行之有效的。多个回顾研究表明，内镜下腕管松解术和开放性腕管松解术在有效率和并发症发生率方面都相差无几，但 eCTR 可以增加握力以及更早地恢复工作，同时 eCTR 发生术后神经失用的风险也更高，多数为暂时性的。但是由于数据不一致，也存在着一定的争议，因此，在更确切的数据出现之前，医生应该根据临床判断和现有的数据，决定哪种术式最有效。当进行 eCTR 时，医生有很多入路（远端入路 vs 近端入路，单切口 vs 双切口）和器械可供选择。最终选择哪种术式，很大程度上取决于医生的经验和个人喜好。

## 参考文献

[1] Von Shroeder HP, Botte MJ. Carpal tunnel syndrome. Hand Clinics, 1996, 12: 643-655.

[2] Ferry S, Pritchard T, Keenan J, et al. Estimating the prevalence of delayed median nerve conduction in the general population. Br J Rheumatol, 1998, 37: 630-635.

[3] National Center for Health Statistics, National Ambulatory Medical Care Survey 2000, data was extracted using all three possible reason-for-visit codes identified; data extracted and compiled by the AAOS Department of Research and Scientific Affairs in 2003.

[4] Michael F, Silverstein B, Polissar N. The economic burden of carpal tunnel syndrome: long-term earnings of CTS claimants in Washington State. Amer J Industr Med, 50.3 (2007): 155-172.

[5] Amadio P. The Mayo Clinic and carpal tunnel syndrome. Mayo Clin Proc, 1992, 67: 42-48.

[6] Boskovski MT, Thomson JG. Acroparesthesia and carpal tunnel syndrome: a historical perspective. J Hand Surg (Am), 2014, 39: 1813-1821.

[7] Chung, Kevin C. Current status of outcomes research in carpal tunnel surgery. Hand, 2006, 1(1): 9-13.

[8] Okutsu I. Endoscopic management of carpal tunnel syndrome. Arthroscopy: J Arthrosc & Rel Surg, 1989(5): 11-18.

[9] John A, McCarroll HR, North ER. Endoscopic carpal tunnel release using the single proximal incision technique. Hand Clinics, 1994, 10: 647-659.

[10] Chow JC. Endoscopic carpal tunnel release. Two-portal technique. Hand clinics, 1994, 10: 637-646.

[11] Atroshi, Is Larsson GU, Orustein E, et al. Outcomes of endoscopic surgery compared with open surgery for carpal tunnel syndrome among employed patients: randomised controlled trial. BMJ, 2006(1): 1473.

[12] Vasiliadis HS, Georgoulas P, Shrier I, et al. Endoscopic release for carpal tunnel syndrome. Cochrane Database Syst Rev, 2014, 1: CD008265.

[13] Eli ST, Strauch RT. Open versus endoscopic carpal tunnel release: a meta-analysis of randomized controlled trials. Clinical Orthopaedics and Related Research, 473.3 (2015): 1120-1132.

[14] Jeffrey KN, Simmons BP. Carpal tunnel syndrome. New Engl J Medi, 2002, 346(23): 1807-1812.

[15] Warren Km, Amadio PC, Andarym, et al. Treatment of

carpal tunnel syndrome. J Ame Acad Orthop Surg, 2009, 17.6 (6): 397-405.

[16] Chow JC. Endoscopic carpal tunnel release: two-portal technique. Hand Clin, 1994, 10: 637-646

[17] Ather ME, King ET, Tanveer S. Palmar uniportal extrabursal endoscopic carpal tunnel release. Arthroscopy: J Arthros & Related Surgery, 1995, 11(1): 82-90.

[18] Mitchell BR., Donovan JP. Practical anatomy of the carpal tunnel. Hand clinics, 2002, 18(2): 219-230.

[19] Corey A P., et al. Morphological analysis of the carpal tunnel. Hand, 2010, 5(1): 77-81.

[20] Lanz, Ulrich. Anatomical variations of the median nerve in the carpal tunnel. J Hand Surgery, 1977, 2(1): 44-53.

[21] Julio T. The palmar cutaneous branch of the median nerve and the approach to the carpal tunnel. J Bone Joint Surg (Am), 1973, 55(6): 1212-1217.

# 索 引